DAS MENSCHLICHE GEHIRN

DK

DAS MENSCHLICHE GEHIRN

UND WIE ES FUNKTIONIERT

Beiträge von
Catherine Collin, Tamara Collin, Liam Drew, Wendy Horobin, Tom Jackson, Katie John, Steve Parker, Emma Yhnell, Ginny Smith, Nicola Temple, Susan Watt

DK London
Lektorat
Jonathan Metcalf, Liz Wheeler, Kate Taylor, Hannah Westlake, Jamie Ambrose, Camilla Hallinan, Nathan Joyce, Peter Frances, Rob Houston, Angeles Gavira Guerrero, Ruth O'Rourke-Jones

Beratende Redakteurin
Rita Carter

Gestaltung und Bildredaktion
Karen Self, Michael Duffy, Amy Child, Mik Gates, Steve Woosnam-Savage, Duncan Turner, Harish Aggarwal

Umschlaggestaltung
Tanya Mehrotra, Sophia MTT, Priyanka Sharma, Saloni Singh

Herstellung
Andy Hilliard, Meskerem Berhane

Illustrationen Mark Clifton, Phil Gamble, Gus Scott

Für die deutsche Ausgabe:
Projektbetreuung Carola Wiese, Maike Hofma
Herstellungskoordination Bettina Bähnsch
Herstellung Evely Xie

Titel der englischen Originalausgabe:
How the Brain works

Übersetzung Dr. Stephan Matthiesen
Lektorat Manuela Kupfer

ISBN 978-3-8310-4018-6
5902-315999-21707-04

Druck und Bindung C&C Offset Printing, China

MIX
Papier | Fördert gute Waldnutzung
FSC® C018179

www.dk-verlag.de

Ein Hinweis zu geschlechtlichen Identitäten
Der DK Verlag erkennt alle geschlechtlichen Identitäten an. Nach Möglichkeit wird im Buch eine gendergerechte Sprache berücksichtigt, sofern dies inhaltlich sinnvoll ist bzw. den historischen Fakten entspricht; stellenweise wird aus Platzgründen oder Gründen der besseren Lesbarkeit jedoch das generische Maskulinum verwendet.

INHALT

DAS PHYSISCHE GEHIRN

Was das Gehirn macht **10**

Das Gehirn im Körper **12**

Menschen- und Tiergehirne **14**

Schutz des Gehirns **16**

Versorgung des Gehirns **18**

Gehirnzellen **20**

Nervensignale **22**

Neurotransmitter **24**

Netzwerke im Gehirn **26**

Hirnanatomie **28**

Die Hirnrinde **30**

Kerne des Gehirns **32**

Hypothalamus, Thalamus und Hypophyse **34**

Hirnstamm und Kleinhirn **36**

Limbisches System **38**

Gehirnscans **40**

Messung der Hirnaktivität **42**

Babys und Kleinkinder **44**

Ältere Kinder und Teenager **46**

Erwachsenes Gehirn **48**

Das alternde Gehirn **50**

Wie man die Folgen des Alterns bremst **52**

Gehirnnahrung **54**

Genetik des Gehirns **56**

Männliches und weibliches Hirn **58**

Anlage und Umwelt **60**

HIRNFUNKTIONEN UND SINNE

Wahrnehmung der Welt **64**

Das Auge **66**

Der visuelle Kortex **68**

Wie wir sehen **70**

Was wir sehen **72**

Wie wir hören **74**

Hören und Gehirn **76**

Riechen **78**

Schmecken **80**

Fühlen **82**

Propriozeption **84**

Schmerz **86**

Mit dem eigenen Gehirn Schmerzen bekämpfen **88**

Regulierung des Körpers **90**

Neuroendokrines System **92**

Hunger und Durst **94**

Bewegungsplanung **96**

Bewegungen **98**

Unbewusste Bewegungen **100**

Spiegelneuronen **102**

KOMMUNIKATION

Emotionen 106

Angst und Wut 108

Bewusste Emotionen 110

Belohnungszentren 112

Sex und Liebe 114

Mimik 116

Körpersprache 118

Wie man erkennt, ob jemand lügt 120

Moral 122

Spracherwerb 124

Die Sprachzentren 126

Ein Gespräch führen 128

Lesen und Schreiben 130

GEDÄCHTNIS, LERNEN UND DENKEN

Was ist das Gedächtnis? 134

Wie entstehen Erinnerungen? 136

Erinnerungen bilden 138

Erinnerungen abrufen 140

Wie man sich besser erinnert 142

Warum vergessen wir? 144

Gedächtnisprobleme 146

Ungewöhnliche Gedächtnistypen 148

Intelligenz 150

Intelligenz messen 152

Kreativität 154

Wie man kreativer wird 156

Glaube 158

BEWUSSTSEIN UND DAS SELBST

Was ist Bewusstsein? 162

Aufmerksamkeit 164

Wie man sich gut konzentrieren kann 166

Freier Wille und Unbewusstes 168

Andere Zustände 170

Schlaf und Träume 172

Zeit 174

Was ist Persönlichkeit? 176

Das Selbst 178

DAS GEHIRN DER ZUKUNFT

Künstliche Sinne 182

Kabel im Gehirn 184

Das unerforschte Gehirn 186

Künstliche Intelligenz 188

Gehirnerweiterungen 190

Das globale Gehirn 192

STÖRUNGEN

Kopfschmerzen und Migräne 196

Kopfverletzungen 197

Epilepsie 197

Meningitis und Enzephalitis 198

Herdenzephalitis 198

Transitorische ischämische Attacke 199

Schlaganfall und Hirnblutung 199

Gehirntumoren 200

Demenz 200

Parkinson-Krankheit 201

Huntington-Krankheit 201

Multiple Sklerose 202

Motoneuron-Krankheit 202

Lähmung 203

Downsyndrom 204

Zerebralparese 204

Hydrozephalus 205

Narkolepsie 205

Koma 206

Depression 206

Bipolare Störung 207

Saisonale affektive Störung 207

Angststörungen 208

Phobien 208

Zwangsstörung 209

Tourette-Syndrom 209

Somatoforme Störungen 210

Münchhausen-Syndrom 210

Schizophrenie 211

Suchterkrankungen 212

Persönlichkeitsstörungen 213

Essstörungen 214

Lernbehinderung und Lernstörungen 215

ADHS 216

Autismus-Spektrum-Störungen 217

REGISTER 218

DANK/BILDNACHWEIS 224

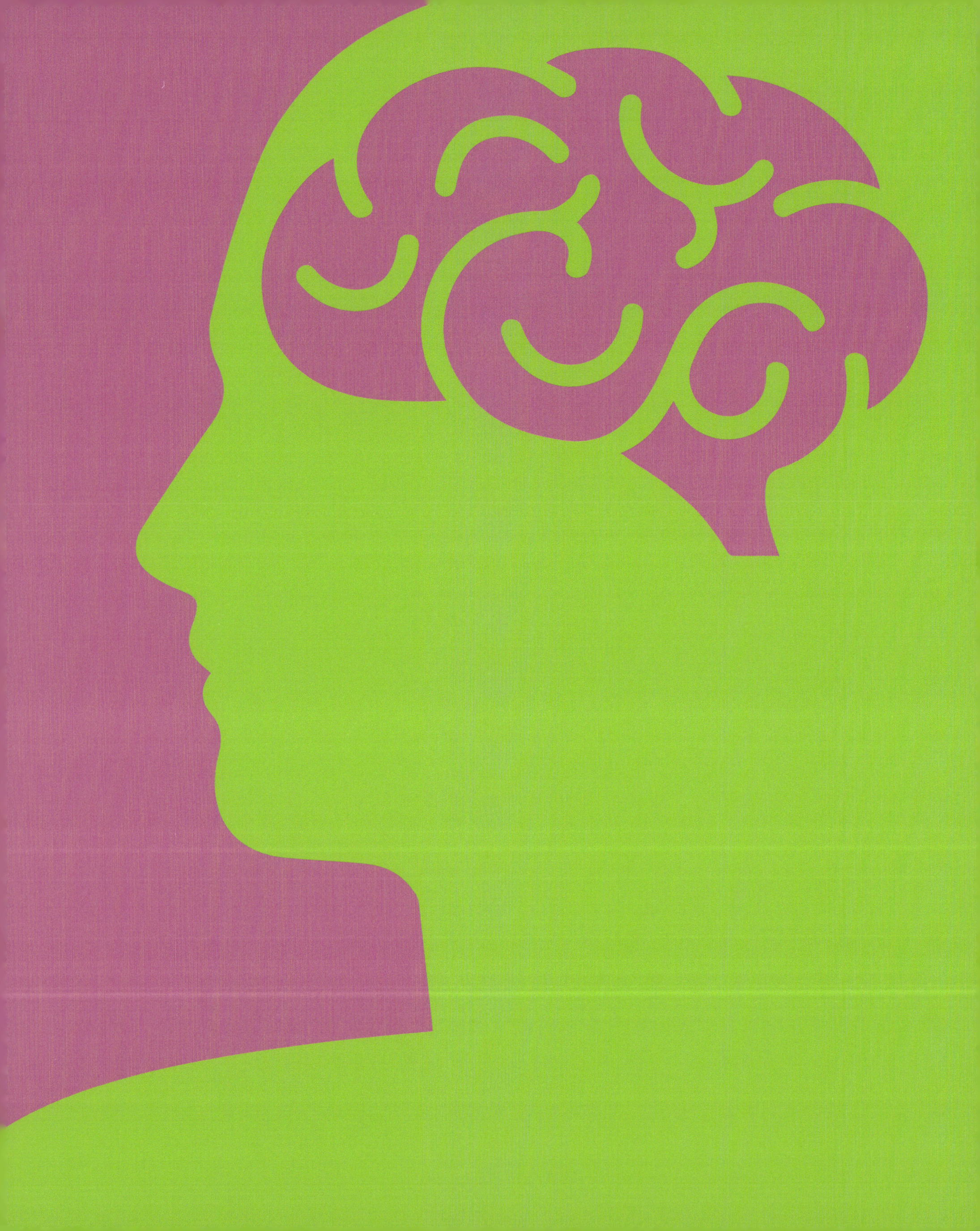

DAS
PHYSISCHE
GEHIRN

Was das Gehirn macht

Das Gehirn ist die Steuerzentrale des Körpers. Es koordiniert die grundlegenden Funktionen des Überlebens, steuert Bewegungen und verarbeitet Wahrnehmungen. Doch es speichert auch Erinnerungen und erzeugt das Bewusstsein, die Vorstellungskraft und das Gefühl des Selbst.

FÜHLT DAS GEHIRN SCHMERZ?

Zwar registriert es Schmerz aus dem ganzen Körper, aber das Hirngewebe selber hat keine Schmerzrezeptoren und fühlt daher selbst keinen Schmerz.

Das physische Gehirn

Als Ganzes sieht das menschliche Gehirn wie eine feste, rosagraue Masse aus. Es besteht vor allem aus Fetten (etwa 60% der Trockenmasse) und hat eine Dichte, die etwas höher als die von Wasser ist. Doch Neurowissenschaftler, die die Struktur und Funktion des Gehirns erforschen, gliedern dieses Organ in über 300 einzelne, aber stark miteinander vernetzte Regionen. In noch kleineren Maßstäben besteht das Gehirn aus etwa 160 Mrd. Zellen, von denen die Hälfte Neuronen (Nervenzellen) und die andere Hälfte Gliazellen verschiedener Typen mit verschiedenen Aufgaben (siehe S. 20–21) sind.

Masse
Im Durchschnitt wiegt das Gehirn eines erwachsenen Menschen 1,2–1,4 kg. Das entspricht ungefähr 2% der gesamten Körpermasse.

Fett
Etwa 60% der Trockenmasse des Gehirns ist Fett. Der Großteil davon befindet sich in den Scheiden, die die Nervenfasern umgeben und isolieren.

Wasser
Das Gehirn besteht zu 73% aus Wasser, während der gesamte Körper eher einen Wasseranteil von 60% hat. Im Mittel enthält ein Gehirn 1 l Wasser.

Volumen
Das mittlere Volumen des menschlichen Gehirns beträgt 1130–1260 cm^3, wobei das Volumen mit dem Alter abnimmt.

Graue Substanz
Etwa 40% des Gehirngewebes ist graue Substanz, die aus dicht gepackten Zellkörpern von Nervenzellen besteht.

Weiße Substanz
Etwa 60% des Gehirngewebes ist weiße Substanz aus langen, faserähnlichen Fortsätzen der Nervenzellen, umgeben von Scheiden aus Fett.

LINKE VERSUS RECHTE GEHIRNHÄLFTE

Oft wird behauptet, eine Gehirnhälfte (oder Hemisphäre) dominiere über die andere und dies hätte Einfluss auf die Persönlichkeit. So heißt es, logische Menschen nutzten die linke Gehirnhälfte stärker, während künstlerische Menschen mit der rechten arbeiteten. Doch dies ist eine extreme Vereinfachung. Es stimmt zwar, dass sich die Funktionen der Hemisphären unterscheiden – so liegen die Sprachzentren gewöhnlich in der linken Hälfte –, doch bei den meisten geistigen Tätigkeiten gesunder Menschen sind Regionen beider Hälften gleichzeitig aktiv.

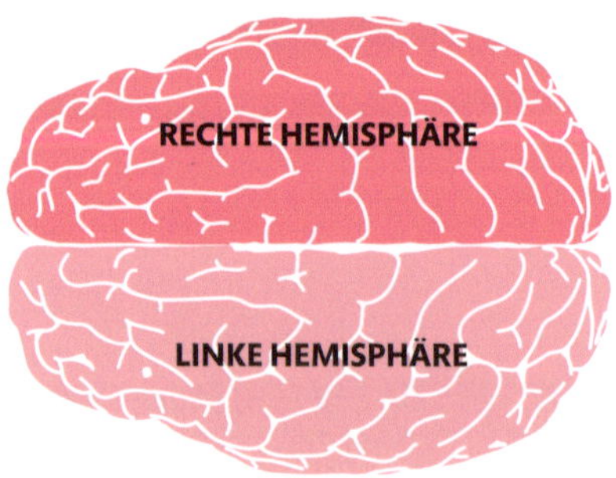

Was macht das Gehirn?

Die Beziehung zwischen Körper und Geist war unter Wissenschaftlern und Philosophen lange umstritten. Im alten Ägypten wurde das Gehirn als Organ für die Wärmeabfuhr abgetan; das Herz galt als Sitz der Gedanken und Gefühle. Auch wenn wir heute noch starke Gefühle als »vom Herzen kommend« beschreiben, hat die Neurowissenschaft gezeigt, dass das Gehirn alle geistigen und körperlichen Funktionen steuert.

Gedächtnis
Das Gehirn speichert einen Fundus an semantischem Wissen, also allgemeine Fakten über die Welt, aber auch Episoden aus dem eigenen Leben. Das Gedächtnis hilft beim zukünftigen Überleben, indem es nützliche Informationen aus der Vergangenheit codiert.

Bewegung
Zur Kontraktion brauchen Muskeln die gleiche Art von elektrischen Impulsen, die Nervensignale im Gehirn und durch den Körper übertragen. Jede Muskelbewegung wird durch Nervensignale hervorgerufen, aber das Bewusstsein hat nur eine begrenzte Kontrolle darüber.

Gefühle
Die meisten Theorien über Emotionen nehmen an, dass sie vorprogrammierte Verhaltensweisen sind, die die Überlebenschancen in verwirrenden oder gefährlichen Situationen erhöhen. Andere vermuten, dass es tierische Instinkte sind, die beim Menschen ins Bewusstsein dringen.

Kontrolle
Die grundlegenden Körperfunktionen wie das Atmen, der Kreislauf, die Verdauung und die Ausscheidungen werden letztlich vom Gehirn kontrolliert, das ihre Rate beeinflussen kann, damit sie die Bedürfnisse des Körpers in der jeweiligen Situation am besten erfüllen.

Kommunikation
Ein einzigartiges Merkmal des menschlichen Gehirns sind die Sprachzentren, die die Formulierung von Sprachäußerungen und ihre Ausführung durch die Muskulatur steuern. Das Gehirn nutzt zudem ein prädiktives System, um besser zu verstehen, was andere sagen.

Denken
Das Gehirn ist der Ort des Denkens und der Vorstellungskraft. Das Denken ist eine kognitive Aktivität, mit der wir die Welt um uns herum interpretieren, und die Vorstellungskraft ermöglicht es uns, mögliche Szenarien im Geist durchzuspielen und zu planen, ohne dazu Sinneseindrücke zu brauchen.

Sinneswahrnehmungen
Informationen aus den Sinnesorganen und vom ganzen Körper werden im Gehirn verarbeitet, um ein detailreiches Modellbild der Umgebung zu erzeugen. Das Gehirn filtert dabei eine Menge von Sinnesdaten aus, die es als irrelevant einstuft.

KÖNNTE MAN **ALLE FALTEN DER ÄUSSERSTEN GEHIRNSCHICHT** GLÄTTEN, DANN WÜRDE SIE EINE **FLÄCHE VON 2300 CM^2** HABEN.

Das Gehirn im Körper

Das Gehirn ist die zentrale Komponente des Nervensystems, das die Aktionen des Körpers mit den Informationen von den Sinnesorganen koordiniert.

Das Nervensystem

Die zwei Hauptteile des Nervensystems sind das Zentralnervensystem (ZNS) und das periphere Nervensystem. Das ZNS besteht aus dem Gehirn und dem Rückenmark, einem dicken Nervenstrang, der vom Gehirn bis zum Becken läuft. Davon zweigt das periphere Nervensystem ab, ein Netzwerk von Nerven, die den ganzen übrigen Körper durchdringen. Es wird nach der Funktion unterteilt: Das somatische Nervensystem steuert willkürliche Körperbewegungen, das autonome Nervensystem (siehe gegenüber) die unwillkürlichen Körperfunktionen.

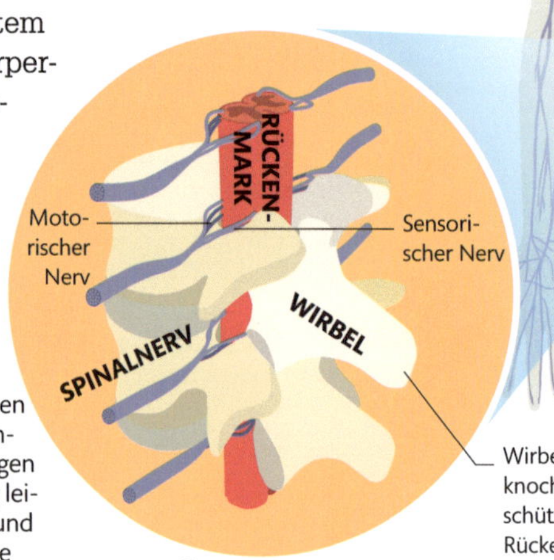

Spinalnerven oder Rückenmarksnerven
Die meisten peripheren Nerven sind mit dem ZNS am Rückenmark verbunden. Sie verzweigen sich dabei: Der hintere Zweig leitet Sinnesdaten zum Gehirn und der vordere Zweig motorische Signale zum Körper.

WIRBELSÄULE (VON HINTEN)

HIRNNERVEN (KRANIALNERVEN)

Als Teil des peripheren Nervensystems laufen zwölf Hirnnerven oder Kranialnerven direkt ins Gehirn statt ins Rückenmark. Die meisten führen zu Augen, Ohren, Nase und Zunge sowie zur Gesichtsmuskulatur, der Vagusnerv jedoch verläuft direkt zu Herz, Lunge und Verdauungstrakt.

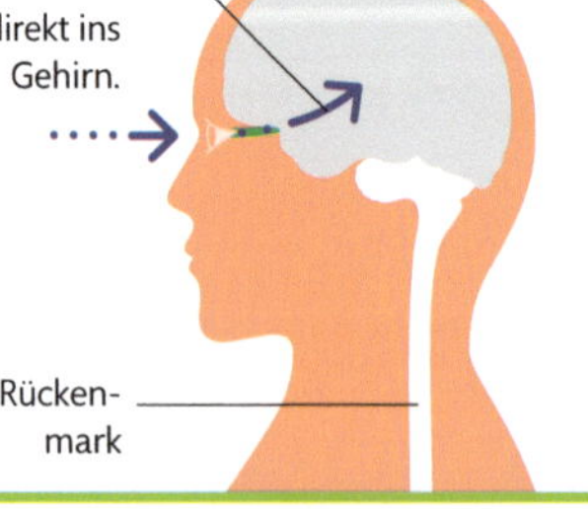

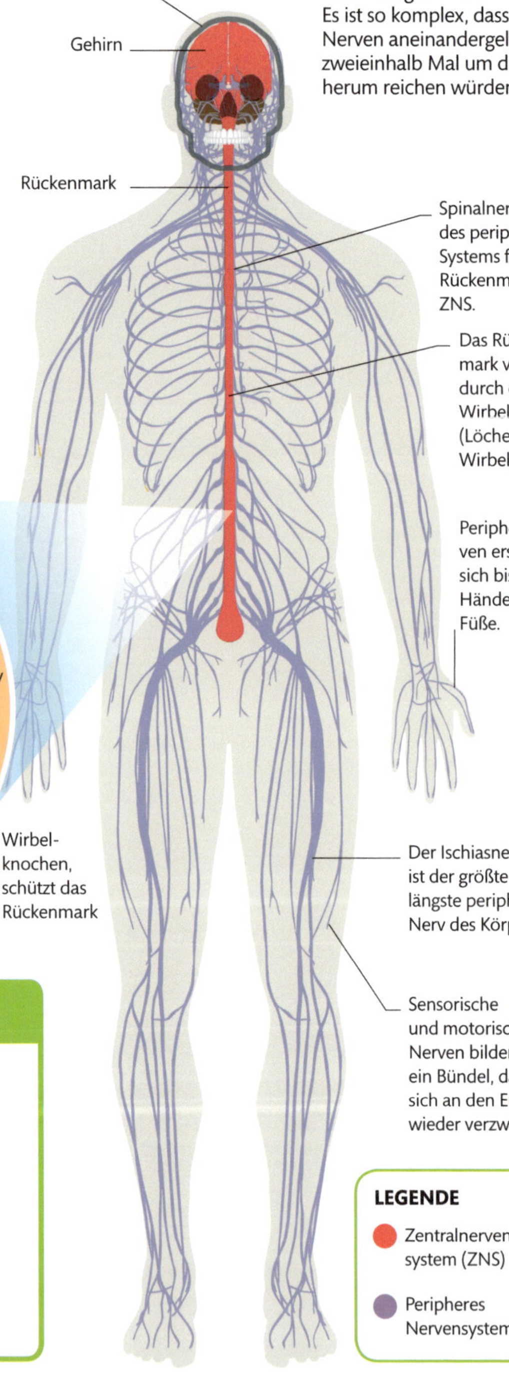

Verkabelung des Körpers
Das Nervensystem durchzieht den gesamten Körper. Es ist so komplex, dass alle Nerven aneinandergelegt zweieinhalb Mal um die Erde herum reichen würden.

Autonomes oder vegetatives Nervensystem

Das autonome oder vegetative Nervensystem hält die Verhältnisse im Körperinneren stabil, indem es die unwillkürlichen Muskeln des Verdauungssystems steuert, aber auch Herzschlag und Atmung, die Körpertemperatur und Stoffwechselprozesse. Man gliedert es in zwei Teile. Das sympathische Nervensystem erhöht im Allgemeinen die Körperaktivität und ist an der sogenannten Kampf-oder-Flucht-Reaktion beteiligt. Das parasympathische Nervensystem wirkt dem entgegen und reduziert die Aktivität, um den Körper zurück in einen »Ruhe-und-Verdauungs-Zustand« zu bringen.

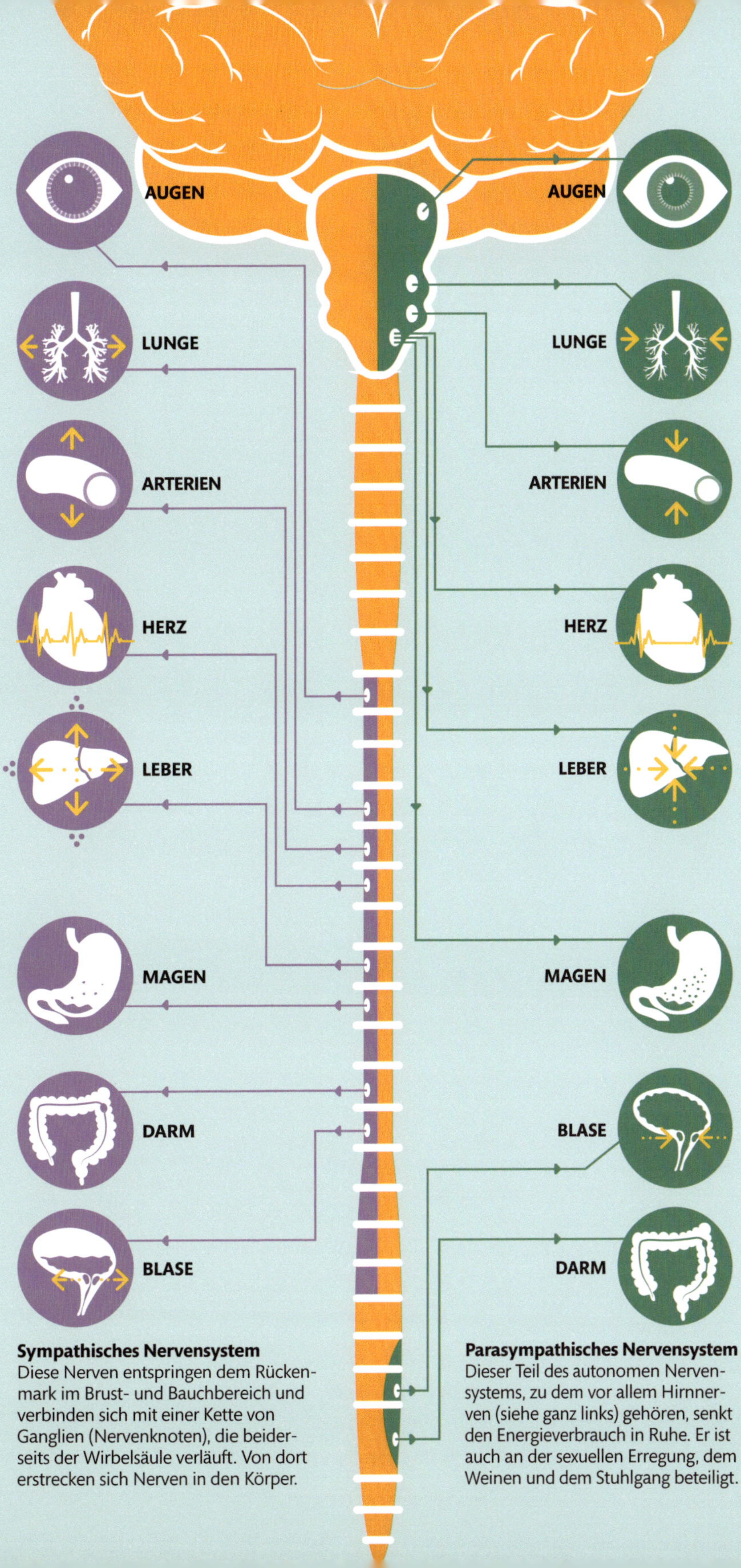

Sympathisches Nervensystem
Diese Nerven entspringen dem Rückenmark im Brust- und Bauchbereich und verbinden sich mit einer Kette von Ganglien (Nervenknoten), die beiderseits der Wirbelsäule verläuft. Von dort erstrecken sich Nerven in den Körper.

Parasympathisches Nervensystem
Dieser Teil des autonomen Nervensystems, zu dem vor allem Hirnnerven (siehe ganz links) gehören, senkt den Energieverbrauch in Ruhe. Er ist auch an der sexuellen Erregung, dem Weinen und dem Stuhlgang beteiligt.

DIE GESAMTLÄNGE DES **SOMATISCHEN NERVENSYSTEMS** BETRÄGT ETWA **72 KM.**

Menschen- und Tiergehirne

Unser Gehirn ist eines der definierenden Merkmale des Menschen. Der Vergleich des menschlichen Gehirns mit dem anderer Tierarten zeigt eine Beziehung zwischen Gehirngröße und Intelligenz sowie zwischen der Gehirnanatomie und der Lebensweise der Art.

LEGENDE

- Kleinhirn
- Sehhügel
- Großhirn
- Hirnanhangdrüse
- Medulla
- Riechkolben
- Gehirnmasse
- Gehirnmasse als Prozentsatz der gesamten Körpermasse

Gehirngrößen

Die Größe eines Gehirns steht mit seiner kognitiven Leistungsfähigkeit in Beziehung. So hat das winzige Gehirn einer Biene 1 Mio. Neuronen, das eines Nilkrokodils 80 Mio., das eines Menschen sogar um 80–90 Mrd. Neuronen. Die Beziehung zur Intelligenz ist klar. Bei größeren Tieren ist es für ein nuancierteres Bild der Leistung jedoch wichtig, die Gehirngröße mit der Körpergröße zu vergleichen.

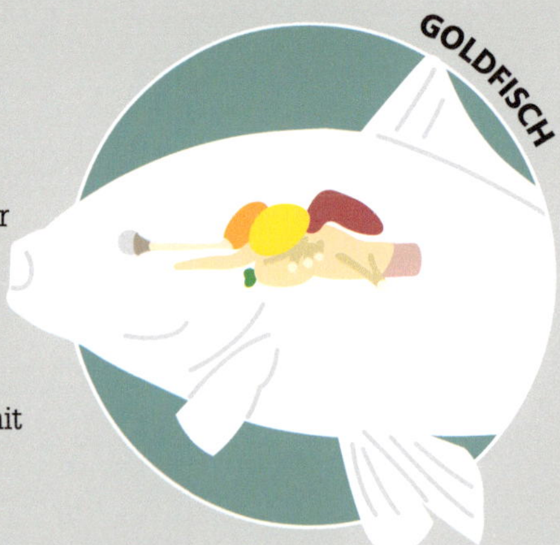

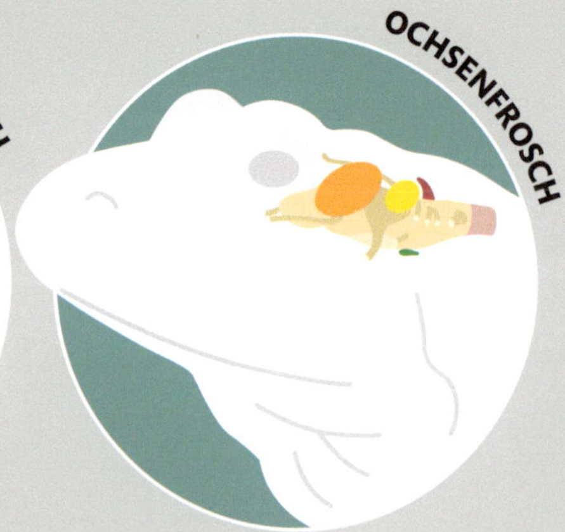

Skalierung
Man kann Gehirngrößen auf zwei Weisen vergleichen: als absolutes Gewicht oder als Anteil am Körpergewicht. Das absolut größte Gehirn mit 7,8 kg hat der Pottwal, aber es stellt nur einen winzigen Anteil seines Körpers (44 t) dar.

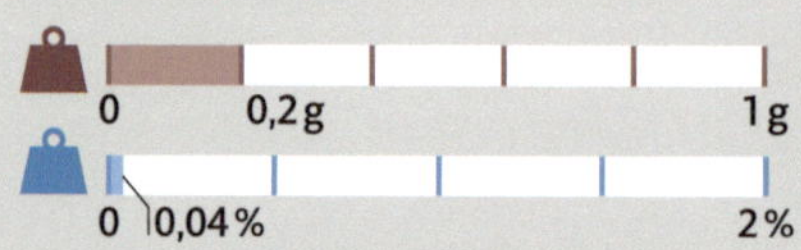

Gehirnaufbau

Alle Gehirne liegen im Kopf nahe der primären Sinnesorgane. Doch es wäre falsch, sich alle Tiergehirne als rudimentäre Varianten des Menschengehirns anderer Größe und Struktur vorzustellen. Alle Wirbeltiergehirne folgen demselben Entwicklungsplan, aber ihre Anatomie unterscheidet sich enorm, je nach den jeweiligen Anforderungen der Sinne und des Verhaltens. Unter den Wirbellosen (um 95% aller Tierarten) ist die Vielfalt viel größer.

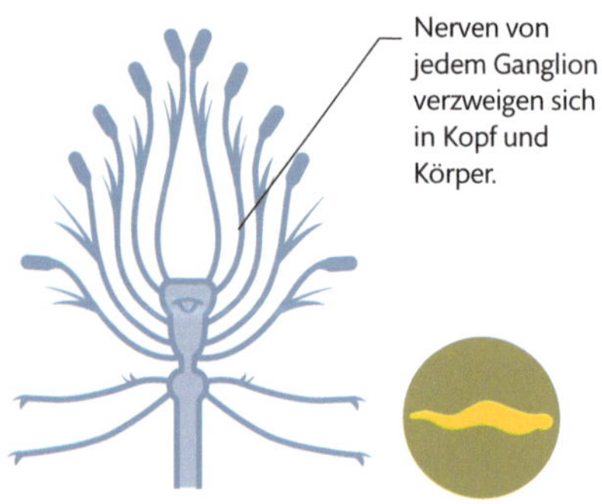

Blutegel
Die 10 000 Zellen im Nervensystem des Blutegels sind in Ketten von Ganglien (Nervenknoten) organisiert. Das Gehirn ist ein großes Ganglion mit 350 Neuronen vorne im Körper.

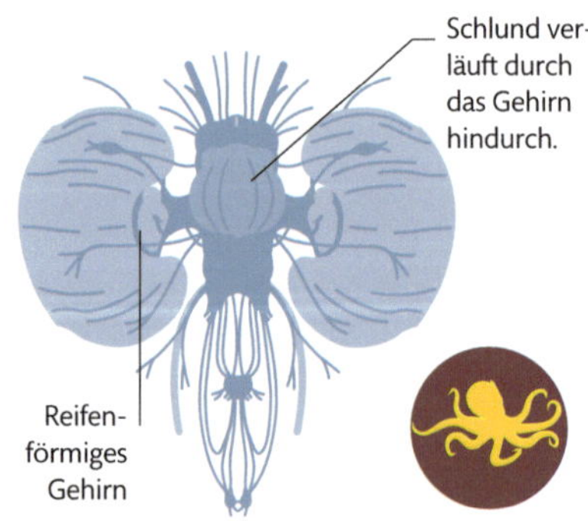

Krake
Das Gehirn eines Kraken hat 500 Mio. Nervenzellen. Nur ein Drittel liegt im Kopf, die übrigen in den Armen und in der Haut, wo sie die Sinne und Bewegungen steuern.

UNTERSCHIEDLICHE PROPORTIONEN

Die Gehirne aller Säugetiere haben die gleichen Teile, aber nicht in gleichen Größenverhältnissen. Bei der Ratte macht ein Drittel des Volumens des Zentralnervensystems (ZNS) das Rückenmark aus; dies zeigt, dass sie gute Reflexe braucht. Beim Menschen macht das Rückenmark nur ein Zehntel des ZNS aus, drei Viertel aber das Großhirn, das für die Wahrnehmung und Kognition zuständig ist.

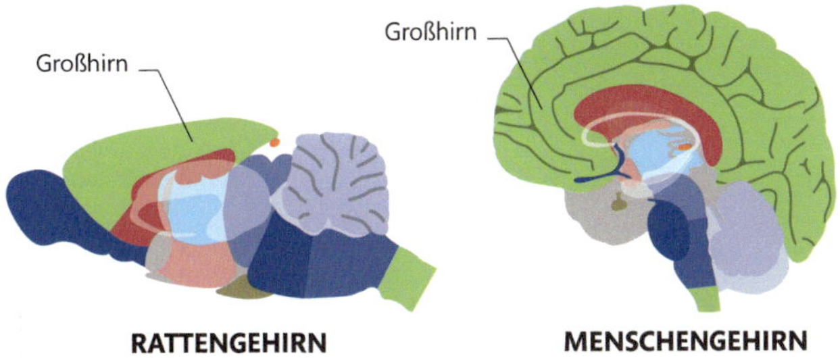

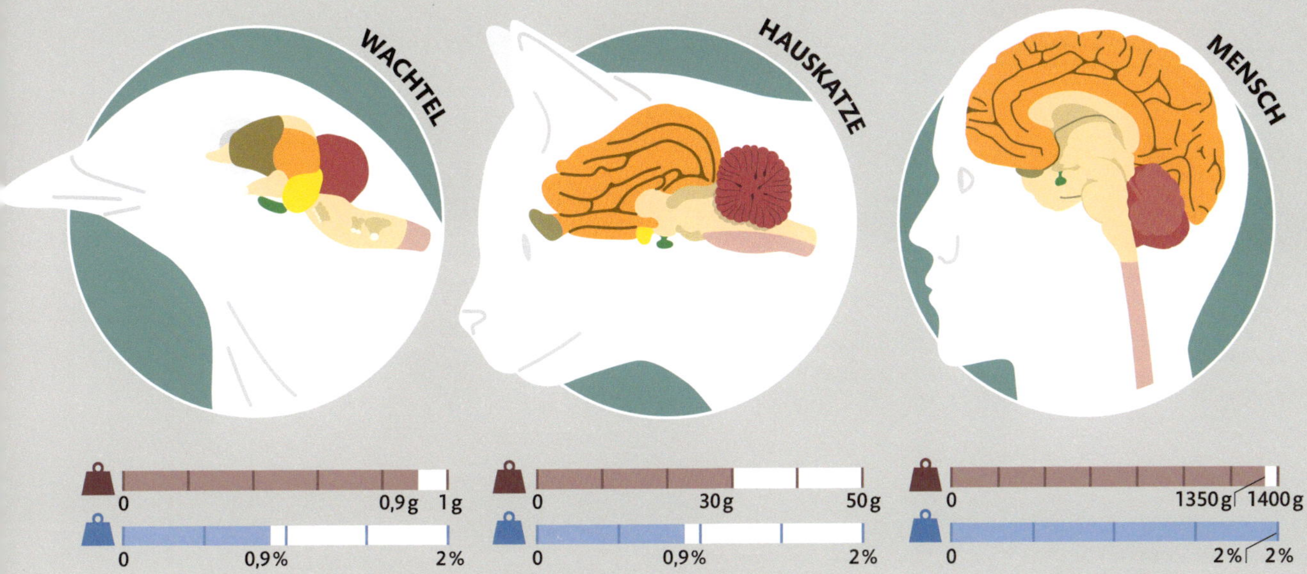

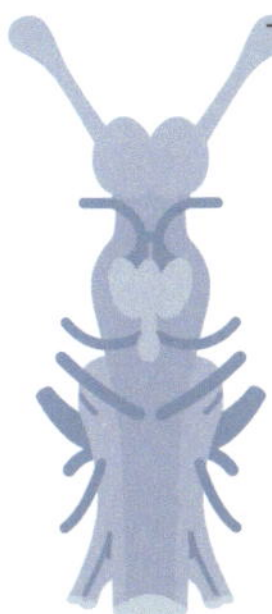
Die Riechkolben liegen hinter den Nasengruben, den Organen zum Riechen im Wasser.

Hai
Das Gehirn des Hais ist y-förmig, weil sich die Riechkolben beiderseits weit nach vorne erstrecken. Der Geruchssinn ist der wichtigste Sinn, mit dem der Hai Beute aufspürt.

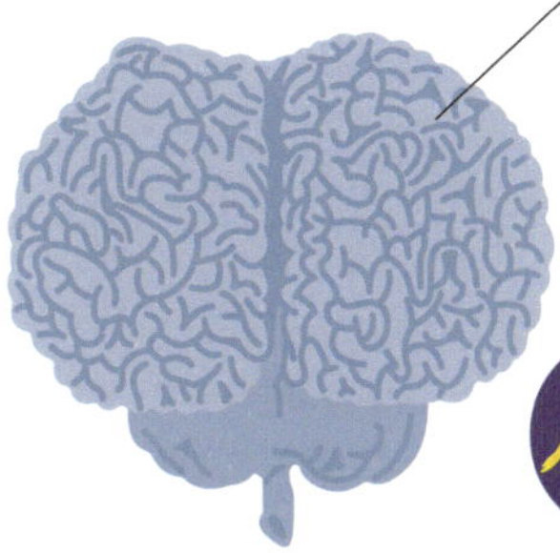

Delfin
Die Hör- und Sehzentren sind beim Delfin größer und näher zusammen als beim Menschen. So kann der Delfin wohl ein mentales Bild der Umgebung aus Sonardaten erstellen.

HABEN ALLE TIERE EIN GEHIRN?

Schwämme besitzen gar keine Nervenzellen. Quallen und Korallen haben netzartige Nervensysteme, aber ohne zentrale Kontrolle.

Schutz des Gehirns

Die lebenswichtigen Organe befinden sich sicher im Innersten des Körpers, aber das Gehirn sitzt im Kopf ganz oben auf dem Körper und braucht seine eigenen Schutzsysteme.

Der Schädel

Alle Knochen des Kopfes bilden zusammen den Schädel. Er besteht aus dem Unterkiefer und dem Kranium, das man weiter in Hirn- und Gesichtsschädel unterteilt. Das Kranium wird vom obersten Halswirbel und der Halsmuskulatur gehalten. Es besteht aus 22 Knochen, die in den frühen Lebensjahren miteinander verwachsen und so eine einzelne, feste Struktur bilden, die das Gehirn umschließt. Dennoch hat das Kranium etwa 64 Öffnungen, die Foramina, durch die Nerven und Gefäße verlaufen, sowie acht luftgefüllte Hohlräume (Sinus, etwa die Stirnhöhle und Nasennebenhöhlen), die den Schädel leichter machen.

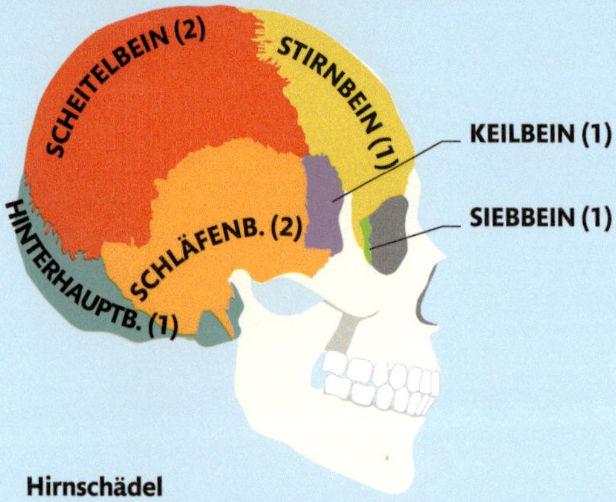

Hirnschädel
Das Gehirn wird von acht großen Knochen umschlossen, wobei die paarigen Scheitelbeine und Schläfenbeine die Seiten des Hirnschädels bilden. Die übrigen 14 Schädelknochen bilden den Gesichtsschädel.

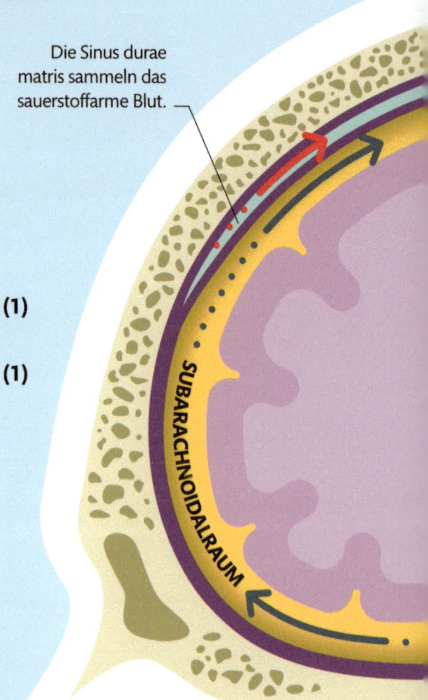

2 Fließrichtung
Die CSF fließt von den Ventrikeln in den Subarachnoidalraum und dann über die Vorderseite des Gehirns nach oben.

Zerebrospinalflüssigkeit

Das Gehirn steht nicht direkt mit dem Schädel in Kontakt, sondern schwimmt in der Zerebrospinalflüssigkeit (CSF) oder Gehirn-Rückenmark-Flüssigkeit, auch Liquor genannt. Diese klare Flüssigkeit zirkuliert im Schädel und bildet ein Polster, das das Gehirn gegen Stöße abfedert. Außerdem verformt sich so das schwimmende Gehirn nicht unter dem eigenen Gewicht; dies würde die Adern an der Unterseite komprimieren und den Blutfluss behindern. Die Menge an Liquor variiert, um den Druck im Schädel optimal zu halten. Verringert sich der Druck, so erweitern sich die Adern und der Blutstrom nimmt zu.

WAS IST EIN WASSERKOPF?

Diese auch Hydrozephalus genannte krankhafte Veränderung ist eine Folge von zu viel Flüssigkeit im Schädel. Sie übt Druck auf das Gehirn aus und stört dessen Funktion.

Hirnhäute (Meningen) und Ventrikel
Das Gehirn ist von drei Membranen, den Hirnhäuten oder Meningen, umgeben: die Pia mater, die Arachnoidea und die Dura mater. Die Gehirn-Rückenmark-Flüssigkeit füllt Kammern, die Ventrikel, und zirkuliert um das Gehirn herum im Subarachnoidalraum zwischen der Arachnoidea und der Pia.

DIE **CSF** WIRD **STÄNDIG NEU PRODUZIERT** UND VOLLSTÄNDIG **ALLE 6–8 STUNDEN ERSETZT.**

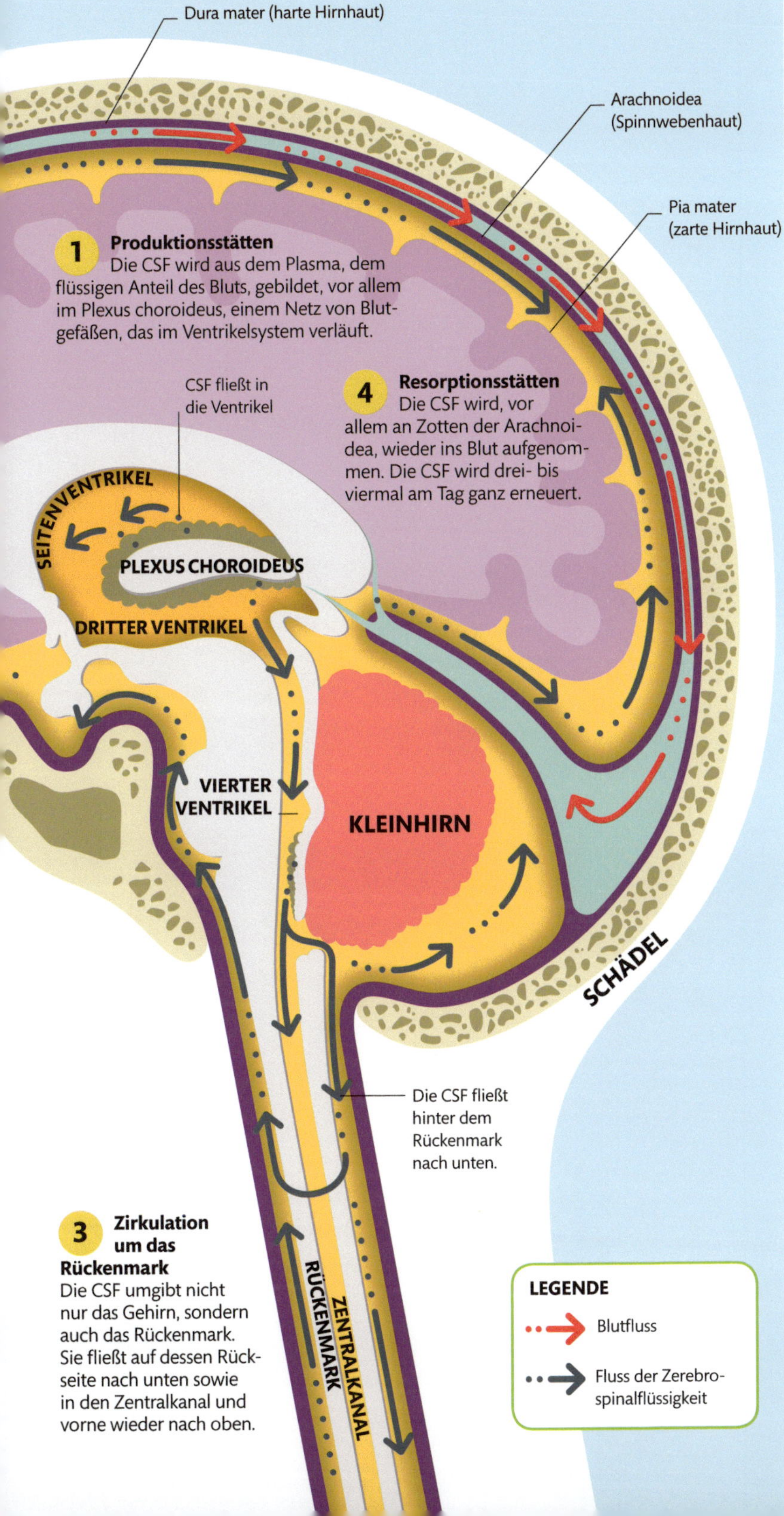

Die Blut-Hirn-Schranke

Infektionen im übrigen Körper gelangen gewöhnlich nicht ins Gehirn dank eines Schutzsystems, das man Blut-Hirn-Schranke nennt. Bei Kapillargefäßen tritt im Allgemeinen Flüssigkeit (und alle Viren und Bakterien in ihr) leicht durch Zwischenräume zwischen den Zellen, die die Gefäßwand bilden, aus. Im Gehirn sind diese Zellzwischenräume wesentlich enger, und der Austausch von Stoffen zwischen Blut und Gehirn wird stattdessen durch Astrozyten kontrolliert, die die Blutgefäße umgeben.

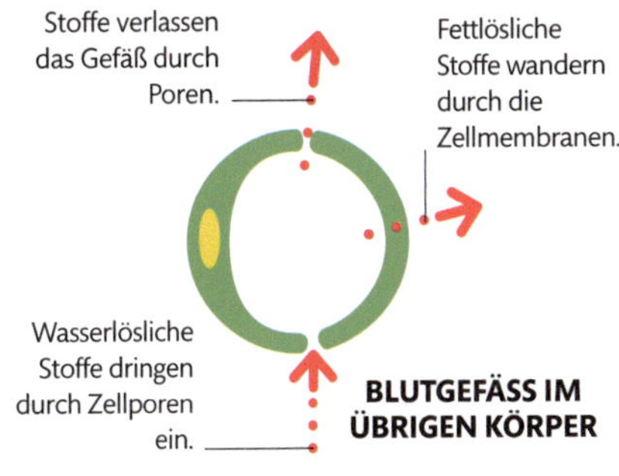

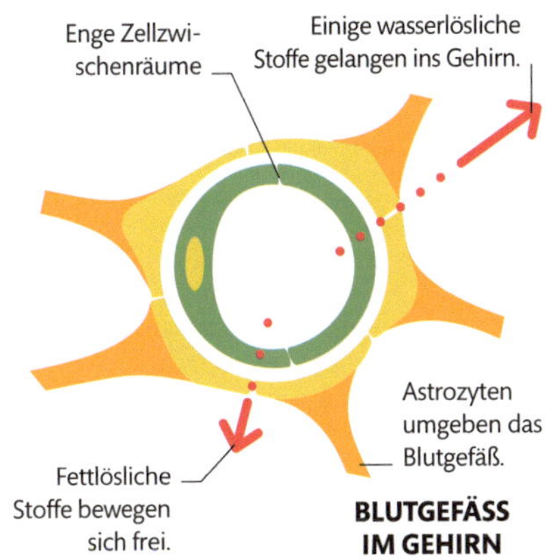

Selektiv durchlässig
Die Wände gewöhnlicher Blutgefäße lassen Flüssigkeiten leicht durch. Im Hirn durchdringen Sauerstoff, fettbasierte Hormone und nicht wasserlösliche Stoffe die Blut-Hirn-Schranke ungehindert, doch wasserlösliche Stoffe können nicht in die CSF gelangen.

Versorgung des Gehirns

Das Gehirn ist ein sehr energiehungriges Organ. Anders als andere Organe wird es nur durch Glukose ernährt, einem Einfachzucker, der schnell und einfach Energie liefert.

BENÖTIGT STARKE KONZENTRATION MEHR ENERGIE?

Das Gehirn arbeitet ständig, und der Gesamtenergieverbrauch ist rund um die Uhr ungefähr konstant.

Blutversorgung

Das Herz versorgt den gesamten Körper mit Blut, doch etwa ein Drittel der Gesamtleistung dient dazu, Blut ins Gehirn zu liefern. Zwei Hauptkreisläufe versorgen das Gehirn. Die Halsschlagadern oder Karotiden, die an den beiden Seiten des Halses entlanglaufen, versorgen den vorderen Teil des Gehirns (und Gesicht, Augen und Kopfhaut) mit Blut. Der hintere Teil des Gehirns wird von den Vertebralarterien versorgt, die sich durch die Wirbelsäule nach oben winden. Das sauerstoffarme Blut sammelt sich in den venösen Gehirnblutleitern (Sinus), auch (etwas unkorrekt) »Sinusvenen« genannt: Hohlraumbildungen der Dura mater (harte Hirnhaut). Aus dem Sinus fließt das Blut durch die im Innern des Halses liegenden Hals- oder Jugularvenen (Venae jugularis) ab.

Das Gefäßsystem liefert 750 ml Blut pro Minute ans Gehirn. Das entspricht 50 ml für je 100 g Hirngewebe. Wenn dieser Wert unter etwa 20 ml sinkt, hört das Hirngewebe auf zu funktionieren.

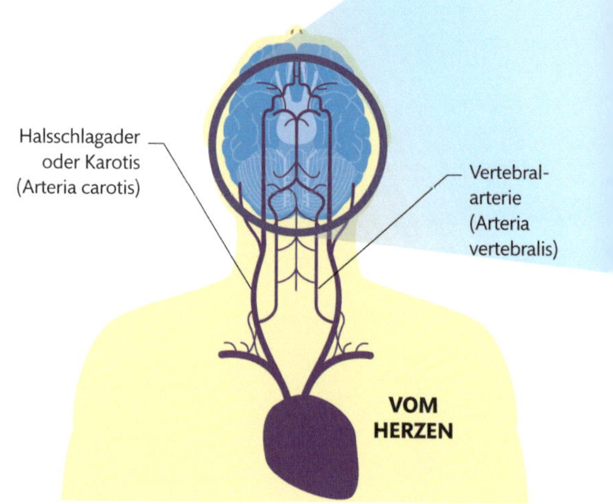

Durchdringung der Blut-Hirn-Schranke

Die Blut-Hirn-Schranke ist eine physische und metabolische Barriere zwischen dem Gehirn und der Blutversorgung. Sie bietet zusätzlichen Schutz gegen Infektionen, die im Gehirn durch das Immunsystem schwer zu bekämpfen sind, weil dies die Gehirnfunktion gefährlich stören könnte. Stoffe durchdringen die Schranke auf sechs Wegen; nichts anderes überwindet sie.

Parazellulärer Transport
Wasser und wasserlösliche Stoffe wie Salze oder Ionen wandern durch die engen Spalten zwischen den Epithelzellen der Kapillarwände.

Freie Diffusion
Die Zellmembranen bestehen aus Fetten. Daher diffundieren fettlösliche Stoffe, darunter Sauerstoff und Alkohol, durch die Zelle.

Zelluläre Barriere
Die physische Blut-Hirn-Schranke formen die Zellen, die die Wände der Kapillaren im Gehirn bilden. Im übrigen Körper sind sie relativ lose mit großen Zellzwischenräumen verbunden. Im Gehirn sind die Zwischenräume dagegen sehr eng.

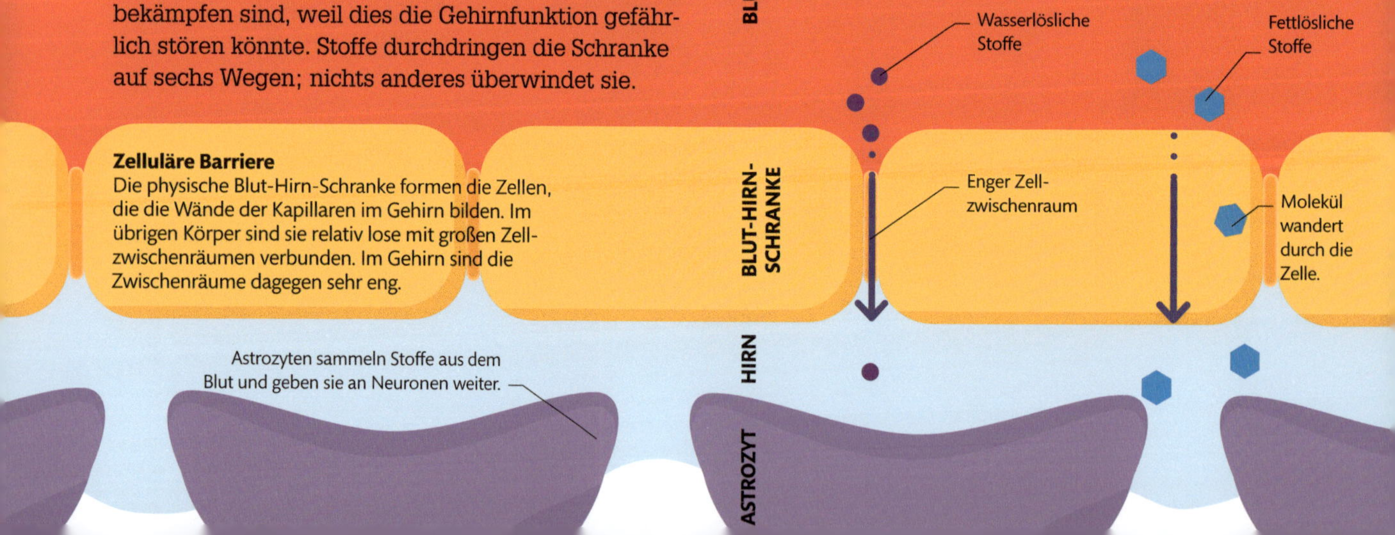

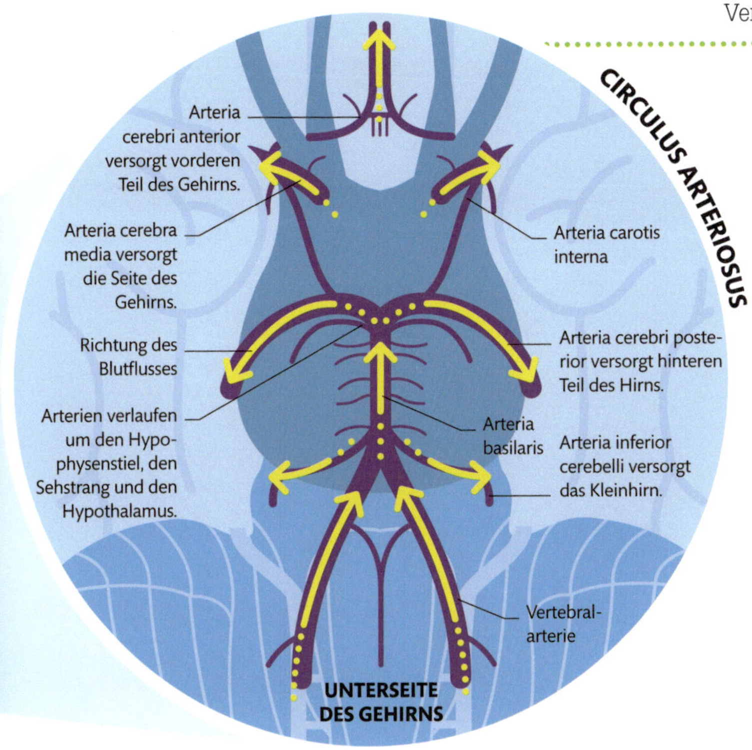

Der Circulus arteriosus (cerebri)
Die Karotiden und Vertebralarterien verbinden sich an der Basis des Gehirns zu einem Arterienring, dem Circulus arteriosus (cerebri), nach dem Entdecker Thomas Willis auch Circulus Willisi genannt. So ist die Versorgung sichergestellt, selbst wenn eine Arterie blockiert ist.

ENERGIE AUS GLUKOSE

Das Gehirn macht beim Menschen nur 2 % der Körpermasse aus, verbraucht aber 20 % der Energie. Das große Gehirn ist kostspielig, aber die Vorteile eines großen, schlauen Gehirns sind evolutionär eine gute Investition.

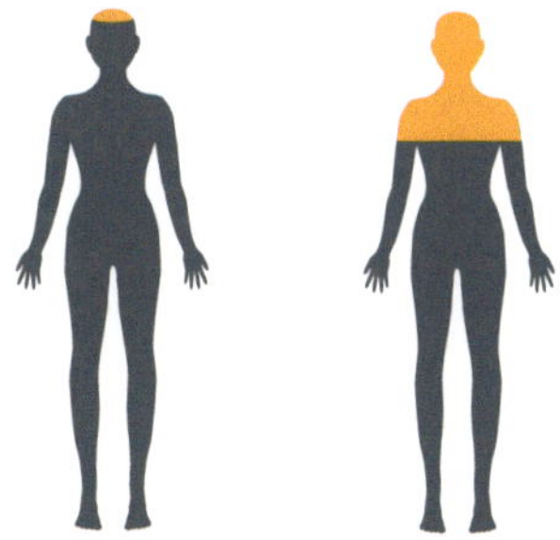

GEHIRNGRÖSSE 2 % **ENERGIEVERBRAUCH DES GEHIRNS: 20 %**

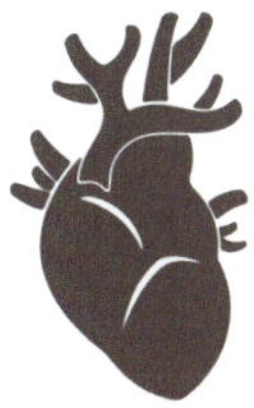

DAS **GESAMTE BLUTVOLUMEN** DES KÖRPERS STRÖMT **ALLE 7 MINUTEN** DURCH DAS GEHIRN.

Transportproteine
Glukose und andere wichtige Moleküle werden aktiv von speziellen Proteinen durch Kanäle und Öffnungen in der Membran transportiert.

Rezeptorvermittelte Transzytose
Hormone und ähnliche Stoffe werden von Rezeptoren erkannt und von einer Vesikel (Membranblase) umschlossen.

Adsorptionsvermittelte Transzytose
Größere Proteine werden von der Membran adsorbiert, von Vesikeln umschlossen und darin durch die Zelle transportiert (Transzytose).

Aktiver Efflux
Wenn unerwünschte Stoffe durch die Blut-Hirn-Schranke gelangen, werden sie durch biochemische Pumpen entfernt, den Effluxtransportern.

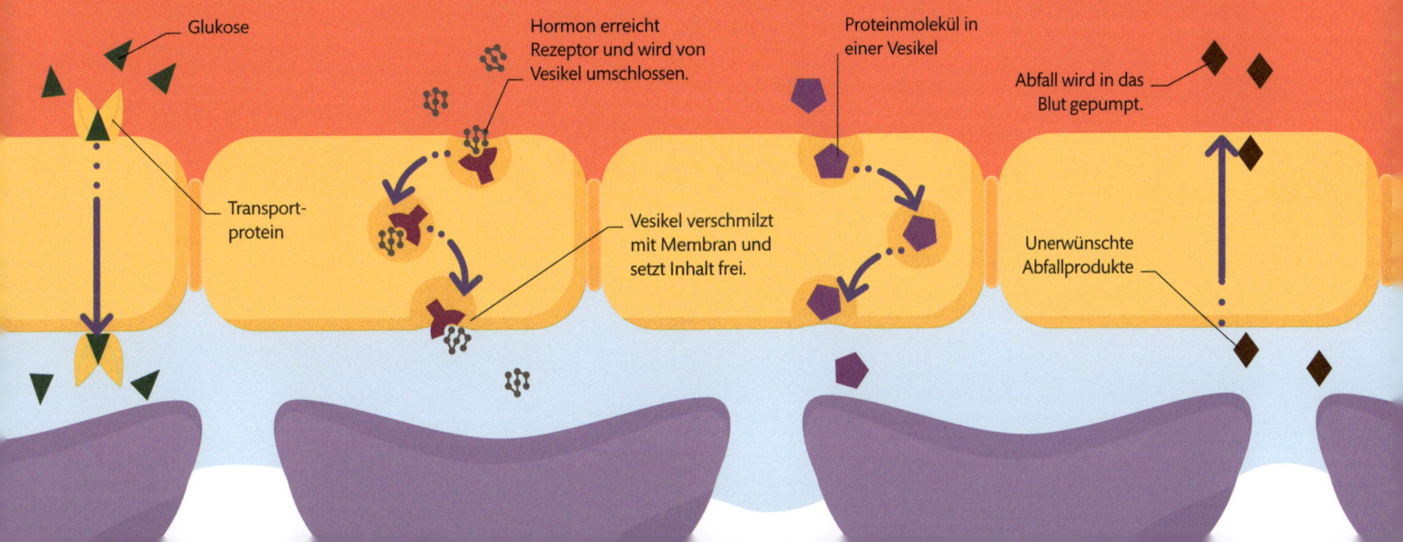

Gehirnzellen

Das Gehirn und das übrige Nervensystem bestehen aus einem Netzwerk von Nervenzellen oder Neuronen. Sie leiten Signale als elektrische Impulse durch das Gehirn und den Körper.

Nervenzellen (Neuronen)

Die meisten Neuronen haben eine typische verzweigte Form mit Dutzenden von nur wenige Tausendstel Millimeter dicken Fortsätzen, die vom Zellkörper zu benachbarten Zellen führen. Diese sogenannten Dendriten leiten Signale zum Zellkörper, während ein einzelner langer Fortsatz, das Axon, Signale an andere Neuronen leitet. Meistens haben die Neuronen keinen direkten Kontakt. Vielmehr liegt zwischen ihnen ein schmaler Spalt in der sogenannten Synapse, wo die elektrischen Signale stoppen. Die Signalleitung über den synaptischen Spalt geschieht durch chemische Botenstoffe, die Neurotransmitter (siehe S. 22–23). Doch bestimmte Neuronen sind fest aneinandergekoppelt und kommunizieren nicht über Neurotransmitter.

GRAUE SUBSTANZ

Das Gehirn besteht aus grauer und aus weißer Substanz. Die graue Substanz bilden Nervenzellkörper, die in der Hirnrinde häufig sind. Die weiße Substanz besteht aus den myelinisierten Axonen dieser Neuronen, die, in Strängen gebündelt, durch die Hirnmitte und das Rückenmark verlaufen.

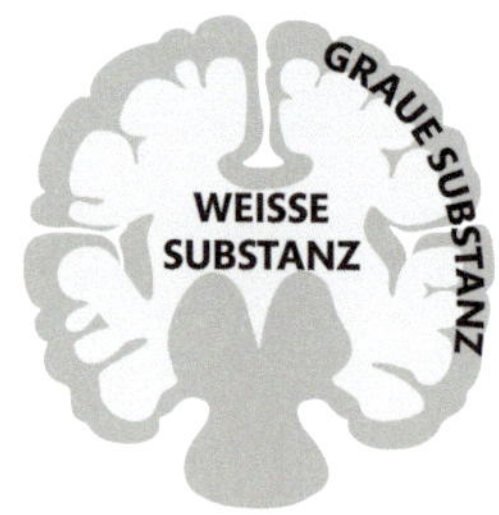

Typen von Nervenzellen

Es gibt mehrere Typen von Neuronen mit unterschiedlichen Kombinationen von Axonen und Dendriten. Zwei häufige, die bipolaren und die multipolaren, sind jeweils an bestimmte Aufgaben angepasst. Unipolare Neuronen kommen nur in Embryos vor.

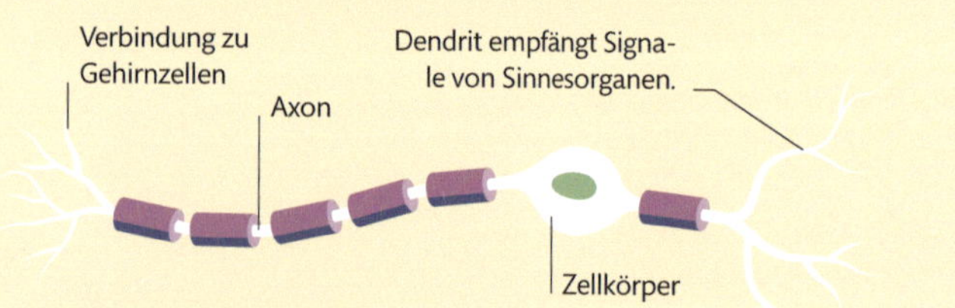

Bipolares Neuron

Dieser Typ hat einen Dendriten und ein Axon. Sie bilden Rezeptoren in den wichtigsten Sinnesorganen oder übertragen deren Signale.

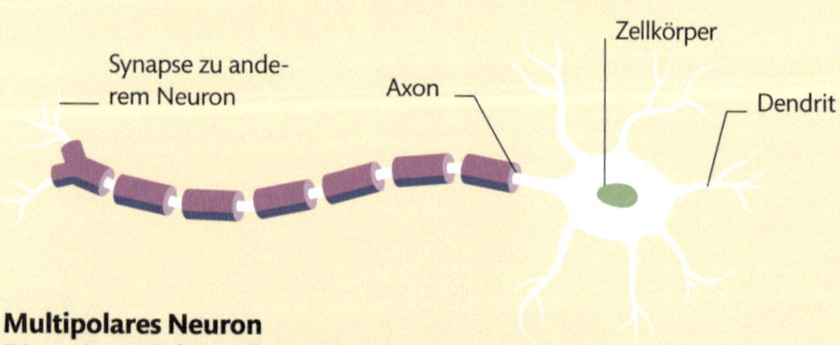

Multipolares Neuron

Die meisten Gehirnzellen sind multipolar. Sie haben viele Dendriten, die sie mit Hunderten oder gar Tausenden anderer Zellen verbinden.

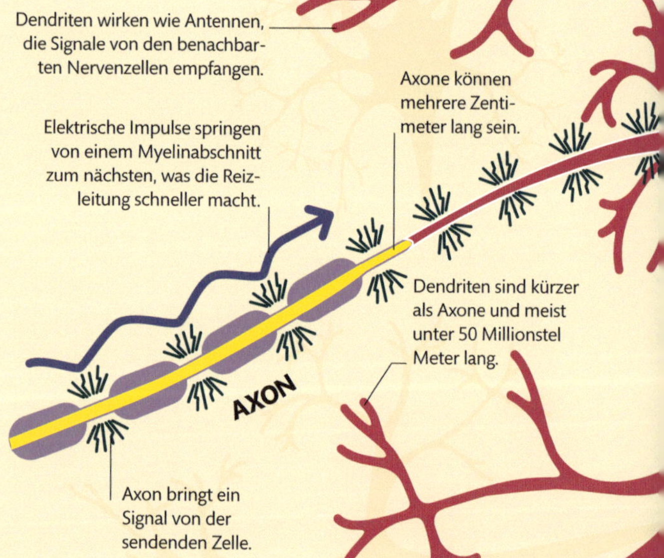

DAS GEHIRN DES MENSCHEN ENTHÄLT ETWA 86 MRD. NEURONEN.

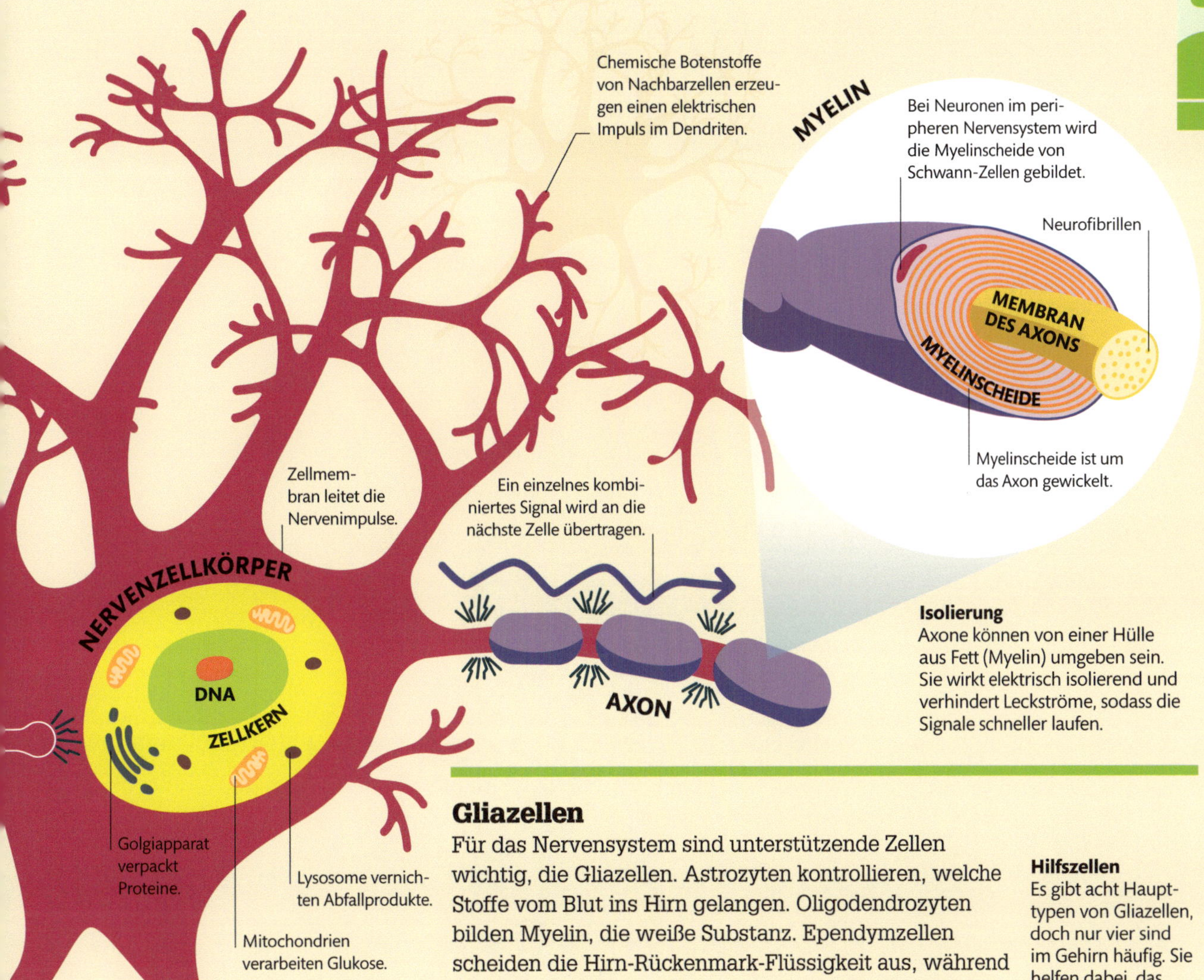

Isolierung
Axone können von einer Hülle aus Fett (Myelin) umgeben sein. Sie wirkt elektrisch isolierend und verhindert Leckströme, sodass die Signale schneller laufen.

Gliazellen

Für das Nervensystem sind unterstützende Zellen wichtig, die Gliazellen. Astrozyten kontrollieren, welche Stoffe vom Blut ins Hirn gelangen. Oligodendrozyten bilden Myelin, die weiße Substanz. Ependymzellen scheiden die Hirn-Rückenmark-Flüssigkeit aus, während Mikroglia als Immunzellen wirken und Abfallstoffe entfernen. Radialglia sind Vorläuferzellen für neue Nerven.

Hilfszellen
Es gibt acht Haupttypen von Gliazellen, doch nur vier sind im Gehirn häufig. Sie helfen dabei, das Nervensystem funktionsfähig zu halten.

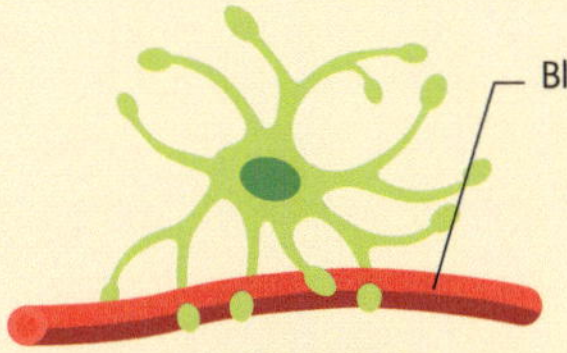

ASTROZYTEN

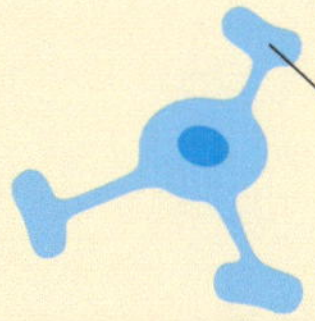

OLIGODENDROZYTEN

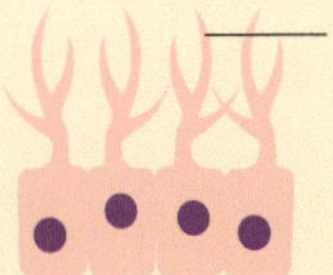

EPENDYMZELLEN

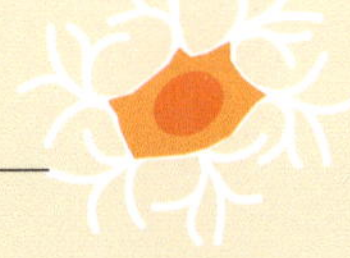

MIKROGLIA

Im Inneren des Neurons
Nervenzellen enthalten generell die gleichen Organellen (innere Strukturen) wie jede andere Zelle für die Energiefreisetzung, die Proteinsynthese und die Verwaltung der Erbinformation.

Nervensignale

Gehirn und Nervensystem arbeiten mit Signalen, die durch die Nervenzellen als elektrische Impulse laufen, aber zwischen den Zellen durch chemische Botenstoffe, die Neurotransmitter, oder elektrische Ladungen übertragen werden.

WIE ÜBERTRAGEN NERVEN VERSCHIEDENE INFORMATIONEN?

Die Empfängerzellen haben verschiedene Rezeptortypen, die auf verschiedene Neurotransmitter reagieren. Die »Botschaft« kann also durch die Art des Transmitters und die Menge moduliert werden.

Aktionspotenzial

Nervenzellen leiten Signale mithilfe des Aktionspotenzials – einer elektrischen Spannung, die durch den Transport von Natrium- und Kaliumionen durch die Zellmembran entsteht. Der Spannungspuls wandert als »Erregung« das Axon entlang zu Synapsen, den Verbindungsstellen zu Dendriten anderer Zellen. Meist wird das Signal über den winzigen synaptischen Spalt durch chemische Botenstoffe, die Neurotransmitter, vom Axon auf den Dendriten der nächsten Zelle übertragen; dieser Typ heißt chemische Synapse. Dies regt die Aktivität der nächsten Zelle an oder hemmt sie.

EINIGE **NERVENIMPULSE** LAUFEN SCHNELLER ALS **100 METER PRO SEKUNDE.**

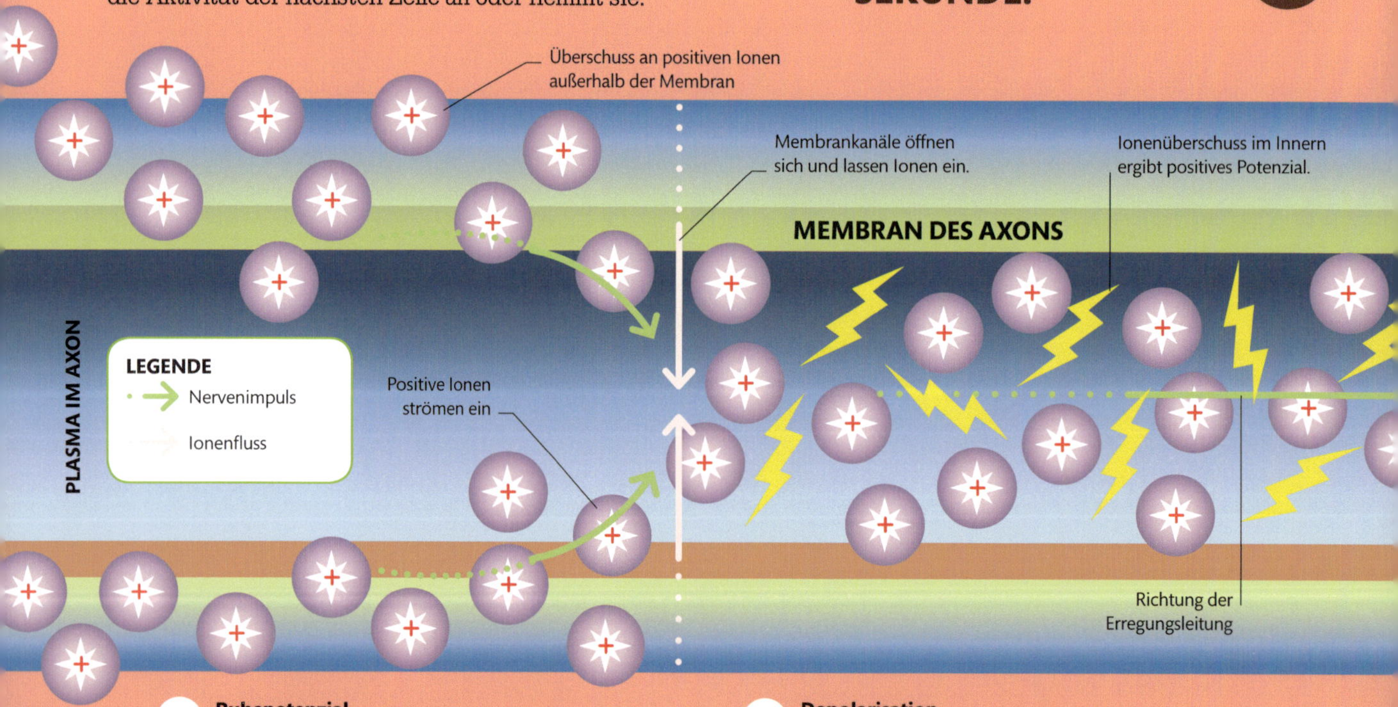

1 Ruhepotenzial
Im Ruhezustand ist die Konzentration positiver Ionen außerhalb der Zellmembran höher als im Innern. Dadurch entsteht ein elektrisches Potenzial (eine Spannung) oder eine Polarisierung an der Membran von etwa -70 Millivolt (minus, da es innen niedriger als außen ist).

2 Depolarisation
Beim Eintreffen einer Erregung öffnen sich Ionenkanäle in der Membran, sodass positive Ionen ins Zellinnere strömen. Dies kehrt die Polarisation des Axons auf das Aktionspotenzial von etwa +30 Millivolt um.

NERVENGIFTE

Chemische Kampfstoffe wie Nowitschok und Sarin wirken, indem sie Neurotransmitter in den Synapsen stören. Nervengifte werden eingeatmet oder über die Haut aufgenommen. Sie verhindern etwa den Abbau von Azetylcholin im synaptischen Spalt. Dieser Neurotransmitter ist an der Muskelkontrolle beteiligt, das Gift lähmt also Muskeln, auch die von Herz und Lunge.

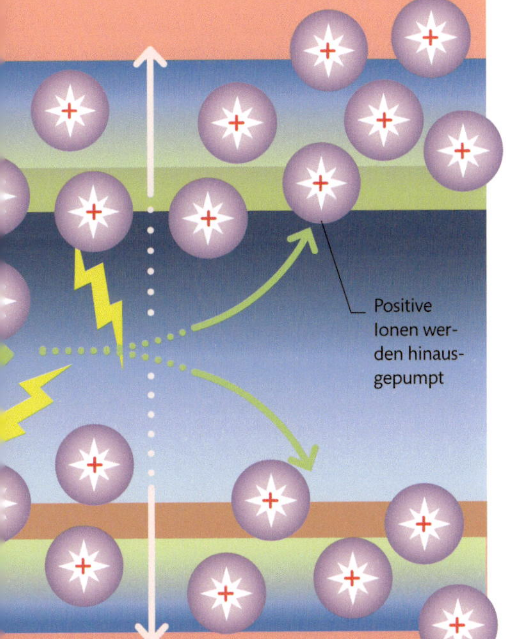

3 Repolarisation Die Depolarisation eines Abschnitts springt auf Nachbarabschnitte über; sie läuft am Axon entlang. Zugleich pumpen Ionenpumpen positive Ionen aus dem Axon heraus und stellen das Ruhepotenzial wieder her.

Synapsen

Die meisten Neuronen sind nicht direkt mit anderen verbunden, sondern über zelluläre Strukturen, die Synapsen. Zwischen dem Axon des sendenden (präsynaptischen) Neurons und einem Dendrit eines empfangenden (postsynaptischen) Neurons liegt der etwa 40 Nanometer (Milliardstel Meter) breite synaptische Spalt. Die elektrische Erregung wird am Ende des Axons, der Axonterminale oder Endknöpfchen, in ein chemisches Signal umgewandelt: Ein oder mehrere chemische Botenstoffe, die Neurotransmitter (siehe S. 24), werden freigesetzt, die den Spalt überwinden und den postsynaptischen Dendriten erreichen. Neben diesen chemischen Synapsen gibt es aber auch elektrische Synapsen, die elektrische Ströme direkt und ohne Neurotransmitter übertragen.

1 Vorrat an Botenstoffen Neurotransmitter werden im Zellkörper des Neurons produziert. Sie wandern am Axon entlang bis zum Endknöpfchen, wo sie in Membranbläschen, den Vesikeln, gesammelt werden. Zunächst hat die Membran der Axonterminale das gleiche elektrische Potenzial wie das übrige Axon.

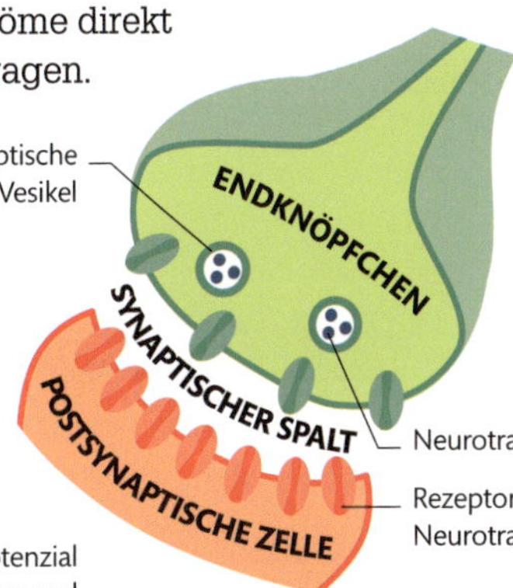

2 Ankommendes Signal Wenn eine Erregung das Axon entlangläuft, endet sie an der Axonterminale, wo die Membran kurzzeitig depolarisiert wird. Die elektrische Ladung bewirkt das Öffnen spezieller Proteinstrukturen in der Membran, den Ionenkanälen, sodass positiv geladene Kalziumionen in die Zelle strömen können.

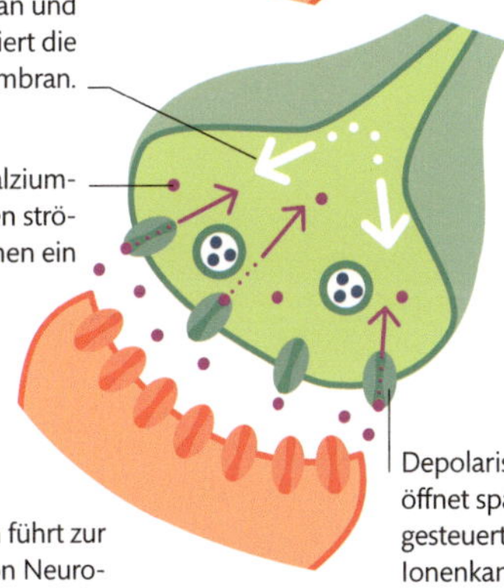

3 Freisetzung Das Kalzium im Zellinnern löst einen komplexen Vorgang aus, der die Vesikel zur Zellmembran wandern lässt. Dort geben sie die Neurotransmitter in den Spalt ab. Einige diffundieren durch den Spalt und werden von Rezeptoren am Dendriten gebunden. Dies kann, je nach Rezeptortyp, den Aufbau des Aktionspotenzials im Dendriten erleichtern oder hemmen.

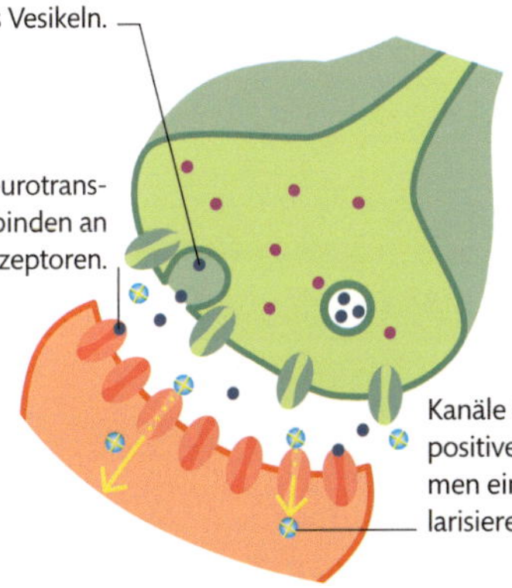

Neurotransmitter

Signale im Gehirn laufen als elektrische Erregungsimpulse entlang faserartiger Nervenzellen, doch die Aktivität dieser Zellen – und damit die geistigen Zustände – werden von chemischen Botenstoffen, den Neurotransmittern, beeinflusst.

IST TECHNIKSUCHT DASSELBE WIE EINE DROGENSUCHT?

Nein, eine Techniksucht ähnelt eher einer Esssucht. Die Ausschüttung von Dopamin kann beim Spielen von Videospielen um 75% zunehmen, aber um 350% bei der Einnahme von Kokain.

Neurotransmitter

Neurotransmitter wirken im winzigen Spalt der Synapse, der Kontaktstelle zwischen dem Axon einer Zelle und einem Dendriten einer anderen (siehe S. 23). Einige Neurotransmitter sind exzitatorisch, d. h., sie fördern die Übertragung der Erregung (des elektrischen Nervenimpulses) auf den Dendriten der Zielzelle. Inhibitorische Neurotransmitter haben die entgegengesetzte Wirkung: Sie führen zu einer negativen Ladung, die die Übertragung der Erregung stoppt, weil sie die Depolarisation verhindert. Weitere Neurotransmitter, die Neuromodulatoren, modulieren die Wirkung anderer Neurotransmitter. Neuromodulatoren halten sich länger an der Synapse auf und beeinflussen Neuronen daher länger.

VERSCHIEDENE NEUROTRANSMITTER

Es gibt über 100 Neurotransmitter; einige häufige sind hier aufgeführt. Ob ein Neurotransmitter exzitatorisch (die Erregung der Zielzelle fördernd) oder inhibitorisch (hemmend) wirkt, hängt von der Synapse ab.

NEUROTRANSMITTER CHEMISCHER NAME	TYPISCHE POSTSYNAPTISCHE WIRKUNG
Azetylcholin	Meist exzitatorisch
GABA (Gamma-Aminobuttersäure)	Inhibitorisch
Glutamat	Exzitatorisch
Dopamin	Exzitatorisch und inhibitorisch
Noradrenalin	Meist exzitatorisch
Serotonin	Inhibitorisch
Histamin	Exzitatorisch

Drogen und Medikamente

Legale oder illegale chemische Substanzen, die den geistigen Zustand beeinflussen, wirken meist durch Interaktion mit Neurotransmittern. So blockiert Koffein Adenosinrezeptoren, was die Wachheit steigert. Alkohol stimuliert GABA-Rezeptoren und hemmt Glutamat, was beides generell die neuronale Aktivität dämpft. Nikotin aktiviert die Rezeptoren für Azetylcholin, was mehrere Folgen hat, darunter eine höhere Aufmerksamkeit sowie die Erhöhung von Herzfrequenz und Blutdruck. Sowohl Alkohol als auch Nikotin wurden mit einem erhöhten Dopaminspiegel im Gehirn in Verbindung gebracht, was ihr starkes Suchtpotenzial erklärt.

WIRKSTOFFTYP	WIRKUNG
Agonist	Ein chemischer Stoff, der im Gehirn die Rezeptoren für einen bestimmten Neurotransmitter stimuliert, sodass dessen Wirkung stärker wird.
Antagonist	Ein Stoff, der das Gegenteil eines Agonisten bewirkt, indem er die Rezeptoren für einen bestimmten Neurotransmitter hemmt.
Wiederaufnahmehemmer	Ein Stoff, der die Wiederaufnahme eines Neurotransmitters durch das sendende Neuron verhindert, was einer agonistischen Wirkung gleichkommt.

DAS GIFT DER SCHWARZEN WITWE ERHÖHT DEN **AZETYLCHOLINSPIEGEL,** WAS **MUSKELKRÄMPFE** AUSLÖST.

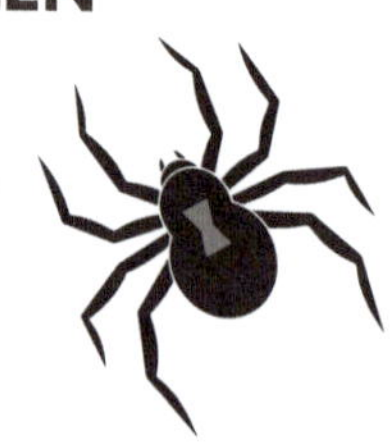

LANGZEITFOLGEN VON ALKOHOL

Die Einnahme von größeren Mengen Alkohol über eine längere Zeit beeinflusst die Stimmung, die Wachheit und Reaktion, das Verhalten und neuropsychologische Funktionen. Er verstärkt GABA und wirkt Glutamat entgegen, was die Hirnaktivität verringert. Er erregt auch die Belohnungszentren des Gehirns, was zur Abhängigkeit führen kann.

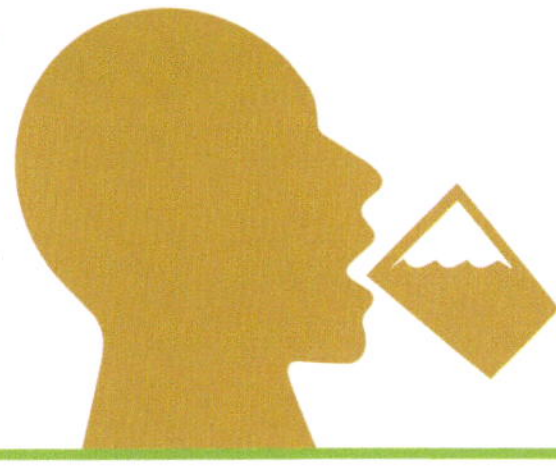

LEGENDE
Dopamin
Kokain

Dopamin und Kokain
Die Wirkungen von Kokain sind die Folge seiner Wirkung auf den Neurotransmitter Dopamin in den Synapsen des Gehirns.

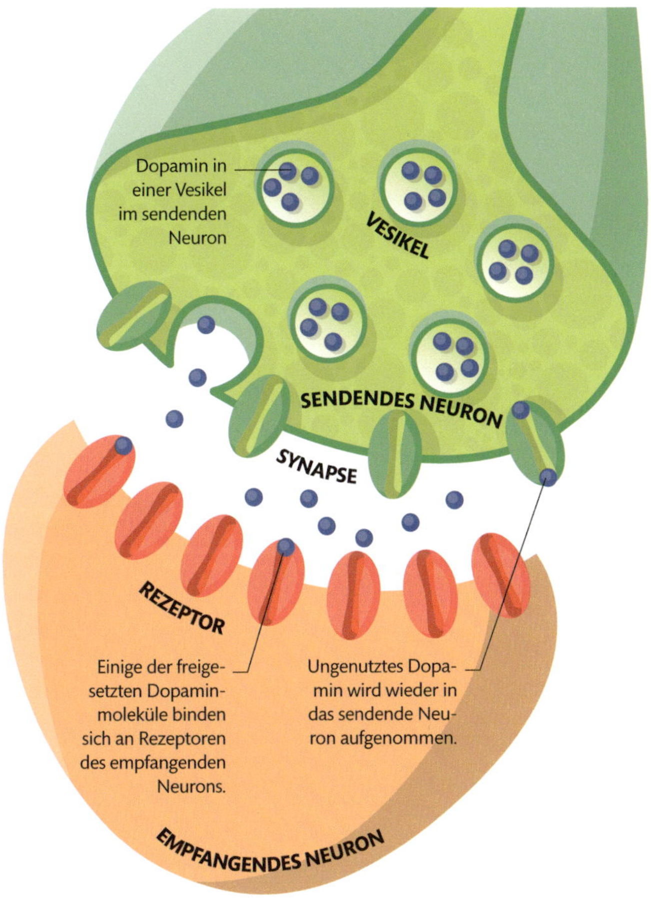

Normaler Dopaminspiegel
Dopamin ist ein Neurotransmitter, der u. a. mit einem Glücksgefühl verbunden ist. Es erzeugt den Drang, ein Verhalten zu wiederholen, das ein Belohnungsgefühl auslöst; dieser Mechanismus dürfte der Sucht und Abhängigkeit zugrunde liegen. Einige Dopaminmoleküle binden an Rezeptoren der Zielzelle, doch die ungenutzten werden in die sendende Zelle zurückgepumpt.

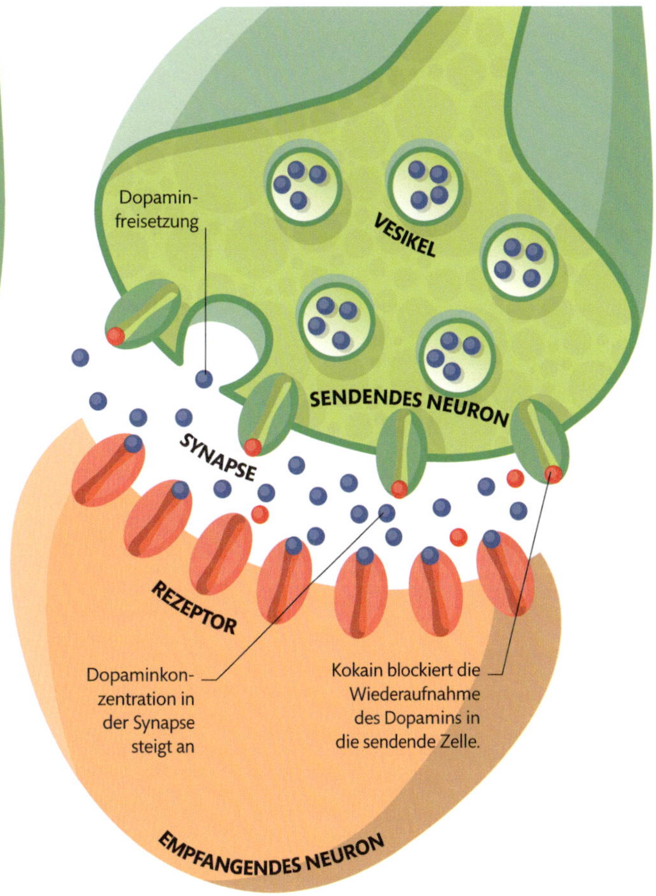

Kokaingebrauch
Kokainmoleküle sind Dopamin-Wiederaufnahmehemmer. Wenn Dopamin in der Synapse freigesetzt wird, bindet es normalerweise an die Rezeptoren des empfangenden Neurons. Doch das Kokain hemmt die Pumpen, die das Dopamin zurück in die sendende Zelle bringen, sodass sich der Neurotransmitter ansammelt und stärker auf die empfangende Zelle wirkt.

Netzwerke im Gehirn

Die Verbindungsmuster der Neuronen im Hirn sind wesentlich dafür, wie es Wahrnehmungen verarbeitet, kognitive Leistungen erbringt und Erinnerungen speichert.

Verdrahtung des Gehirns

Die dominante Theorie dafür, wie das Hirn erinnert und lernt, ist die Regel *what fires together, wires together* (»was gemeinsam feuert, wird verdrahtet«). Demnach werden die Verbindungen zwischen Zellen, die oft kommunizieren, mit der Zeit stärker. Dadurch entwickelt sich ein Netzwerk, das mit bestimmten kognitiven Vorgängen verbunden ist – etwa einer Bewegung, einem Gedanken oder einer Erinnerung (siehe S. 136–137).

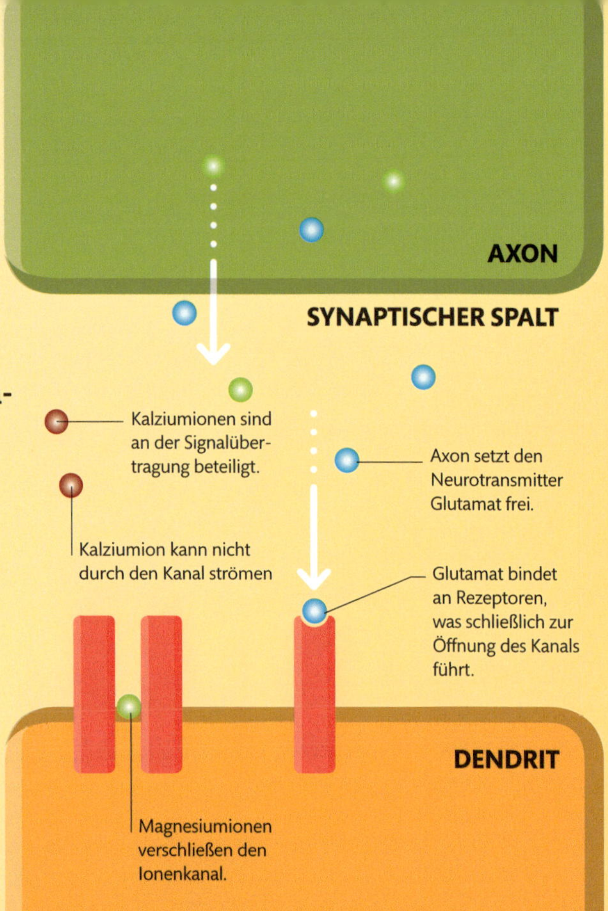

LEGENDE

- Magnesiumion
- Kalziumion
- Glutamat (Neurotransmitter)
- Kanal
- Glutamatrezeptor

Gewichtung der Synapsen
Bei kaum verwendeten Synapsen sind Kanäle von Magnesiumionen blockiert. Wird die Verbindung zwischen zwei Neuronen im Netzwerk stärker genutzt, werden die Kanäle frei, sodass die Zahl der Rezeptoren der Synapse zunimmt.

1 Ionenkanal geschlossen
Bei einer schwachen Verbindung verhindern Magnesiumionen das Einströmen von Kalziumionen in den Dendriten des empfangenden Neurons. Glutamatmoleküle aus dem Axon öffnen den Kanal.

Neuroplastizität

Die Netzwerke im Gehirn sind nicht festgelegt, sondern ändern sich offenbar und passen sich an geistige und physische Prozesse an. Das bedeutet, dass alte Schaltkreise, die mit Erinnerungen oder Fähigkeiten verbunden sind, die nicht mehr benutzt werden, an Stärke nachlassen, während das Gehirn neue formt. Neurowissenschaftler nennen das Gehirn plastisch: Zellen und Verbindungen können je nach Bedarf immer wieder neu entstehen. Die Neuroplastizität ermöglicht auch, nach einem Gehirnschaden Fähigkeiten neu zu erlangen.

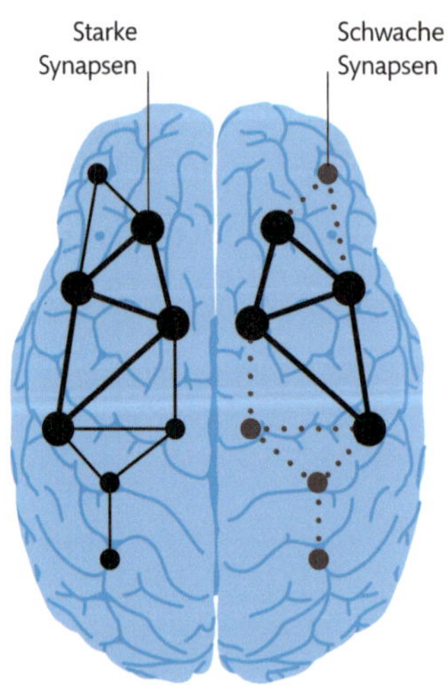

PFADE IM GEHIRN

WAS IST DAS DEFAULT MODE NETWORK?

Das DMN (in etwa: Ruhezustandsnetzwerk) ist eine Gruppe von Hirnregionen, die bei der Konzentration auf kognitive Aufgaben wenig aktiv, aber beim Nichtstun bzw. Tagträumen stark aktiv ist.

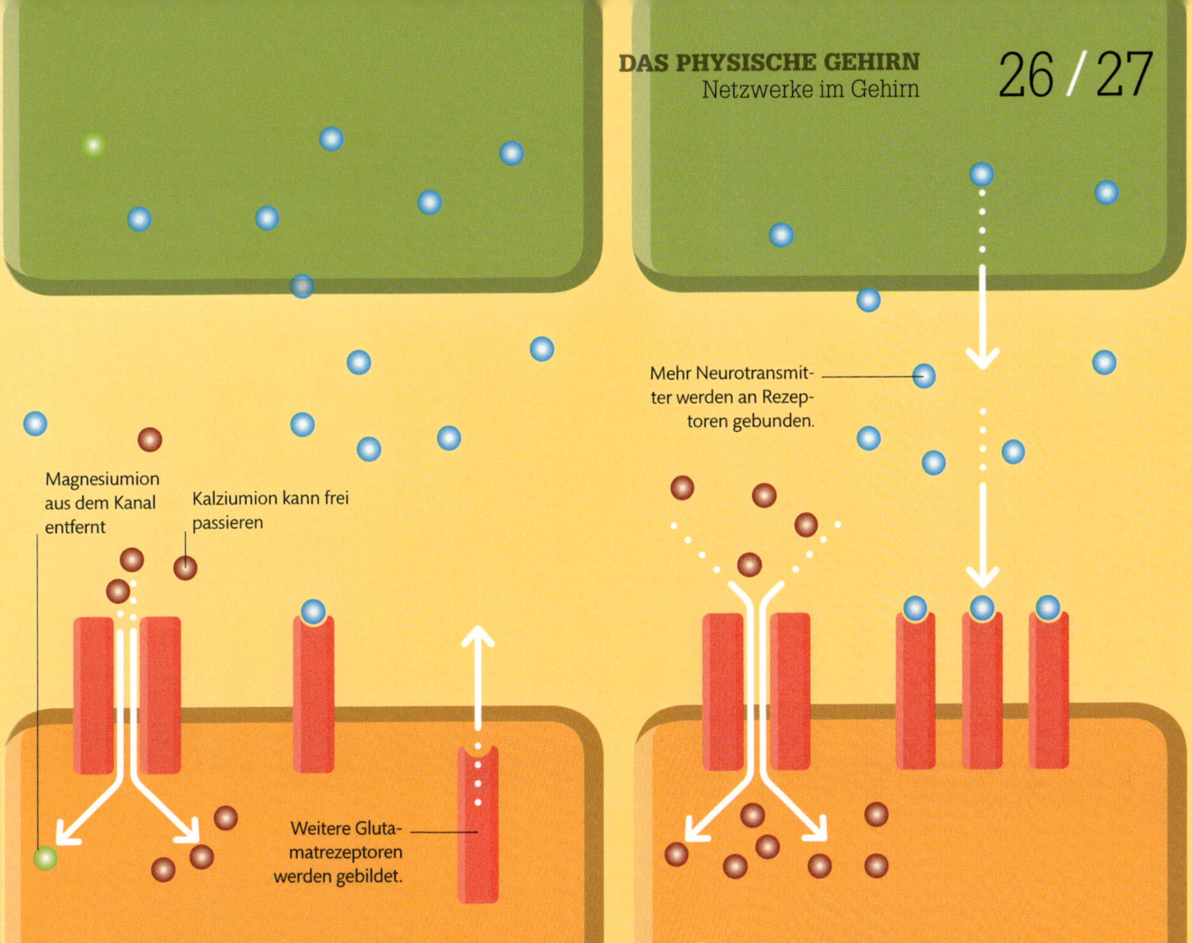

2 Ionenkanal offen
Der Kanal ist nun offen und Kalziumionen können aus dem synaptischen Spalt in den Dendriten einströmen. Als Reaktion bildet der Dendrit mehr Glutamatrezeptoren an seiner Oberfläche aus.

3 Mehr Rezeptoren
Mit mehr aktiven Rezeptoren kann der Dendrit mehr Neurotransmitter aufnehmen, sodass die Erregung vom sendenden Neuron eine viel stärkere Wirkung auf das Zielneuron hat.

Kleine-Welt-Netzwerke

Die Verbindungen der Gehirnzellen bilden kein regelmäßiges Muster, sie sind aber auch nicht zufällig. Viele bilden sogenannte Kleine-Welt-Netzwerke. Darin sind Zellen selten mit ihren direkten Nachbarn verbunden, aber mit relativ nahen. Bei diesen Netzwerken sind zwei beliebige Zellen nur durch wenige Zwischenstufen miteinander verbunden.

DAS **MENSCHLICHE GEHIRN** HAT GESCHÄTZT **100 BIO. VERBINDUNGEN** ZWISCHEN SEINEN **86 MRD. NEURONEN.**

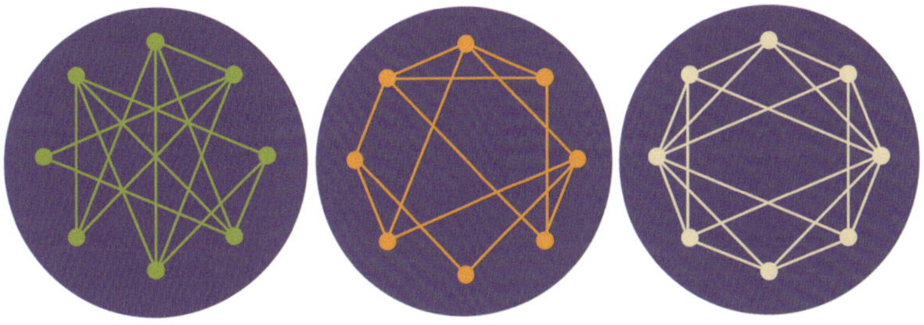

Zufälliges Netzwerk
Ein zufälliges Netzwerk hat viele Verbindungen über große Entfernungen, doch nahe benachbarte Zellen sind eher schwach verknüpft.

Kleine-Welt-Netzwerk
Es hat sowohl gute lokale als auch entfernte Verbindungen. Jede Zelle ist mit jeder anderen enger verbunden als bei anderen Typen.

Regelmäßiges Gitter
Hier ist jede Zelle mit ihren Nachbarn verbunden, aber das lässt weniger Möglichkeiten für entferntere Verbindungen.

Hirnanatomie

Das Gehirn ist ein kompliziertes Weichgewebe, das fast völlig aus Neuronen, Gliazellen (siehe S. 21) und Blutgefäßen besteht. Es ist in die Hirnrinde (Kortex) und andere Strukturen gegliedert.

Bereiche des Gehirns

Das Gehirn ist in drei verschieden große Bereiche untergliedert: Vorderhirn, Mittelhirn und Rautenhirn. Diese Teilung geht auf die Embryonalentwicklung zurück, reflektiert aber auch verschiedene Funktionen. Beim Menschen dominiert das Vorderhirn mit fast 90% der gesamten Gehirnmasse. Es ist an der Sinneswahrnehmung und höheren Exekutivfunktionen beteiligt. Das Mittelhirn und das Rautenhirn darunter sind vor allem an grundlegenderen Körperfunktionen beteiligt, die das Überleben sichern, wie Schlaf und Aufmerksamkeit.

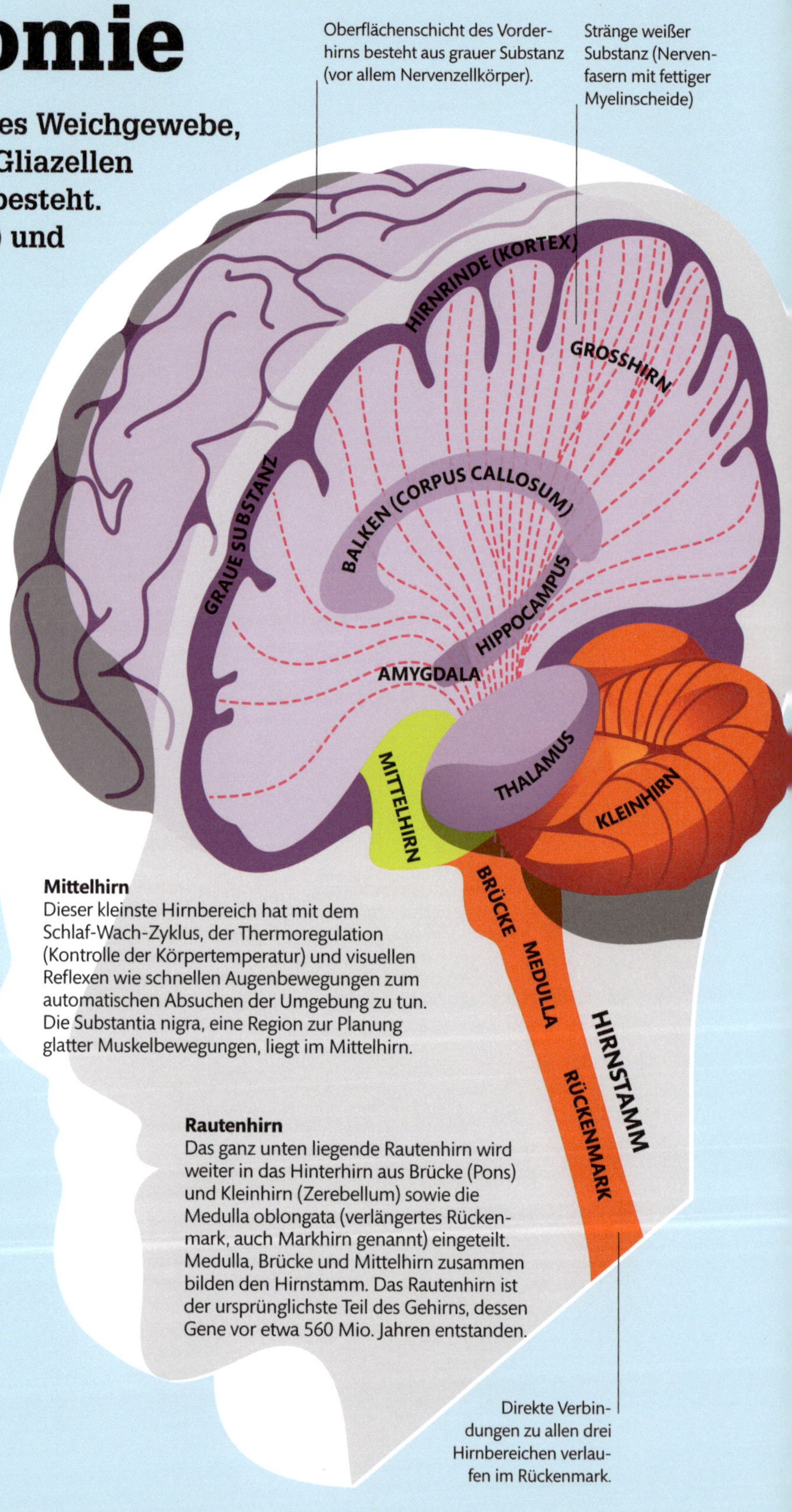

Mittelhirn
Dieser kleinste Hirnbereich hat mit dem Schlaf-Wach-Zyklus, der Thermoregulation (Kontrolle der Körpertemperatur) und visuellen Reflexen wie schnellen Augenbewegungen zum automatischen Absuchen der Umgebung zu tun. Die Substantia nigra, eine Region zur Planung glatter Muskelbewegungen, liegt im Mittelhirn.

Rautenhirn
Das ganz unten liegende Rautenhirn wird weiter in das Hinterhirn aus Brücke (Pons) und Kleinhirn (Zerebellum) sowie die Medulla oblongata (verlängertes Rückenmark, auch Markhirn genannt) eingeteilt. Medulla, Brücke und Mittelhirn zusammen bilden den Hirnstamm. Das Rautenhirn ist der ursprünglichste Teil des Gehirns, dessen Gene vor etwa 560 Mio. Jahren entstanden.

RÜCKENMARKSNERVEN

Vom Rückenmark zweigen 31 Paare von Rückenmarksnerven (Spinalnerven) ab, jeweils über den Wirbelknochen. Sie sind nach den Wirbelsäulenabschnitten benannt und verbinden das Gehirn mit Sinnesorganen, Muskeln und Drüsen.

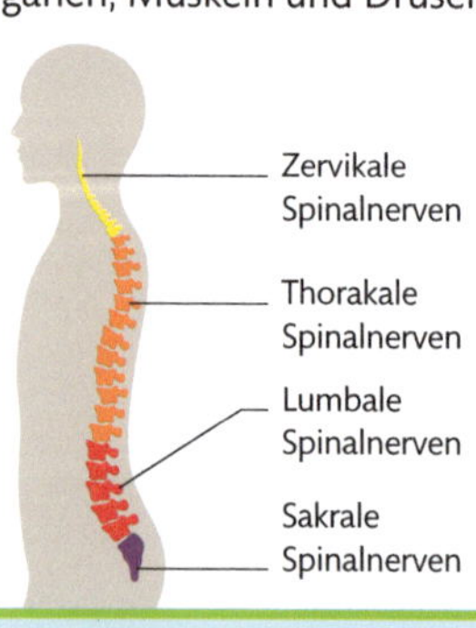

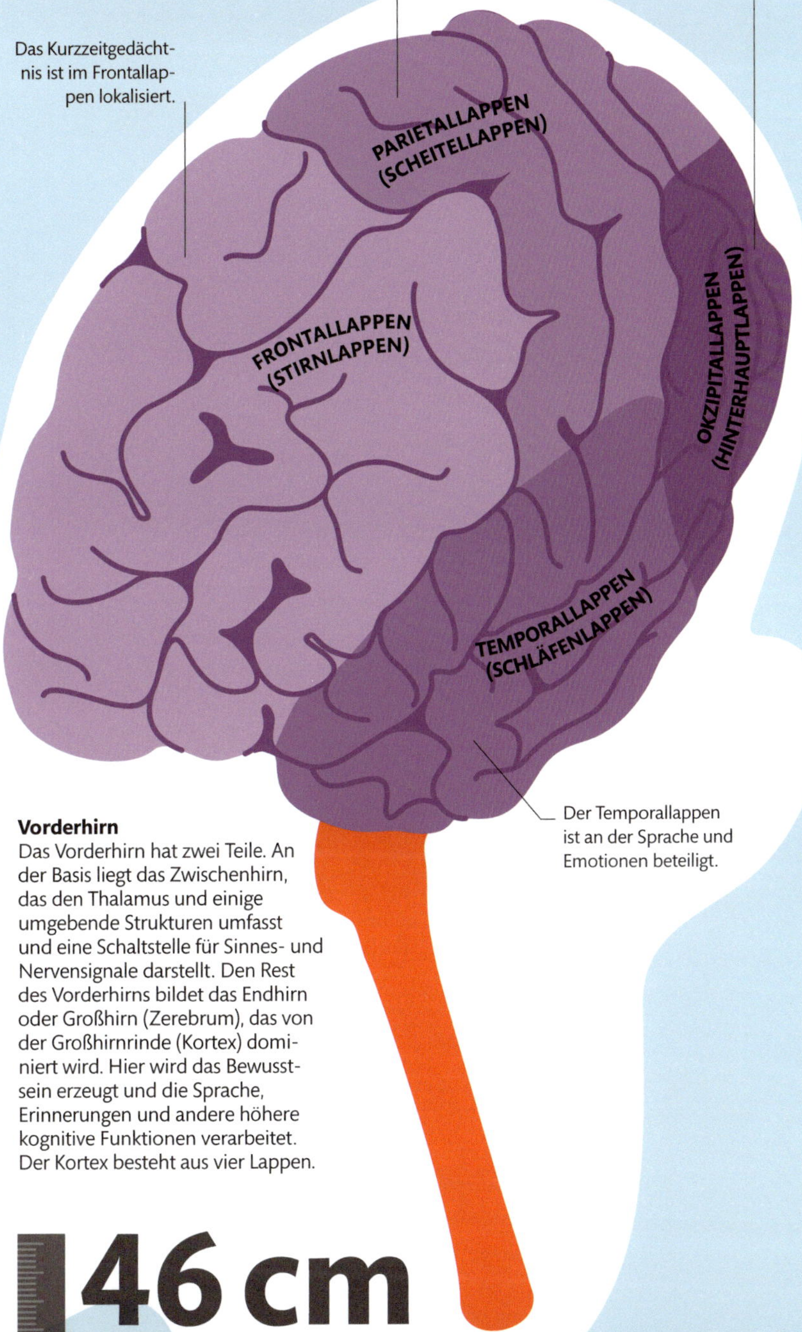

Vorderhirn
Das Vorderhirn hat zwei Teile. An der Basis liegt das Zwischenhirn, das den Thalamus und einige umgebende Strukturen umfasst und eine Schaltstelle für Sinnes- und Nervensignale darstellt. Den Rest des Vorderhirns bildet das Endhirn oder Großhirn (Zerebrum), das von der Großhirnrinde (Kortex) dominiert wird. Hier wird das Bewusstsein erzeugt und die Sprache, Erinnerungen und andere höhere kognitive Funktionen verarbeitet. Der Kortex besteht aus vier Lappen.

46 cm
DIE LÄNGE DES **RÜCKENMARKS**

Gehirnhälften

Das Großhirn hat zwei Hälften oder Hemisphären, die der Länge nach durch eine tiefe Furche, die Fissura longitudinalis, getrennt sind. Die Hälften sind jedoch intensiv durch Nervenstränge im Balken (Corpus callosum) miteinander verbunden. Die Hemisphären sind generell spiegelbildlich, aber nicht alle Funktionen werden in beiden ausgeführt (siehe S. 10). So liegen die Sprachzentren meist links.

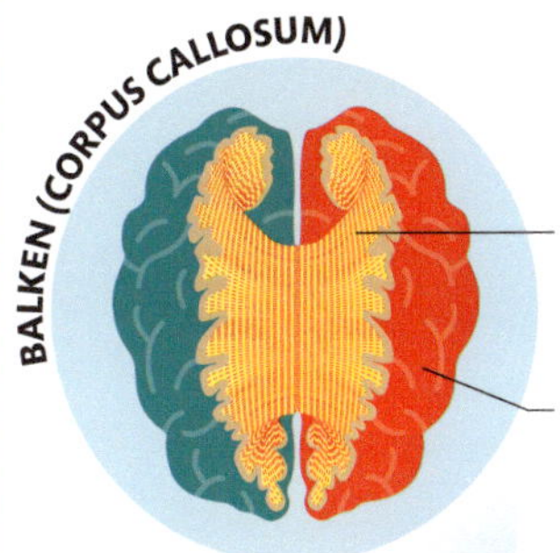

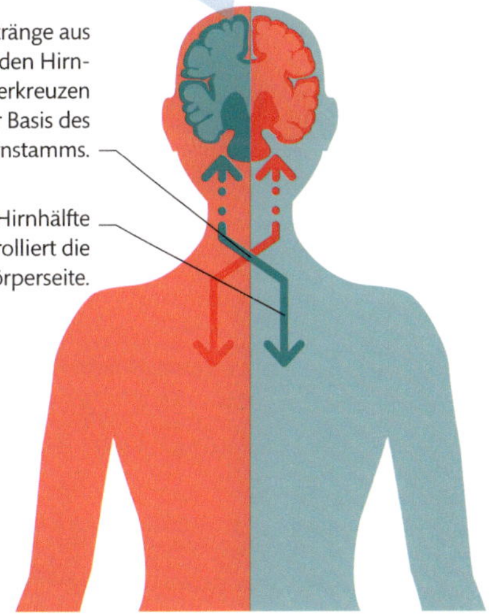

Links und rechts
Gehirn und Körper sind kontralateral verbunden. Das bedeutet, dass die linke Gehirnhälfte die Wahrnehmungen und Bewegungen der rechten Körperseite verarbeitet und umgekehrt.

Die Hirnrinde

Die Großhirnrinde (Kortex) ist die dünne äußere Oberflächenschicht des Gehirns. Sie hat viele wichtige Funktionen wie die Verarbeitung sensorischer Daten und der Sprache. In ihr entsteht auch unser Bewusstsein.

Eine funktionale Karte

Die Hirnrinde besteht aus mehreren Schichten von Neuronen, deren Zellkörper jeweils oben liegen. Man teilt sie in Areale ein, in denen die Zellen offenbar gemeinsam bestimmte Funktionen erfüllen. Die Areale identifiziert man auf verschiedene Weise: durch Lokalisierung von Gewebeschädigungen bei Funktionsausfällen, durch Kartieren der Zellverbindungen und durch Hirnscans bei lebenden Personen.

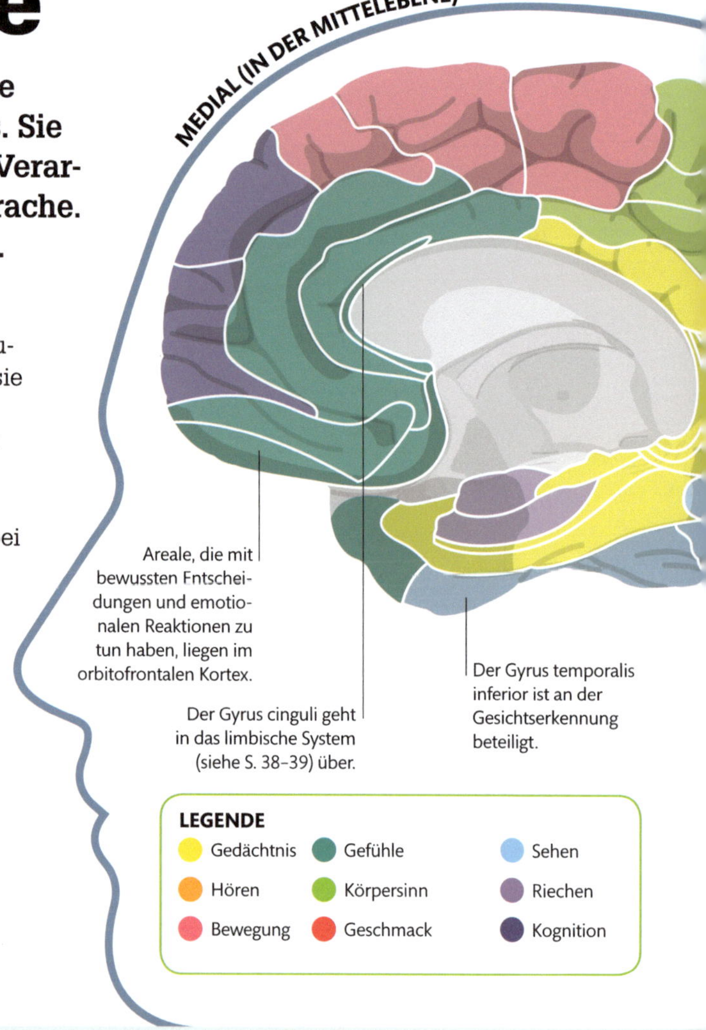

WAS IST PHRENOLOGIE?

Eine Pseudowissenschaft im 19. Jahrhundert, die aus der äußeren Kopfform auf Hirnstruktur, Fähigkeiten und Persönlichkeitsmerkmale schloss.

Windungen und Furchen

Die Großhirnrinde (Kortex) ist ein Merkmal aller Säugetiergehirne, aber das Gehirn des Menschen ist bemerkenswert, weil der Kortex besonders stark gefaltet ist. Diese Faltung vergrößert die gesamte Oberfläche, sodass mehr Platz für die Rindenareale zur Verfügung steht. Die Furchen nennt man Sulci und die erhobenen Windungen Gyri. Jeder Mensch hat das gleiche Muster an Gyri und Sulci, sodass Anatomen damit bestimmte Areale beschreiben können.

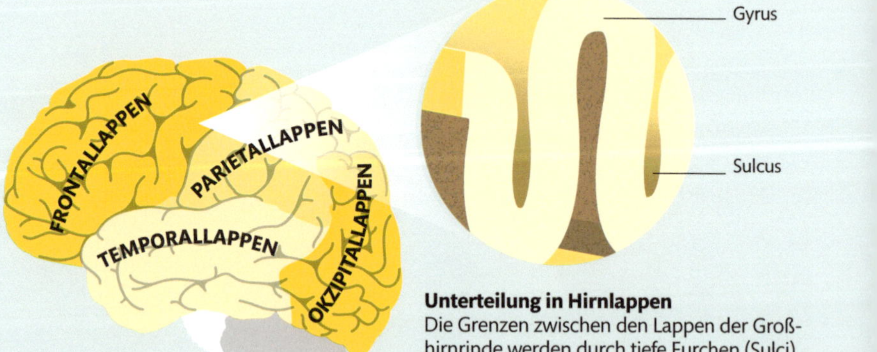

Unterteilung in Hirnlappen
Die Grenzen zwischen den Lappen der Großhirnrinde werden durch tiefe Furchen (Sulci) definiert. Der Frontallappen trifft den Parietallappen im Sulcus centralis und den Temporallappen im Sulcus lateralis (oder Fissura Sylvii).

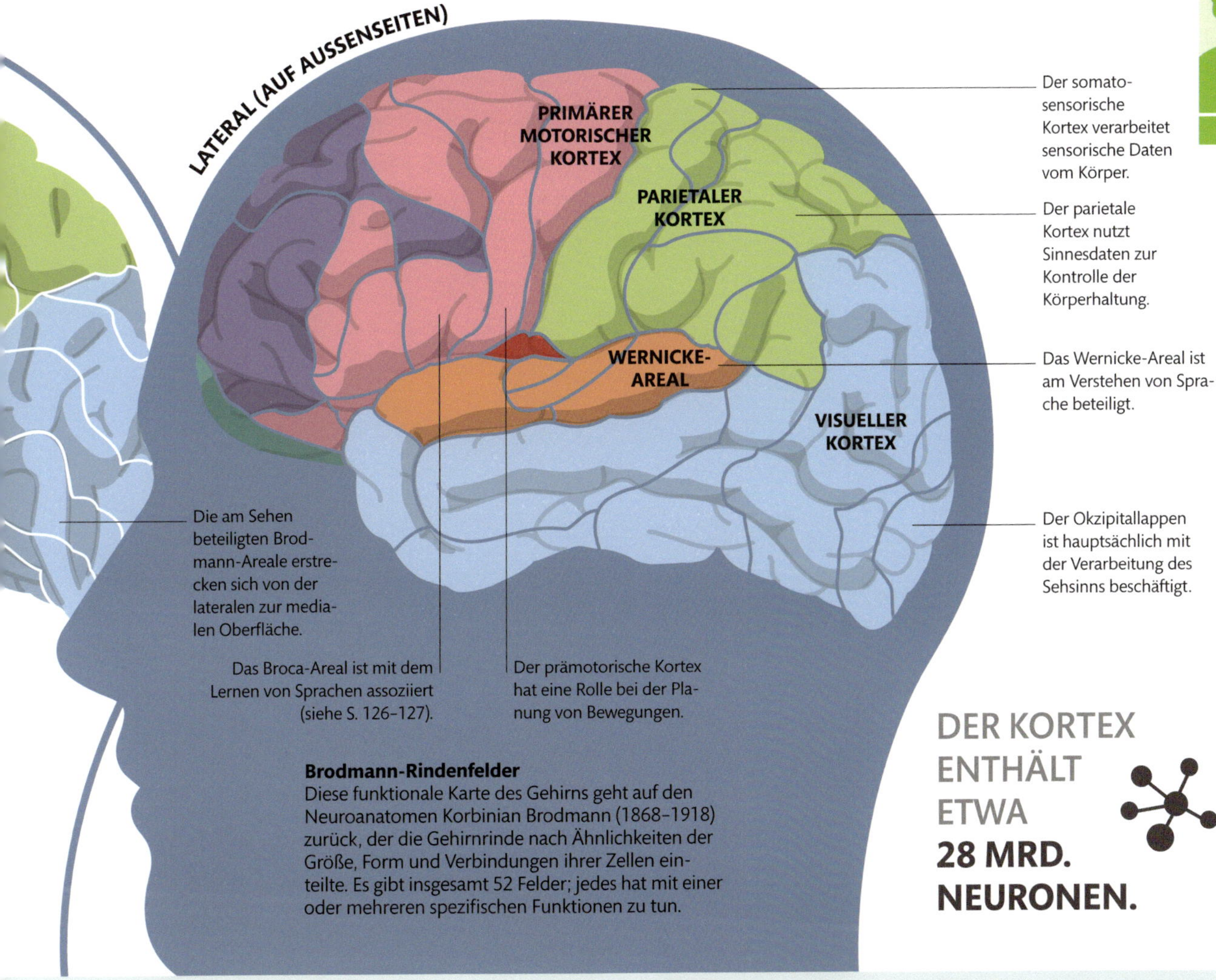

Brodmann-Rindenfelder
Diese funktionale Karte des Gehirns geht auf den Neuroanatomen Korbinian Brodmann (1868–1918) zurück, der die Gehirnrinde nach Ähnlichkeiten der Größe, Form und Verbindungen ihrer Zellen einteilte. Es gibt insgesamt 52 Felder; jedes hat mit einer oder mehreren spezifischen Funktionen zu tun.

DER KORTEX ENTHÄLT ETWA **28 MRD. NEURONEN.**

Schichten und Zellen

Die Zellen der Großhirnrinde, die insgesamt 2,5 mm dick ist, sind in sechs Schichten organisiert. Jede Schicht enthält charakteristische Typen von Neuronen, die Signale mit anderen Arealen des Kortex und Hirnstrukturen austauschen. Durch den ständigen Datenaustausch sind alle Hirnregionen über das Geschehen informiert. Einige der ursprünglicheren Regionen des menschlichen Gehirns, etwa die Windungen des Hippocampus, haben nur drei Schichten.

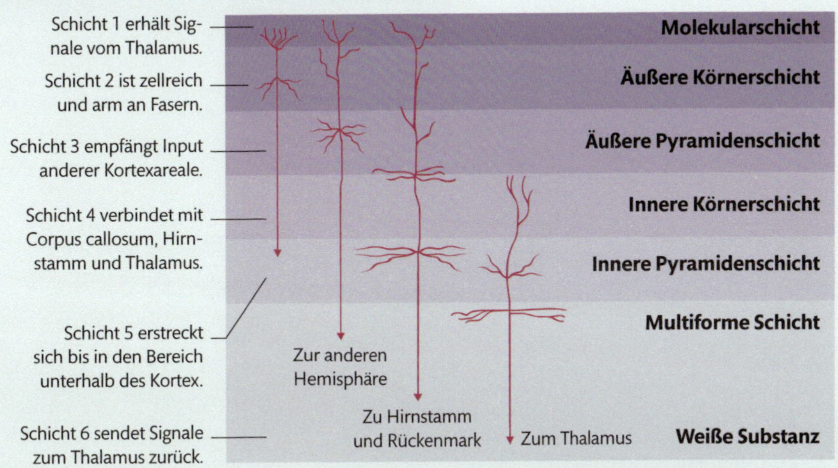

SCHICHTEN DER GROSSHIRNRINDE

Kerne des Gehirns

Im Gehirn ist ein Kern (Nucleus) eine abgegrenzte Ansammlung von Nervenzellen mit bestimmter Funktion, verbunden durch Stränge weißer Substanz.

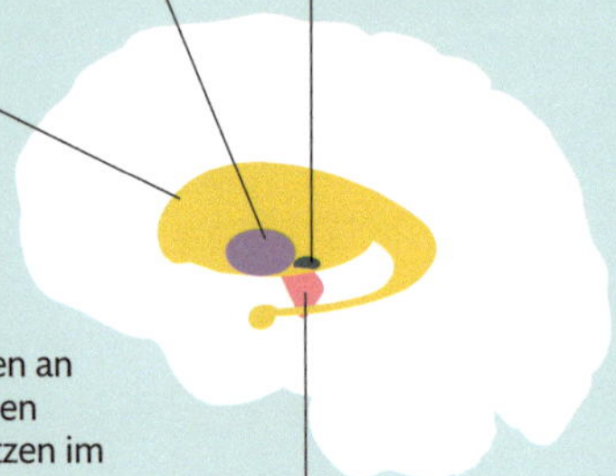

Zentrale Lage
Die meisten Basalganglien liegen an der Basis des Vorderhirns um den Thalamus herum. Die Nuclei sitzen im Striatum, einer Region voller Stränge weißer Substanz.

Die Basalganglien und andere Kerne

Eine wichtige Gruppe von Kernen, die Basalganglien, liegen im Vorderhirn und sind eng mit dem Thalamus und dem Hirnstamm verknüpft. Sie sind am Lernen, an der Motorik und an emotionalen Reaktionen beteiligt. Alle Hirnnerven sind mit dem Gehirn über Kerne (oft je zwei: für die Sinnesdaten und für die Motorik) verbunden. Andere Kerne sind der Hypothalamus (siehe S. 34), der Hippocampus (siehe S. 38–39), die Brücke und die Medulla (siehe S. 36).

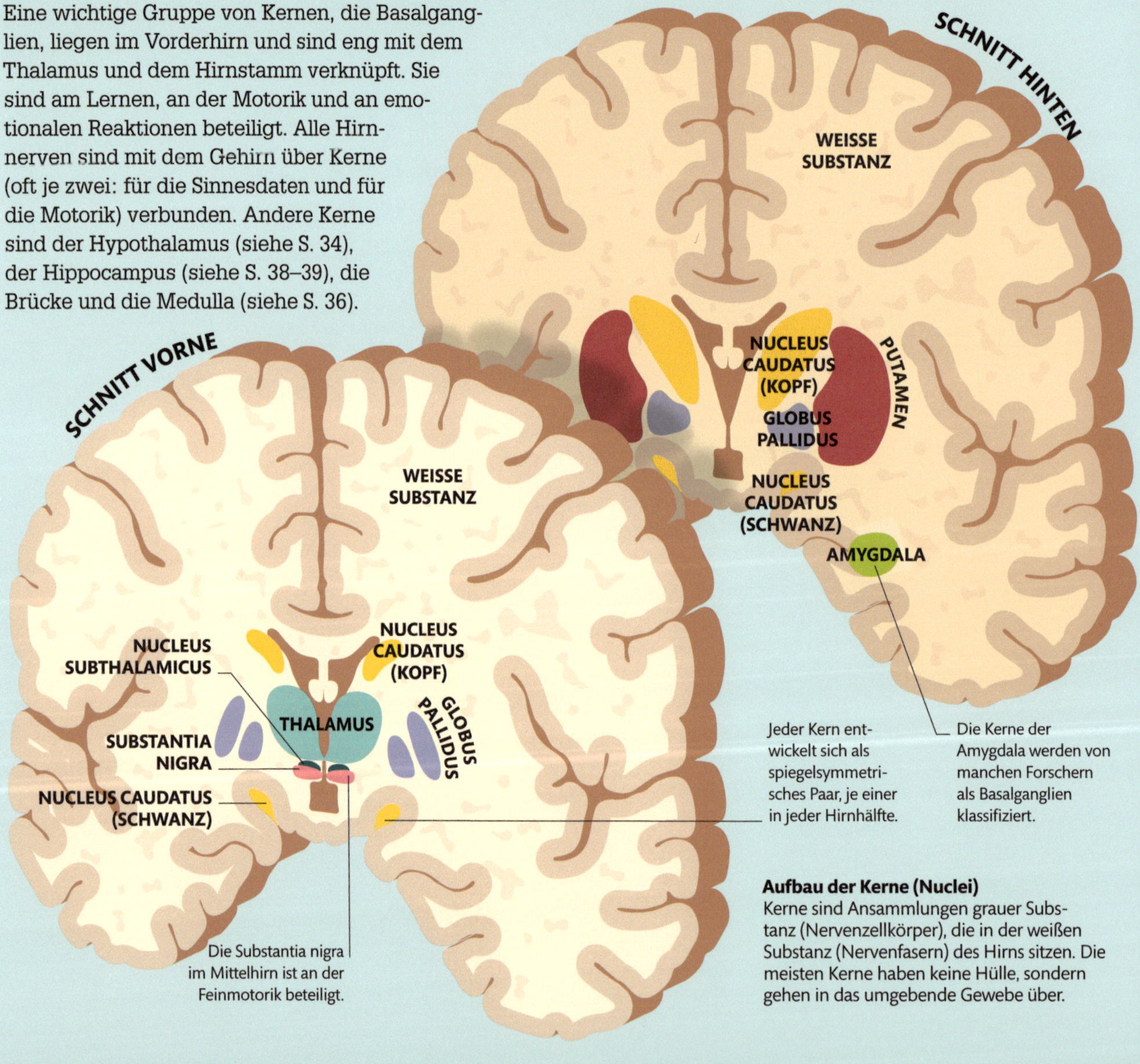

Jeder Kern entwickelt sich als spiegelsymmetrisches Paar, je einer in jeder Hirnhälfte.

Die Kerne der Amygdala werden von manchen Forschern als Basalganglien klassifiziert.

Die Substantia nigra im Mittelhirn ist an der Feinmotorik beteiligt.

Aufbau der Kerne (Nuclei)
Kerne sind Ansammlungen grauer Substanz (Nervenzellkörper), die in der weißen Substanz (Nervenfasern) des Hirns sitzen. Die meisten Kerne haben keine Hülle, sondern gehen in das umgebende Gewebe über.

WELCHE KERNE LIEGEN IM HIRNSTAMM?

Im Hirnstamm befinden sich die Kerne von zehn der zwölf Hirnnerven. Sie übertragen die motorischen und sensorischen Funktionen, u. a. der Zunge, des Kehlkopfs und der Gesichtsmuskeln.

DAS GEHIRN HAT ÜBER **30 KERNE,** MEIST **PAARIG: LINKS** UND **RECHTS.**

BASALGANGLIEN	
KERN	**FUNKTION**
Nucleus caudatus	Ein motorisches Zentrum, das für das prozedurale Lernen von Bewegungsmustern und der bewussten Unterdrückung von Reflexen wichtig ist.
Putamen	Ein motorisches Kontrollzentrum, das mit komplizierten erlernten Abläufen assoziiert ist, wie Auto fahren, Maschinenschreiben oder Musikinstrumente spielen
Globus pallidus	Ein Zentrum der willkürlichen motorischen Kontrolle, das Bewegungen auf unbewusster Ebene koordiniert. Bei Schädigungen kommt es zu unwillkürlichem Zittern.
Nucleus subthalamicus	Zwar ist ihre genaue Funktion nicht klar, doch diese Struktur hat wohl eine Rolle darin, eine bestimmte Bewegung zu wählen und alternative zu hemmen.
Substantia nigra	Spielt eine Rolle im Belohnungssystem und der Motorik. Symptome der Parkinson-Krankheit (siehe S. 201) haben mit dem Tod dopaminerger Neuronen zu tun.
Amygdala	Könnte eine Rolle bei der Integration der Aktivität der Basalganglien und des limbischen Systems spielen. Manche sehen sie als Teil der Basalganglien.

Handlungsselektion

Die Basalganglien spielen eine wichtige Rolle darin, das Rauschen konkurrierender Signale vom Kortex und anderen Regionen des Vorderhirns auszufiltern. Dies nennt man Handlungsselektion. Sie läuft völlig unbewusst über eine Reihe von Leitungsbahnen durch die Basalganglien ab. Generell unterdrücken diese Bahnen einen bestimmten Handlungsimpuls, indem sie als Rückkopplungsschleifen das Signal zurück in den Thalamus führen. Wenn diese Schleifen inaktiv bleiben, kommt es zur Handlung.

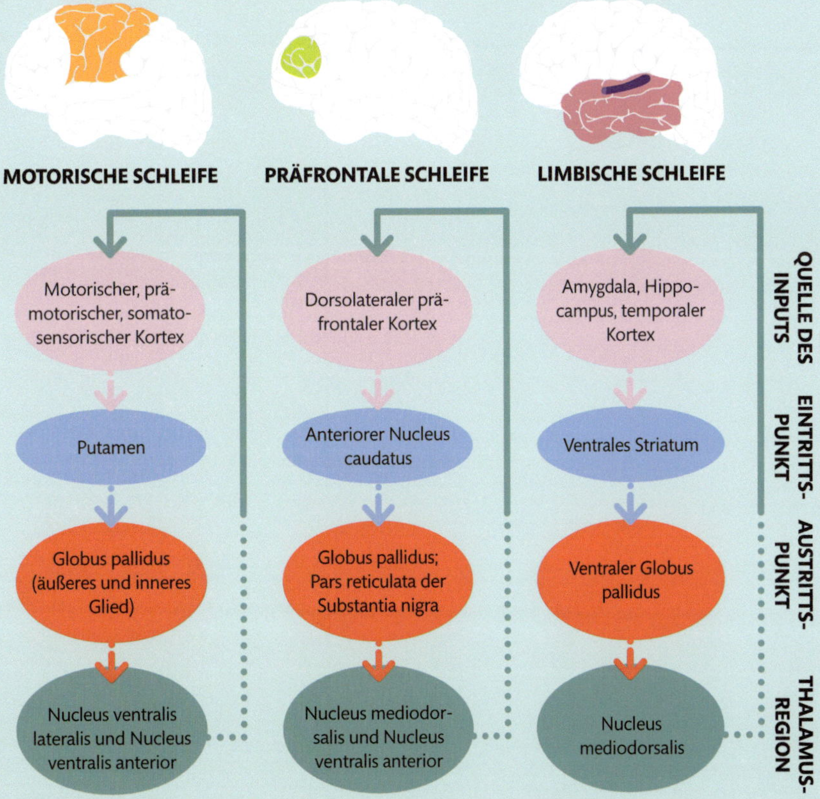

Rückkopplungsschleifen der Basalganglien
Der Verlauf der Leitungsbahnen hängt von der Quelle des Inputs aus dem Vorderhirn ab. Es gibt drei Schleifen, die jeweils bestimmte Handlungen unterdrücken oder auswählen. Die motorische Schleife ist mit dem Hauptzentrum der Bewegungskontrolle verbunden, die präfrontale Schleife erhält Signale von den exekutiven Zentren und die limbische Schleife wird von emotionalen Stimuli gesteuert.

Hypothalamus, Thalamus und Hypophyse

Der Thalamus und die benachbarten Strukturen liegen tief im Hirn. Sie sind Schaltzentralen zwischen Vorderhirn und Hirnstamm und verbinden sie mit dem übrigen Körper.

Der Hypothalamus

Diese kleine Region unter dem Vorderteil des Thalamus ist die Hauptschnittstelle zwischen dem Gehirn und dem Hormonsystem (endokrinen System). Der Hypothalamus gibt selbst Hormone ins Blut ab oder signalisiert der Hypophyse (Hirnanhangdrüse), Hormone auszuschütten. Er spielt eine Rolle beim Wachstum, der Homöostase (dem Aufrechterhalten der Bedingungen im Körper) und Verhaltensweisen wie dem Essen und dem Sex. Daher reagiert er auf viele Reize.

WELCHE DRÜSEN KONTROLLIERT DIE HIRNANHANGDRÜSE?

Die Hirnanhangdrüse ist eine übergeordnete Hormondrüse, die die Schilddrüse, die Nebennieren, die Eierstöcke und die Hoden kontrolliert. Doch sie selbst wird vom Hypothalamus gesteuert.

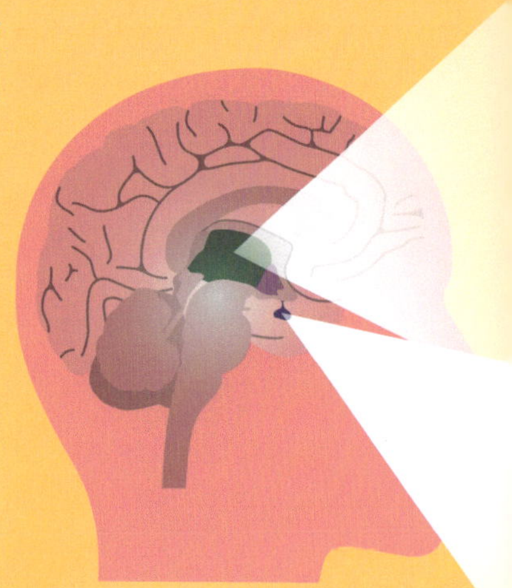

LEGENDE

- Thalamus
- Hypothalamus
- Hypophyse (Hirnanhangdrüse)

DER EPITHALAMUS

Dieser kleine Bereich bedeckt die Oberseite des Thalamus. In ihm liegen Nervenstränge, die das Vorder- mit dem Mittelhirn verbinden. In ihm liegt auch die Zirbeldrüse (Epiphyse), die das Hormon Melatonin abgibt, das für den Schlaf-Wach-Zyklus und die innere Uhr zentral ist.

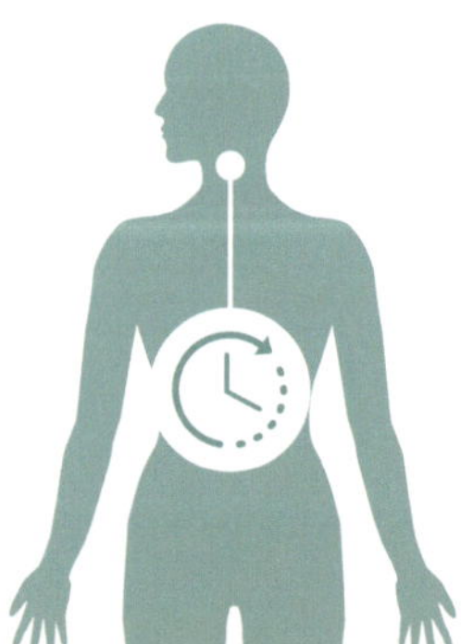

ANTWORTEN DER HIRNANHANGDRÜSE

REIZ	ANTWORT
Tageslänge	Hilft beim Aufrechterhalten der Körperrhythmen (innere Uhr) mithilfe von Signalen über die Tageslänge vom visuellen System
Wasser	Nimmt der Wassergehalt des Bluts ab, schüttet sie das Antidiuretische Hormon (ADH), auch Vasopressin genannt, aus, das die Urinmenge reduziert.
Essen	Wenn der Magen voll ist, schüttet sie Leptin aus, das das Hungergefühl verringert.
Nahrungsmangel	Wenn der Magen leer ist, schüttet sie Ghrelin aus, das den Appetit anregt bzw. das Hungergefühl fördert.
Infektion	Sie erhöht die Körpertemperatur (»Fieber«), damit das Immunsystem schneller arbeitet und Krankheitserreger besser abwehren kann.
Stress	Sie erhöht die Produktion von Cortisol, ein Hormon, das dazu beiträgt, den Körper auf eine Periode körperlicher Aktivität vorzubereiten.
Physische Aktivität	Sie stimuliert die Produktion der Schilddrüsenhormone, um den Stoffwechsel anzuregen, oder von Somatostatin, um ihn zu dämpfen.
Sexuelle Aktivität	Sie organisiert die Ausschüttung von Oxytocin, das zur Bildung zwischenmenschlicher Beziehungen beiträgt und auch beim Gebären frei wird.

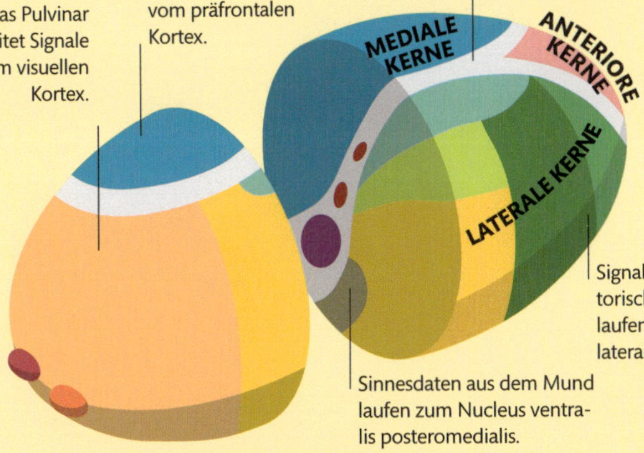

Kerngruppen des Thalamus
Der Thalamus ist in drei Hauptbereiche gegliedert: die mediale, laterale und anteriore Kerngruppe. Jede Kerngruppe enthält mehrere Kerne mit spezifischen Funktionen.

Der Thalamus

Das Wort Thalamus ist von dem griechischen Wort für »innere Kammer« abgeleitet, denn diese daumengroße Masse grauer Substanz sitzt in der Mitte des Gehirns zwischen der Großhirnrinde und dem Mittelhirn. Er besteht aus mehreren Nervenbündeln, die in beide Richtungen Signale zwischen den oberen und unteren Teilen des Hirns empfangen und senden, oft als Rückkopplungsschleifen (siehe S. 91). Der Thalamus ist an der Kontrolle von Schlaf, Wachheit und Bewusstsein beteiligt. Signale aller Sinnesorgane außer dem Geruchssinn werden durch den Thalamus zur Gehirnrinde zur Verarbeitung geleitet.

DER HYPOTHALAMUS WIEGT NUR 4 GRAMM UND IST KAUM GRÖSSER ALS DAS ENDGLIED DES KLEINEN FINGERS.

Die Hypophyse

Die winzige, nur 0,5 g schwere Hypophyse oder Hirnanhangdrüse produziert, gesteuert vom Hypothalamus, viele der wichtigsten Hormone des Körpers. Die Hormone werden durch ein Netz winziger Kapillaren ins Blut ausgeschüttet. Hypophysenhormone steuern u. a. das Wachstum, die Urinproduktion, den menstruellen Zyklus, die Geburt und die Hautbräunung. Die nur erbsengroße Drüse ist in zwei Hauptlappen gegliedert, den Vorder- und Hinterlappen, sowie einen schmalen Hypophysenzwischenlappen. Jeder Lappen produziert eine andere Gruppe von Hormonen.

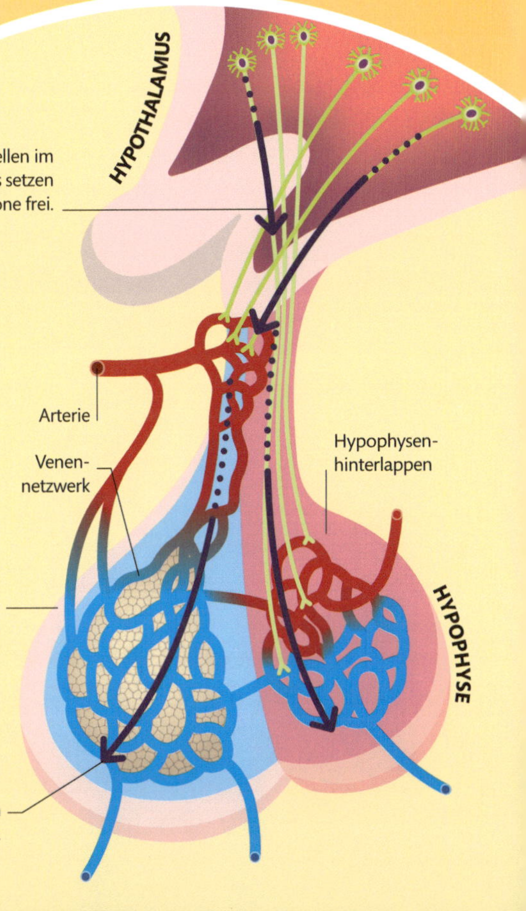

Hirnstamm und Kleinhirn

Die unteren Teile des Gehirns sind der Hirnstamm, der direkt mit dem Rückenmark verbunden ist, und das Kleinhirn, das hinter dem Hirnstamm liegt.

WIE GROSS IST DAS KLEINHIRN?

Die meisten Zellen des Gehirns befinden sich im Kleinhirn, obwohl es nur etwa 10% des Volumens des ganzen Gehirns ausmacht.

Schaltstelle des Gehirns
Der Hirnstamm verbindet den Thalamus an der Basis des Vorderhirns mit dem Rückenmark und dessen Nervensträngen zum Rest des Körpers. Es ist an vielen Grundfunktionen beteiligt wie dem Schlaf-Wach-Zyklus, dem Essen und der Regulierung des Herzschlags.

Der Hirnstamm

Der Hirnstamm besteht aus drei Komponenten, die jeweils eine essenzielle Rolle in mehreren der grundlegendsten Körperfunktionen spielen. Im Mittelhirn beginnt die Formatio reticularis, eine Reihe von Kernen (siehe S. 32–33), die sich durch den Hirnstamm ziehen, die mit Wachheit und Reaktionsbereitschaft zu tun haben und eine wesentliche Rolle beim Bewusstsein spielen.
Die Brücke (Pons) besteht aus weiteren Kernen, die Signale von und zu den Hirnnerven übertragen, die zu Gesicht, Ohren und Augen führen. Die Medulla verengt sich nach unten und geht in das Rückenmark über. Sie kontrolliert viele autonome Körperfunktionen wie den Blutdruck und das Erbrechen.

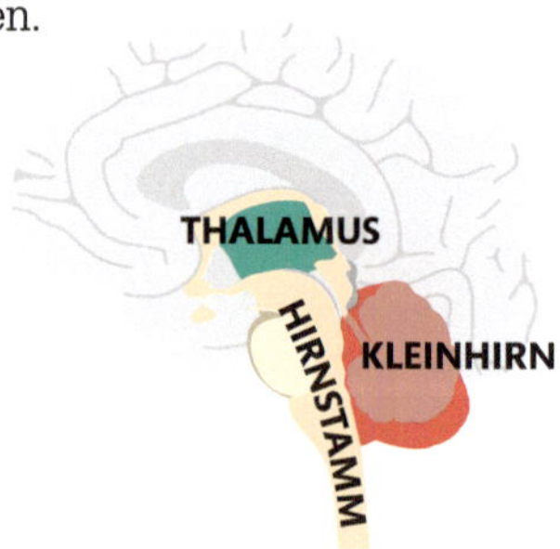

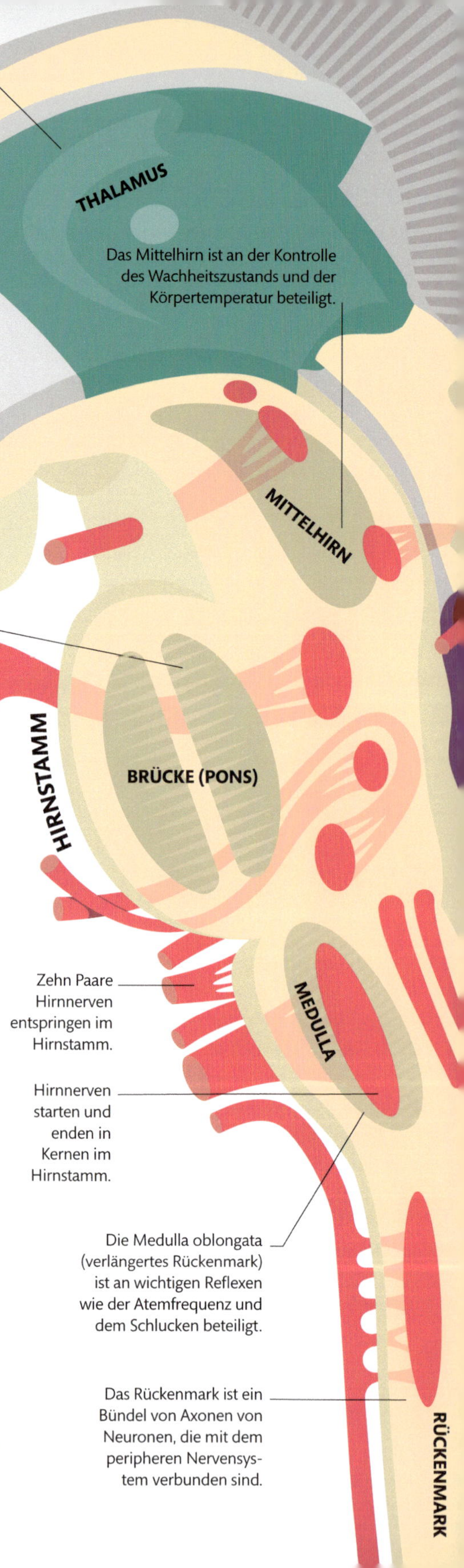

Kleinhirn (Zerebellum)
Das Kleinhirn ist eine stark gefaltete Region des Rautenhirns, die hinter dem Hirnstamm liegt. Ähnlich wie das darüber liegende Großhirn (Zerebrum) ist das Kleinhirn in Lappen gegliedert, aber in zwei. Sie werden seitlich weiter in funktionelle Zonen untergliedert.

Der vordere Lappen (Lobus anterior) erhält Daten über die Körperhaltung vom Rückenmark.

Körperbewegungen werden im hinteren Lappen (Lobus posterior) koordiniert.

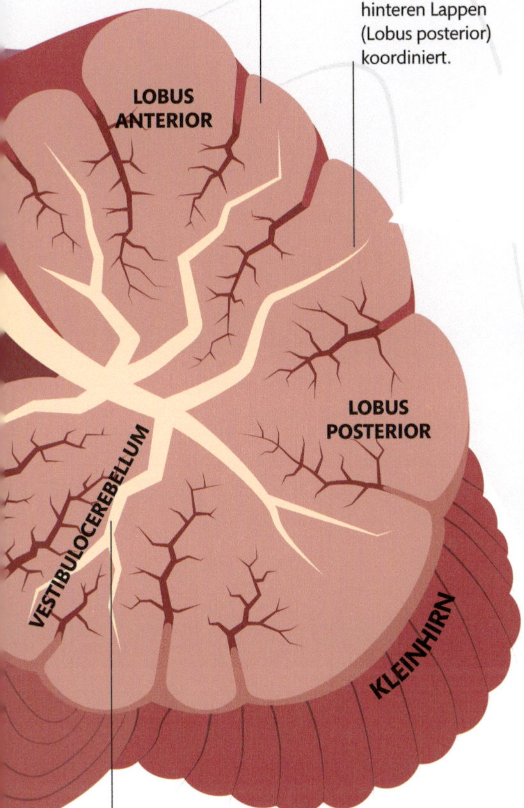

Das Vestibulocerebellum ist an der Kontrolle der Kopfhaltung, von Augenbewegungen und des Gleichgewichts mithilfe von Daten aus dem Innenohr beteiligt.

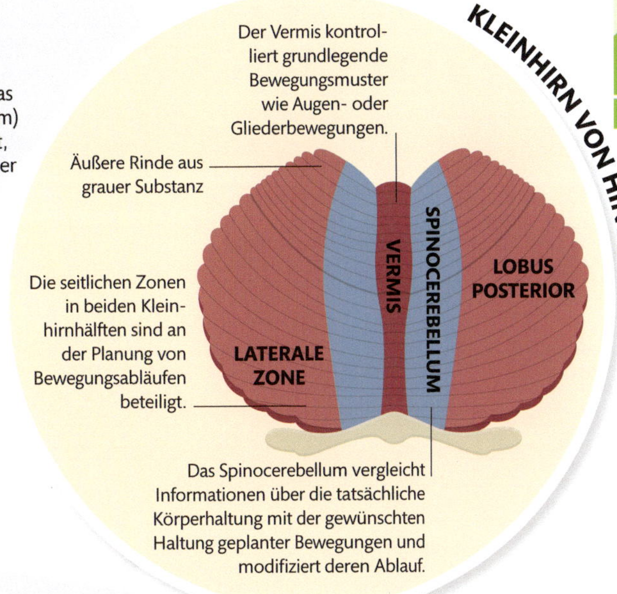

Das Kleinhirn (Zerebellum)

Zwar ist das Kleinhirn wohl auch an der Aufmerksamkeit und der Sprachverarbeitung beteiligt, doch seine Hauptrolle ist die Steuerung von Körperbewegungen. Insbesondere wandelt es grobe Bewegungsanweisungen der exekutiven Zentren in flüssige, koordinierte Muskelabläufe um – mit ständigen Fehlerkorrekturen. Die Ausgabesignale laufen durch den Thalamus. Mikroskopisch sind die Zellen des Kleinhirns in Schichten angeordnet. Sie dienen dazu, feste neuronale Bahnen für alle möglichen erlernten Bewegungsmuster anzulegen, wie etwa Gehen, Sprechen und das Gleichgewicht halten. Schäden am Kleinhirn führen nicht zu Lähmungen, sondern langsamen, abgehackten Bewegungen.

DAS **WISSEN ÜBER DAS KLEINHIRN** STIEG DURCH DAS STUDIUM VON **HIRNSCHÄDEN** IM **1. WELTKRIEG.**

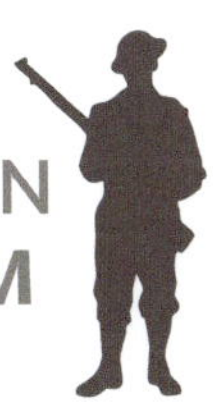

DAS KLEINHIRN UND NEURONALE NETZE

Systeme der Künstlichen Intelligenz (KI) müssen selbstständig lernen. Ein KI-Ansatz wurde von der Anatomie des Kleinhirns inspiriert: neuronale Netze aus modellierten Schichten von Verbindungen. Eingabedaten finden durch Versuch und Irrtum den Weg durch das Netz zur korrekten Ausgabe. Mit ähnlich strukturierten Zellnetzen lernt das Kleinhirn Bewegungsmuster.

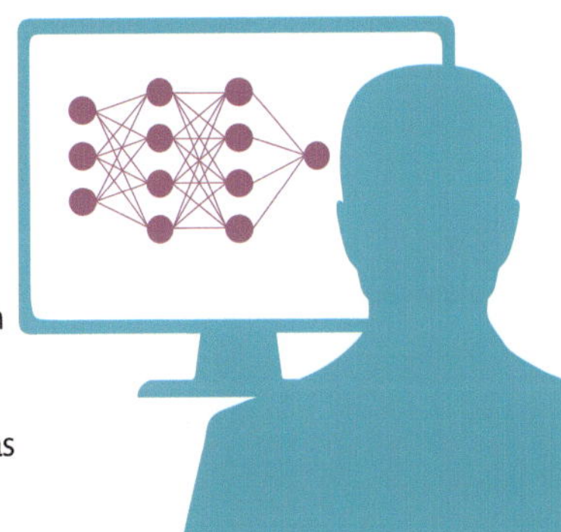

Limbisches System

DER S-FÖRMIGE HIPPOCAMPUS HEISST SO, WEIL ER EINEM SEEPFERDCHEN ÄHNELT.

Das limbische System sitzt zwischen Hirnrinde und Hirnstamm. Es umfasst eine Reihe von Strukturen, die an Emotionen, am Gedächtnis und an Instinkten beteiligt sind.

Lage und Funktion

Das limbische System ist eine Gruppe von Strukturen im Zentrum des Gehirns, die einen Bereich des medialen Kortex bilden. Zu den wichtigsten gehört ein Cluster von Modulen, die Signale zwischen der Hirnrinde und den Regionen im unteren Gehirnbereich weiterleiten. Axone verbinden sie untereinander und mit anderen Hirnregionen. Das limbische System bringt instinktive Aspekte wie Aggression, Angst und Appetit mit Lernen, Gedächtnis und höheren kognitiven Funktionen zusammen.

Strukturen
Die Bestandteile des limbischen Systems erstrecken sich vom Großhirn nach innen und unten bis zum Hirnstamm. Gewöhnlich zählt man die hier dargestellten Strukturen dazu.

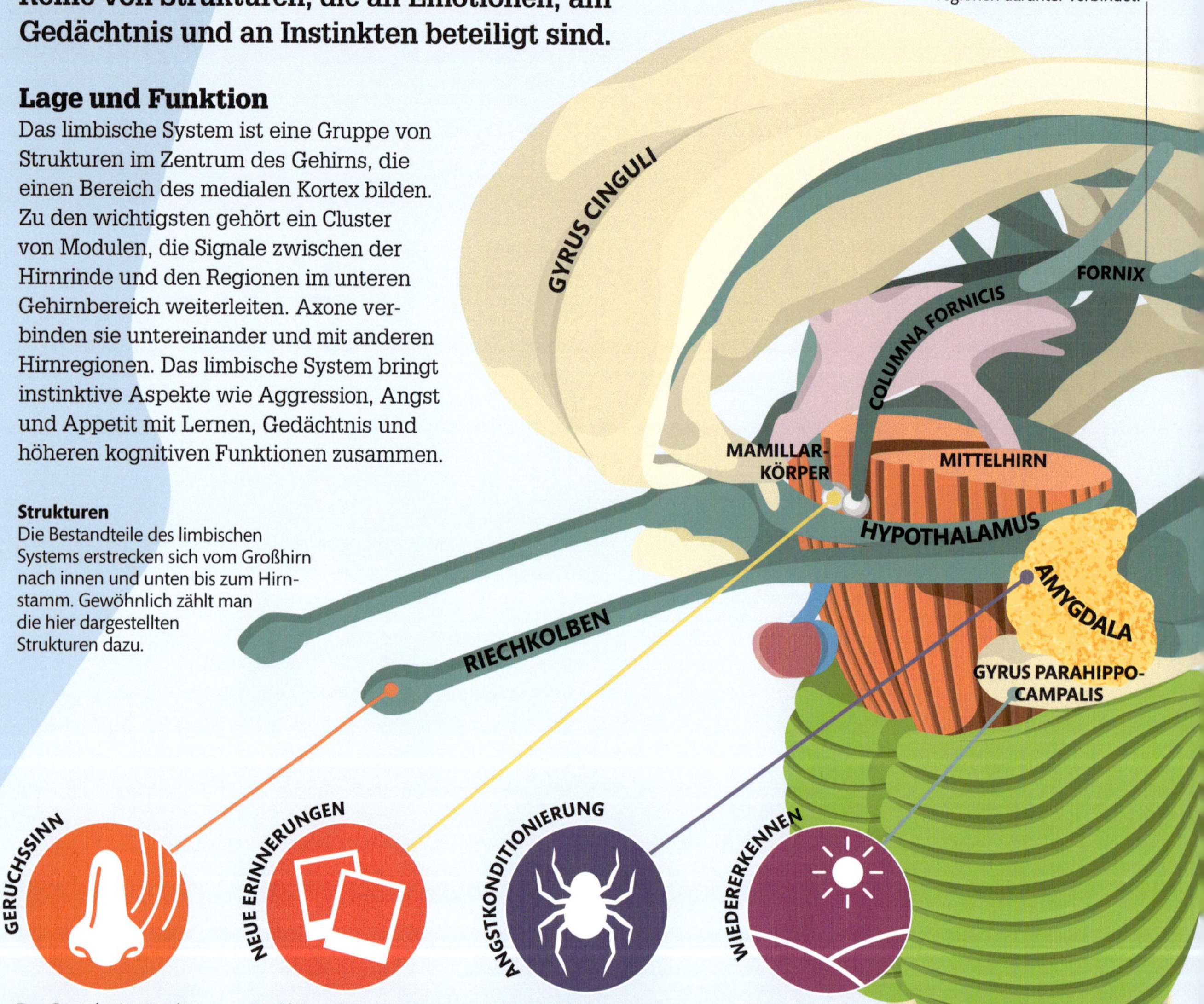

Der Geruchssinn ist der einzige Sinn, dessen Sinnesreize im limbischen System (im Riechkolben) verarbeitet und nicht durch den Thalamus geleitet werden.

Die kleinen Mamillarkörper dienen als Schaltstationen für neue Erinnerungen, die im Hypothalamus geformt werden. Bei Ratten stören Schädigungen die räumliche Orientierung.

Die Amygdala hat vor allem mit der Angstkonditionierung zu tun, durch die man lernt, etwas zu fürchten, aber auch mit dem Gedächtnis und emotionalen Reaktionen.

Der Gyrus parahippocampalis hat mit der Bildung und dem Abruf von Erinnerungen in Verbindung mit Sinnesdaten zu tun, sodass wir Dinge wiedererkennen.

WAS BEDEUTET »LIMBISCH«?

Das Wort kommt vom lateinischen Wort *limbus* oder »Saum«, denn das System stellt eine Art Übergangszone zwischen dem Kortex und den tieferen Hirnregionen dar.

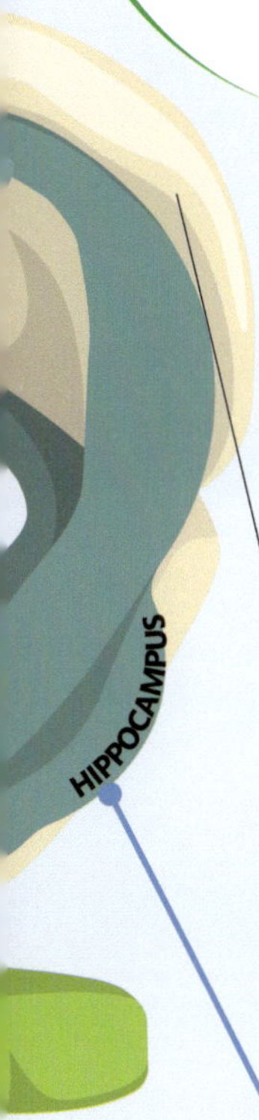

Der Gyrus cinguli trägt dazu bei, Erinnerungen zu bilden, die mit starken Emotionen assoziiert sind.

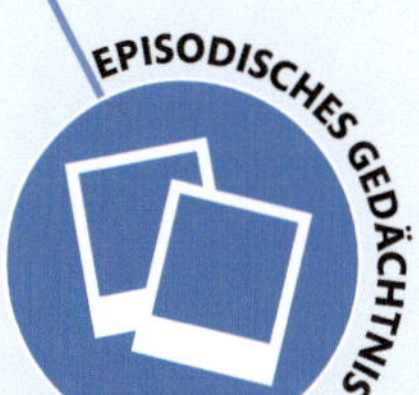

Der Hippocampus verarbeitet Signale aus dem Großhirn. Er ist an der Bildung des episodischen Gedächtnisses (für Alltagserinnerungen) und der Erzeugung des räumlichen Bewusstseins beteiligt.

Belohnungssysteme

Das limbische System ist eng mit Gefühlen wie Zorn und Zufriedenheit verbunden. Sie haben mit der Stimulation des Belohnungssystems zu tun, das vor allem im Hypothalamus liegt. Belohnung ist ein wichtiger Aspekt des Lernens, weil sie eine Rückmeldung auf Erfahrungen gibt. Ohne diese Art von »Bewertungssystem« würde das Gehirn alte Sinneswahrnehmungen nicht in Betracht ziehen und nur auf neue Reize achten.

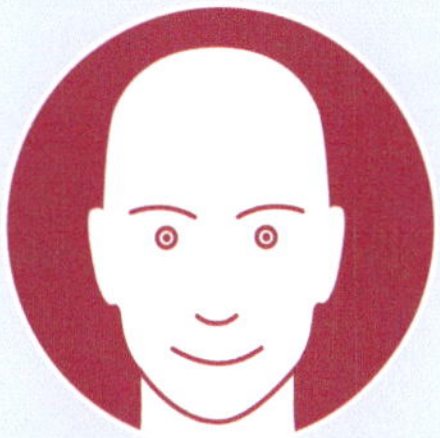

Glücksgefühl
Es ist mit Dopaminausschüttung assoziiert. Das Gehirn versucht, Verhalten zu wiederholen, das es auslöst.

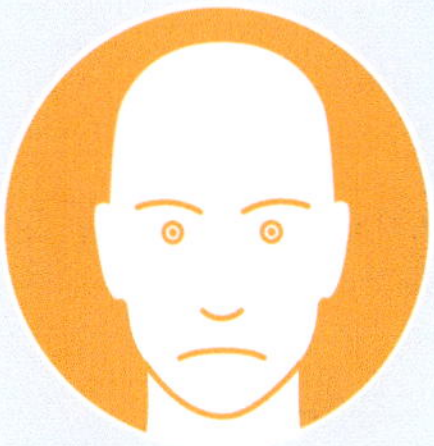

Ekel
Dieses Gefühl ist mit dem Geruchssinn verknüpft. Seine ursprüngliche Rolle ist, uns vor Infektionen zu schützen.

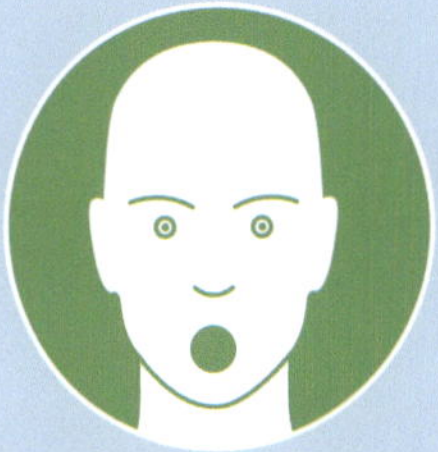

Angst
Sie ist in der Amygdala mit bestimmten Auslösern verbunden. Sie kann Wut oder Kampfreaktionen auslösen.

Das Klüver-Bucy-Syndrom

Dieses Syndrom entsteht durch Schäden am limbischen System und zeigt eine Reihe von Symptomen, die mit dem Verlust von Angst und Impulskontrolle zu tun haben. Das bei Menschen erstmals 1975 beschriebene Syndrom wurde nach Heinrich Klüver und Paul Bucy benannt, die in den 1930er-Jahren bei lebenden Affen bestimmte Hirnregionen chirurgisch entfernten und die Folgen beobachteten.

Bei Menschen kann das Syndrom durch Alzheimer, Komplikationen von Herpes oder Hirnschädigungen auftreten. Es wurde zuerst bei Menschen dokumentiert, denen chirurgisch ein Teil des Schläfenlappens entfernt worden war. Man behandelt es mit Medikamenten und Hilfe bei Alltagsaufgaben.

SYMPTOM	BESCHREIBUNG
Amnesie	Schäden am Hippocampus führen zum Unvermögen, Langzeiterinnerungen zu bilden.
Fügsamkeit	Bei geringem Belohnungsgefühl fehlt Betroffenen jede Motivation.
Hyperoralität	Ein Drang, Gegenstände in den Mund zu stecken, um sie zu untersuchen.
Pica	Zwanghaftes Essen, auch von ungenießbaren Dingen, wie etwa Erde.
Hypersexualität	Ein hoher Sexualtrieb, oft verbunden mit Fetischismus oder untypischen Vorlieben.
Agnosie	Verlust der Fähigkeit, vertraute Objekte oder Menschen zu erkennen.

Gehirnscans

Moderne Medizin und Neurowissenschaften können durch den Schädel hindurch Strukturen im lebenden Gehirn beobachten. Doch Bilder dieses komplizierten Organs erfordern eine fortschrittliche Technik.

Magnetresonanztomografie

Die Magnetresonanztomografie (MRT), oder Kernspintomografie ist ein bildgebendes Verfahren, das den besten Überblick über die Hirngewebe gibt, etwa um Tumore zu finden. Anders als Röntgen nutzt sie keine hochenergetische Strahlung; man kann sie also risikolos lange anwenden und oft wiederholen. Zwei Fortentwicklungen, die fMRT und die DTI (siehe S. 43), bilden die Aktivität des Gehirns ab. Zwar sind diese bildgebenden Verfahren ideal für die Forschung und Diagnose, aber die MRT ist auch sehr teuer. Wegen der Kühlung und der starken Elektromagneten verbraucht ein MRT-Scanner so viel Strom wie sechs Haushalte.

Wie MRT funktioniert

Die MRT nutzt aus, dass Protonen (Kerne von Wasserstoffatomen) ein magnetisches Moment (Spin) haben und sich dadurch in angelegten Magnetfeldern ausrichten. Wasserstoff kommt in Wasser und Fett vor, die beide im Gehirn häufig sind. Ein Scan dauert etwa eine Stunde und ergibt detaillierte Bilder des Hirns.

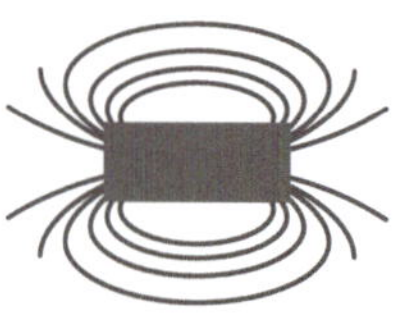

DAS **MAGNETFELD** IM INNEREN EINES **MRT-SCANNERS** IST BIS ZU **40 000-MAL** SO STARK WIE DAS **ERDMAGNETFELD.**

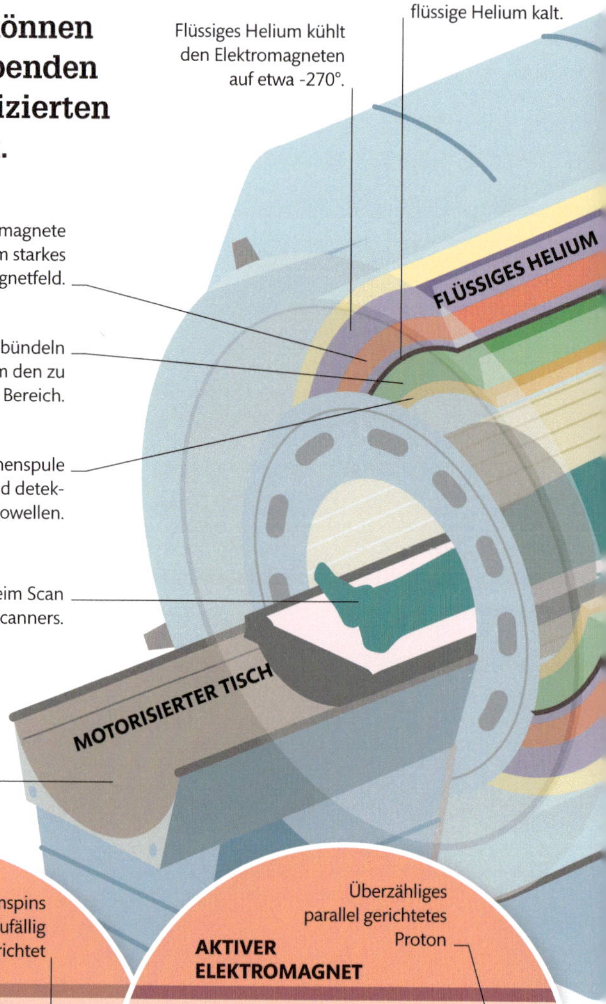

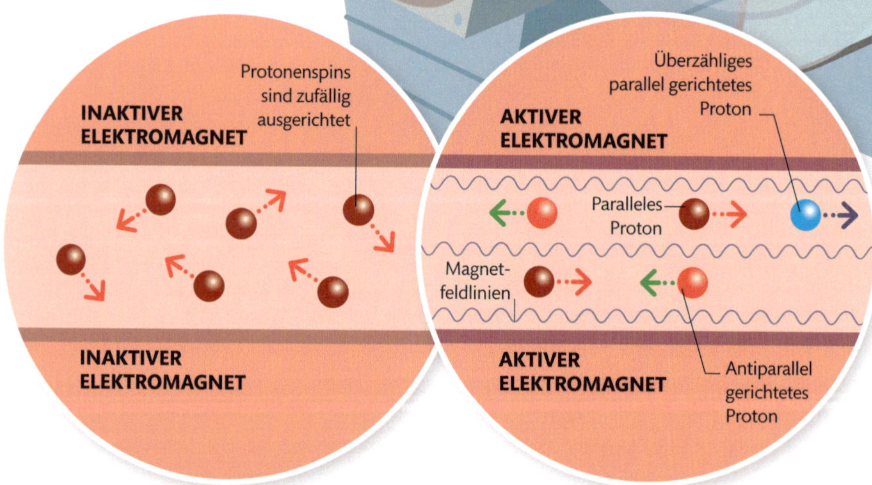

1 Zufällig ausgerichtete Protonen Die Protonen haben einen sogenannten Spin, der sie selbst zu kleinen Magneten macht. Vor der Aktivierung des Scanners zeigen die Spins der einzelnen Protonen zufällig in alle Richtungen.

2 Ausrichtung am Magnetfeld Im starken Magnetfeld richten sich die Protonen aus. Bei etwa der Hälfte liegt der Spin parallel zum Feld, bei der anderen Hälfte antiparallel (gegen das Feld gerichtet), doch es gibt etwas mehr parallel ausgerichtete Protonen.

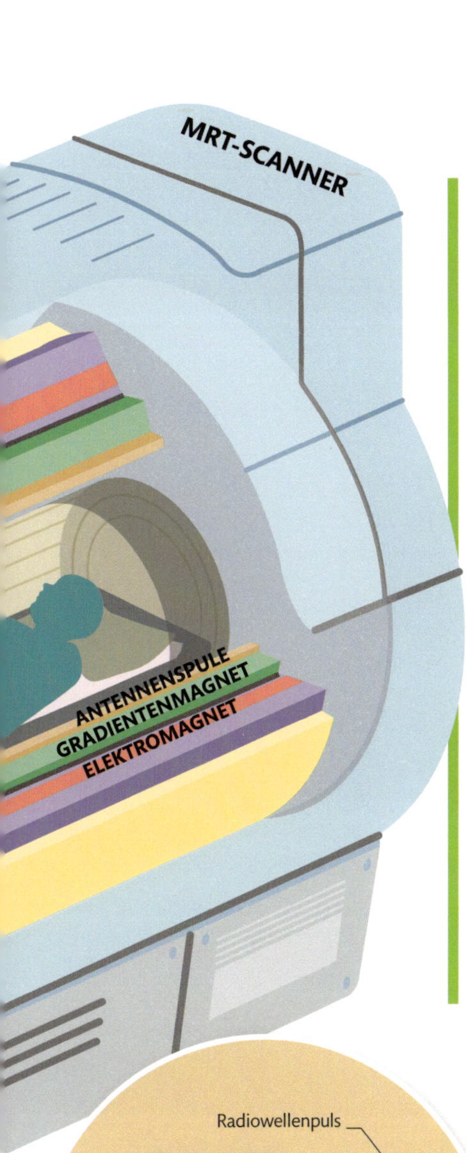

Computertomografie (CT)

Die Computertomografie (CT oder CAT, *computed axial tomography*) macht eine Serie von Röntgenbilder des Gehirns aus verschiedenen Winkeln. Ein Computer kombiniert sie zu einem 3-D-Bild und erzeugt daraus beliebige Querschnitte. CT- gehen schneller als MRT-Scans und sind geeignet, Schlaganfälle, Schädelbrüche und Hirnblutungen zu erkennen.

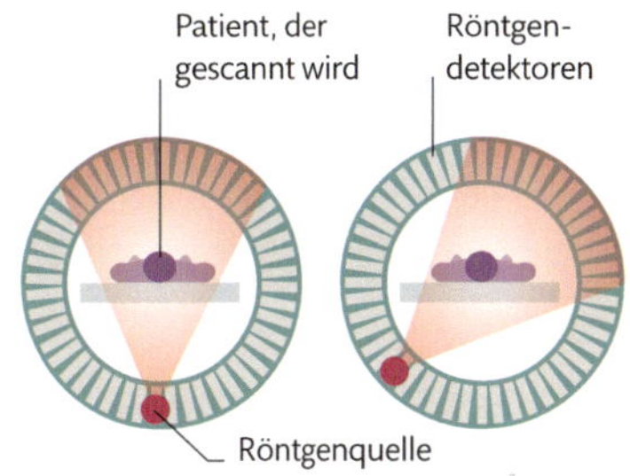

Rotierendes Röntgengerät
Die Röntgenquelle, die das Gehirn durchstrahlt, wird um den Patienten herumgeführt, um Bilder aus allen Winkeln zu erhalten.

ANDERE BILDGEBENDE VERFAHREN (»NEUROIMAGING«)

Es gibt viele bildgebende Verfahren mit verschiedenen Techniken, die man einsetzen kann, wenn MRT oder CT ungeeignet oder gefährlich sind.

METHODE	TECHNIK UND EINSATZ
PET (Positronen-Emissions-Tomografie)	Damit bildet man den Blutfluss durch das Gehirn ab, was die aktiven Regionen zeigt. PET-Scans verfolgen den Weg von schwach radioaktiven Stoffen (»Tracern«), die ins Blut injiziert werden.
DOI *(diffuse optical imaging)*	Eine Reihe neuerer Techniken, die darauf beruhen, wie helles oder infrarotes Licht ins Gehirn eindringt. Durch DOI kann man den Blutfluss und damit die Hirnaktivität abbilden.
Gehirn-Sonografie (Ultraschall)	Ein sicheres Verfahren, das misst, wie Hirnstrukturen Ultraschallwellen reflektieren. Es wird gerne bei Säuglingen genutzt (sie brauchen dazu nicht lange stillhalten), kaum bei Erwachsenen, weil die Bildauflösung gering ist.

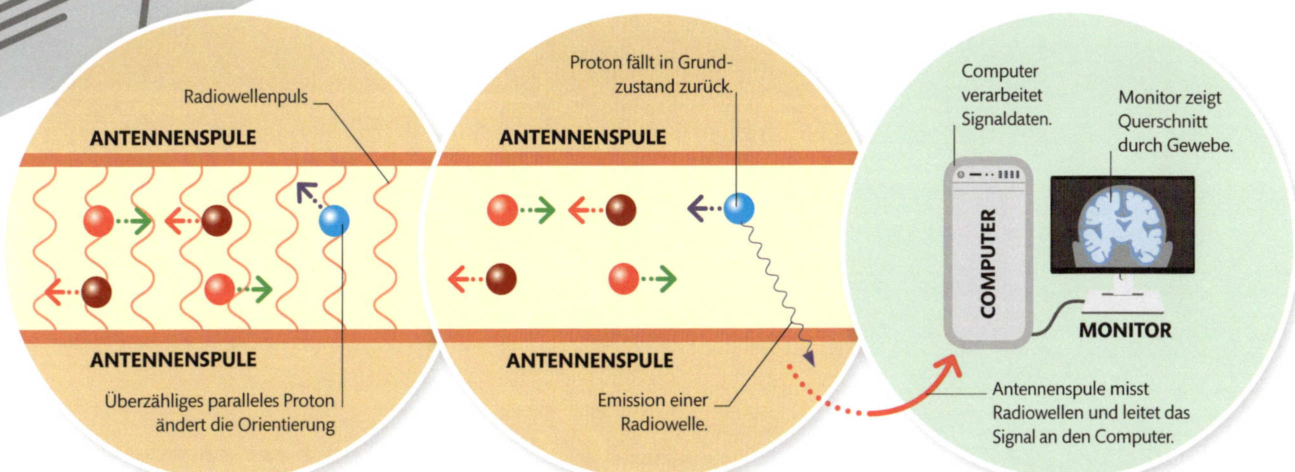

3 Stimulation durch Radiowellen
Während der Magnet aktiv ist, sendet die Antennenspule des MRT-Scanners einen Puls von Radiowellen durch das Gehirn. Diese zusätzliche Energie lässt die überzähligen parallelen Protonen ihre Ausrichtung ändern.

4 Protonen emittieren Radiowellen
Wenn der äußere Radiowellenpuls endet, kehren die Protonen in den Grundzustand (also die Ausrichtung am Magnetfeld) zurück. Dabei wird Energie als eine Radiowelle frei, die von der Antennenspule registriert wird.

5 Signalverarbeitung zu einem Bild
Die Signale aus jedem Gehirnbereich verarbeitet der Computer zu Querschnittsbildern. Da verschiedene Körpergewebe unterschiedlich viele Protonen enthalten, zeigt das Bild detailliert die einzelnen Gewebetypen.

Messung der Hirnaktivität

Verfahren, um das lebende Gehirn bei der Arbeit zu beobachten, haben unser Verständnis der Hirnfunktionen und die medizinische Behandlung revolutioniert.

Elektroenzephalografie (EEG)

Der einfachste Hirnmonitor ist die Elektroenzephalografie (EEG). Sie misst mit Elektroden auf der Kopfhaut elektrische Felder, die durch die Aktivität der Neuronen in der Großhirnrinde entstehen. Die Stärke wird als Wellen (»gewöhnliches« EEG) oder als farbige Computergrafik der Aktivität (quantitatives EEG, QEEG) dargestellt. Die Messung ist schmerzlos und gibt Hinweise auf Anfallsleiden wie Epilepsie, Verletzungen, Entzündungen und Tumoren. Mittels EEG überwacht man auch Komapatienten.

WARUM ERZEUGT DAS GEHIRN ELEKTROMAGNETISCHE FELDER?

Nervenzellen leiten Signale u. a. durch elektrische Ströme. Die gemeinsame Aktivität von Milliarden Neuronen ergibt ein deutlich messbares Feld.

EEG-Frequenzbänder
Benachbarte Zellen in der Hirnrinde feuern oft synchron, was zu wellenförmigen Änderungen des elektrischen Felds führt. Charakteristische Wellenmuster (mit griechischen Buchstaben benannt) sind typisch für bestimmte Gehirnzustände.

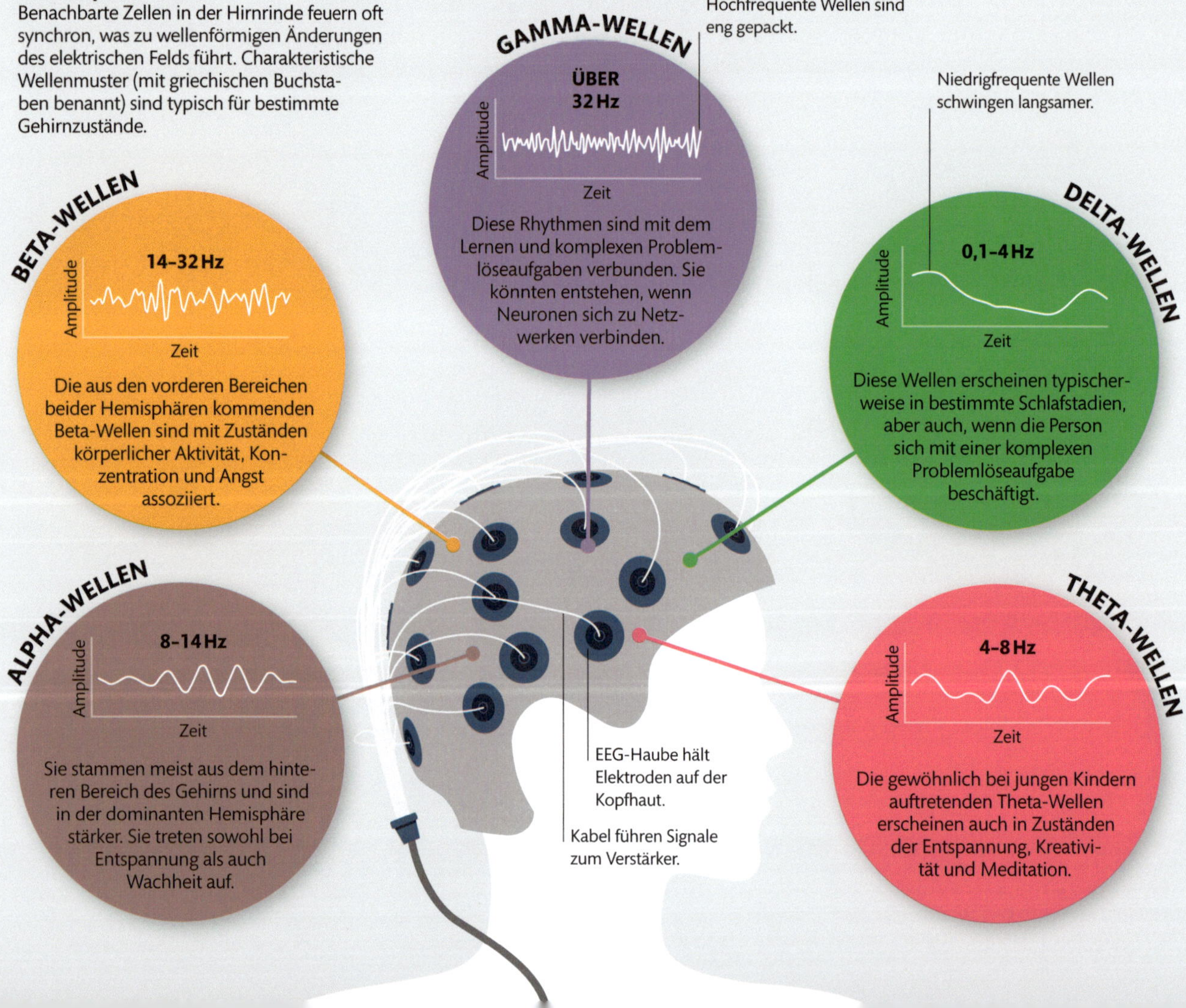

Magnetenzephalografie (MEG)

Neben elektrischen Feldern erzeugt das Gehirn auch schwache Magnetfelder. Sie werden mittels Magnetenzephalografie (MEG) gemessen und ergeben ein Echtzeitbild der Aktivität der Großhirnrinde. Die MEG wird dadurch begrenzt, dass die Magnetfelder des Gehirns extrem schwach sind, doch diese Methode kann schnelle Fluktuationen der Hirnaktivität über wenige Tausendstelsekunden besser als andere Methoden registrieren.

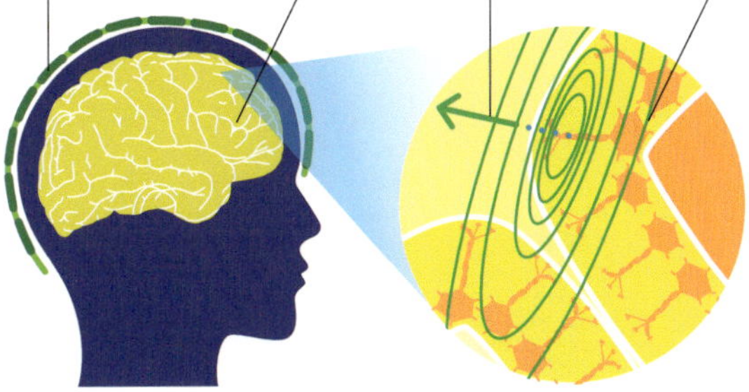

Wie die MEG funktioniert
Die MEG nutzt hochempfindliche Detektoren, die SQUIDs *(superconducting quantum interference device)*, die winzige Magnetfelder der Neuronen durch Quanteninterferenz in Supraleitern messen.

Funktionelle MRT und Diffusions-Tensor-Bildgebung

Die MRT (siehe S. 40–41) wurde fortentwickelt, um zu beobachten, was das Gehirn gerade macht. Die funktionelle MRT (fMRT) bildet den Fluss des Bluts im Gehirn ab, speziell wo es Sauerstoff an Neuronen abgibt; diese Regionen sind aktiv. Versuchspersonen bzw. Patienten führen während des Scannens bestimmte geistige Aufgaben aus. Dies ergibt eine funktionale Karte des Gehirns, die zeigt, welche Areale bei welchen Funktionen aktiv sind. Die Diffusions-Tensor-Bildgebung (DTI, *diffusion tensor imaging*) beruht ebenfalls auf der MRT, verfolgt aber den natürlichen Fluss von Wasser in Hirnzellen. Dies ergibt eine Karte der Nervenverbindungen im Gehirn.

NEUROFEEDBACK

Bei dieser Form der kognitiven Therapie erzeugt man mit einer EEG eine Rückkopplungsschleife (Feedback) zwischen dem geistigen Zustand einer Person und der Hirnaktivität. Dies hilft Menschen zu lernen, unerwünschte geistige Aktivitäten, etwa Angststörungen, zu kontrollieren.

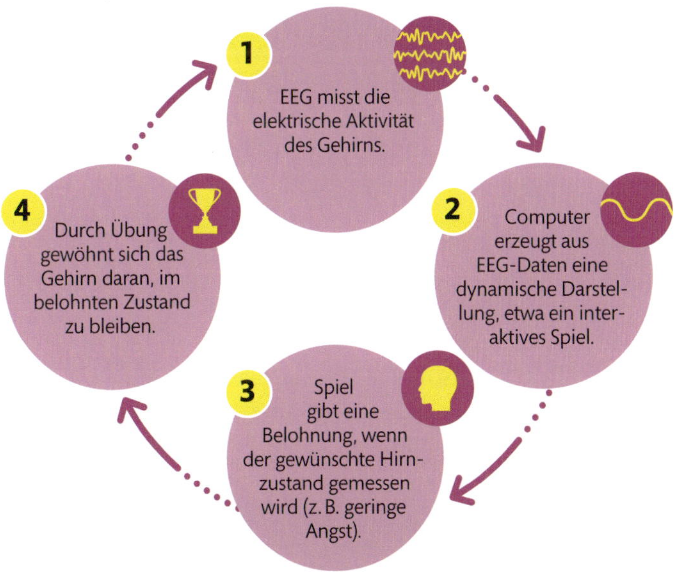

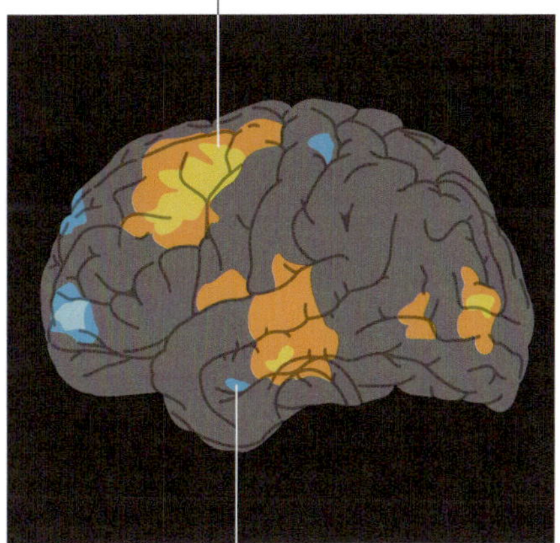

Interpretation eines fMRT-Bilds
Für ein fMRT scannt man zunächst das Gehirn im Ruhezustand und dann beim Ausführen einer bestimmten Aufgabe. Der Unterschied der Hirnaktivität der beiden Scans zeigt dann, welche Hirnareale bei der spezifischen Aufgabe aktiviert oder gehemmt werden.

Gehirnentwicklung
Die ersten Nervenzellen entstehen wenige Tage nach der Empfängnis. Diese Zellen ordnen sich zu einer Platte, die sich zu einer mit Flüssigkeit gefüllten Struktur, dem Neuralrohr, einrollt, aus dem sich Gehirn und Rückenmark entwickeln. Ein Ende verdickt sich und differenziert in verschiedene Areale.

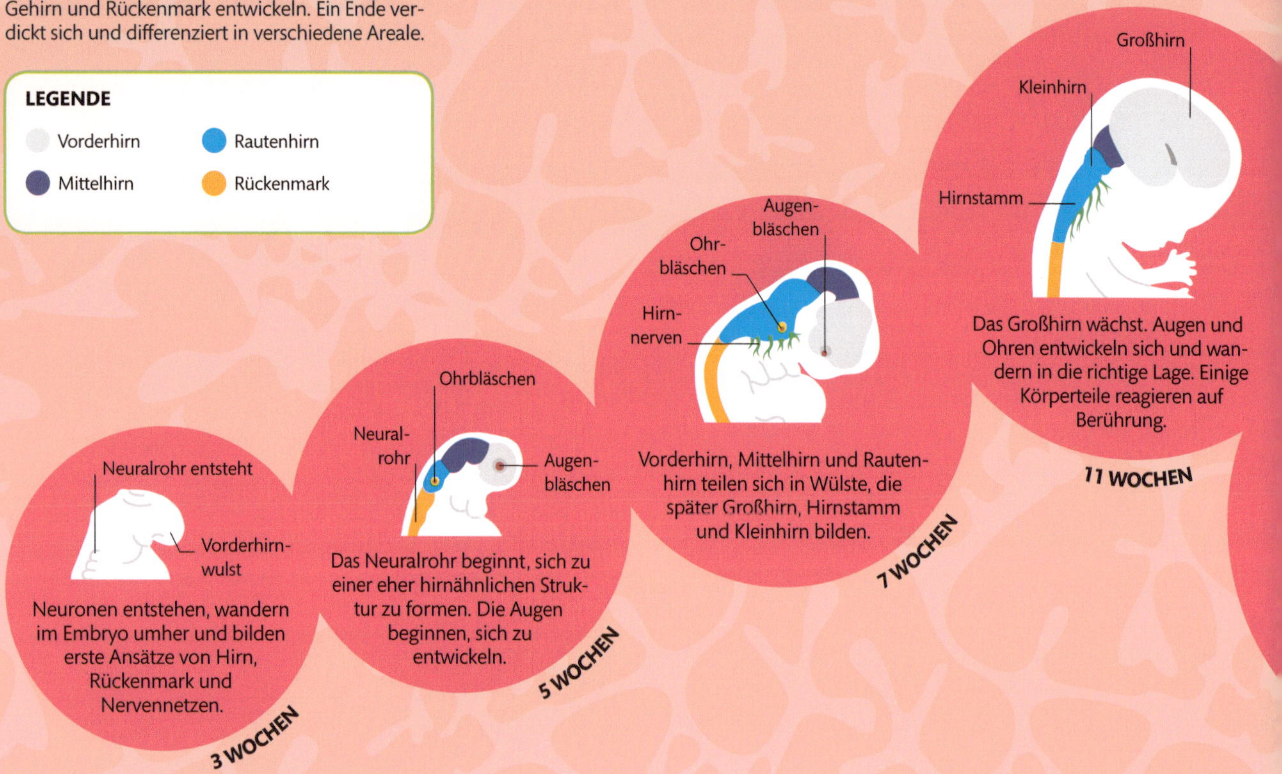

Babys und Kleinkinder

Das menschliche Gehirn beginnt im frühen Embryo zu entstehen und wandelt sich in den ersten Jahren rapide, ist aber erst mit etwa 20 Jahren ausgereift.

Vor der Geburt

Das Gehirn des Embryos muss sich enorm entwickeln, von nur wenigen Nervenzellen etwa drei Wochen nach der Empfängnis zu einem großen Organ mit spezialisierten Arealen, das bei der Geburt lernbereit ist. Gene steuern diesen Vorgang, aber die Umwelt beeinflusst ihn ebenfalls. Mangelernährung behindert die Hirnentwicklung, und extremer Stress der Mutter während der Schwangerschaft kann ebenfalls Folgen haben.

GESICHTSERKENNUNG

Babys bevorzugen gesichtsähnliche Bilder und lernen schnell, Gesichter zu erkennen. Ein Hirnrindenfeld, das Gesichtserkennungsareal (siehe S. 68), spezialisiert sich auf die Identifizierung von Gesichtern. Schachmeister erkennen mit diesem Areal auch Schachstellungen. Dies könnte bedeuten, dass es die für eine Person wichtigsten Muster codiert.

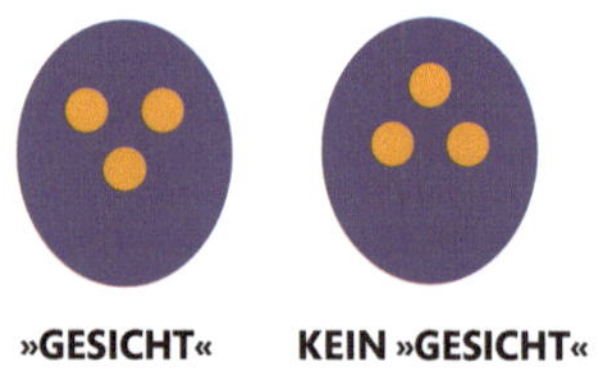

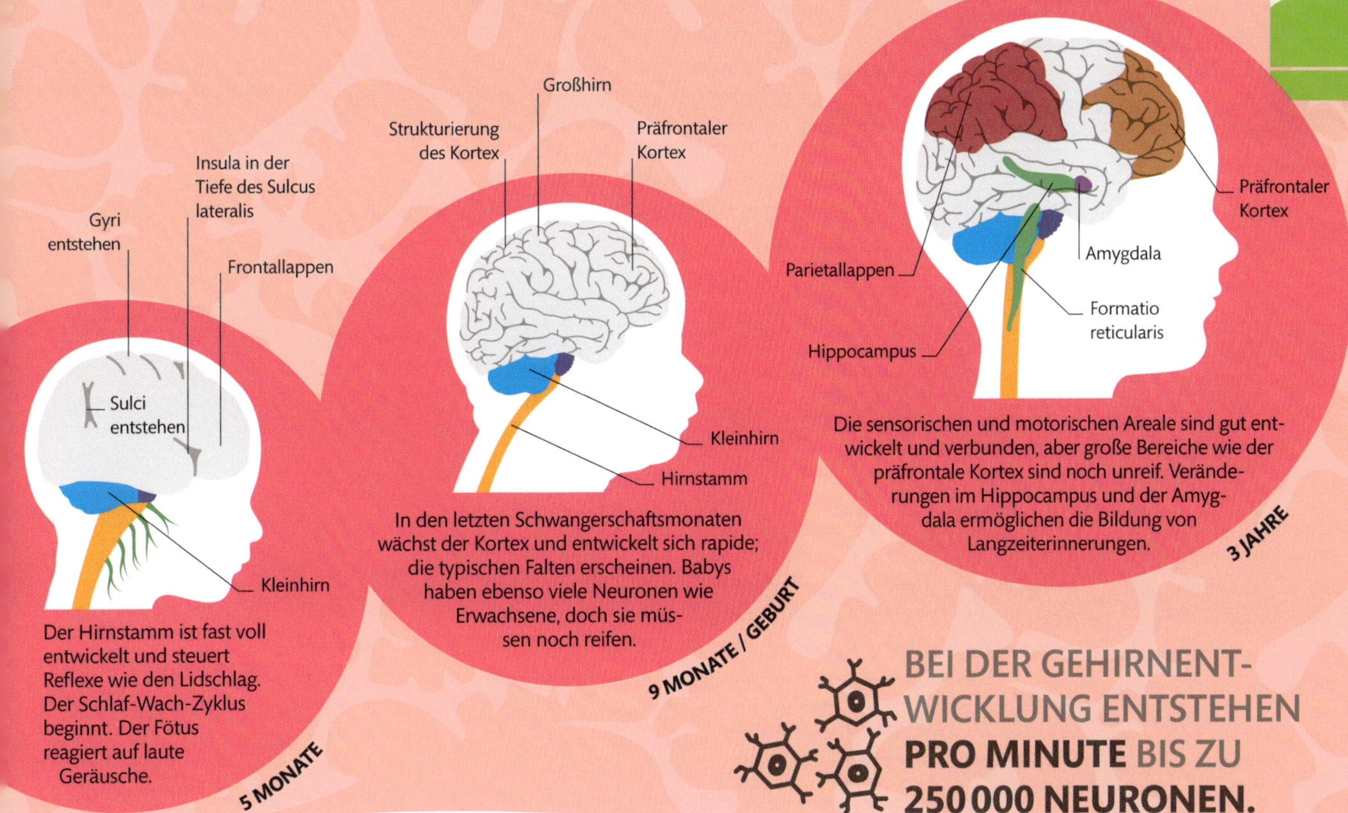

Der Hirnstamm ist fast voll entwickelt und steuert Reflexe wie den Lidschlag. Der Schlaf-Wach-Zyklus beginnt. Der Fötus reagiert auf laute Geräusche.

In den letzten Schwangerschaftsmonaten wächst der Kortex und entwickelt sich rapide; die typischen Falten erscheinen. Babys haben ebenso viele Neuronen wie Erwachsene, doch sie müssen noch reifen.

Die sensorischen und motorischen Areale sind gut entwickelt und verbunden, aber große Bereiche wie der präfrontale Kortex sind noch unreif. Veränderungen im Hippocampus und der Amygdala ermöglichen die Bildung von Langzeiterinnerungen.

BEI DER GEHIRNENTWICKLUNG ENTSTEHEN PRO MINUTE BIS ZU 250 000 NEURONEN.

Das kindliche Gehirn

Nach der Geburt saugt das Gehirn geradezu Informationen aus der umgebenden Welt in sich hinein und versucht, ihnen Sinn zu geben. In den ersten paar Jahren wächst und entwickelt sich das Gehirn rapide; das Hirnvolumen verdoppelt sich im ersten Lebensjahr. Synapsen werden gebildet und formen schnell und leicht Verbindungen. Dieser Prozess heißt Neuroplastizität.

Vernetzung
Die Zeit der höchsten Plastizität ist je nach Hirnregion verschieden. Sensorische Areale bilden vier bis acht Monate nach der Geburt schnell neue Synapsen, die präfrontalen Areale haben erst mit etwa 15 Monaten die höchste Plastizität.

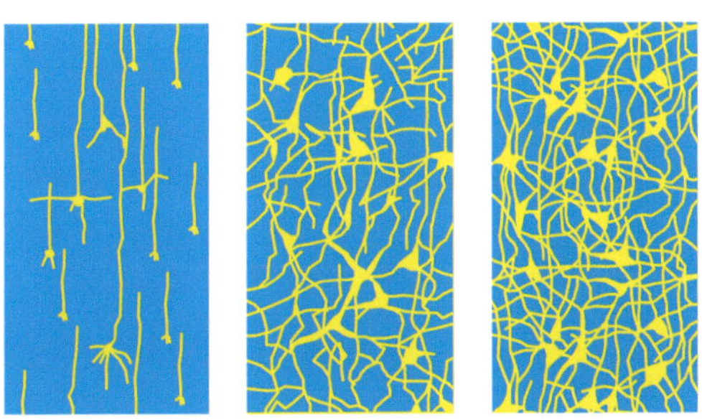

NEUGEBORENES **9 MONATE** **2 JAHRE**

WARUM HAT UNSER GEHIRN SO VIELE FALTEN?

Als die Intelligenz des Menschen zunahm, wurde die Gehirnrinde größer. Doch mit einem noch größeren Kopf würden Babys nicht mehr durch den Geburtskanal passen. Durch die Falten passt mehr Hirnrinde in das gleiche Kopfvolumen.

Ältere Kinder und Teenager

Das jugendliche Gehirn strukturiert sich drastisch um. Ungenutzte Verbindungen werden eliminiert und isolierendes Myelin um wichtige Fasern gelegt, was sie effizienter macht.

Teenagerverhalten

Jugendliche gelten als impulsiv, rebellisch, selbstzentriert und emotional. Vieles davon geht auf Veränderungen des Gehirns zurück. Das Gehirn entwickelt sich nach bestimmten Mustern, sodass es bei Teenagern eine Mischung aus reifen und unreifen Regionen darstellt. Der letzte sich vollständig entwickelnde Bereich ist der Frontallappen, der für die Impulskontrolle und übergeordnete Funktionen wichtig ist. Mit ihm üben Erwachsene Selbstkontrolle über ihre Gefühle und Wünsche aus, was für Jugendliche noch schwierig ist.

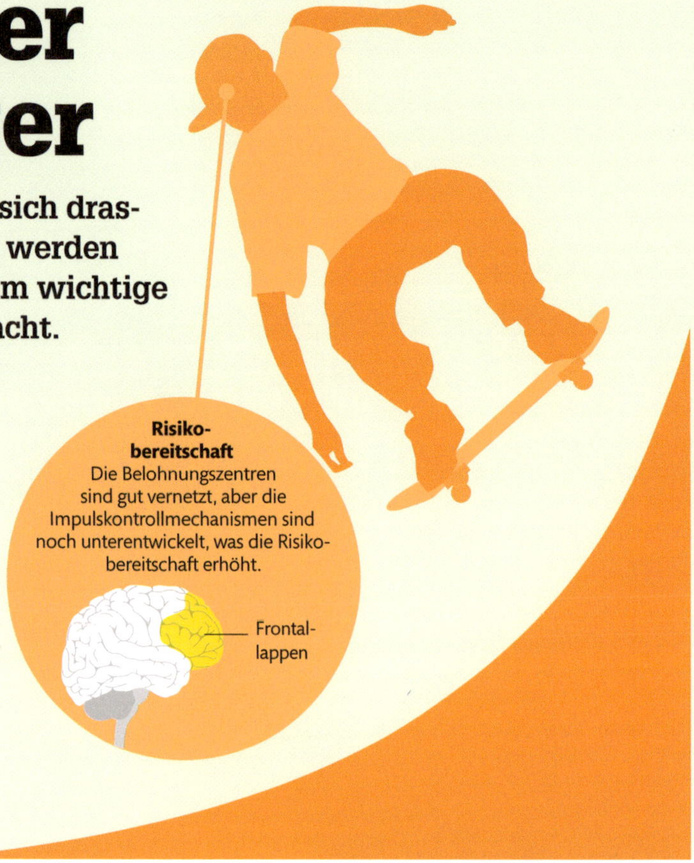
Risikobereitschaft
Die Belohnungszentren sind gut vernetzt, aber die Impulskontrollmechanismen sind noch unterentwickelt, was die Risikobereitschaft erhöht.
Frontallappen

Schlafzyklen

Im Jugendalter braucht man ausreichend Schlaf, während sich das Gehirn weiterentwickelt. Doch in diesem Alter verschiebt sich auch der Tagesrhythmus, da das schläfrig machende Hormon Melatonin am Abend immer später ausgeschüttet wird. Deshalb wollen Jugendliche häufig später zu Bett gehen als Kinder oder Erwachsene und haben oft Schwierigkeiten, morgens aufzustehen.

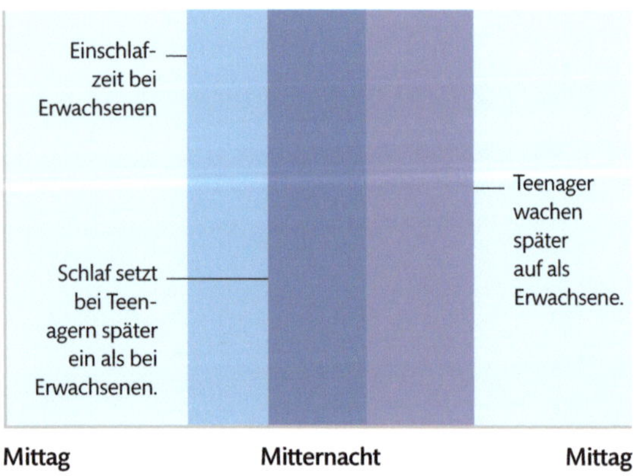

LEGENDE
- Schlafzeit Erwachsener
- Schlafzeit Jugendlicher

Nicht synchron
Das Aufwecken für die Schule ist für Teenager wie ein dauernder Jetlag. Studien zeigten, dass ein um eine Stunde späterer Schulbeginn die Anwesenheit und Noten verbesserte, ebenso nahmen Aggressionen ab.

AUSDÜNNUNG

Die Synapseneliminierung (das Absterben ungenutzter synaptischer Verbindungen) beginnt im Kindesalter und setzt sich in der Jugend fort. Im Kortex verläuft die Eliminierung von hinten nach vorn. Sie macht die Hirnareale effizienter; solange sie nicht abgeschlossen ist, gilt ein Areal nicht als ausgereift.

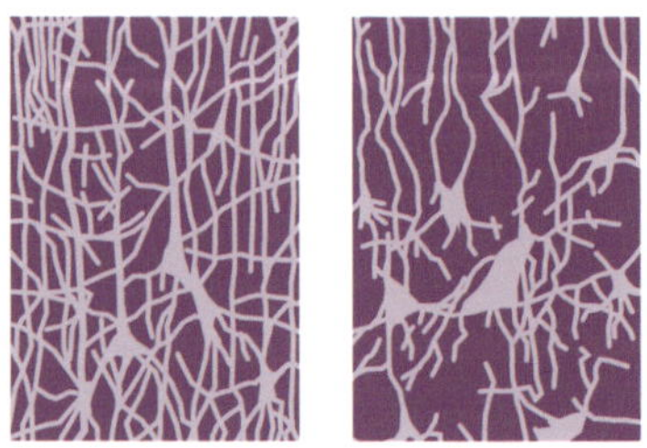

UNREIF **REIF**

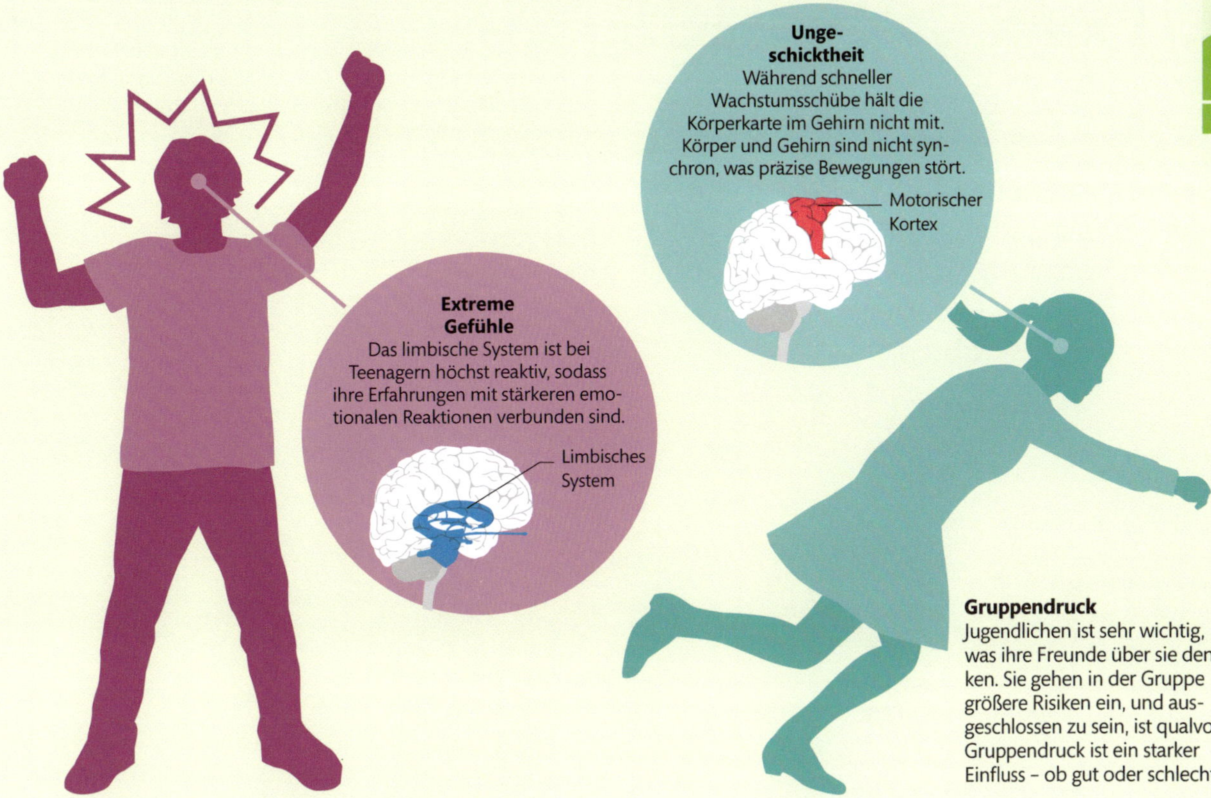
Unge-schicktheit
Während schneller Wachstumsschübe hält die Körperkarte im Gehirn nicht mit. Körper und Gehirn sind nicht synchron, was präzise Bewegungen stört.
Motorischer Kortex
Extreme Gefühle
Das limbische System ist bei Teenagern höchst reaktiv, sodass ihre Erfahrungen mit stärkeren emotionalen Reaktionen verbunden sind.
Limbisches System

Gruppendruck
Jugendlichen ist sehr wichtig, was ihre Freunde über sie denken. Sie gehen in der Gruppe größere Risiken ein, und ausgeschlossen zu sein, ist qualvoll. Gruppendruck ist ein starker Einfluss – ob gut oder schlecht.

Risiken für die psychische Gesundheit

Einige der Hirnregionen, die sich im Jugendalter am drastischsten ändern, stehen wohl mit psychischen Erkrankungen in Verbindung. Die Veränderungen machen das Gehirn empfindlich dafür, dass kleine Probleme zu Dysfunktionen führen. Daher treten psychische Gesundheitsprobleme von Angst bis Schizophrenie oft erstmals in der Jugend auf.

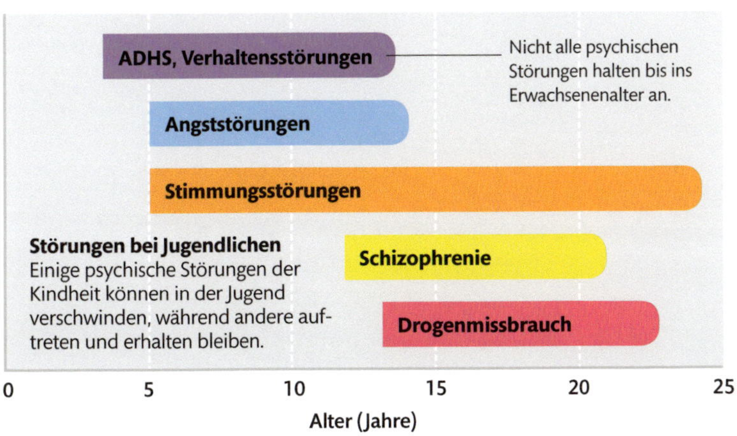

Störungen bei Jugendlichen
Einige psychische Störungen der Kindheit können in der Jugend verschwinden, während andere auftreten und erhalten bleiben.

DAS GEHIRN IST IM ALTER VON 11 BIS 14 JAHREN AM GRÖSSTEN.

WARUM SIND TEENAGER SCHÜCHTERN?

Beim Gefühl der Verlegenheit ist eine Region im präfrontalen Kortex, die mit dem Verstehen mentaler Zustände anderer Menschen zu tun hat, bei Teenagern aktiver als bei Erwachsenen.

Erwachsenes Gehirn

Das menschliche Gehirn reift im jungen Erwachsenenalter weiter. Ungenutzte Verbindungen werden gekappt. Dies macht das Gehirn effizienter, aber auch unflexibler.

ELTERN WERDEN

Gehirn und Körper einer jungen Mutter werden von Hormonen wie Oxytocin durchflutet, die den Drang fördern, für das Baby zu sorgen. Der Anblick des Kindes stimuliert Belohnungssysteme im Gehirn; die Amygdala wird aktiver und achtet auf Gefahren. Auch Männer werden beeinflusst, aber nur, wenn sie viel Zeit mit dem Baby verbringen. Die Gehirne von Männern, die primäre Betreuer sind, zeigen ähnliche Veränderungen wie die von Frauen. Diese Vorgänge ähneln wohl auch denen beim Verlieben.

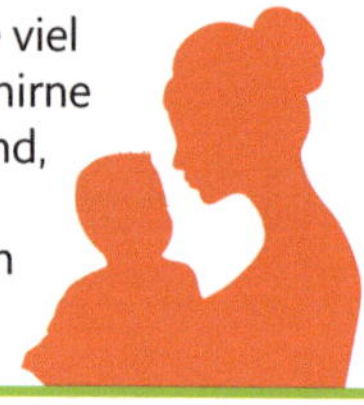

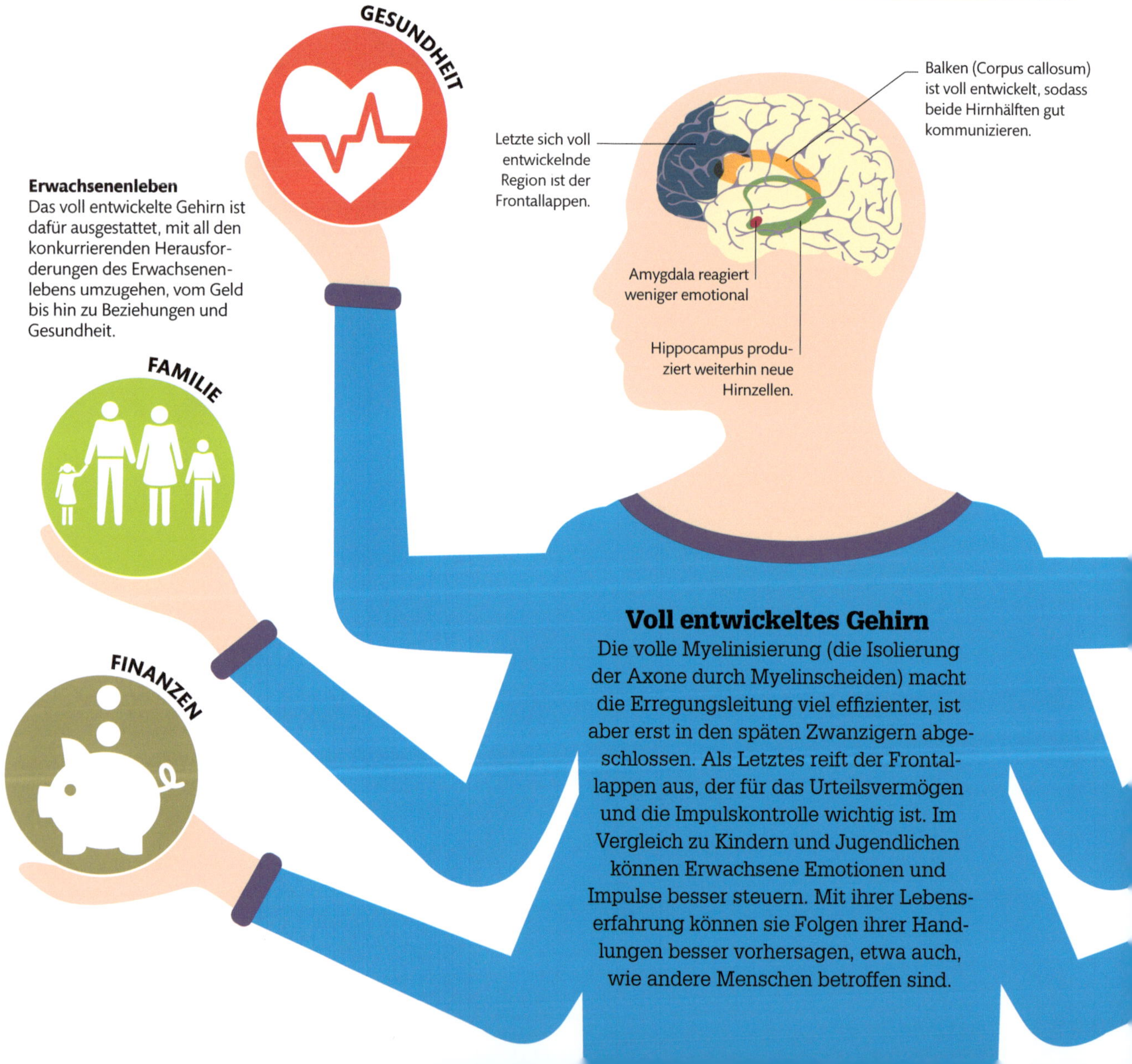

Erwachsenenleben
Das voll entwickelte Gehirn ist dafür ausgestattet, mit all den konkurrierenden Herausforderungen des Erwachsenenlebens umzugehen, vom Geld bis hin zu Beziehungen und Gesundheit.

Voll entwickeltes Gehirn

Die volle Myelinisierung (die Isolierung der Axone durch Myelinscheiden) macht die Erregungsleitung viel effizienter, ist aber erst in den späten Zwanzigern abgeschlossen. Als Letztes reift der Frontallappen aus, der für das Urteilsvermögen und die Impulskontrolle wichtig ist. Im Vergleich zu Kindern und Jugendlichen können Erwachsene Emotionen und Impulse besser steuern. Mit ihrer Lebenserfahrung können sie Folgen ihrer Handlungen besser vorhersagen, etwa auch, wie andere Menschen betroffen sind.

DAS VOLUMEN AN **WEISSER SUBSTANZ** IST MIT **ETWA 40 JAHREN** AM **GRÖSSTEN.**

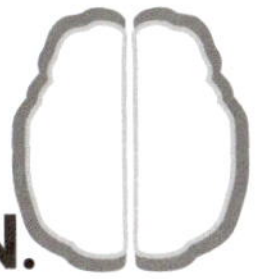

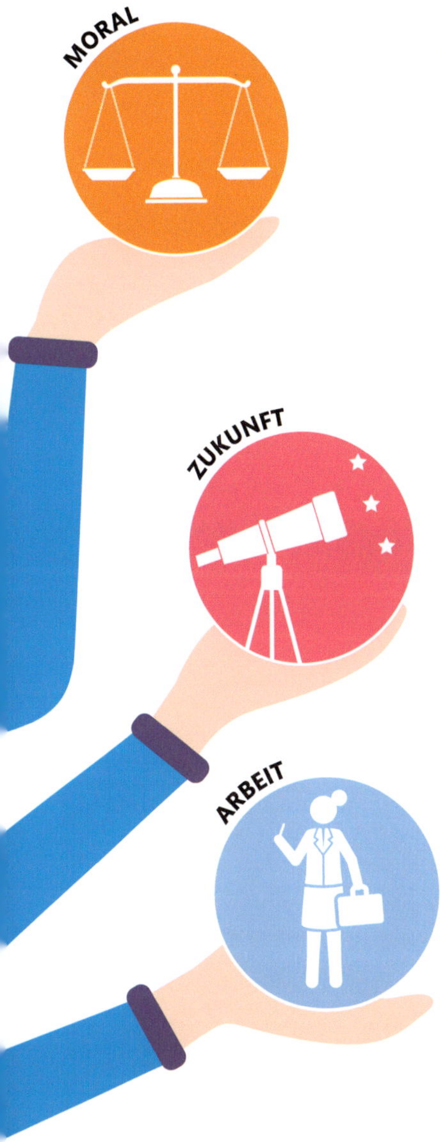

Neurogenese

Neurogenese ist die Bildung neuer Nervenzellen aus neuronalen Stammzellen (Zellen, die zu anderen Zelltypen differenzieren können). Bei vielen Säugetieren läuft die Neurogenese im Hippocampus und den olfaktorischen Arealen lebenslang und regelmäßig ab. Dies ist wohl auch beim Menschen so, aber Forschungen ergeben noch kein klares Bild. Die Neurogenese spielt wohl auch beim Lernen eine Rolle.

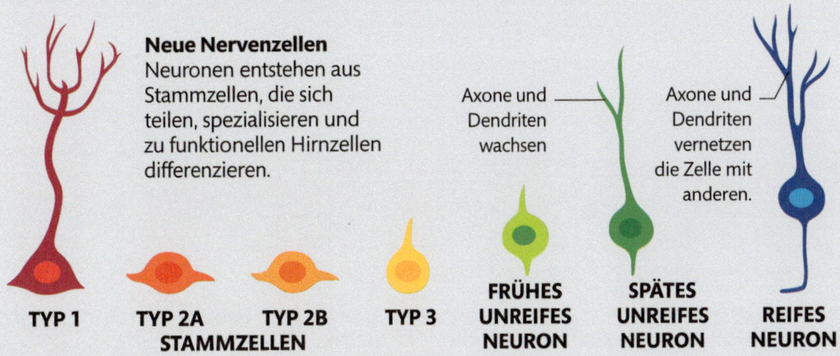

Erinnern und Vergessen

Neue Hirnzellen erleichtern das Abspeichern von Informationen, sodass die Neurogenese das Lernen auch im Erwachsenenalter verbessert. Sie spielt aber auch beim Vergessen eine Rolle. Neue Zellen mit neuen Verbindungen konkurrieren mit bestehenden Gedächtnisnetzen und stören sie. Es gibt also ein optimales Maß der Neurogenese, das die Lernfähigkeit mit dem Behalten alter Erinnerung abwägt.

Abspeichern
Durch die Entstehung neuer Hirnzellen können Erinnerungen im Hippocampus degradieren, bevor sie im Kortex abgelegt werden. Dies dürfte erklären, warum wir uns an das Kleinkindalter nicht erinnern.

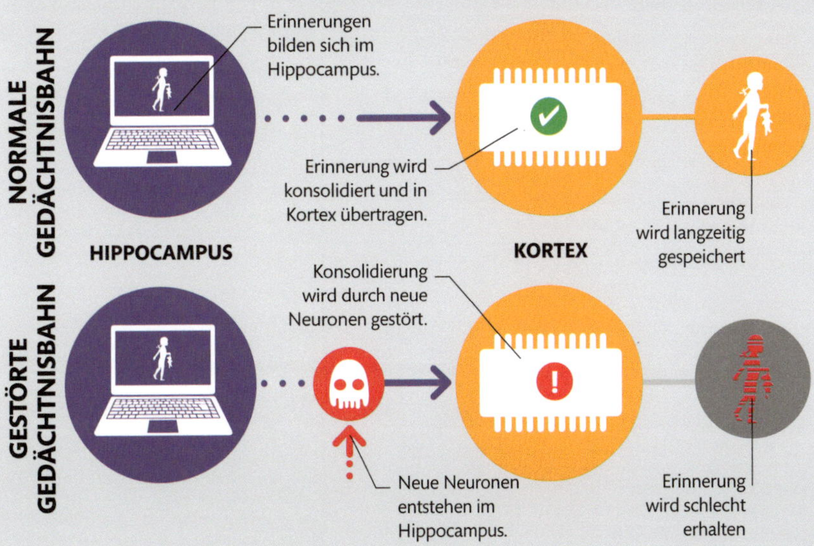

Das alternde Gehirn

Im Alter lassen einige Fähigkeiten nach, weil Neuronen sterben und die Hirnmasse abnimmt. In den verbleibenden Neuronen wandern Impulse langsamer.

Das schrumpfende Gehirn

Wenn wir älter werden, kommt es zum natürlichen Abbau von Neuronen und das Gehirnvolumen schrumpft um 5 bis 10%, teils aufgrund einer verringerten Durchblutung. Das fettige Myelin, das die Axone der Neuronen isoliert, baut ebenfalls im Alter ab, sodass die Erregungsleitung in den Schaltkreisen des Gehirns weniger effizient wird. Dies beeinflusst das Abrufen von Gedächtnisinhalten und das Gleichgewicht.

LEGENDE

- Graue Substanz
- Basalganglien
- Weiße Substanz
- Ventrikel

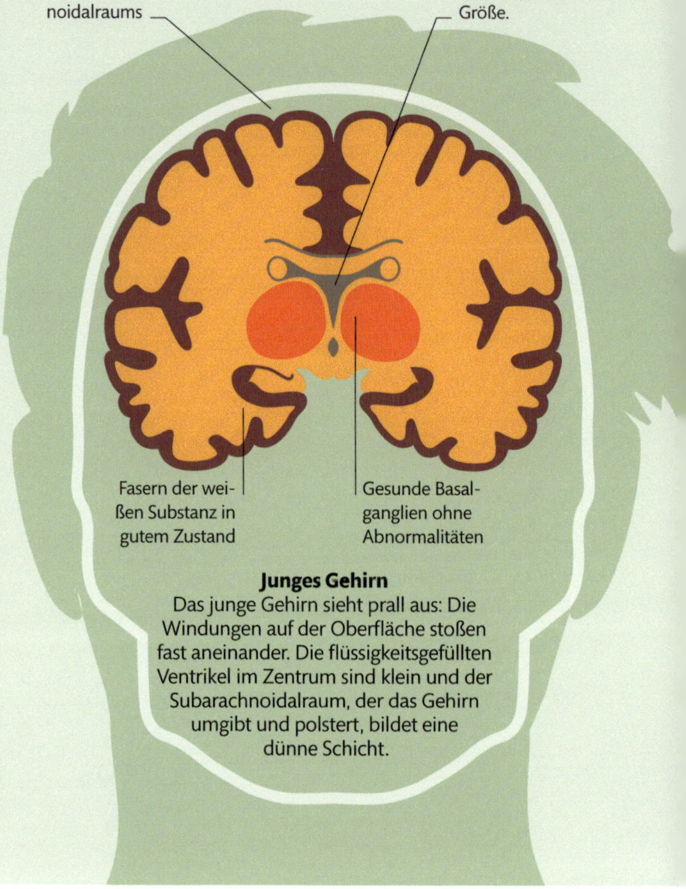

Junges Gehirn
Das junge Gehirn sieht prall aus: Die Windungen auf der Oberfläche stoßen fast aneinander. Die flüssigkeitsgefüllten Ventrikel im Zentrum sind klein und der Subarachnoidalraum, der das Gehirn umgibt und polstert, bildet eine dünne Schicht.

Alter und Wohlbefinden

Das Altern könnte als schlecht erscheinen, aber Studien zeigen, dass das Wohlbefinden und die Zufriedenheit im Alter zunehmen, während Stress und Sorgen abnehmen. Die Gehirne älterer Menschen scheinen sich besser auf Positives konzentrieren zu können. Sie erinnern sich besser an glückliche als an traurige Bilder und blicken länger auf glückliche Gesichter als auf wütende oder erregte.

Auf und ab
Eine Studie fand, dass jüngere und ältere Menschen ihr Wohlbefinden höher beurteilen als Menschen mittleren Alters. Das Wohlbefinden nahm ab dem Alter von 50 Jahren stetig zu.

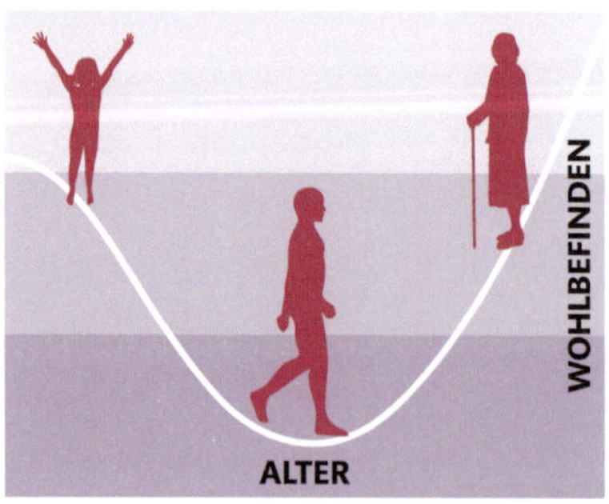

ALZHEIMER-KRANKHEIT

Die Alzheimer-Krankheit, die häufigste Form der Demenz (siehe S. 200), ist mit Proteinablagerungen (Plaques, Neurofibrillen) im Gehirn verbunden. Betroffene Hirnzellen sterben ab, was zu Gedächtnisverlust und anderen Störungen führt. Es ist noch unklar, ob die Proteine die Krankheit verursachen oder deren Symptome sind; Medikamente, die sie auflösen, haben Patienten nicht geholfen.

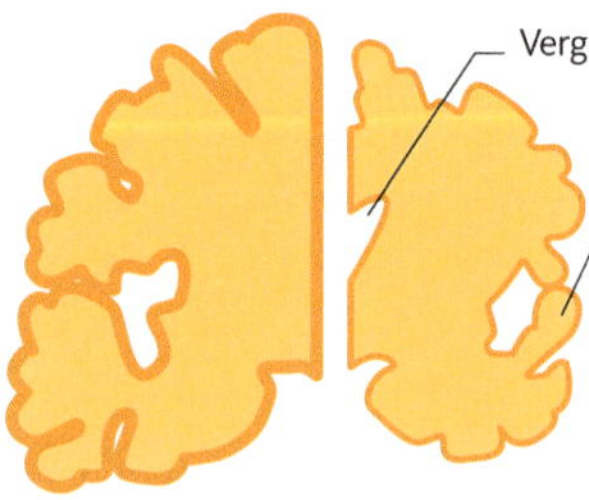

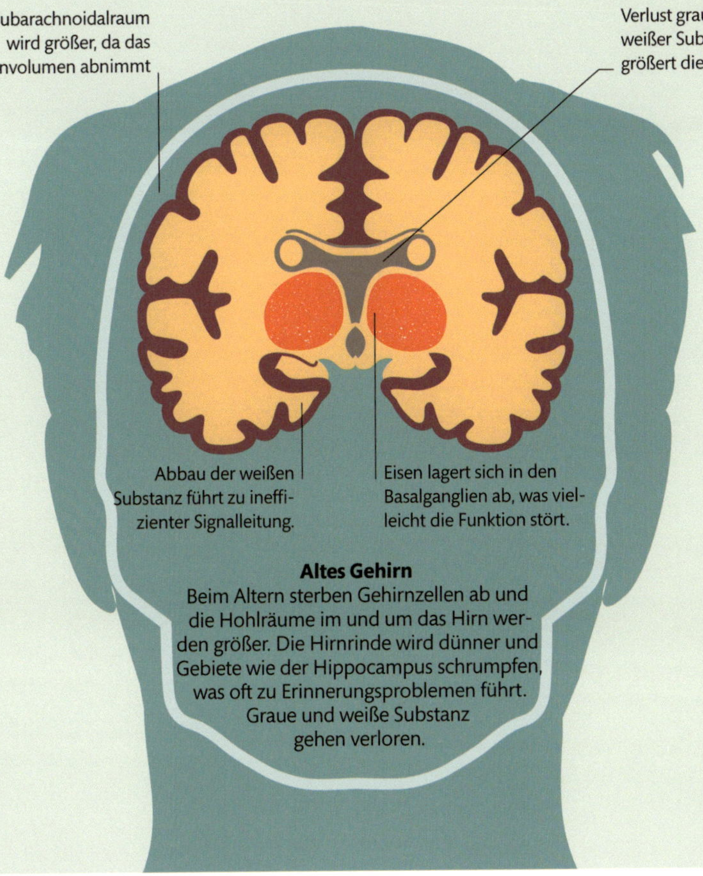

Altes Gehirn
Beim Altern sterben Gehirnzellen ab und die Hohlräume im und um das Hirn werden größer. Die Hirnrinde wird dünner und Gebiete wie der Hippocampus schrumpfen, was oft zu Erinnerungsproblemen führt. Graue und weiße Substanz gehen verloren.

KÖNNEN WIR ALZHEIMER BEHANDELN?

Medikamente können den Fortschritt der Erkrankung bremsen und einige Symptome behandeln, aber eine Heilung für Alzheimer ist noch nicht gefunden.

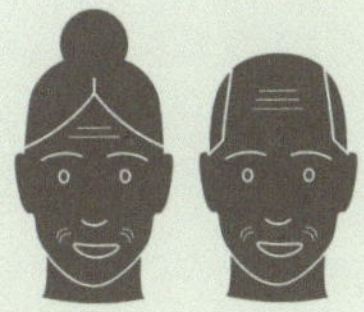

DIE GEHIRNE VON **»SUPER-AGERN«** SEHEN AUCH **IM ALTER JUNG** AUS.

Ein langsamer Verfall?

Im Alter lässt unsere Aufmerksamkeit nach und das Gehirn wird weniger plastisch. Das macht das Lernen schwerer, aber nicht unmöglich. Tatsächlich kann das Lernen neuer Dinge die Hirngesundheit fördern und den geistigen Abbau bremsen, weil es die Synapsen stärkt. Das Alter hat auch Vorteile: Im Mittel sind ältere Menschen besser darin, das große Ganze zu sehen und Probleme mithilfe ihrer Lebenserfahrung zu lösen.

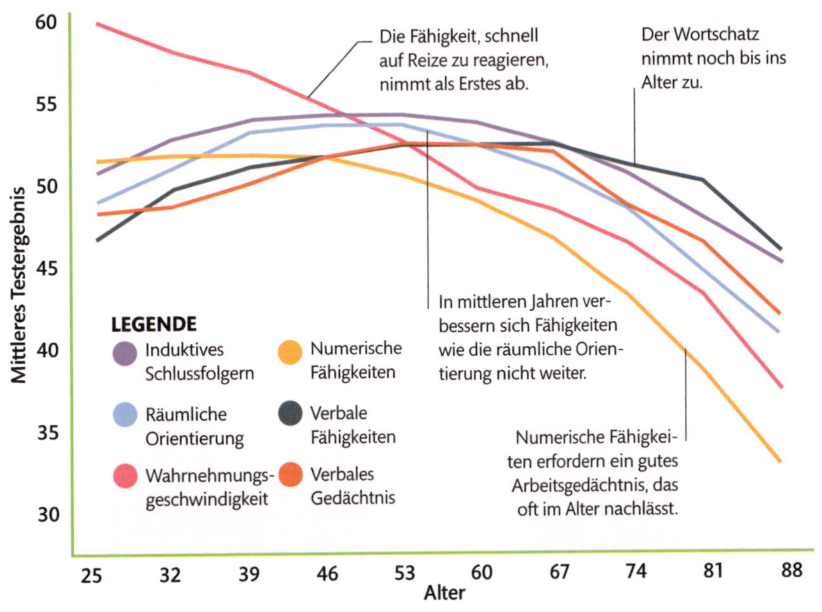

Geistige Fähigkeiten
Die Seattle-Langzeitstudie untersuchte Erwachsene 50 Jahre lang. Demnach nehmen Fähigkeiten wie der Wortschatz und das generelle Wissen den Großteil des Lebens zu.

Mit dem Altern merken die meisten, dass die Denkgeschwindigkeit und das Arbeitsgedächtnis (siehe S. 135) nachlassen. Einige leiden unter starkem Abbau oder gar Demenz (siehe S. 200), aber das ist keineswegs zwangsläufig. Einige kognitive Fähigkeiten, etwa unser generelles Verständnis des Lebens, können mit dem Alter auch besser werden.

Wir erben die Basis der kognitiven Funktionen von den Eltern, doch der genetische Plan wird von der Umwelt und Lebenserfahrungen beeinflusst, etwa der Ernährung, Gesundheit, Ausbildung, Stress und Beziehungen. Physisch, sozial und intellektuell stimulierende Aktivitäten sind ebenfalls wichtig.

Abbau verhindern

Wir können viel zum Schutz des Gehirns tun. Eine Ernährung mit viel Gemüse, Obst, »guten« Fetten und Nährstoffen (siehe S. 54–55) hält Gehirn und Körper gesund, ebenso mäßige, aber regelmäßige Bewegung. Jogging und andere aerobe Sportarten bremsen die altersbedingte Abnahme des Gedächtnisses und des Denkens.

Man schützt das Gehirn auch, wenn man Giftstoffe wie Alkohol und Tabak vermeidet. Rauchen gilt als Faktor für Schädigungen der Gehirnrinde. Alkohol sollte man nur innerhalb sicherer Grenzen zu sich nehmen und stets zwei alkoholfreie Tage pro Woche einhalten.

Man sollte den Geist anregen. Jede geistige Herausforderung, bei der man Neues lernen muss – ob Heimwerken, Kochen oder Denkrätsel –, kann die kognitiven Fähigkeiten erweitern. Vielleicht eine neue Sprache lernen? Mehrsprachige Menschen haben bessere kognitive Fähigkeiten als einsprachige.

Man kann also den kognitiven Alterungsprozess so bremsen:

- **Das Gehirn stets gut mit Sauerstoff und Nährstoffen versorgen.**
- **Giftstoffe wie Alkohol und Nikotin vermeiden.**
- **Fit bleiben und sportliche Aktivitäten in den Alltag einbauen.**
- **Den Geist trainieren und neue Fähigkeiten erlernen.**

Wie man die Folgen des Alterns bremst

Mit dem Alter werden unser Denken und unser Kurzzeitgedächtnis in der Regel weniger effizient. Doch wir lernen bis zum Tod immer weiter, und wir können aktiv dazu beitragen, dass unser Gehirn in jedem Alter gut funktioniert.

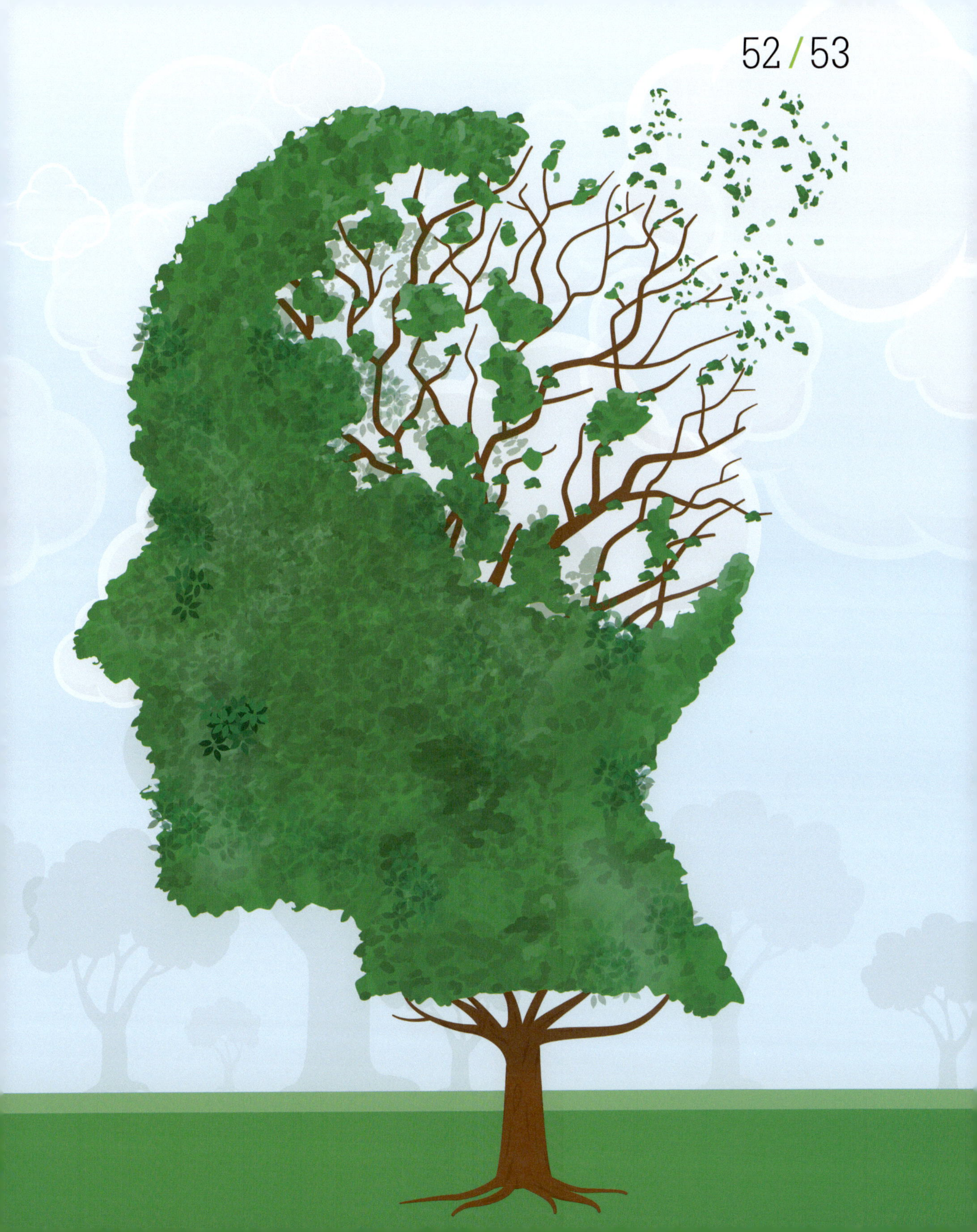

Gehirnnahrung

Wie jedes andere Organ muss das Gehirn ständig mit Wasser und Nährstoffen versorgt werden, damit es gesund bleibt und genug Energie hat, um effizient zu arbeiten.

Ernährung des Gehirns

Eine gesunde Ernährung ist für Gehirn und Körper gut. Komplexe Kohlenhydrate sorgen für eine stetige Energieversorgung. Man findet sie in Vollkornprodukten, braunem Reis, Hülsenfrüchten, Kartoffeln und Süßkartoffeln. Gesunde Fette sind essenziell für den Erhalt der Hirnzellen. Sie kommen in Fettfischen, Pflanzenölen, Samen und Früchten wie Avocados und Leinsamen vor. Proteine liefern Aminosäuren, Obst und Gemüse liefern Wasser, Vitamine und Ballaststoffe.

TRINKEN

Gehirnzellen brauchen zum effektiven Arbeiten ausreichend Wasser. Studien zeigten, dass eine Dehydrierung die Konzentration und die Leistung bei geistigen Aufgaben verringert und auch das Gedächtnis negativ beeinflusst. Ein Teil der Wasseraufnahme geschieht über die Nahrung, es ist jedoch sinnvoll, zudem mehrere Glas Wasser täglich zu trinken, um einen gesunden Wasserhaushalt aufrechtzuerhalten.

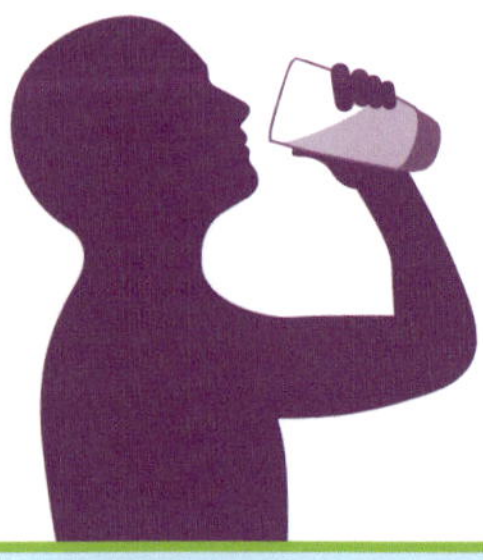

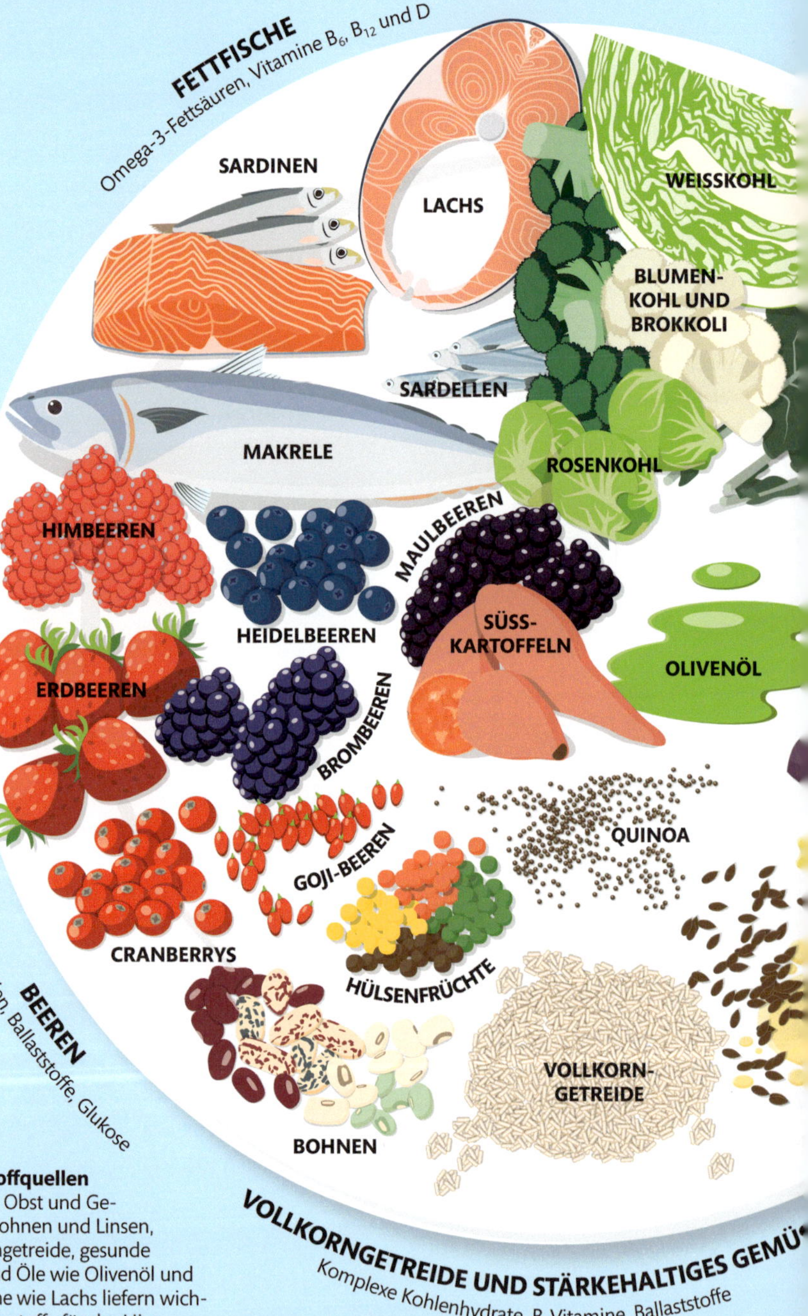

Nährstoffquellen
Frisches Obst und Gemüse, Bohnen und Linsen, Vollkorngetreide, gesunde Fette und Öle wie Olivenöl und Fettfische wie Lachs liefern wichtige Nährstoffe für das Hirn.

DAS GEHIRN BESTEHT ZU 60% AUS FETT UND BRAUCHT STÄNDIG ENERGIE.

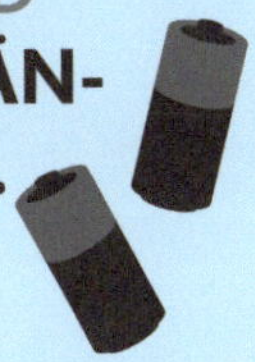

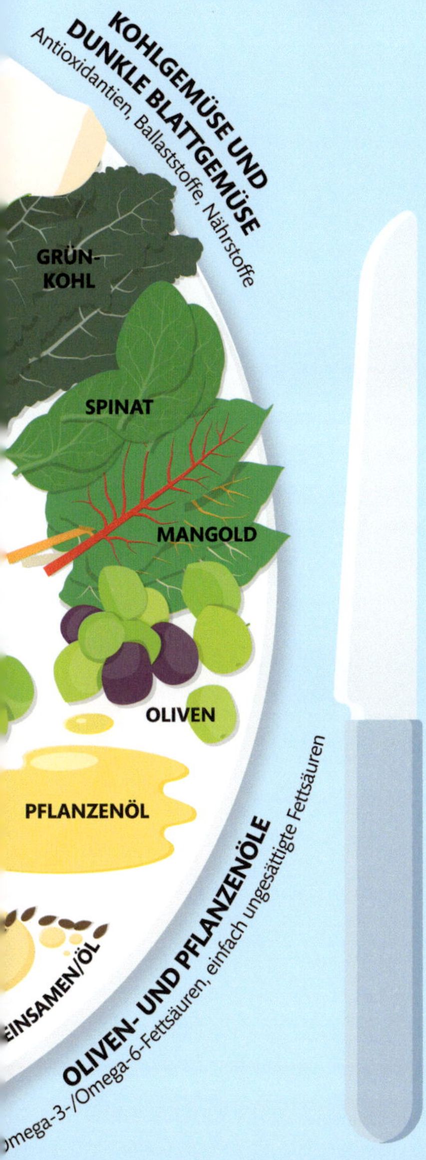

Essenzielle Nährstoffe

Bestimmte Nährstoffe in Lebensmitteln fördern oder erhalten bestimmte Hirnfunktionen. Dazu gehören Vitamine und Mineralien, Omega-3- und Omega-6-Fettsäuren, Antioxidantien und Wasser. Indem sie Schäden durch Entzündungen und freie Radikale (reaktive Atome, die Zellen, Proteine oder DNA schädigen können) reduzieren, die Bildung neuer Nervenverbindungen erleichtern und die Produktion und Funktion von Neurotransmittern fördern, tragen sie zur Gesundheit der Hirnzellen bei, sodass diese Signale schnell und effektiv leiten können. Achtet man auf diese Nährstoffe beim Essen, kann dies das Gedächtnis, kognitive Funktionen, die Konzentration und die Stimmung fördern.

NÄHRSTOFF	NUTZEN	QUELLE
Omega-3- und Omega-6-Fettsäuren	Erhaltung der Durchblutung und der Zellmembranen; fördern das Gedächtnis, reduzieren das Risiko für Depressionen, Stimmungsstörungen, Schlaganfall und Demenz	Fettfische (etwa Lachs, Sardinen, Hering, Makrelen) Leinsamenöl, Rapsöl Walnüsse, Pinienkerne, Paranüsse
B-Vitamine	Vitamine B_6, B_{12} und Folsäure unterstützen die Funktion des Nervensystems; Cholin hilft bei der Produktion von Neurotransmittern	Eier Getreide (ganze Körner) wie Haferflocken, brauner Reis, Vollkornbrot. Kohlgemüse (Weißkohl, Grünkohl, Brokkoli, Blumenkohl usw.) Rote Bohnen, Sojabohnen
Aminosäuren	Helfen bei der Produktion von Neurotransmittern, fördern das Gedächtnis und die Konzentration	Fleisch Hühner (Freiland) Fisch Eier Milchprodukte Nüsse und Samen
Einfach ungesättigte Fettsäuren	Tragen zur Gesundheit der Blutgefäße bei und fördern das Gedächtnis	Olivenöl Erdnüsse, Mandeln, Cashewnüsse, Haselnüsse, Pekannüsse, Pistazien, Avocados
Antioxidantien	Schützen Gehirnzellen vor Schädigungen durch freie Radikale; verbessern kognitive Funktionen und das Gedächtnis bei älteren Menschen	Dunkle Schokolade (mindestens 70% Kakao) Beeren Granatapfel und -saft Gemahlener Kaffee Tee (vor allem grüner Tee) Kohlgemüse Dunkelgrüne Blattgemüse Sojabohnen und deren Produkte Nüsse und Samen Nussbutter wie Erdnussbutter und Tahini (Sesampaste)
Wasser	Hält das Gehirn hydriert für effiziente chemische Reaktionen	Leitungswasser (vor allem hartes) Obst und Gemüse

Genetik des Gehirns

Gene steuern, wie unser Körper – mitsamt dem Gehirn – sich entwickelt und funktioniert. In Wechselwirkung mit Umwelteinflüssen formen sie uns das Leben lang, von der Empfängnis bis ins Alter.

Was ist ein Gen?

Gene sind Abschnitte auf einem langen Molekül namens Desoxyribonukleinsäure (DNA), die codieren, wie sich unser Körper entwickelt und funktioniert. Wir erben eine Genmischung von den Eltern. Die Gene codieren Proteine, die physische Merkmale wie die Augenfarbe beeinflussen oder chemische Reaktionen regulieren. Gene »schalten« Merkmale ein oder aus oder machen sie mehr oder weniger intensiv.

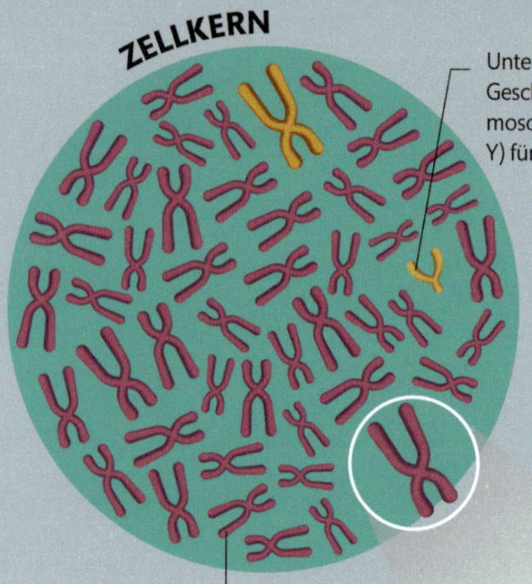

Chromosomen
Wir haben etwa 20 000 Gene, die in Chromosomen angeordnet sind. Jeder Zellkern enthält 22 Paare homologer (gleichartiger) Chromosomen, die Autosomen, und ein Paar Geschlechtschromosomen (ein homologes Paar XX bei Frauen oder ein ungleiches XY-Paar bei Männern).

SIND GENE IMMER AKTIV?

Jede Zelle mit DNA hat den vollen Gensatz, aber die meisten Gene sind gewöhnlich nur in einzelnen Geweben, etwa dem Gehirn, oder einem bestimmten Lebensstadium, etwa bei Kleinkindern, aktiv.

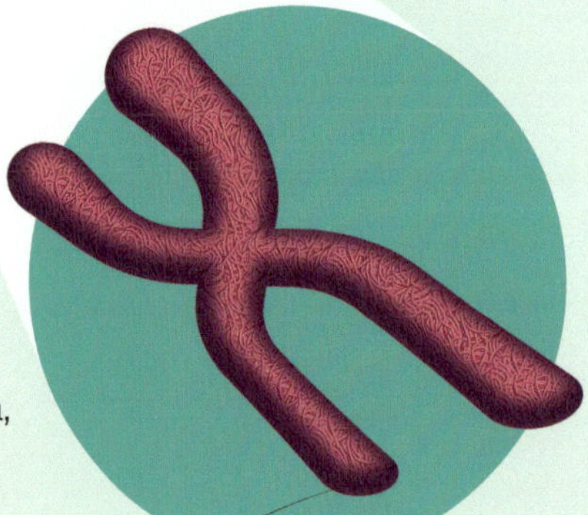

DNA und Gene
Das DNA-Molekül ist ein langes, verdrehtes Band (sogenannte Doppelhelix) aus Paaren chemischer Gruppen, den Basen, die den »Buchstaben« des genetischen Codes entsprechen, auf einer Zucker-Phosphat-Kette (dem Rückgrat jedes Strangs). Bei der Zellteilung erhält jede Tochterzelle eine Hälfte der DNA. Wir erben ein Chromosom jedes Paars vom Vater und eines von der Mutter; jedes Elternteil trägt die Hälfte der Gene bei.

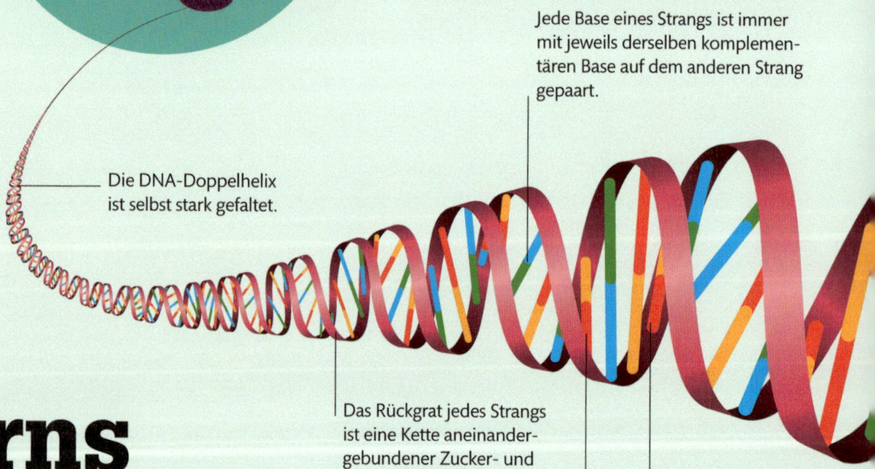

MUTATIONEN

Bei der Zellteilung trennt sich der DNA-Doppelstrang in zwei Einzelstränge und jede Base wird mit der komplementären Base ergänzt, es entstehen zwei Doppelstränge. Bei diesem Kopieren können jedoch Fehler in der Basensequenz auftreten. Dann codiert das Gen veränderte Proteine oder funktioniert nicht mehr. Mutationen können im Leben neu auftreten oder von den Eltern ererbt werden.

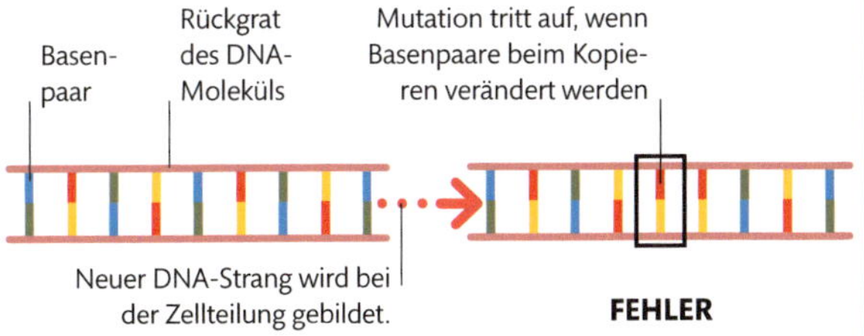

MINDESTENS EIN DRITTEL ALL UNSERER GENE IST VOR ALLEM IM GEHIRN AKTIV.

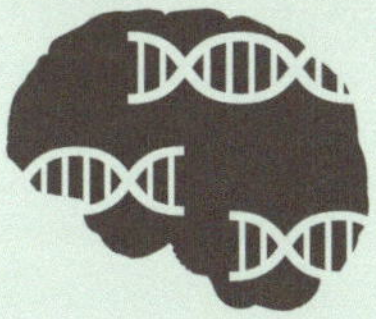

Wie fehlerhafte Gene im Gehirn wirken

Gene steuern nicht direkt das Verhalten, sondern die Zahl und Merkmale der Nervenzellen, deren gemeinsame Aktivität die geistigen Funktionen bedingt. So beeinflussen einige Gene die Menge an Neurotransmittern (siehe S. 24), die wiederum Funktionen wie Gedächtnis, Stimmung, Verhalten und kognitive Fähigkeiten regulieren. Fehlerhafte Gene führen etwa dazu, dass Proteine für die gesunde Hirnfunktion nicht gebildet werden, oder sie erhöhen das Risiko für Erkrankungen wie Alzheimer. Einige Fehler werden vererbt; zwei typische Muster sind unten gezeigt.

Autosomal-dominant
Eine autosomal-dominante Störung wie die Huntington-Krankheit betrifft Kinder, wenn bereits ein Elternteil das fehlerhafte Gen vererbt.

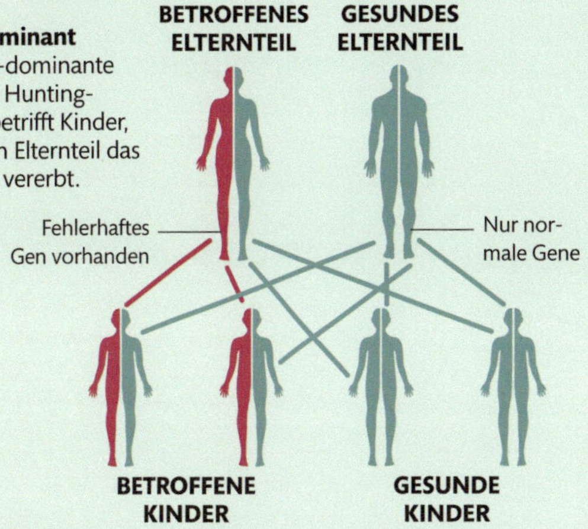

Autosomal-rezessiv
Bei autosomal-rezessiven Störungen wie der Tay-Sachs-Krankheit erkranken Kinder nur, wenn beide Eltern eine fehlerhafte Kopie des Gens vererben. Die Träger erkranken selbst nicht, können aber die Gene vererben.

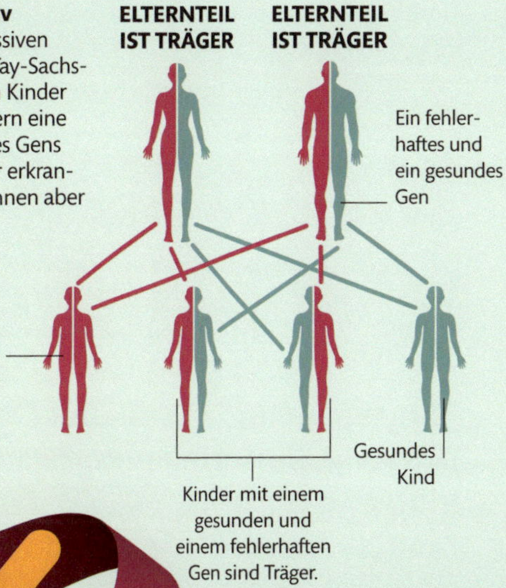

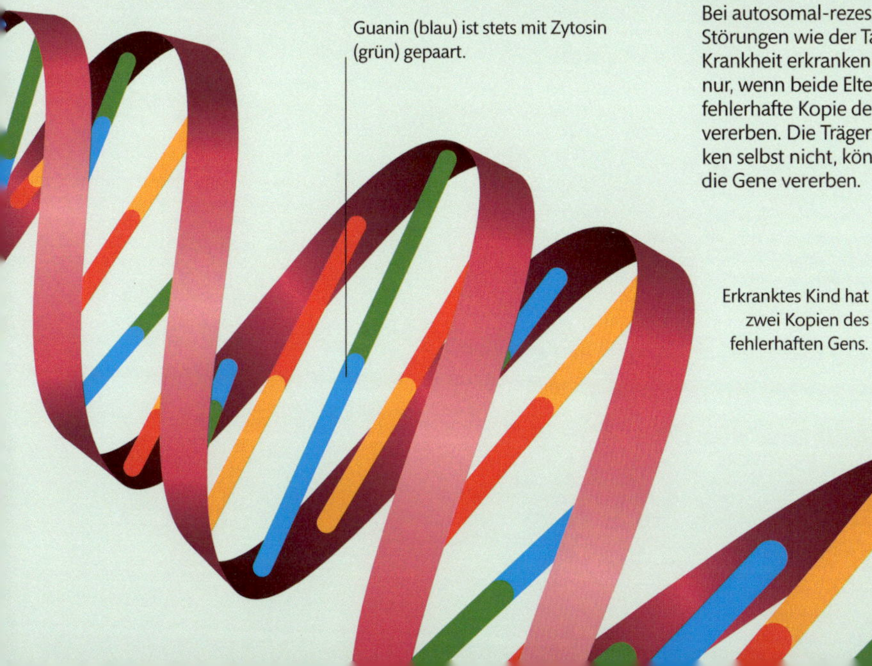

Männliches und weibliches Hirn

Männliche und weibliche Gehirne zeigen deutliche physische Unterschiede. Doch es ist nicht immer klar, wie diese Variationen unsere Gedanken, Handlungen und Reaktionen auf die Umwelt beeinflussen. Unterschiede entstehen außerdem durch die Art, wie das Gehirn im Leben benutzt wird.

WANN IST DAS GESCHLECHT BEIM FÖTUS FESTGELEGT?

Das chromosomale Geschlecht wird bei der Befruchtung festgelegt. Das physische Geschlecht differenziert 7–12 Wochen nach der Befruchtung.

Physische Unterschiede

Die Unterschiede zwischen Männern und Frauen beginnen mit den Geschlechtschromosomen bei der Befruchtung: XX für weiblich, XY für männlich. Zunächst ist der Bauplan des Fötus weiblich. Bei Föten mit XY-Chromosomen bilden sich Ende des zweiten Monats Hoden aus, die das Hormon Testosteron produzieren, das zur »Maskulinisierung« (Vermännlichung) des Fötus führt, also zu strukturellen Veränderungen sowohl im Körper als auch im Gehirn. Im Laufe der Entwicklung zeigen sich Unterschiede in vielen Strukturen (siehe rechts). Schon Kinder zeigen kognitive Geschlechtsunterschiede. Erwachsene männliche Gehirne sind im Schnitt 8–13% größer als weibliche, und bei Männern ist die Varianz des Volumens und der Kortexdicke größer als bei Frauen.

GRÖSSER IM MÄNNLICHEN GEHIRN ♂

Thalamus
Dieser Bereich, die »Schaltstation« zwischen der Großhirnrinde und tieferen Hirnstrukturen, ist bei Männern größer als bei Frauen. Linker und rechter Thalamus sind bei Frauen öfter mit Nerven (statt nur Bindegewebe) verbunden, aber die Bedeutung dieses Merkmals ist unklar.

GRÖSSER IM WEIBLICHEN GEHIRN ♀

Balken (Corpus callosum)
Der Corpus callosum, der die beiden Gehirnhälften verbindet, ist bei Frauen größer. Das ist mit einigen besseren kognitiven Fähigkeiten verbunden, wohl weil einige Hirnfunktionen bei Frauen stärker als bei Männern auf beide Hirnhälften verteilt sind.

GRÖSSER IM MÄNNLICHEN GEHIRN ♂

Hippocampus
Männer haben einen größeren anterioren (vorderen) Hippocampus, der die Verarbeitung neuer räumlich-visueller Informationen steuert. Frauen haben einen größeren posterioren (hinteren) Hippocampus, der den Abruf räumlich-visuellen Wissens steuert.

ALLE **MENSCHLICHEN EMBRYOS** BEGINNEN MIT EINEM **WEIBLICHEN GEHIRN.** FÜR MÄNNLICHE SIND **WEITERE HORMONE** NÖTIG.

GRÖSSER IM MÄNNLICHEN GEHIRN ♂

Hypothalamus
Bestimmte Gebiete, die das für Männer typische Sexualverhalten und die Reaktion auf Stress steuern, sind bei heterosexuellen Männern größer als bei Frauen oder homosexuellen Männern.

GRÖSSER IM MÄNNLICHEN GEHIRN ♂

Amygdala
Die Amygdala, die an der emotionalen Antwort, der Entscheidungsfindung und der Bildung emotionaler Erinnerungen beteiligt ist, ist bei Männern etwas größer. Doch signifikanter sind die Unterschiede in Funktionen wie der Antwort auf negative gegenüber positiven Reizen.

Hirnstrukturen
In mehreren Strukturen wurden messbare physische Unterschiede zwischen erwachsenen weiblichen und männlichen Hirnen identifiziert. Die wichtigsten Regionen sind hier aufgeführt. Wie diese Unterschiede aber die Kognition und Psychologie beeinflussen, ist eine aktuelle Forschungsfrage.

NICHTBINÄRE GEHIRNE

Homosexuelle und Transgender-Personen zeigen bestimmte typische Gehirnmerkmale. So unterscheiden sich Teile des Hypothalamus (siehe oben) zwischen homosexuellen und heterosexuellen Männern und das Putamen (das am Lernen und der Bewegungssteuerung beteiligt ist) hat bei Trans-Frauen mehr graue Substanz als bei Cis-Männern.

SYMBOL FÜR NICHTBINÄR

Unterschiede in der Funktion

Männliche und weibliche Gehirne unterscheiden sich nicht nur strukturell, sondern auch in der Funktion. Männliche Gehirne scheinen stärker lateralisiert (mit deutlicheren Unterschieden der beiden Gehirnhälften) und Männer variieren auch stärker in ihren kognitiven Fähigkeiten. Dies geht teils auf die Struktur des Konnektoms, der Gesamtheit der Nervenverbindungen zwischen Gehirnstrukturen (siehe unten), zurück, aber auch auf die Wirkung von Hormonen und äußeren Faktoren während des ganzen Lebens. Vor allem formen aber unsere soziale Umwelt und Erfahrungen ständig die neuronalen Leitungsbahnen und tragen dazu bei, typisch männliche bzw. weibliche Verhaltensweisen zu entwickeln.

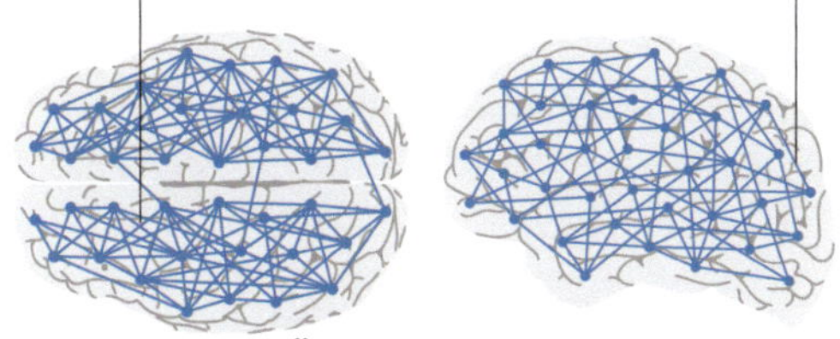

MÄNNLICHES GEHIRN

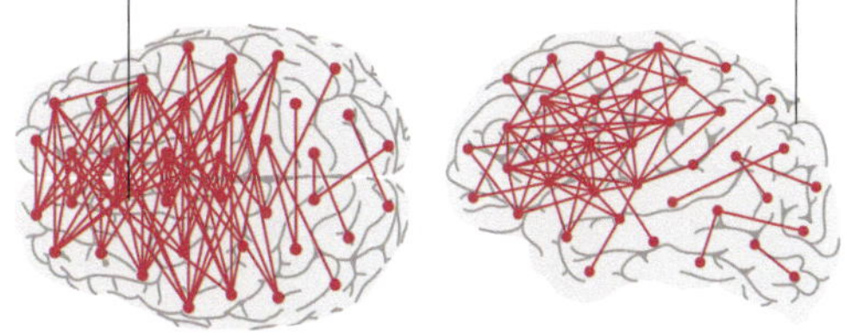

WEIBLICHES GEHIRN

Das Konnektom
In Scans von über 900 Gehirnen fand man, dass männliche Hirne eine hohe Konnektivität (Verbindungsdichte) innerhalb der Hirnhälften haben, Frauen dagegen intensivere Verbindungen zwischen den Hirnhälften. Die Männer erwiesen sich als besser bei räumlichen Aufgaben, während die Frauen bei der Aufmerksamkeit und dem Gedächtnis für Worte und Gesichter besser waren.

Anlage und Umwelt

Die beiden grundlegenden Einflüsse auf das Gehirn, Anlage und Umwelt, werden manchmal als gegensätzliche, sich ausschließende Kräfte verstanden. Doch sie stehen das ganze Leben hindurch in einem dynamischen Wechselspiel.

Gene versus Umweltfaktoren

Menschen werden mit einem DNA-Bauplan geboren, den sie von den Eltern erben (siehe S. 56–57); dies ist der »Anlage«-Anteil, der Hirnaktivitäten wie die kognitiven Fähigkeiten und das Verhalten beeinflusst. Doch das ganze Leben hindurch passen sich die neuronalen Netze (siehe S. 26–27) an Einflüsse von außen (»Umwelt«) an. Wenn Umwelteinflüsse stark sind und lange anhalten, können sie die Gehirnstruktur verändern und sogar die Funktion von Genen verändern – durch epigenetische Effekte (siehe gegenüber).

MUSIKALISCHE GEHIRNE

Am Musizieren sind mehrere Gehirnabschnitte beteiligt. Studien mit Hirnscans von professionellen Musikern und Amateuren wiesen nach, dass bei den Profis das Volumen grauer Substanz in Hirnbereichen größer ist, die mit motorischen, auditiven und räumlich-visuell Fähigkeiten zu tun haben. Die Studien zeigten auch, wie sich die Struktur des Hirns verändert, wenn es sich an Umweltfaktoren (viele Stunden sich wiederholendes Üben mit einem Instrument) anpasst.

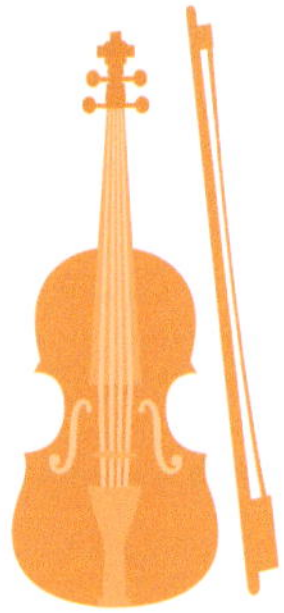

DER **HIPPOCAMPUS** IM **ERWACHSENEN GEHIRN** BILDET TÄGLICH ETWA **700 NEUE NEURONEN.**

ANLAGE

CHROMOSOMEN

Wir erben die Chromosomen mit der DNA von den Eltern (siehe S. 56–57). Die Chromosomen bestimmen bei der Befruchtung das chromosomale Geschlecht des Embryos (XX bei weiblichen, XY bei männlichen). Chromosomenabnormalitäten können zu Entwicklungsstörungen oder Krankheiten führen.

DNA

Einige psychologische Merkmale, etwa die Neigung zu Depressionen, wurden mit bestimmten Genen in Verbindung gebracht – aber meist sind Dutzende oder Hunderte zusammenwirkende Gene beteiligt. Je mehr dieser Gene man geerbt hat, desto wahrscheinlicher wird man das Merkmal entwickeln.

WANN KOMMT ES ZU EPIGENETISCHEN VERÄNDERUNGEN?

Epigenetische Effekte können durch Umwelteinflüsse zu jedem Zeitpunkt ausgelöst werden, von der Entwicklung im Mutterleib bis ins hohe Alter.

UMWELT

PHYSISCHE UMWELT

Studien zeigten, dass bei Kindern, die arm oder benachteiligt aufwachsen, die Entwicklung in Arealen gestört sein kann, die mit dem Gedächtnis, der Sprachverarbeitung, der Entscheidungsfindung und der Selbstkontrolle zu tun haben. Ein sicheres, glückliches Zuhause mit vielen Anregungen scheint das Risiko zu verringern.

STRESSNIVEAU

Chronischer emotionaler Stress kann bei Kindern die Entwicklung von Amygdala, Hippocampus und Frontallappen stören, was das Gedächtnis, das Lernen und Emotionen betrifft. Er reduziert die Wirkung von Genen, die das Wachstum neuronaler Netze regulieren. Doch mäßiger »positiver« Stress (Spaß) kann das Lernen fördern.

ERNÄHRUNG

Eine gesunde Ernährung (siehe S. 54–55), reich an Omega-3-Fettsäuren, B-Vitaminen und Antioxidantien, hält die Blutgefäße gesund und fördert die Hirndurchblutung. Diese Nährstoffe stehen auch mit dem Erhalt des Gedächtnisses und kognitiven Funktionen bei älteren Menschen in Verbindung.

SOZIALE NETZE

Einsamkeit verändert die Produktion von Neurotransmittern, sodass Menschen soziale Kontakte als weniger belohnend empfinden und die Haltungen anderer eher als bedrohlich wahrnehmen. Enge soziale Kontakte zu halten, kann hingegen das Gedächtnis und die kognitiven Fähigkeiten fördern.

Epigenetische Veränderungen

Die Art, wie Gene exprimiert werden (zum Ausdruck kommen), kann sich im Lebenslauf einer Person ändern; dies sind epigenetische Veränderungen. Sie betreffen die Genfunktion, nicht die Struktur. Sie können an Kinder weitergegeben werden, wirken sich aber meist nur wenige Generationen lang aus. Im Hirn sind u. a. Lernen, Gedächtnis, Belohnungssysteme und Stressreaktionen betroffen. Es gibt zwei Hauptformen: die Methylierung, bei der ein Molekül an die DNA bindet, und die Histonmodifikation, die die Packung der DNA verändert.

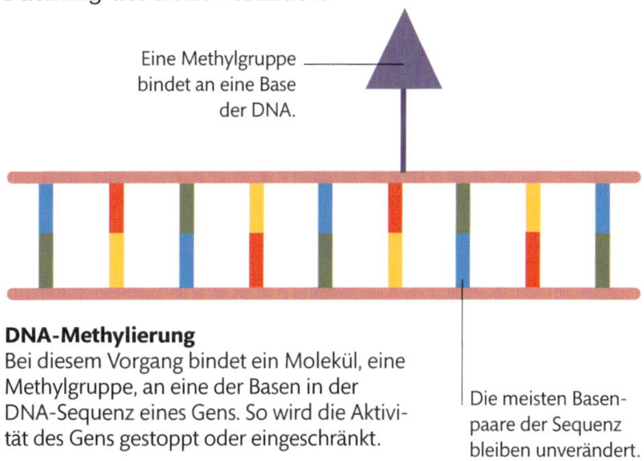

DNA-Methylierung
Bei diesem Vorgang bindet ein Molekül, eine Methylgruppe, an eine der Basen in der DNA-Sequenz eines Gens. So wird die Aktivität des Gens gestoppt oder eingeschränkt.

ZWILLINGSSTUDIEN

Studien mit Zwillingen zeigten, wie groß der Anteil erblicher Faktoren bzw. Umweltfaktoren an der Ausprägung eines Merkmals, etwa des Intelligenzquotienten (IQ), ist. Die meisten Zwillinge wachsen im gleichen Haushalt auf. Eineiige Zwillinge teilen 100% ihrer Gene, zweieiige dagegen im Mittel etwa 50%. Variiert ein Merkmal bei eineiigen Zwillingen weniger als bei zweieiigen, vor allem bei adoptierten, die in verschiedenen Umwelten aufgewachsen sind, zeigt das den stärkeren Einfluss der Gene.

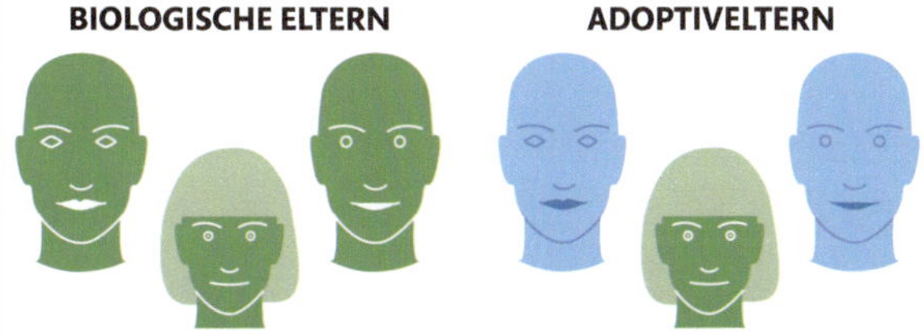

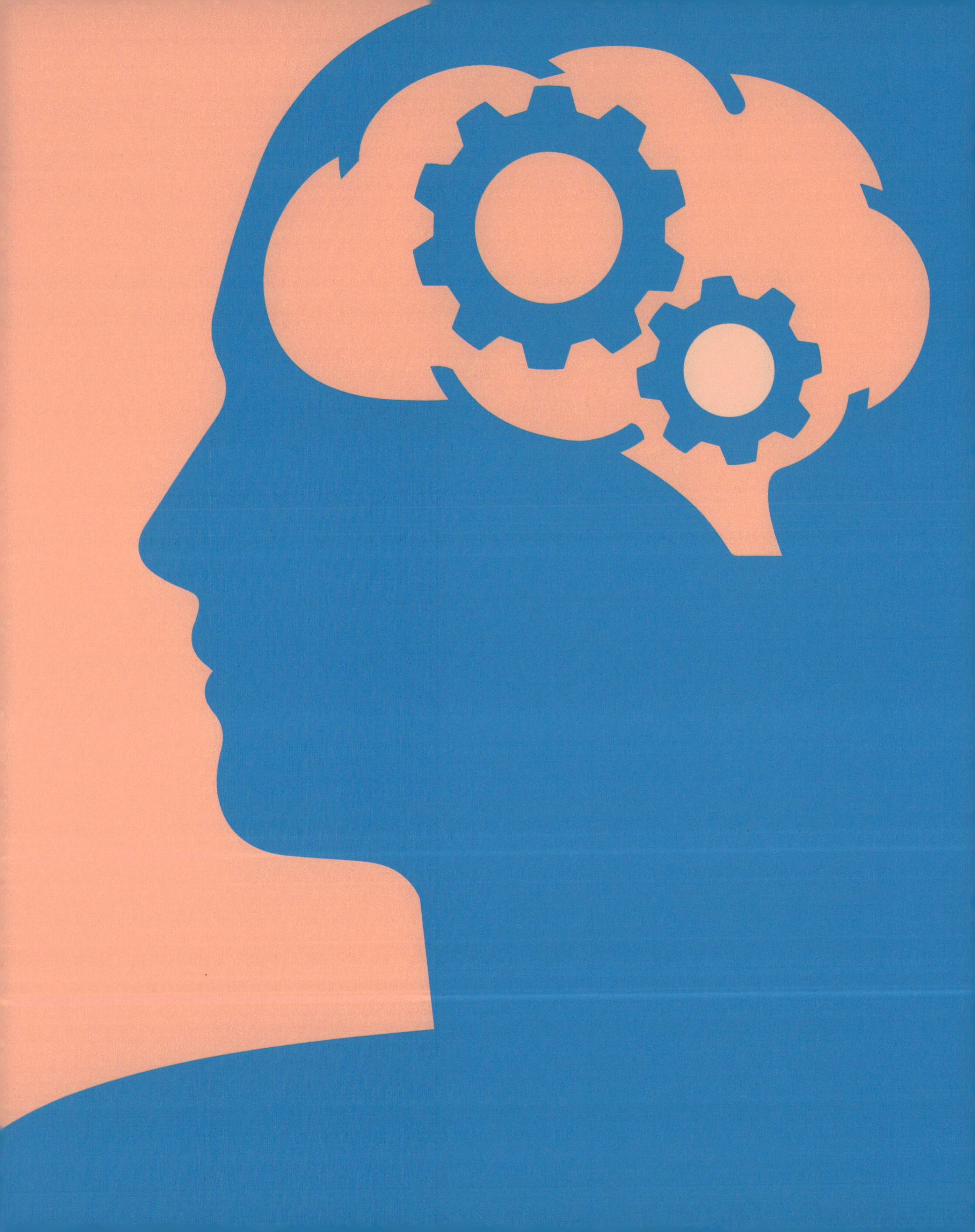

HIRNFUNKTIONEN UND SINNE

Wahrnehmung der Welt

Um zu überleben, müssen wir auf Umweltreize reagieren und mit ihnen wechselwirken, die durch physikalische, chemische oder biologische Phänomene entstehen: Bilder, Geräusche, Gerüche, Geschmack und Berührungen. Rezeptoren nehmen sie wahr und das Gehirn interpretiert sie.

Die Sinne

Jeder Sinn hat seine eigenen Rezeptoren. Die meisten sitzen in spezialisierten Organen, außer der Berührungssinn, der über die ganze Haut und Teile des Körperinneren verteilt ist. Zwar sind die Rezeptoren und Neuronen generell auf eine einzelne Sinnesmodalität spezialisiert, aber sie können manchmal überlappen. Das Gehirn wird stets mit Sinneseindrücken bombardiert, doch nur ein winziger Teil davon wird bewusst. Aber auch die »unbewussten« Informationen leiten unsere Handlungen, insbesondere beim sogenannten sechsten Sinn, der Propriozeption, der die Lage und Haltung des Körpers im Raum wahrnimmt.

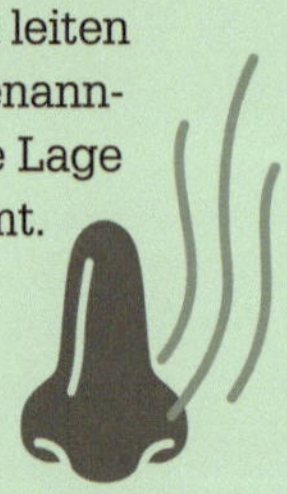

DER **GERUCHSSINN** WIRD **BESSER,** WENN MAN **HUNGRIG** IST.

Fühlen
Dieser Sinn entwickelt sich im Mutterleib wohl zuerst. Verschiedene Neuronen reagieren auf Druck, Temperatur, Vibrationen, Schmerz und leichte Berührungen. Er ermöglicht Menschen den physischen Kontakt zwischen sich und der Umwelt bzw. anderen.

Hören
Schallwellen in der Luft werden vom Ohr gesammelt; die Schnecke (Cochlea) im Innenohr im Schädel wandelt sie in elektrische Signale um. Hören ist der bei der Geburt am weitesten entwickelte Sinn, ist aber erst Ende des ersten Lebensjahrs voll ausgebildet.

Sehen
Sehen beruht auf Sinneszellen im Auge, die Licht in elektrische Signale umwandeln. Diese laufen in den hintersten Teil des Gehirns, wo sie zu Farben, Merkmalen und Bewegungen verarbeitet werden. Wir nehmen Objekte in nur einer halben Sekunde wahr.

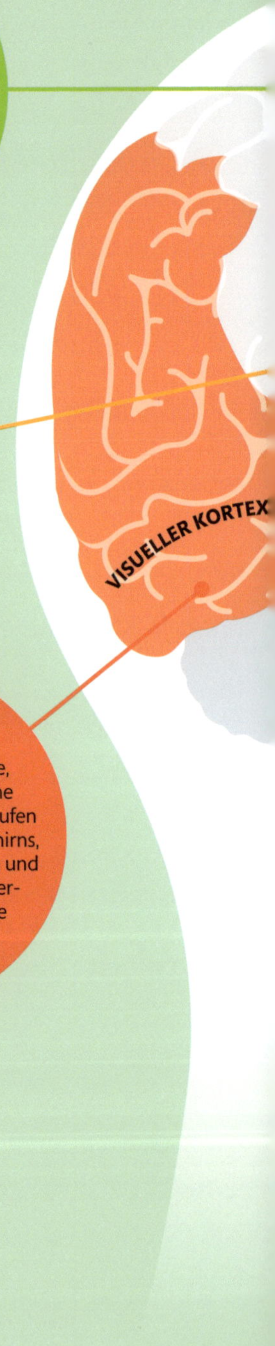

SYNÄSTHESIE

Synästhesie ist die Fähigkeit einiger Menschen, einen Reiz über zwei oder mehr Sinnesmodalitäten zu interpretieren. Bei der häufigsten Form nimmt die Person eine Zahl oder ein Wort auch als Farbe wahr. Jeder Synästhet hat eigene Assoziationen. Fast jede Sinneskombination kommt vor, aber Kombinationen von drei oder mehr Sinnen sind selten.

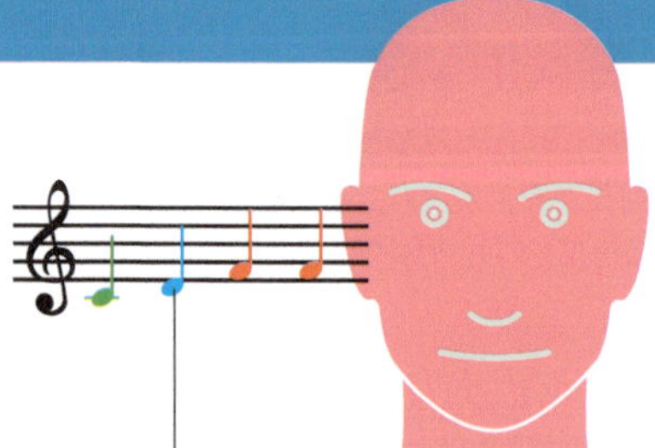

Jede Note führt zur Wahrnehmung einer anderen Farbe.

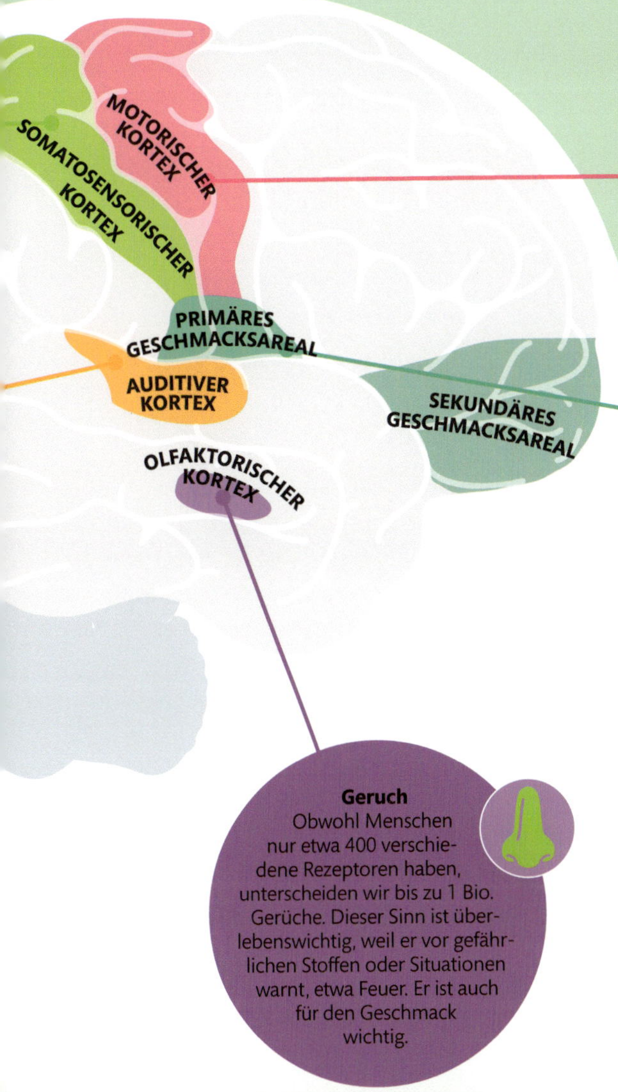

Propriozeption
Das Gehirn verarbeitet ständig Informationen von den Gelenken und Muskeln, um die räumliche Körperstellung zu kennen. Dadurch halten wir das Gleichgewicht und können ohne bewusste Überlegungen Bewegungsmuster wie das Treppensteigen ausführen.

Geschmack
Dieser Sinn ist wichtig, um zu bestimmen, was sicher zu essen und nahrhaft ist. Rezeptoren registrieren nur fünf Grundgeschmacksrichtungen: süß, salzig, bitter, sauer und umami (würzig). Der Geruchssinn hilft, einen Geschmack genauer zu identifizieren.

Geruch
Obwohl Menschen nur etwa 400 verschiedene Rezeptoren haben, unterscheiden wir bis zu 1 Bio. Gerüche. Dieser Sinn ist überlebenswichtig, weil er vor gefährlichen Stoffen oder Situationen warnt, etwa Feuer. Er ist auch für den Geschmack wichtig.

Sensorische Rindenareale
Die Informationen der Sinnesrezeptoren werden auf verschiedenen Arealen der Hirnrinde (Kortex) abgebildet. Zwar sind die Areale separat, sie reagieren aber oft auch auf Signale anderer Sinne. So reagieren die Neuronen im visuellen Kortex (Sehrinde) bei schwachem Licht besser auf Reize, wenn diese von Geräuschen begleitet werden.

WIE VIELE SINNE GIBT ES?

Neben den fünf klassischen bzw. den sechs hier beschriebenen Sinnen kann man bis zu 20 Sinne aufgrund der verschiedenen Rezeptortypen im Körper unterscheiden.

Das Auge

Das Auge ist wohl das wichtigste unserer fünf Hauptsinnesorgane. Es nimmt Lichtreize aus der Außenwelt wahr und leitet diese Daten über den Sehnerv an das Gehirn weiter.

WARUM SCHLIESST MAN BEIM NIESEN DIE AUGEN?

Wenn ein Reiz in der Nase den Niesreflex im Hirnstamm auslöst, führt er zu ausgedehnten Muskelkontraktionen, u. a. auch in den Augenlidern. Dadurch blinzelt man.

Der Aufbau des Auges

Der Augapfel ist etwa 2,5 cm groß. Auf seiner Rückseite liegt die Netzhaut (Retina) mit lichtempfindlichen Zellen, deren Signale über Neuronen zum Sehnerv laufen. Der Innenraum ist mit dem Glaskörper, einer gelartigen Substanz, gefüllt. Vorne hat das Auge eine Öffnung, die Pupille, mit einer durchsichtigen Linse. Um die Linse liegt ein Ring farbiger Muskeln, die Iris, die steuert, wie viel Licht ins Auge eintritt. Eine durchsichtige Membran, die Hornhaut (Cornea), bedeckt sie und geht seitlich in die weiße Lederhaut (Sklera) über.

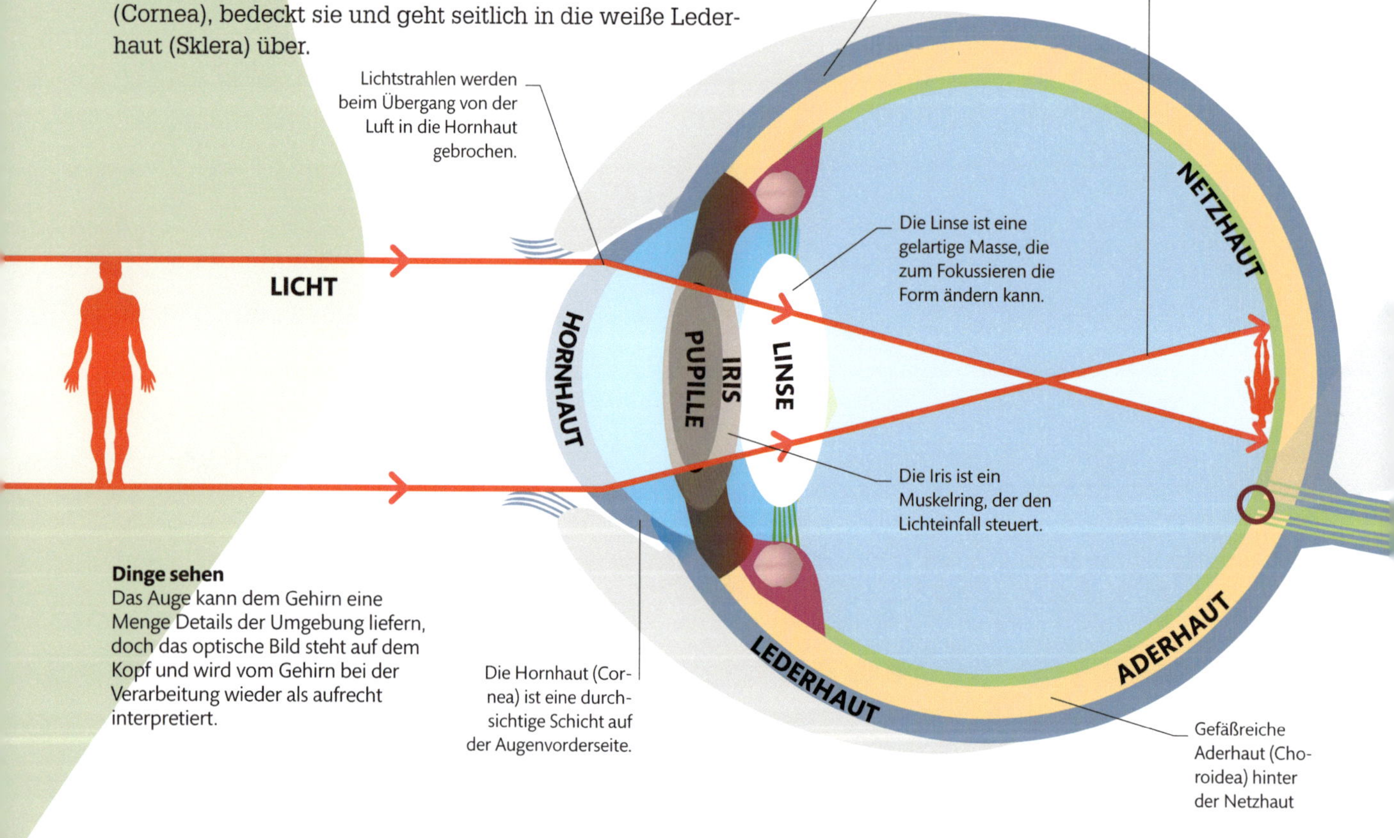

Dinge sehen
Das Auge kann dem Gehirn eine Menge Details der Umgebung liefern, doch das optische Bild steht auf dem Kopf und wird vom Gehirn bei der Verarbeitung wieder als aufrecht interpretiert.

1 Licht gelangt ins Auge
Licht durchdringt die Hornhaut und gelangt durch die Pupille ins Auge. Die Pupille ist von der Iris, einem farbigen Muskelring, umgeben, der die Öffnung verengt oder erweitert, um die Menge des Lichts zu kontrollieren.

2 Linse und Fokussierung
Die Linse hinter der Iris bricht die Lichtstrahlen, sodass ein Bild auf der Netzhaut entsteht. Muskeln an der Linse verformen sie: Zur Scharfstellung entfernter Objekte wird sie flacher, für nahe Objekte stärker gekrümmt.

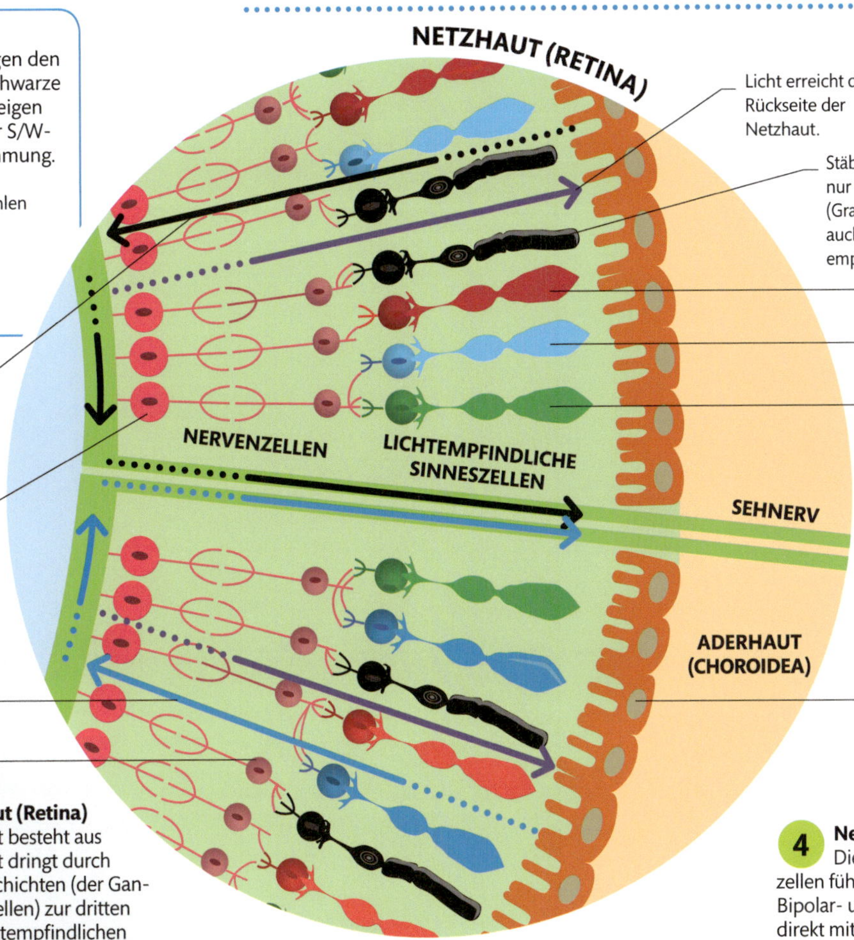

3 Die Netzhaut (Retina)
Die Netzhaut besteht aus drei Schichten. Licht dringt durch die ersten beiden Schichten (der Ganglien- und Bipolarzellen) zur dritten Schicht mit den lichtempfindlichen Stäbchen- und Zapfenzellen. Sie wandeln Licht in Nervensignale um.

4 Nerven zum Hirn
Die Erregung der Sinneszellen führt zu Impulsen in den Bipolar- und Ganglienzellen, die direkt mit dem Sehnerv verbunden sind. Die Signale laufen dann durch den Sehnerv zum Gehirn.

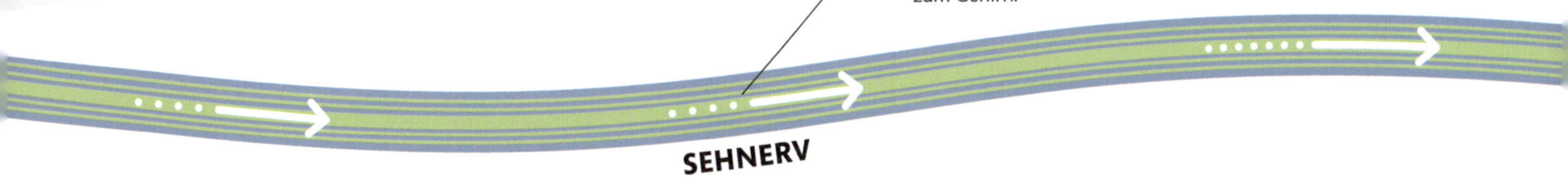

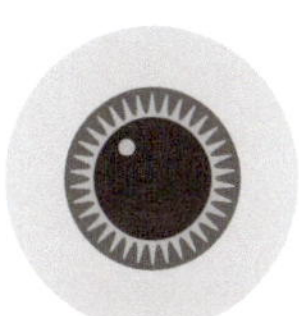

DER **AUGAPFEL** BLEIBT DAS **GANZE LEBEN** LANG **GLEICH GROSS.**

DER BLINDE FLECK

Da die Nervenzellen in der Netzhaut vor den Sinneszellen liegen, muss der Sehnerv durch die Netzhaut hindurch führen, um das Auge mit dem Gehirn zu verbinden. Dies erzeugt einen »blinden Fleck« ohne Lichtsinneszellen. Wir bemerken dies aber nicht, da das Gehirn die fehlende Stelle u. a. mit Daten des anderen Auges ergänzt.

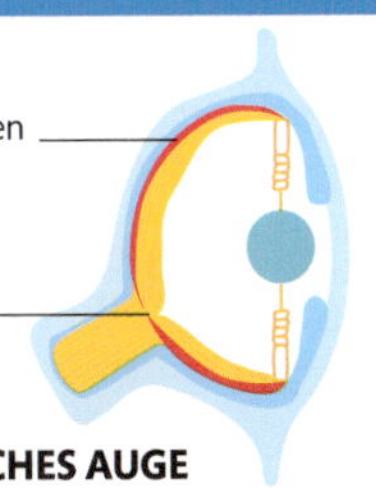

Der visuelle Kortex

Nervensignale vom Auge müssen quer durch das ganze Gehirn laufen, um das Rindenareal zu erreichen, das auf ihre Verarbeitung spezialisiert ist: der visuelle Kortex.

Aufbau des visuellen Kortex

Der visuelle Kortex (die Sehrinde) liegt in beiden Hirnhälften und wird weiter in acht Hauptareale mit spezifischen Funktionen unterteilt (siehe gegenüber). Signale laufen von der Netzhaut (siehe S. 66–67) über den Thalamus und das Corpus geniculatum laterale (den seitlichen Kniehöcker) zum primären visuellen Kortex (Areal V1) und weiter zu Arealen, die Formen, Farben, Tiefen und Bewegungen verarbeiten; sie zusammen ergeben das Bild. Einige Areale tragen zur Erkennung bekannter Objekte bei, andere zur räumlichen Orientierung oder zu visuell-motorischen Fähigkeiten.

3 Erkennen von Gesichtern
Merkmale, die einem Gesicht ähneln, werden zum Gesichtserkennungsareal und zur Amygdala geleitet, wo sie auf Details analysiert werden, die wiedererkannt werden können.

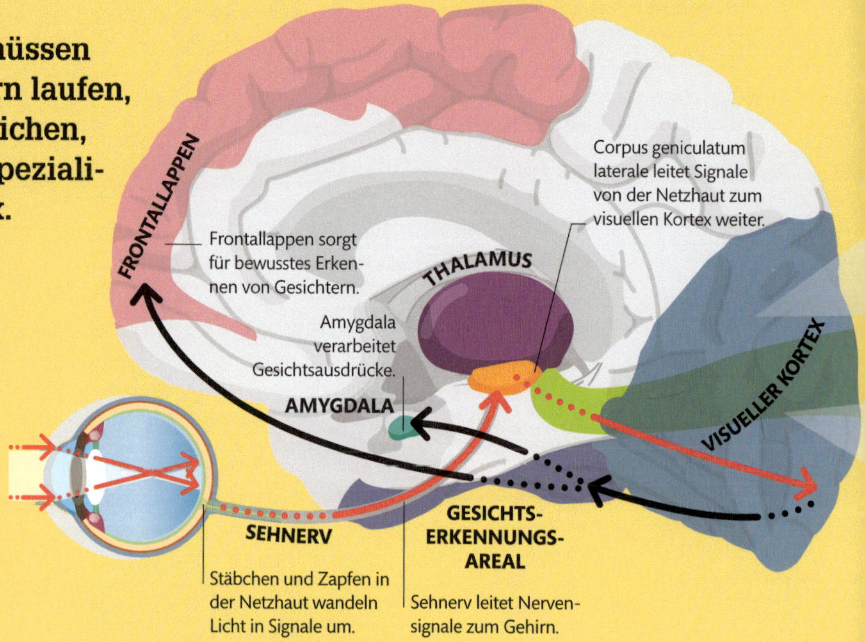

1 Vom Augapfel zum visuellen Kortex
Daten vom Auge laufen durch den Sehnerv zum Chiasma opticum, der Sehnervkreuzung (siehe unten), in der sie zum Teil in die andere Hirnhälfte geleitet werden. Die Signale laufen dann weiter zum Corpus geniculatum laterale, das sie zum visuellen Kortex weitergibt.

LEGENDE
- Informationen von den Augen
- Gesichtserkennungsbahn

Räumliches Sehen

Unsere Fähigkeit, räumlich zu sehen, auch stereoskopisches Sehen genannt, beruht darauf, dass beide Augen nach vorne blicken und sich synchron bewegen. Da sie etwas auseinander liegen, haben sie leicht unterschiedliche Blickwinkel, wobei sich ihre jeweiligen Gesichtsfelder überlappen. Das Gehirn berechnet daraus ein räumliches Modell und nutzt dabei die Erfahrung, um schneller zu arbeiten und Lücken zu füllen.

Seitenwechsel
An der Sehnervkreuzung, dem Chiasma opticum, vereinen sich die Axone der Nerven der linken Netzhautseite beider Augen und laufen zum linken visuellen Kortex, und umgekehrt.

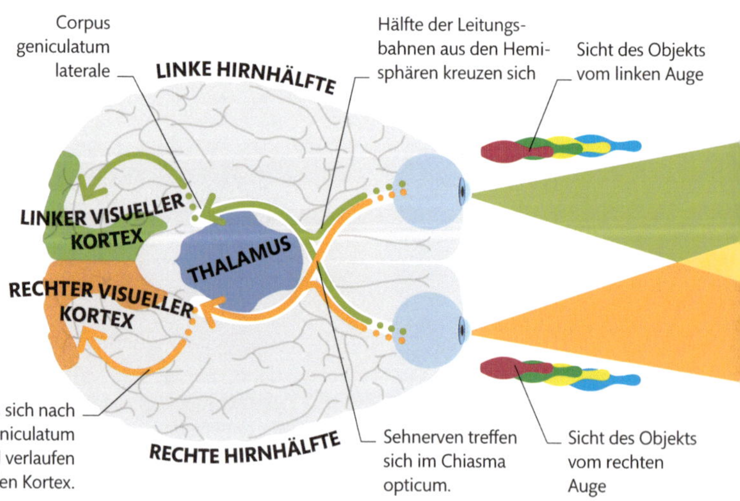

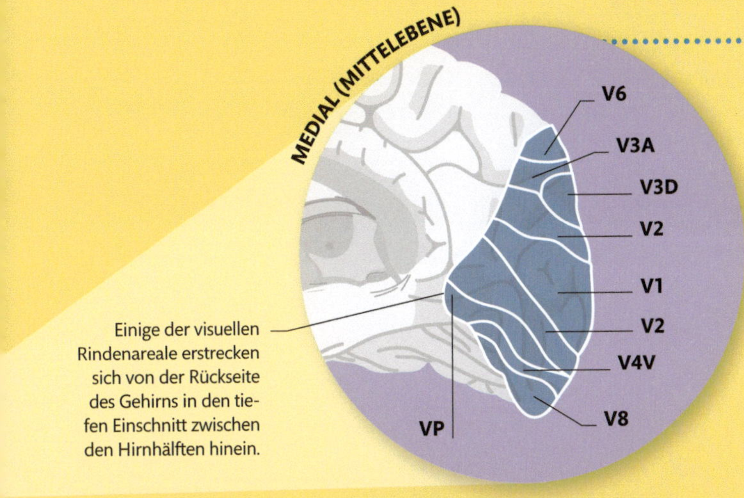

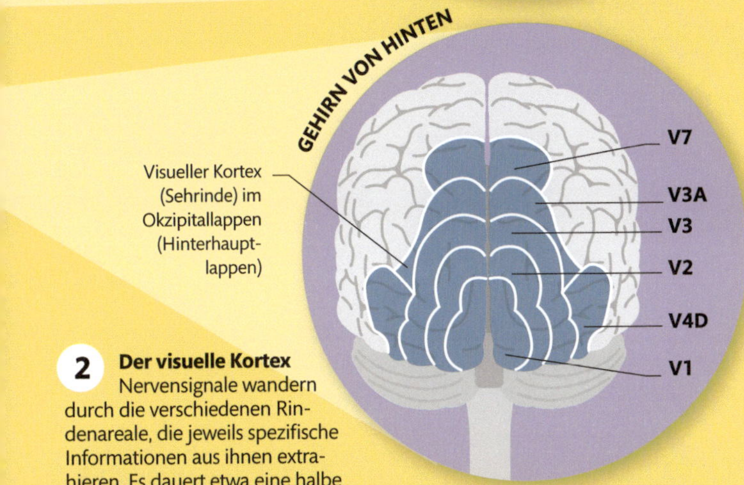

2 Der visuelle Kortex Nervensignale wandern durch die verschiedenen Rindenareale, die jeweils spezifische Informationen aus ihnen extrahieren. Es dauert etwa eine halbe Sekunde, um ein Bild zu interpretieren, sodass es bewusst wird.

DER VISUELLE KORTEX IST SEHR DÜNN: NUR 2 MM.

AREALE DES VISUELLEN KORTEX

AREAL	FUNKTION
V1	Hier laufen die visuellen Reize vom Sehnerv ein.
V2	Leitet Informationen weiter und reagiert auf komplexe Formen.
V3A, V3D, VP	Registrieren Winkel und Symmetrien und kombinieren Bewegung und Richtungen.
V4D, V4V	Reagieren auf Farben, Ausrichtung, Formen und Bewegung.
V5	Reagiert auf Bewegung.
V6	Erkennt Bewegung im peripheren Gesichtsfeld.
V7	Beteiligt an der Wahrnehmung von Symmetrie.
V8	Wahrscheinlich an der Verarbeitung von Farben beteiligt.

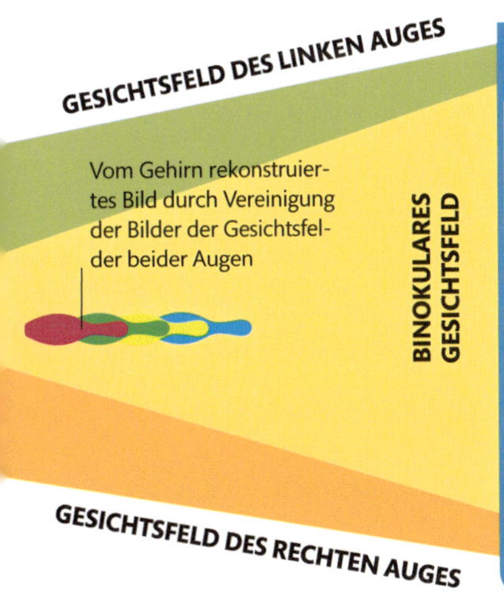
GESICHTSFELD DES LINKEN AUGES
Vom Gehirn rekonstruiertes Bild durch Vereinigung der Bilder der Gesichtsfelder beider Augen
BINOKULARES GESICHTSFELD
GESICHTSFELD DES RECHTEN AUGES

GESICHTSFELDER

Primaten haben ein größeres stereoskopisches Gesichtsfeld und können daher Entfernungen besser schätzen als die meisten Pflanzenfresser und Vögel. Dafür können sie in ihre blinde Zone nur durch Kopfdrehungen sehen. Tiere mit den Augen an den Kopfseiten haben ein Rundum-Gesichtsfeld, aber ohne räumliches Sehen.

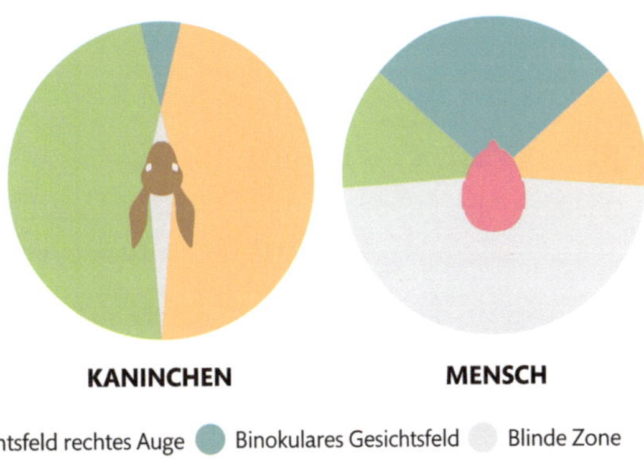

Wie wir sehen

Sehen ist sowohl ein bewusster als auch ein unbewusster Vorgang. Beide laufen auf eigenen Bahnen im Gehirn ab. Die bewusste Bahn erkennt Objekte, während die unbewusste Bahn Bewegungen leitet.

NEUGEBORENE KÖNNEN NUR **SCHWARZ, WEISS** UND **ROT SEHEN.**

Rindenareal V1
Signale der Augen erreichen zuerst den primären visuellen Kortex (V1). Seine Neuronen reagieren auf grundlegende visuelle Informationen, etwa die Orientierung und Bewegungsrichtung von Objekten und die Mustererkennung.

Rindenareal V2
Im sekundären visuellen Kortex (V2) verbessern einige Neuronen die Bilddaten von V1 und schärfen die Umrisse und Kanten komplexer Formen. Andere Neuronen verbessern die anfängliche Interpretation der Farben von Objekten.

Rindenareal V3
Das visuelle Areal 3 (V3) ist an der Analyse von Winkeln, Positionen, 3-D-Tiefen und der Orientierung von Formen beteiligt. Es trägt auch zur Verarbeitung der Bewegungsrichtung und Geschwindigkeit von Objekten bei. Einige Zellen sind auch sensitiv für Farben.

BAHN IM VISUELLEN KORTEX

Die Bahnen des Sehens

Bei der Verarbeitung in den Schichten des visuellen Kortex (siehe S. 68–69) wird die Information in zwei Bahnen aufgeteilt, die dorsale (obere) Bahn und die ventrale (untere) Bahn. Es ist nicht ganz sicher, wo genau die Auftrennung geschieht, doch die dorsale Bahn verarbeitet unser Raumgefühl relativ zu den Dingen um uns herum, während die ventrale Bahn dazu beiträgt, das Gesehene zu identifizieren, zu kategorisieren und wiederzuerkennen. Die dorsale Bahn ist für die Beurteilung der Situation wichtig, insbesondere wenn sofortiges Handeln nötig ist, etwa um der Gefahr eines heranfliegenden Gegenstands auszuweichen. In einem solchen Fall nimmt die ventrale Bahn eine untergeordnete Rolle ein, da ihre Informationen nicht wesentlich sind.

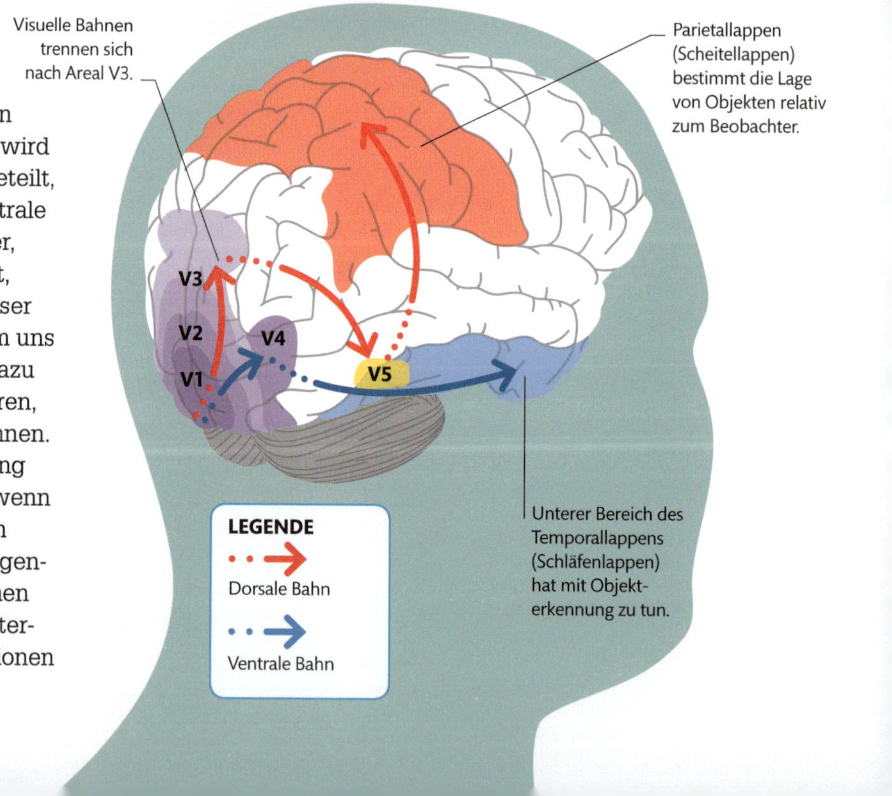

Rindenareal V5
Das Areal V5 im mittleren Temporallappen beurteilt die Gesamtrichtung der Bewegung eines Objekts statt seiner Einzelteile, etwa die allgemeine Richtung eines Vogelschwarms, nicht den Flug der einzelnen Vögel. Es analysiert auch die Bewegung unseres eigenen Körpers.

Parietallappen
Der Parietallappen beurteilt die räumliche Tiefe und Position eines Objekts relativ zum Beobachter. So kann man sofort reagieren und sich etwa ducken, wenn ein Gegenstand mit hoher Geschwindigkeit auf einen zufliegt.

»WO«-BAHN (DORSALE BAHN)

Unbewusstes Sehen
Die dorsale Bahn bringt visuelle Information zum Parietallappen (Scheitellappen) durch Areale, die den Ort, die Zeit und die Bewegung eines Objekts berechnen und passende Handlungen planen. All das passiert ohne bewusste Wahrnehmung oder bewusstes Denken.

Bewusstes Sehen
Die ventrale Bahn extrahiert weitere Informationen über das Objekt, etwa seine Farbe und Form. Sie laufen zum Temporallappen (Schläfenlappen), wo das visuelle Gedächtnis hilft, das Objekt zu bestimmen. Hier wird der visuelle Reiz zur bewussten Wahrnehmung.

»WAS«-BAHN (VENTRALE BAHN)

Rindenareal V4
Das visuelle Areal 4 (V4) ist an der Wahrnehmung von Farben, Texturen, Orientierungen, Formen und Bewegungen beteiligt. Hier liegen die meisten farbsensitiven Neuronen und das Areal ist wichtig dafür, den Abstand zwischen Objekten abzuschätzen.

Unterer Temporallappen
Signale werden zum Gyrus fusiformis im unteren Temporallappen weitergeleitet, der an der Erkennung komplexer Formen und Objekte, beispielsweise Gesichtern, beteiligt ist. Zusammen mit dem Hippocampus trägt er zur Bildung neuer Erinnerungen bei.

WAS IST PROSOPAGNOSIE?

Die Unfähigkeit, Gesichter zu erkennen, selbst von Familienmitgliedern, v. a. aufgrund von Schädigungen im unteren Schläfenlappen. Betroffene müssen Personen anders zu identifizieren lernen.

Was wir sehen

Da das Gehirn visuelle Reize innerhalb von Mikrosekunden verarbeitet, ist es nicht verwunderlich, dass es manchmal Probleme hat, diesen Daten einen Sinn zu geben, und wir dann »unseren Augen nicht trauen«.

Verarbeitung einer Szene

Beim Betrachten einer Szene sehen wir nicht alles zugleich. Vielmehr blicken die Augen wiederholt auf eine Abfolge fingernagelgroßer Punkte, die das Gehirn für relevant hält. Der Rest der Szene bleibt verschwommen, bis die Aufmerksamkeit auf eine andere Stelle fällt. Gesichter sind meist ein Hauptfokus – das Gehirn ist darauf programmiert, nach Gesichtern zu suchen, weshalb wir sie auch an seltsamen Orten sehen, etwa auf einer Scheibe Toast. Während es Details der Zielobjekte analysiert, konstruiert das Gehirn die Geschichte der Gesamtszene mit dem Kontext jeden Objekts.

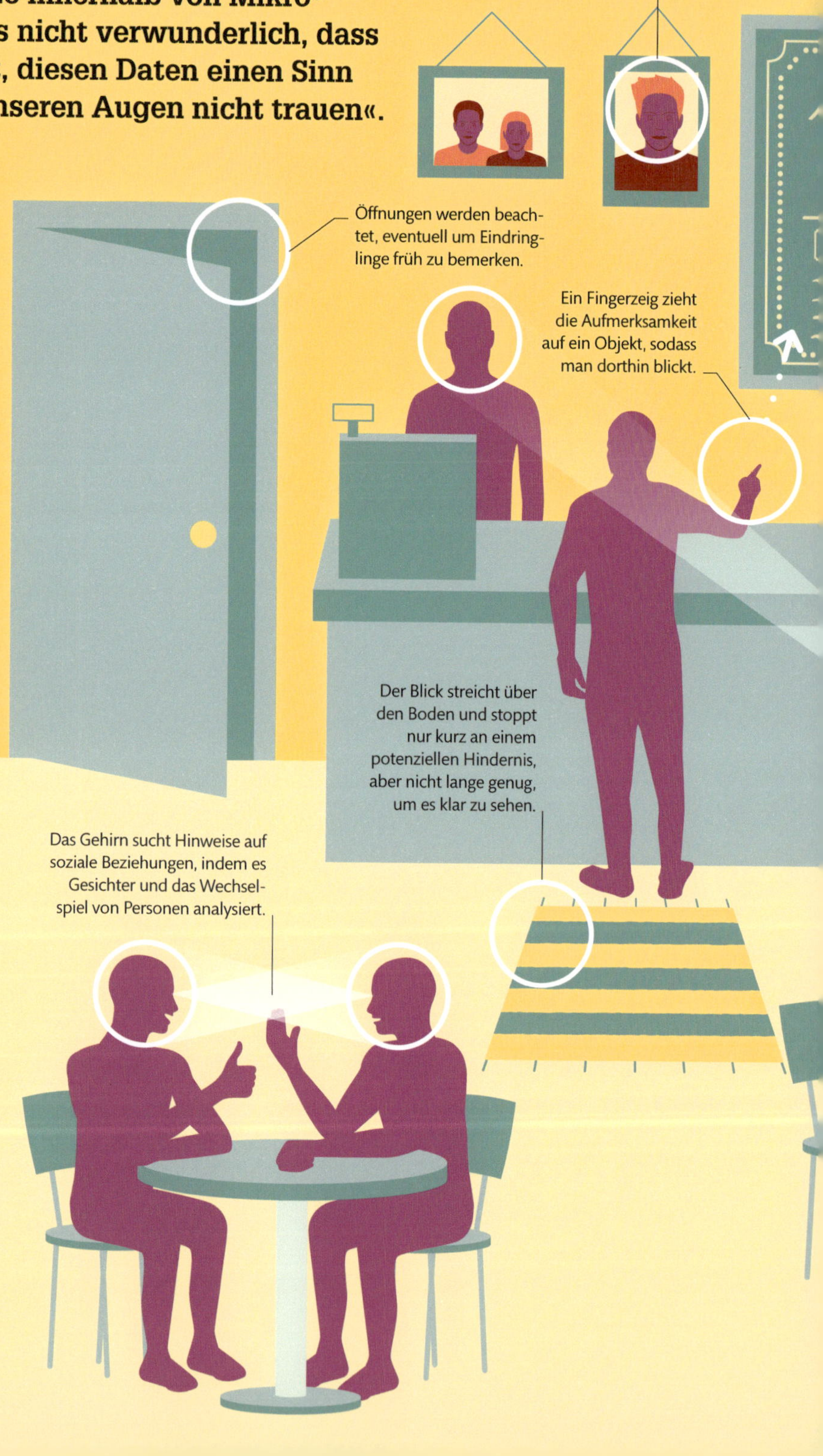

Das Gehirn wird von Gesichtern so stark angezogen, dass es auch Bilder studiert.
Öffnungen werden beachtet, eventuell um Eindringlinge früh zu bemerken.
Ein Fingerzeig zieht die Aufmerksamkeit auf ein Objekt, sodass man dorthin blickt.
Der Blick streicht über den Boden und stoppt nur kurz an einem potenziellen Hindernis, aber nicht lange genug, um es klar zu sehen.
Das Gehirn sucht Hinweise auf soziale Beziehungen, indem es Gesichter und das Wechselspiel von Personen analysiert.

Suche nach relevanten Details
Der Blick auf eine komplexe Szene wie in diesem Café aktiviert Prozesse, die Zielobjekte, etwa Menschen, vom Hintergrund trennen und dann entscheiden, auf welche Ziele die Aufmerksamkeit gerichtet wird.

WARUM SEHEN WIR GESICHTER IN UNBELEBTEN OBJEKTEN?

Die Pareidolie (das Sehen von Gesichtern, wo keine sind) könnte ein Überlebensinstinkt sein, damit wir stets wachsam für mögliche Feinde oder Raubtiere sind.

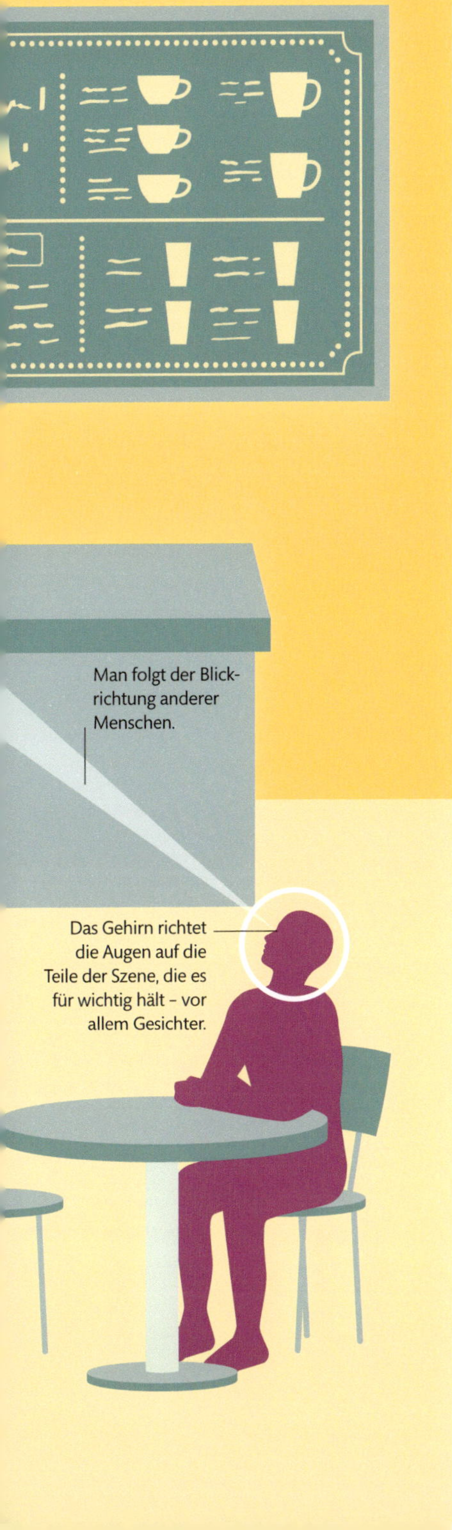
Man folgt der Blickrichtung anderer Menschen.
Das Gehirn richtet die Augen auf die Teile der Szene, die es für wichtig hält - vor allem Gesichter.

Sinnestäuschungen (Illusionen)

Sinnestäuschungen treten auf, wenn das Gehirn Daten der Augen (bzw. anderer Sinne) in einer Weise interpretiert, die nicht der physikalischen Realität entspricht. Da viele unklare oder widersprüchliche Signale das Hirn erreichen, sucht es nach bekannten Mustern. Es versucht auch, vorherzusagen, was als Nächstes passiert, um die Zeitverzögerung zwischen Reiz und Wahrnehmung auszugleichen. Dabei kann das Gehirn den Reiz falsch interpretieren. Es gibt drei Typen: physiologische, kognitive und physikalische Täuschungen.

HERMANN-GITTER

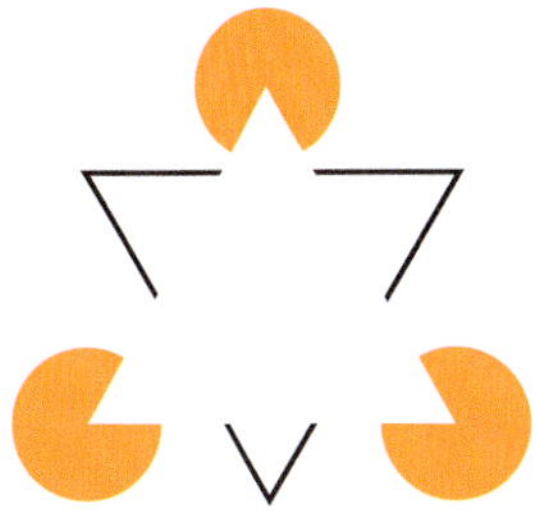

KANIZSA-DREIECKE

Physiologische Illusionen
Physiologische Illusionen dürften durch übermäßige oder widersprüchliche Reize entstehen, etwa in der Helligkeit, Farbe, Position oder Bewegung. In diesem Gitter scheinen an den Kreuzungen graue Punkte zu flackern, die verschwinden, wenn man auf sie starrt.

Kognitive Illusionen
Bei kognitiven Illusionen macht das Gehirn Annahmen über Objekte. Hier »sieht« man ein weißes Dreieck über einem anderen Dreieck und Kreisen, doch keine der Figuren existiert. Manchmal kippt die Wahrnehmung zwischen mehreren Interpretationen hin und her.

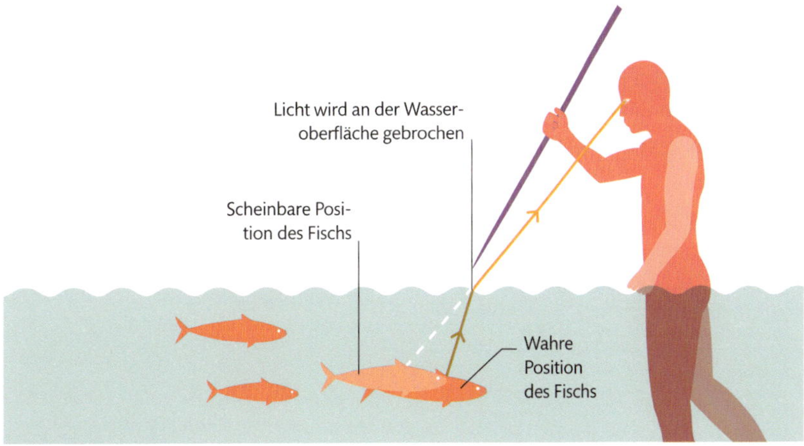

LICHTBRECHUNG

Physikalische Illusionen
Optische Täuschungen entstehen durch die optischen Eigenschaften der physikalischen Umwelt. Beim Blick ins Wasser etwa kann das Gehirn die Brechung des Lichts an der Grenze zwischen Luft und Wasser nicht richtig interpretieren, sodass es die Position falsch sieht.

SEH**ILLUSIONEN** KOMMEN AUCH BEI **VÖGELN** UND **SÄUGETIEREN** VOR.

Wie wir hören

Die Welt ist voller Geräusche. Sie wandern als Schallwellen durch die Luft zu den Ohren. Dort werden sie in elektrische Nervensignale umgewandelt und ans Gehirn geleitet, das ihre Bedeutung interpretiert.

Vom Schall zum Hören

Hören umfasst die Umwandlung von Schall in elektrische Signale, die das Gehirn verarbeiten und interpretieren kann. Schallwellen laufen vom Außen- zum Mittelohr, wo sie Membrane und Knöchelchen zu Schwingungen anregen. Die Schwingungen erreichen die Schnecke (Cochlea), die sie in elektrische Erregungen umwandelt. Diese laufen zum Hirnstamm und zum Thalamus, wo Richtung, Frequenz und Lautstärke wahrgenommen werden. Die Daten gelangen zur Verarbeitung in den linken und rechten auditiven Kortex. Der linke identifiziert Töne und bestimmt ihre Bedeutung, der rechte beurteilt ihre Qualität.

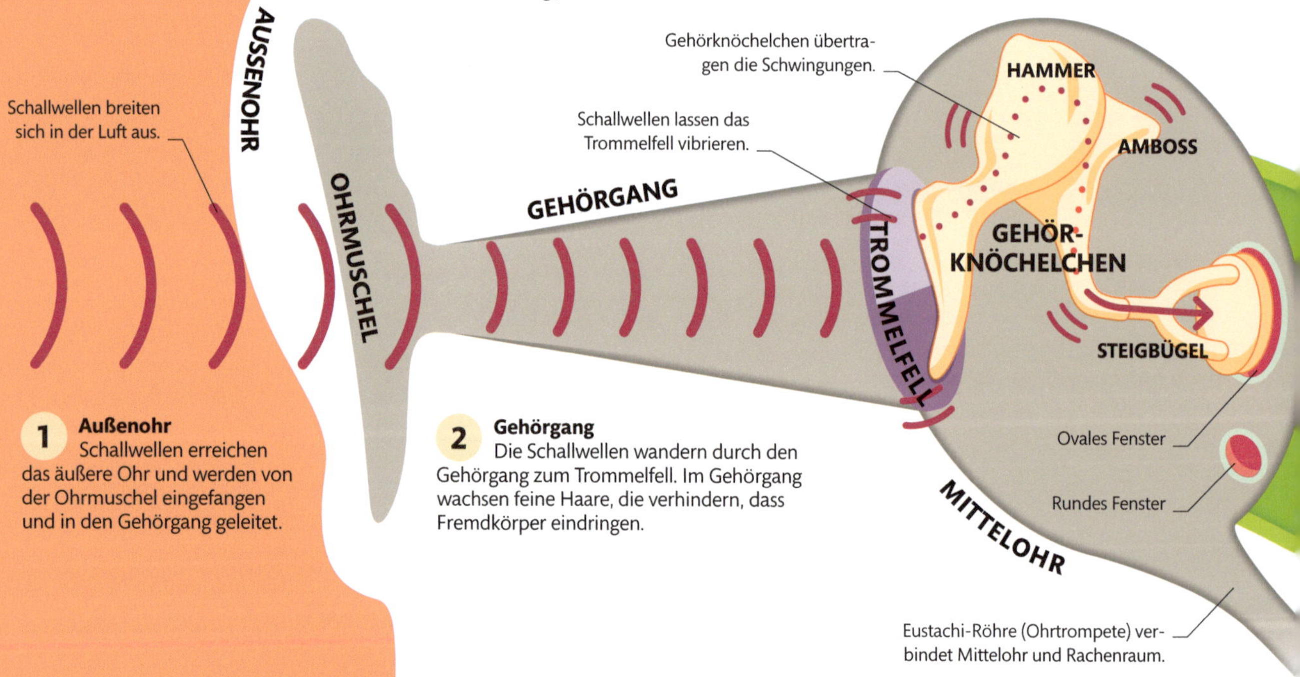

1 Außenohr
Schallwellen erreichen das äußere Ohr und werden von der Ohrmuschel eingefangen und in den Gehörgang geleitet.

2 Gehörgang
Die Schallwellen wandern durch den Gehörgang zum Trommelfell. Im Gehörgang wachsen feine Haare, die verhindern, dass Fremdkörper eindringen.

3 Trommelfell
Das Trommelfell ist eine dünne Membran aus fasrigem Gewebe, das eine Barriere zwischen dem Außenohr und dem Mittelohr bildet. Es wird von den Schallwellen aus dem Gehörgang zu Schwingungen angeregt.

4 Gehörknöchelchen
Die Schwingungen des Trommelfells werden auf ein System verbundener Knochen, die Gehörknöchelchen, übertragen: Hammer, Amboss und Steigbügel. Der Steigbügel bewegt eine weitere Membran (im ovalen Fenster), die den Schall ins Innenohr leitet.

LÄRM AUSFILTERN

In einer belebten Umgebung gibt es viele sich überlagernde Geräusche, aber trotzdem kann man verstehen, wenn jemand neben einem spricht. Der primäre auditive Kortex kann nämlich Störgeräusche ausfiltern und das gewünschte Signal verstärken. Dazu dämpft er kontinuierliche Geräusche, etwa vom Verkehr, und verstärkt dynamischere Bereiche wie die Sprache, denen er aktiv zuhört.

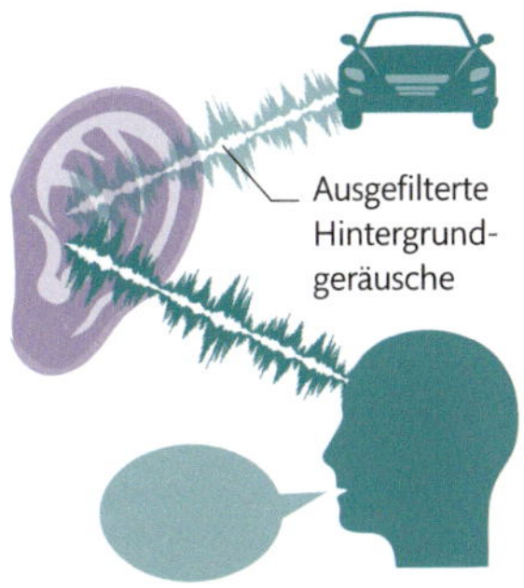

9 Der primäre auditive Kortex
Nach der Vorverarbeitung im Thalamus werden die Merkmale des Gehörten vom primären auditiven Kortex interpretiert, der mit anderen kortikalen Arealen zusammenarbeitet, um die Art des Geräuschs zu bestimmen.

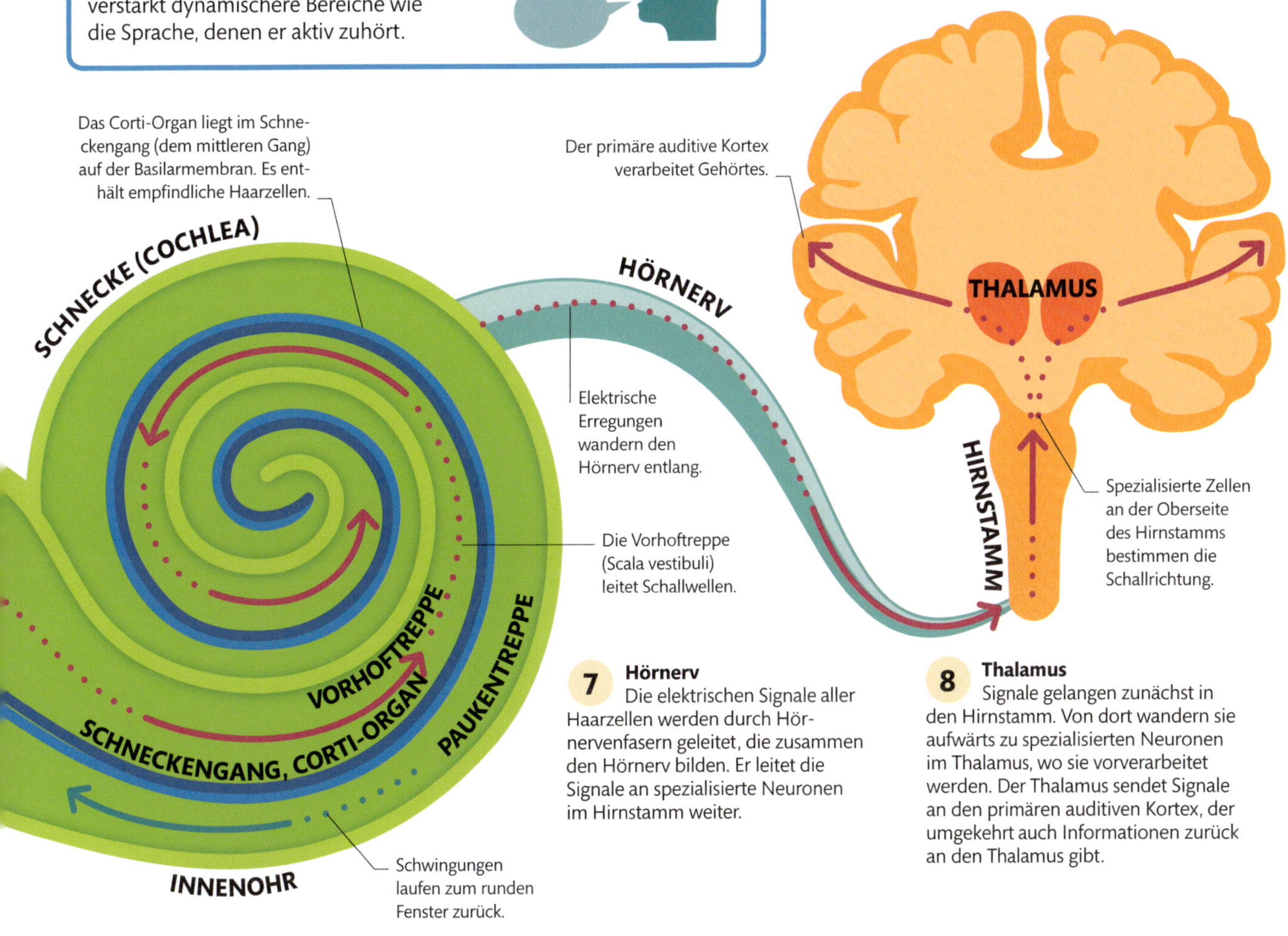

7 Hörnerv
Die elektrischen Signale aller Haarzellen werden durch Hörnervenfasern geleitet, die zusammen den Hörnerv bilden. Er leitet die Signale an spezialisierte Neuronen im Hirnstamm weiter.

8 Thalamus
Signale gelangen zunächst in den Hirnstamm. Von dort wandern sie aufwärts zu spezialisierten Neuronen im Thalamus, wo sie vorverarbeitet werden. Der Thalamus sendet Signale an den primären auditiven Kortex, der umgekehrt auch Informationen zurück an den Thalamus gibt.

5 Hörschnecke (Cochlea)
Sie hat drei flüssigkeitsgefüllte Gänge. Schall wandert die Vorhoftreppe (Scala vestibuli) als Welle entlang, die auf den Schneckengang (Ductus cochlearis) mit dem Corti-Organ übertragen wird. Die Welle läuft durch die Paukentreppe (Scala tympani) zum runden Fenster zurück.

6 Corti-Organ
Die Schallwellen bewegen die Basilarmembran (zwischen Schneckengang und Paukentreppe), auf der das Corti-Organ (siehe S. 76) sitzt. Es hat sensitive Haarzellen, die diese Bewegung in elektrische Signale umwandeln.

DER **STEIGBÜGEL** IST DER **KLEINSTE KNOCHEN** IM KÖRPER.

Hören und Gehirn

Jedes Geräusch besteht aus einer Anzahl verschiedener Komponenten. Das Gehirn muss die Details der Frequenzen, Intensitäten und Rhythmen aufnehmen, um jedes Geräusch zu verarbeiten, zu identifizieren und zu erinnern.

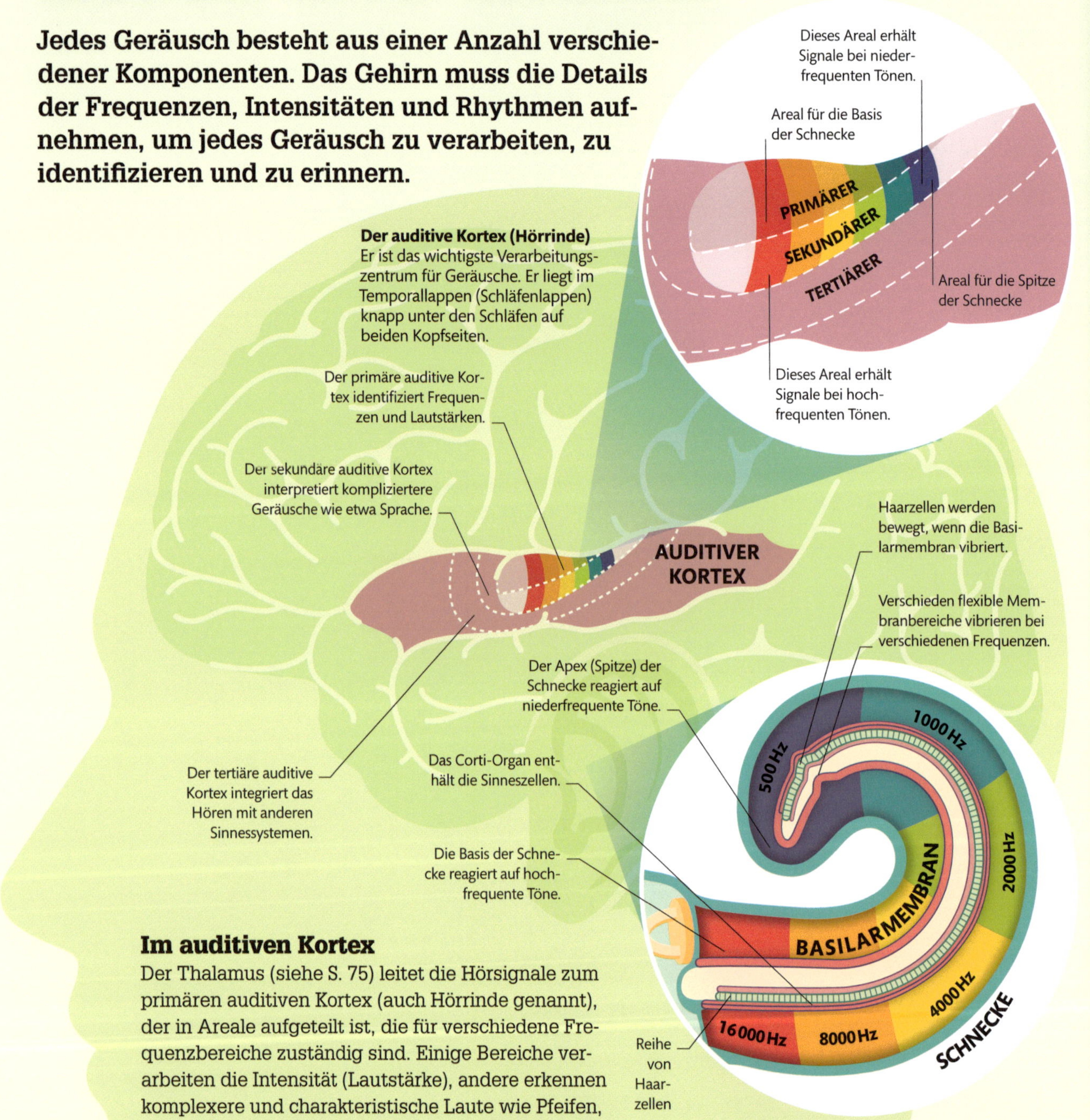

Im auditiven Kortex

Der Thalamus (siehe S. 75) leitet die Hörsignale zum primären auditiven Kortex (auch Hörrinde genannt), der in Areale aufgeteilt ist, die für verschiedene Frequenzbereiche zuständig sind. Einige Bereiche verarbeiten die Intensität (Lautstärke), andere erkennen komplexere und charakteristische Laute wie Pfeifen, Knalle oder Tierstimmen. Sie leiten die Signale an den sekundären auditiven Kortex weiter, der vermutlich Harmonien, Rhythmen und Melodien analysiert. Der tertiäre auditive Kortex integriert alle diese Informationen zu einem Allgemeineindruck des Gehörten.

Die Hörschnecke (Cochlea)
Die Schnecke reagiert entlang der Windung auf verschiedene Frequenzen, von hohen Tönen an der Basis bis hin zu tiefen Basstönen an der Spitze. Im auditiven Kortex gibt es für die Frequenzen jeweils entsprechende Areale.

Musik im Gehirn

Musik beschäftigt viele Areale im Gehirn. Beim Hören von Musik werden nicht nur die Töne verarbeitet, sondern auch das Gedächtnis und Gefühlszentren aktiviert, bei Liedtexten zudem die Sprachzentren. Selbst zu musizieren stellt noch größere Anforderungen: Der visuelle Kortex wird durch das Notenlesen aktiviert, der Frontallappen ist an der Handlungsplanung beteiligt und der motorische Kortex koordiniert die Bewegungen. Musiker sind besser darin, beide Hände zu benutzen, weil Musik die Koordination von Motorik, Berührungsinformationen und auditiven Eindrücken erfordert. Anders als Zuhörer, die die rechte Gehirnhälfte nutzen, ist bei Profimusikern die linke aktiv. Sie haben auch eher einen dickeren Corpus callosum (Balken, der die Hirnhälften verbindet) und größere auditive und motorische Areale.

30 000

DIE ZAHL DER **FASERN**, AUS DENEN DER **HÖRNERV** BESTEHT

Hirnaktivierung durch Musik

Hirnscans zeigen, dass mehrere Areale im Gehirn aktiv sind, wenn man Musik hört, und noch mehr, wenn man selbst ein Instrument spielt oder tanzt.

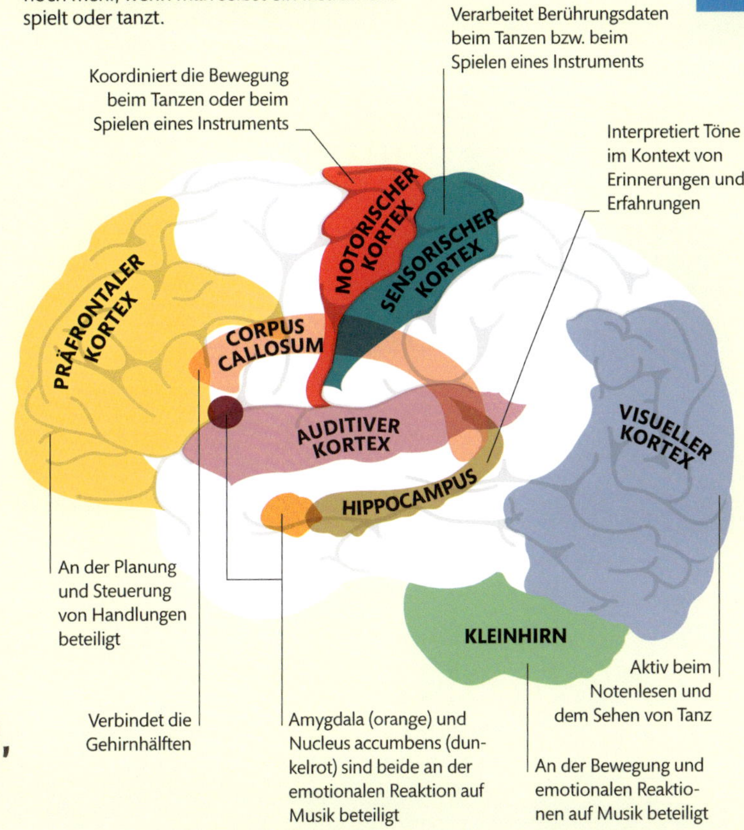

HÖRBEREICHE

Menschen nehmen einen großen Frequenzbereich wahr, doch andere Tiere hören Töne weit außerhalb unseres Bereichs. So nutzen etwa Fledermäuse und Delfine hohe Frequenzen für die Echoortung, während Elefanten und Wale tiefe Töne erzeugen, die weit getragen werden. Menschen hören im Frequenzbereich von 2 bis 5 kHz am besten; diese Töne sind auch bei geringer Lautstärke hörbar. Kinder haben den größten Hörbereich von etwa 20 Hz bis 20 kHz; mit dem Alter sinkt die obere Grenze, sodass alte Menschen nur bis etwa 15 kHz hören.

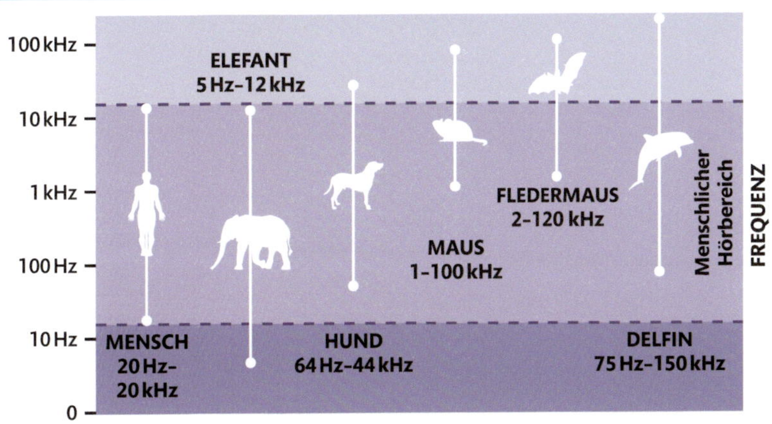

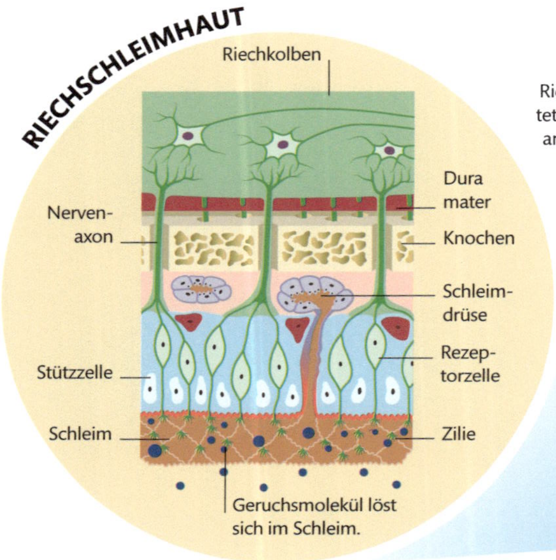

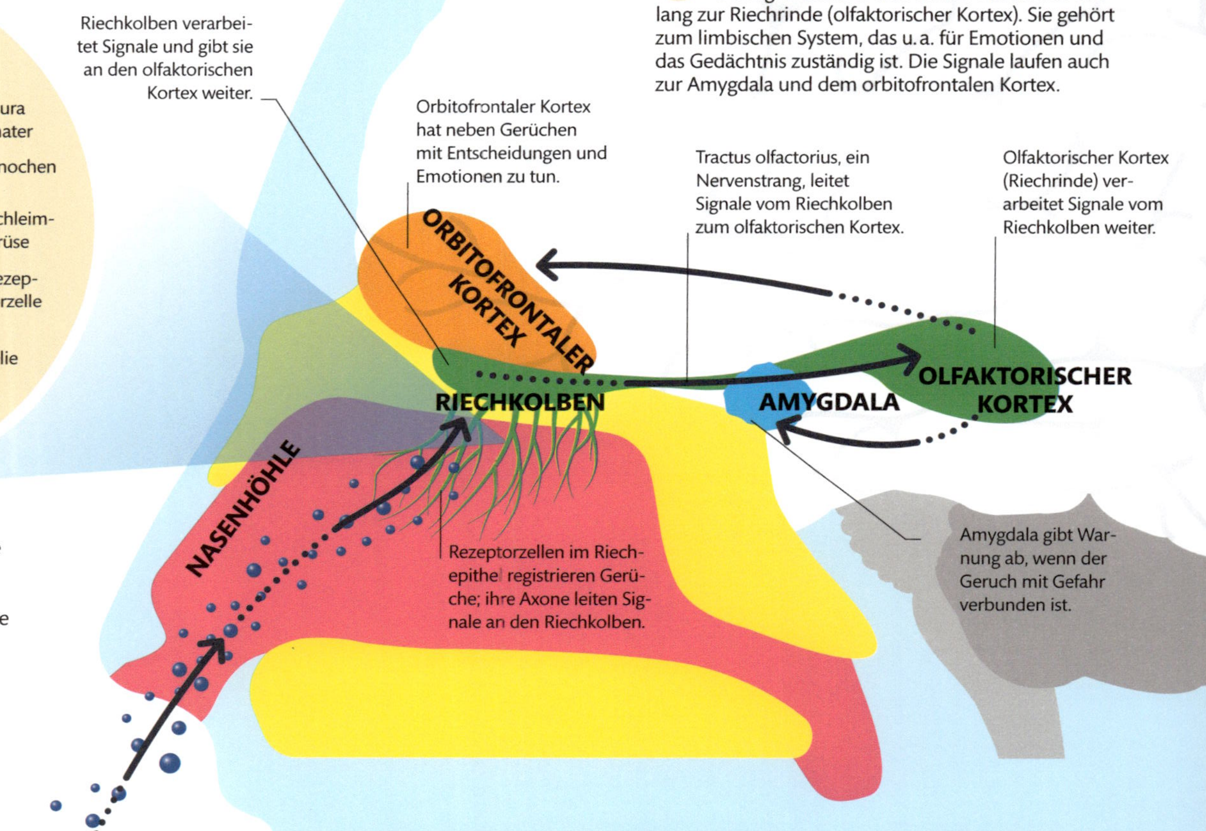

3 Im Gehirn
Die Signale laufen den Tractus olfactorius entlang zur Riechrinde (olfaktorischer Kortex). Sie gehört zum limbischen System, das u. a. für Emotionen und das Gedächtnis zuständig ist. Die Signale laufen auch zur Amygdala und dem orbitofrontalen Kortex.

2 Rezeptoren
Jedes Geruchsmolekül aktiviert eine bestimmte Kombination von Geruchsrezeptoren in den Zilien. Die aktivierten Rezeptorzellen schicken Impulse durch ihre Axone zum Riechkolben zur Verarbeitung.

1 Geruch gelangt in die Nase
Geruchsmoleküle werden mit dem Luftstrom in die Nase gezogen und erwärmt. Sie lösen sich im Schleim, der von der Riechschleimhaut (Riechepithel) erzeugt wird, und reizen die Zilien, die Haarfortsätze der Rezeptorzellen.

12 MILLIONEN
DIE ZAHL DER **RIECHZELLEN** IM **MENSCHLICHEN KÖRPER**

Die Riechbahn: Vom Molekül zur Wahrnehmung

Beim Einatmen driften Geruchsmoleküle in die Nase und stimulieren Rezeptorzellen in der Nasenhöhle, was den Reflex auslösen kann, noch tiefer einzuatmen. In der Nasenhöhle lösen sich die Moleküle im Schleim über einer Schicht von Neuronen und Stützzellen im Riechepithel (der Riechschleimhaut). Im Schleim diffundieren die Moleküle zu Zilien, haarförmigen Fortsätzen der Rezeptorzellen, die Signale an den Riechkolben senden – eine Struktur des Vorderhirns, die zum limbischen System gehört. Die Daten laufen dann in verschiedene Gehirnbereiche, vor allem im olfaktorischen Kortex (Riechrinde).

Riechen

Einen Geruch aus den vielen unserer Umwelt zu erkennen, ist die Aufgabe des Geruchs- oder olfaktorischen Systems. Es reagiert auf chemische Stoffe und sendet Signale ans Gehirn, das beurteilt, ob sie »gut« oder »schlecht« sind.

Was macht einen Geruch aus?

Die Klassifizierung von Gerüchen ist sehr umstritten. Viele Systeme gehen davon aus, dass die meisten Gerüche Kombinationen einiger Grundgerüche sind, die uns jeweils auf das Vorhandensein wichtiger Dinge in der Umgebung hinweisen. Der Geruchssinn ist wichtig für das Überleben, weil er zeigt, ob etwas sicher oder gefährlich ist.

Blumig
Leichte, natürliche Düfte wie die von Blumen, Gräsern und Kräutern, die oft in Parfüms verwendet werden

Fruchtig
Typischerweise warme Düfte von reifen Früchten und andere frische Düfte, die sich in der Nase sanft anfühlen

Zitrusartig
Anders als andere fruchtige Gerüche hat Zitrus frische, saubere, saure Aromen mit leichtem süßlichen Ansatz

Holzig und harzig
Erdige, natürliche Gerüche wie von Kompost, Pilzen, Gewürzen, Zedern, Kiefern und Humus

Chemisch
Dazu gehören synthetische, medizinische Gerüche und Lösemittel oder Benzin, die leicht identifizierbar sind

Süß
Warme, reiche, zuckerartige, etwas cremige Gerüche wie Schokolade, Malz oder Vanille

Mentholartig
Kühl, frisch und belebend, repräsentiert durch Minze, Eukalyptus und Kampfer

Brenzlig
Etwas angebrannt und karamellisiert, mit warmen, fettigen Obertönen wie Popcorn oder Erdnussbutter

Beißend
Oft unangenehme Gerüche wie Mist oder saure Milch, aber auch Zwiebeln, Knoblauch und saure Gurken

Faulig
Stärker als beißend, Gestank von faulendem Essen, Abwasser, Stadtgas und andere »ekelhafte« Gerüche

WARUM BRINGEN GERÜCHE OFT ERINNERUNGEN HOCH?

Anders als die anderen Sinne geht der Geruchssinn nicht durch den Thalamus, sondern direkt ins limbische System, das Emotionen und Erinnerungen verarbeitet und speichert, vor allem in der Amygdala.

DUFT ODER GESTANK?

Dimethylsulfid (DMS) ist eine stark riechende Substanz; ein Hauch der reinen Verbindung lässt einen vermuten, dass etwas Verrottendes oder ein überreifer Käse im Raum liegt. Doch für Lebensmittelchemiker ist es nützlich, um alle möglichen Aromen zu erzeugen, etwa von Fleisch, Fisch, Milch, Eiern, Wein, Gemüsen oder Früchten. Es wird Lebensmitteln zugesetzt, meist in winzigen Mengen.

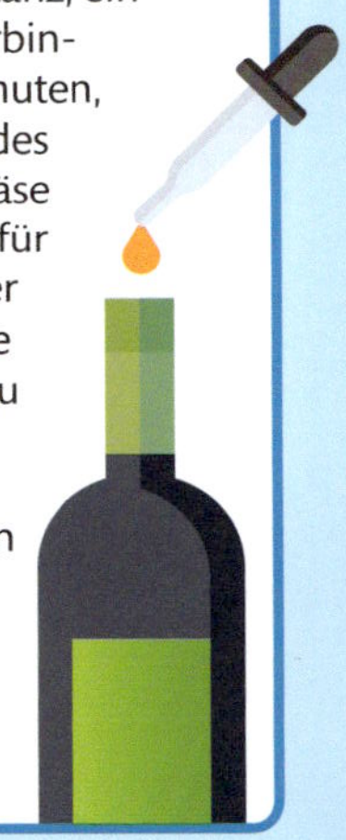

Schmecken

Zur Energieversorgung braucht der Körper nahrhafte Speisen und Flüssigkeiten. Was gut ist, wählen wir vor allem nach Geschmack und Geruch aus.

Geschmack wahrnehmen

Schmecken ist ein sehr begrenzter Sinn; wir erkennen nur fünf Grundgeschmacksrichtungen (siehe rechts). Wie Riechen ist Schmecken ein chemischer Sinn: Chemische Stoffe im Essen werden von Geschmacksknospen vor allem auf der Zunge erkannt. In ihnen liegen Rezeptorzellen, deren feine Fortsätze (Mikrovilli) die Stoffe registrieren und die dann entsprechende Signale ans Gehirn senden.

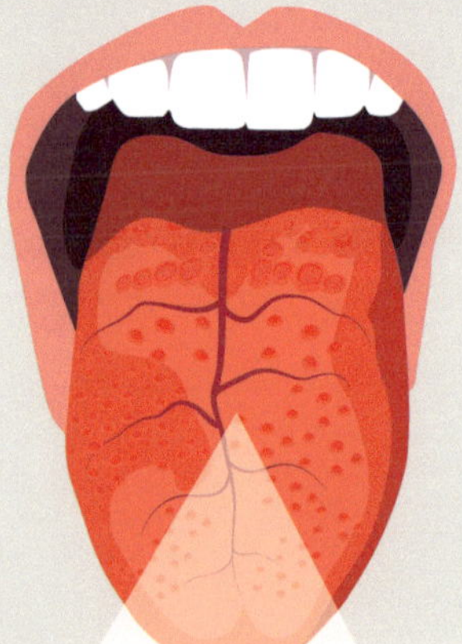

1 Zunge
Die Zunge ist ein kräftiger, flexibler Muskel. Sie bewegt die Nahrung im Mund und wird beim Sprechen gebraucht. Die Oberseite ist mit winzigen Erhebungen, den Papillen, besetzt. Die meisten sind filiforme oder Fadenpapillen ohne Geschmacksknospen, aber mit Tastsinneszellen. Sie helfen dabei, das Essen beim Kauen zu greifen.

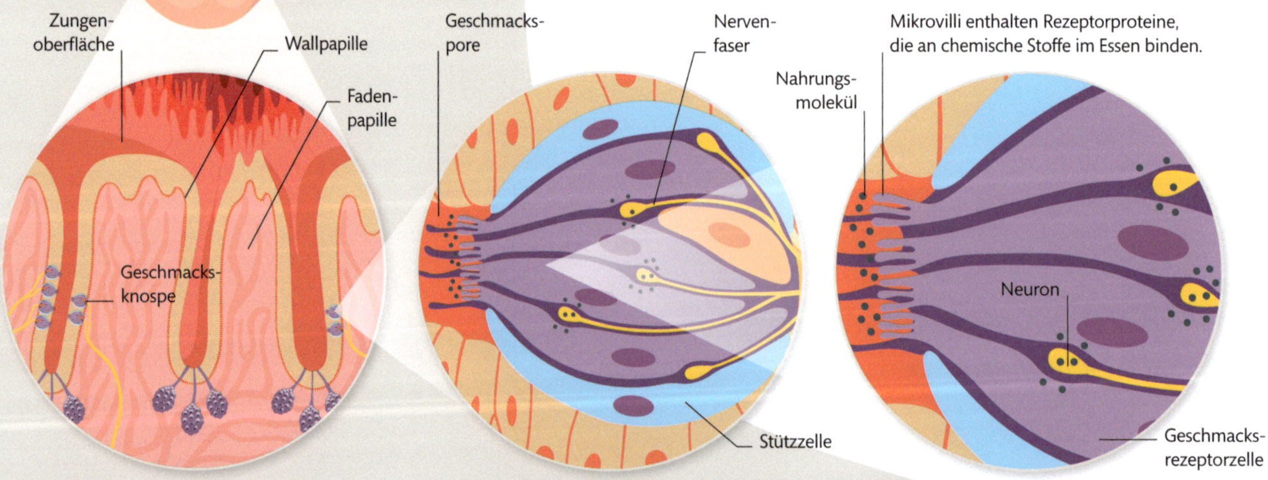

2 Papillen
Neben den Fadenpapillen gibt es fungiforme oder Pilzpapillen, foliate oder Blätterpapillen und vallate oder Wallpapillen, die alle Geschmacksknospen enthalten. Die meisten Geschmacksknospen liegen auf Blätterpapillen hinten und seitlich auf der Zunge.

3 Geschmacksknospen
Eine Geschmacksknospe ist eine Struktur aus 50–100 Zellen, die in der Wand einer Papille wie die Segmente einer Orange angeordnet sind. Das Ende jeder Zelle ragt aus der Knospe heraus in den Speichel, in dem die Nahrungsmoleküle gelöst sind.

4 Geschmacksrezeptorzellen
Wenn Nahrungsmoleküle die Mikrovilli (Zellfortsätze) erreichen, wechselwirken sie mit Rezeptorproteinen oder mit Ionenkanälen (porenartigen Proteinen der Zellmembran). Dadurch entsteht eine elektrische Erregung, die über Neuronen zum Hirn läuft.

Die fünf Grundgeschmacksrichtungen
Der Geschmackssinn ist eine evolutionäre Anpassung, um zu überleben: Zu erkennen, ob etwas nahrhaft oder vielleicht giftig ist, bevor man es zu sich nimmt, ist offenbar lebenswichtig. Bisher wurden fünf Grundgeschmacksrichtungen entdeckt, aber es könnte noch mehr geben.

Süß
Signalisiert das Vorhandensein von Kohlenhydraten, die die Quelle für lebenswichtige Zucker sind.

Salzig
Erkennt chemische Salze und Mineralien, die der Körper braucht.

Sauer
Warnt vor Lebensmitteln, die unreif sind oder schon schlecht werden.

Bitter
Viele Giftstoffe haben eine bitteren Geschmack.

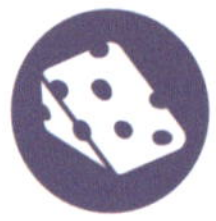

Umami
Zeigt Glutamate und Aminosäuren an, die in Fleisch, Käse und gereiften oder fermentierten Lebensmitteln vorkommen.

Geschmack und Geruch

Das Schmecken nutzt die Nase ebenso wie die Zunge. Die Nase registriert Essensgerüche in der Außenluft, aber die Wahrnehmung wird noch erheblich durch Geruchsmoleküle verstärkt, die durch ausgeatmete Luft vom Mund in die Nasenhöhle getragen werden (retronasales Riechen). Einige Geruchsrezeptoren wurden auch in Geschmacksknospen gefunden. Das Gehirn verbindet die Signale der Geschmacksknospen und der Riechschleimhaut zum Gesamteindruck der vielen verschiedenen Aromen. Doch zum Geschmackserlebnis gehören zudem die Textur und Temperatur der Speisen, die vom somatosensorischen Kortex verarbeitet werden.

Die Bahn des Schmeckens

Signale von den Geschmacksknospen laufen über Hirnnerven im Kiefer und in der Kehle zum Hirnstamm und dann hinauf zum Thalamus. Von dort werden sie an die Geschmacksareale im Frontallappen und in der Insula (einer Falte tief im Hirninneren) weitergeleitet.

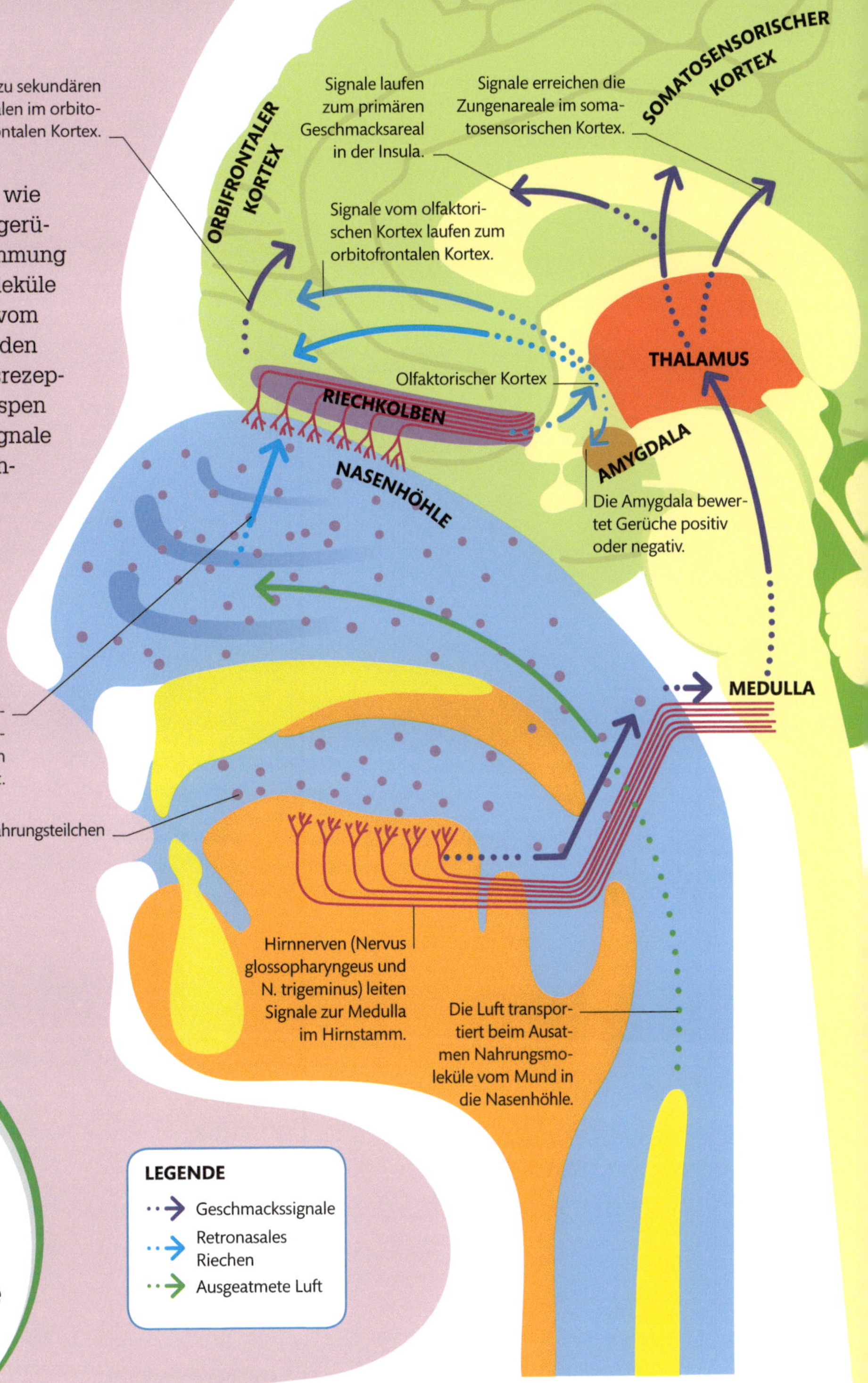

WARUM MÖGEN BABYS KEIN BITTERES ESSEN?

Babys haben mehr Geschmacksknospen als Erwachsene, sodass sie bitteres Essen intensiver schmecken. Sie lehnen instinktiv Nahrung ab, die nicht so süß und fettig wie Muttermilch ist.

EIN **ERWACHSENER** HAT DURCHSCHNITTLICH **2000** BIS **8000 GESCHMACKSKNOSPEN.**

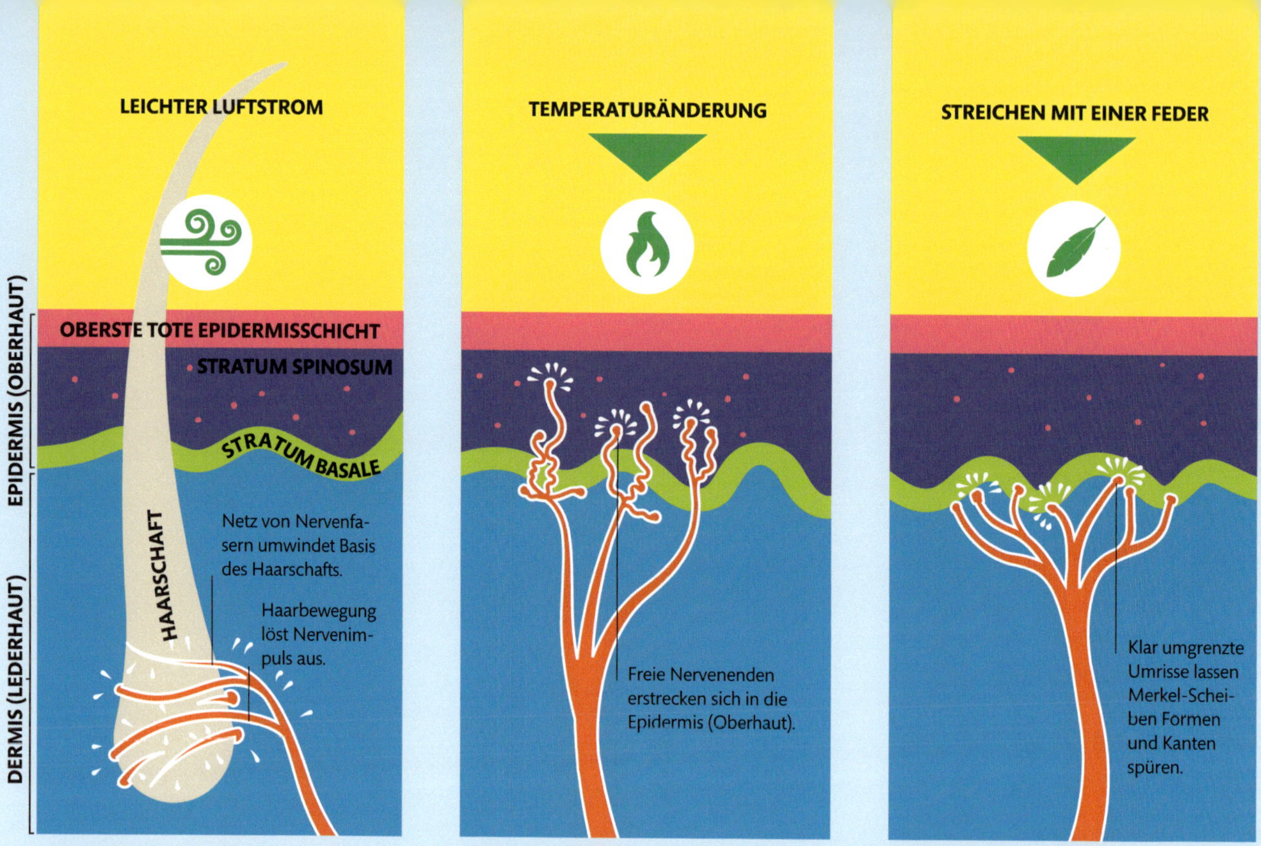

Haarfollikelrezeptoren
Nervenfasern, die die Haarwurzel umwickeln, werden durch Dinge gereizt, die die Haut nicht berührt haben, etwa Luftströme oder Berührungen der Haare.

Freie Nervenenden
Die in das Stratum spinosum der Oberhaupt (Epidermis) ragenden wurzelförmigen Nervenenden empfinden Kälte, Hitze, leichte Berührung und Schmerz.

Merkel-Tastscheiben
Die etwas tiefer als die freien Nervenenden liegenden Merkel-Scheiben sind in den Lippen und Fingerspitzen besonders dicht. Sie reagieren auf leichten Druck.

Fühlen

Die Haut ist das größte Organ des Körpers und das größte Sinnesorgan. Sie ist voller Rezeptoren, mit denen wir eine Vielzahl äußerer Reize wahrnehmen. Sie dient aber auch zur Abgrenzung nach außen.

Rezeptoren in der Haut

Die Haut enthält viele Rezeptoren: spezielle Neuronen, die ihre Signale durch Axone weiterleiten. Es gibt etwa 20 Arten in verschiedenen Tiefen der Haut, die auf mechanische, thermische oder chemische Reize reagieren und sie in Signale umwandeln. Diese wandern über periphere Nerven zum Rückenmark und dann in den Hirnstamm. Schließlich erreichen sie den somatosensorischen Kortex, der sie als Fühleindruck interpretiert.

REZEPTORTYP	FUNKTION
Mechanorezeptoren	Sinneszellen, die auf mechanischen Druck oder Deformationen reagieren, von leichten Berührungen bis zu starkem Druck
Propriozeptoren	Rezeptoren für Reize aus dem Körperinneren vor allem über die Körperhaltung und Bewegungen
Nozizeptoren	Sensorische Neuronen, die auf Schädigungen reagieren und dem Gehirn über das Rückenmark eine »potenzielle Bedrohung« signalisieren
Thermorezeptoren	Spezialisierte Nervenzellen, die Temperaturunterschiede registrieren; sie liegen überall in der Haut und einigen Gebieten im Körperinneren.
Chemorezeptoren	Ausläufer des peripheren Nervensystems, die Änderungen der Blutzusammensetzung erkennen; sie sind wichtig für die Homöostase (siehe S. 90–91).

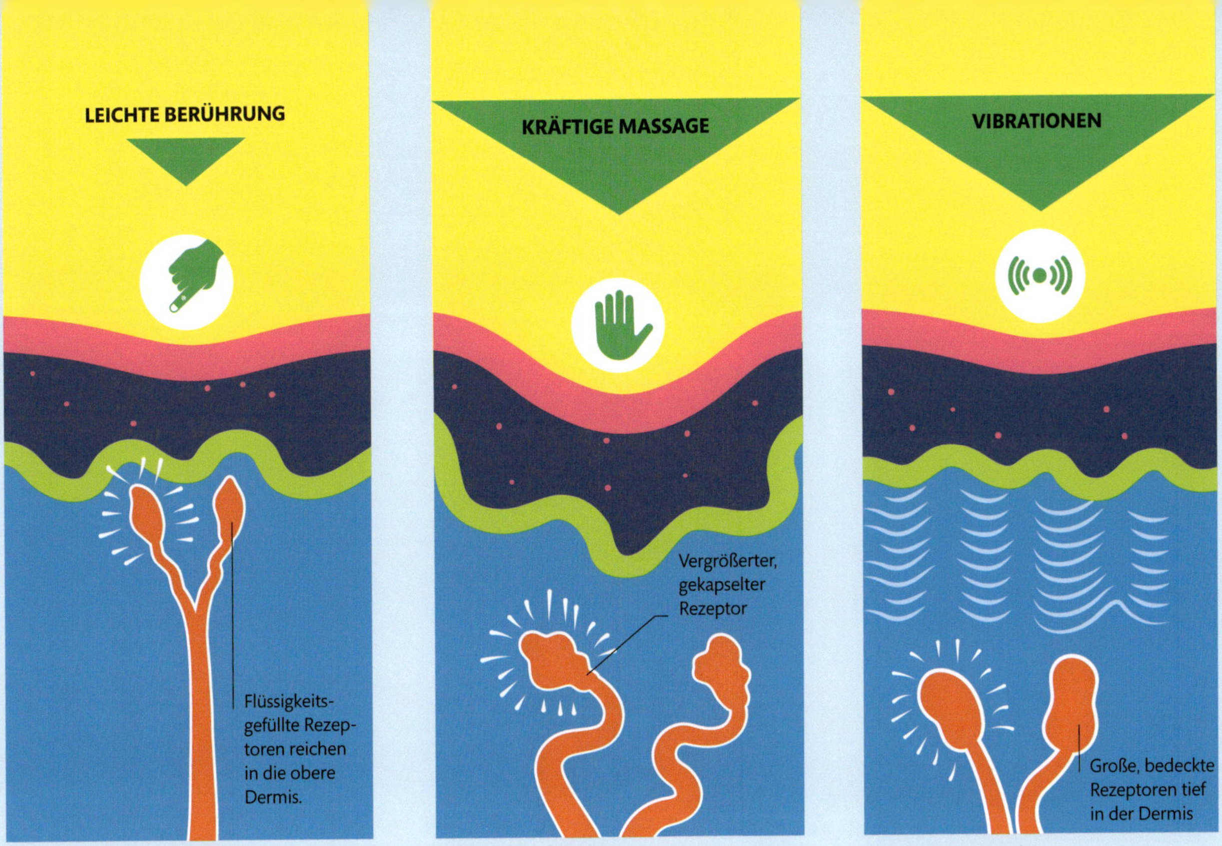

Meissner-Tastkörperchen
Sie sind schnell adaptierend, d. h., sie reagieren rasch auf Reize, stoppen aber schnell, wenn der Reiz konstant bleibt. Dies gibt genaue Informationen über Veränderungen.

Ruffini-Körperchen
Diese weichen, kapselartigen Zellen liegen tief in der Lederhaut (Dermis) und reagieren, wenn die Haut oder Gelenke gedehnt oder durch Druck deformiert werden.

Pacini-Körperchen
Sie sind die tiefsten und größten Tastrezeptoren. Sie sind schnell reagierende Mechanorezeptoren, die durch anhaltenden Druck oder Vibrationen gereizt werden.

Der somatosensorische Kortex

Alle Signale der Berührungsrezeptoren werden im somatosensorischen Kortex verarbeitet. Er erstreckt sich über den Scheitel des Gehirns ähnlich wie ein Haarband. Daten der rechten Körperseite erreichen die linke Gehirnhälfte und umgekehrt. Jeder Körperbereich ist durch ein eigenes Rindenareal repräsentiert.

Karte
Körperbereiche, die reich an Rezeptoren sind, etwa die Hände, erfordern mehr Verarbeitungsleistung als andere und nehmen einen relativ größeren Teil des somatosensorischen Kortex ein.

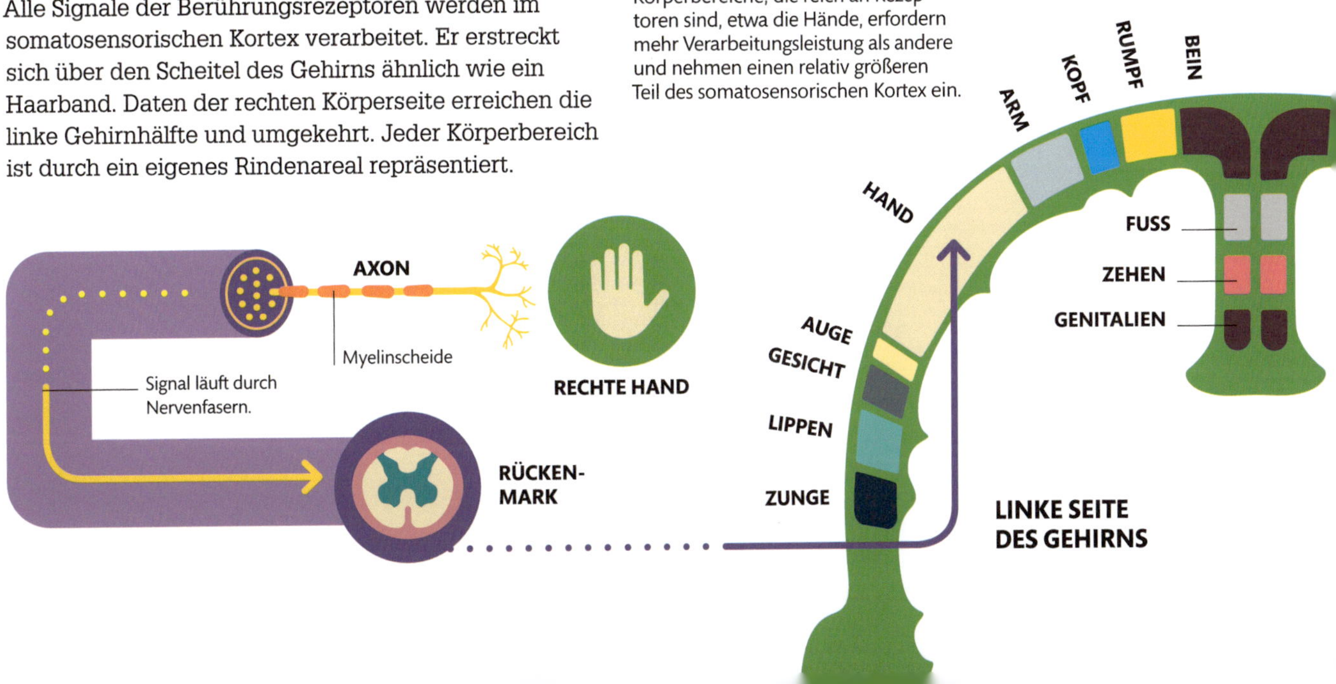

Propriozeption

Der Körper hat einen eigenen Sinn für seine Lage und Bewegung im Raum. Dieses Körpergefühl ist praktisch unbewusst und stellt letztlich den sechsten Sinn des Körpers dar.

Tiefensensibilität

In Muskeln, Sehnen und Gelenken befinden sich Bewegungsrezeptoren, die Propriozeptoren. Bei jeder Bewegung messen sie Veränderungen der Länge, der Spannung und des Drucks und senden Nervenimpulse ans Gehirn, das sie verarbeitet und entscheidet, wie die Bewegung bzw. Lage geändert werden soll. Signale laufen dann zu den Muskeln zurück, um dies umzusetzen. Dies geschieht unwillkürlich, ohne dass wir bewusst denken müssen.

Wahrnehmung der Lage

Das Bewusstsein für die Körperposition entsteht durch eine Kombination der Propriozeption mit anderen Sinnen: Sinne für die Kraft, Anstrengung und das Gewicht, das Sehen sowie Daten aus dem Gleichgewichtsorgan im Innenohr.

Typen der Propriozeption

Der Großteil der Information, die unser Hirn über die Körperposition erhält, wird unbewusst verarbeitet, beispielsweise wenn wir ständig die Körperhaltung korrigieren, um das Gleichgewicht zu halten. Doch Informationen der Propriozeptoren können bewusst werden, wenn wir eine Entscheidung treffen müssen – etwa um eine bestimmte Bewegung bewusst zu üben.

Leitungsbahnen der Propriozeption

Bewusste Propriozeptionssignale wandern durch den Hirnstamm zum Thalamus und dann zum Parietallappen der Großhirnrinde. Die unbewusste Bahn bildet eine Schleife mit dem Kleinhirn, das Bewegungen kontrolliert.

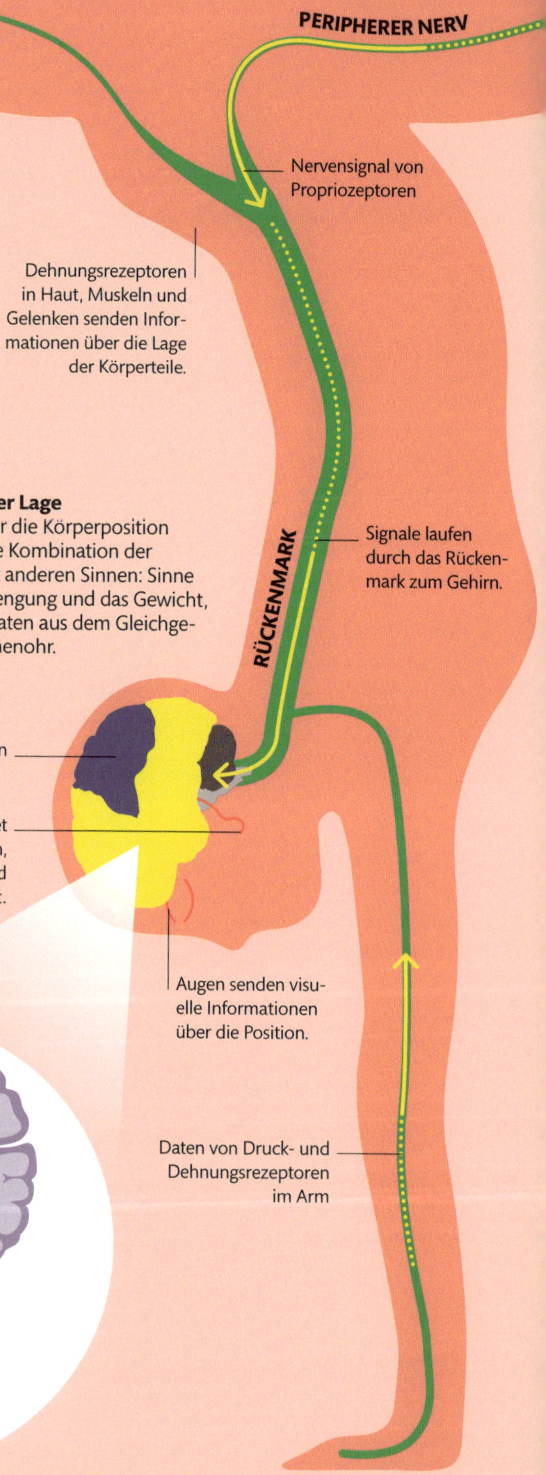

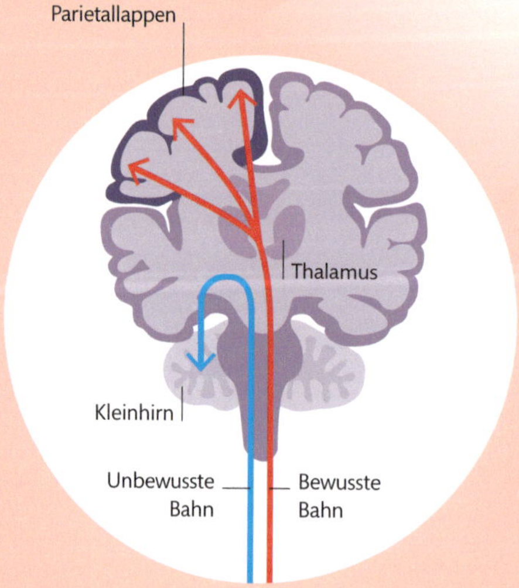

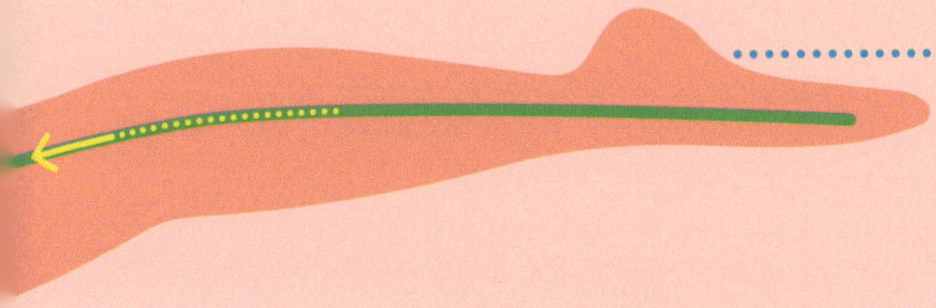

WACHSTUMSSCHÜBE KÖNNEN DAS GEHIRN VERWIRREN, DA ES MIT DEN VERÄNDERUNGEN DER GLIEDER NICHT MITKOMMT.

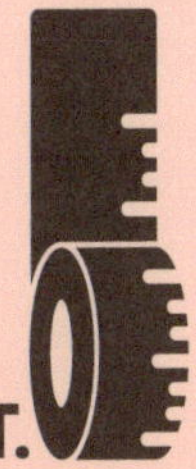

Typen von Propriozeptoren

Der Körper hat eine Vielfalt an Propriozeptoren, und die kollektive Information von all diesen Rezeptoren hilft dem Gehirn dabei, ein Gesamtbild der Lage des Körpers aufzubauen. Es gibt drei Haupttypen von Propriozeptoren: Muskelspindeln, die in den Muskeln eingebettet sind, Golgi-Sehnenorgane, die am Übergang vom Muskel zur Sehne liegen, sowie verschiedene Rezeptoren in den Gelenkkapseln. Rezeptoren in der Haut können ebenfalls eine Dehnung registrieren (siehe S. 83).

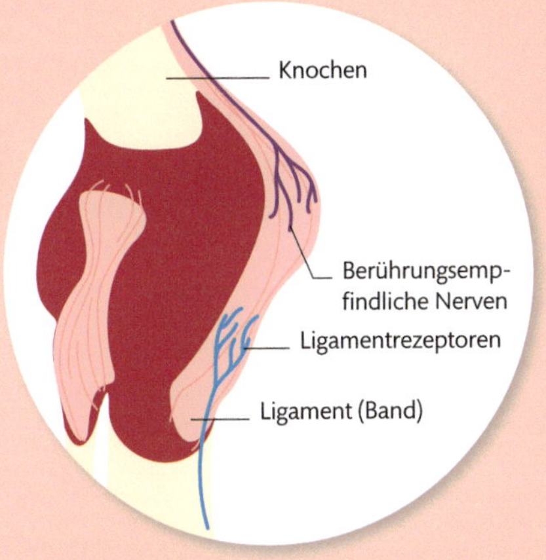

Rezeptoren im Gelenk
Nervenenden und andere Rezeptoren in den Gelenkkapseln registrieren die Gelenkstellung. So kontrollieren sie normale Bewegungen und verhindern eine Überdehnung.

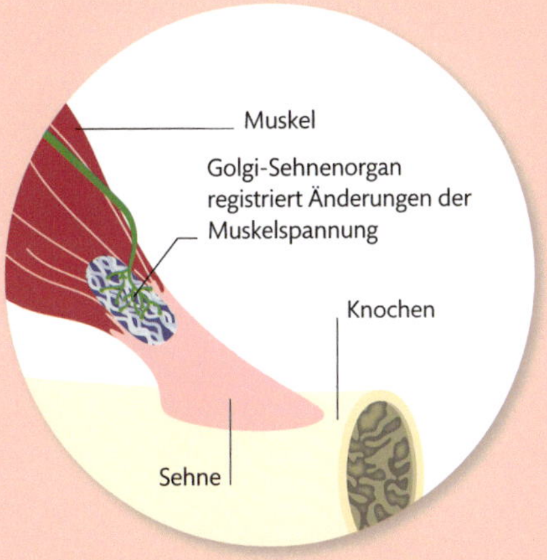

Rezeptoren in der Sehne
Die Golgi-Sehnenorgane liegen in den Sehnen am Ende der Muskeln. Sie überwachen die Muskelspannung, sodass wir die Muskeln nicht überdehnen.

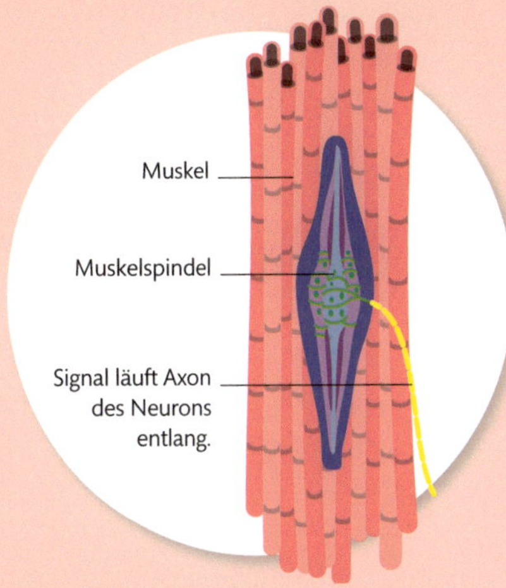

Rezeptoren im Muskel
In den Muskeln liegen faserartige Lagesensoren, die Muskelspindeln. Wenn sie gestreckt werden, senden sie Daten über die Muskelposition ans Gehirn.

DIE PINOCCHIO-ILLUSION

Auch die Propriozeption kann Sinnestäuschungen unterliegen, sodass der Körper etwas fühlt, was gar nicht geschieht. Ein Beispiel ist die Pinocchio-Illusion. Ein Vibrator wird am Bizeps befestigt. Wenn die Person sich an die Nase greift und der Vibrator angeschaltet wird, fühlt sich das so an, als ob sich die Hand vom Körper entfernt, weil der Vibrator die Muskelspindeln auf die gleiche Weise reizt, wie eine Muskeldehnung es tun würde. Da die Finger aber ständig die Nase berühren, fühlt es sich an, als ob die Nase immer länger wird.

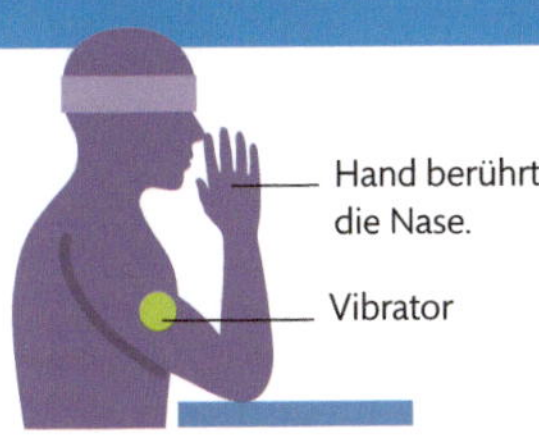

Vor der Stimulierung
Das Gehirn weiß, dass die Finger die Nase berühren und dass sich der Arm nicht bewegt.

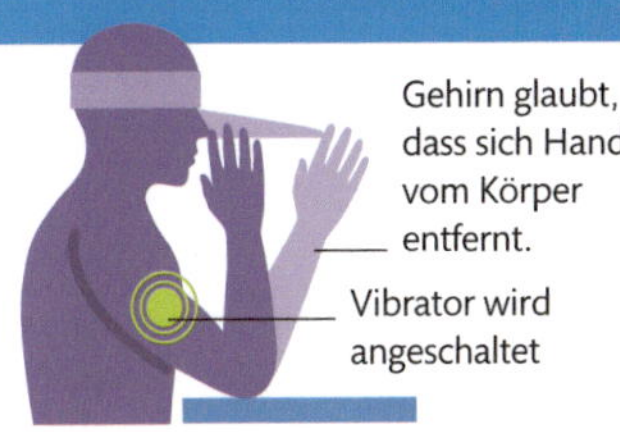
Gehirn glaubt, dass sich Hand vom Körper entfernt.
Vibrator wird angeschaltet

Während der Stimulierung
Die Vibrationen täuschen dem Hirn vor, dass sich der Arm bewegt, sodass es glaubt, die Nase wachse.

Schmerz

Obgleich unangenehm ist Schmerz ein sinnvolles Warnsignal, wenn etwas im Körper nicht stimmt und wir etwas dagegen tun müssen.

WER FÜHLT MEHR SCHMERZ?

Frauen fühlen Schmerzen intensiver, weil sie mehr Schmerzrezeptoren im Körper haben.

Schmerzsignale

Schmerzrezeptoren sind im ganzen Körper verteilt und reagieren auf Hitze, Kälte, Überdehnung, Schwingungen und Substanzen, die in Wunden entstehen. Elektrische Signale laufen vom Verletzungsort zum Rückenmark, wo sie sich kreuzen und zur gegenüberliegenden Hirnhälfte wandern. Bei plötzlichem starken Schmerz kommt es zu Reflexreaktionen (siehe S. 101) im Rückenmark, sodass man die betroffene Gliedmaße unwillkürlich von der Gefahr zurückzieht, noch bevor man sich des Schmerzes bewusst wird.

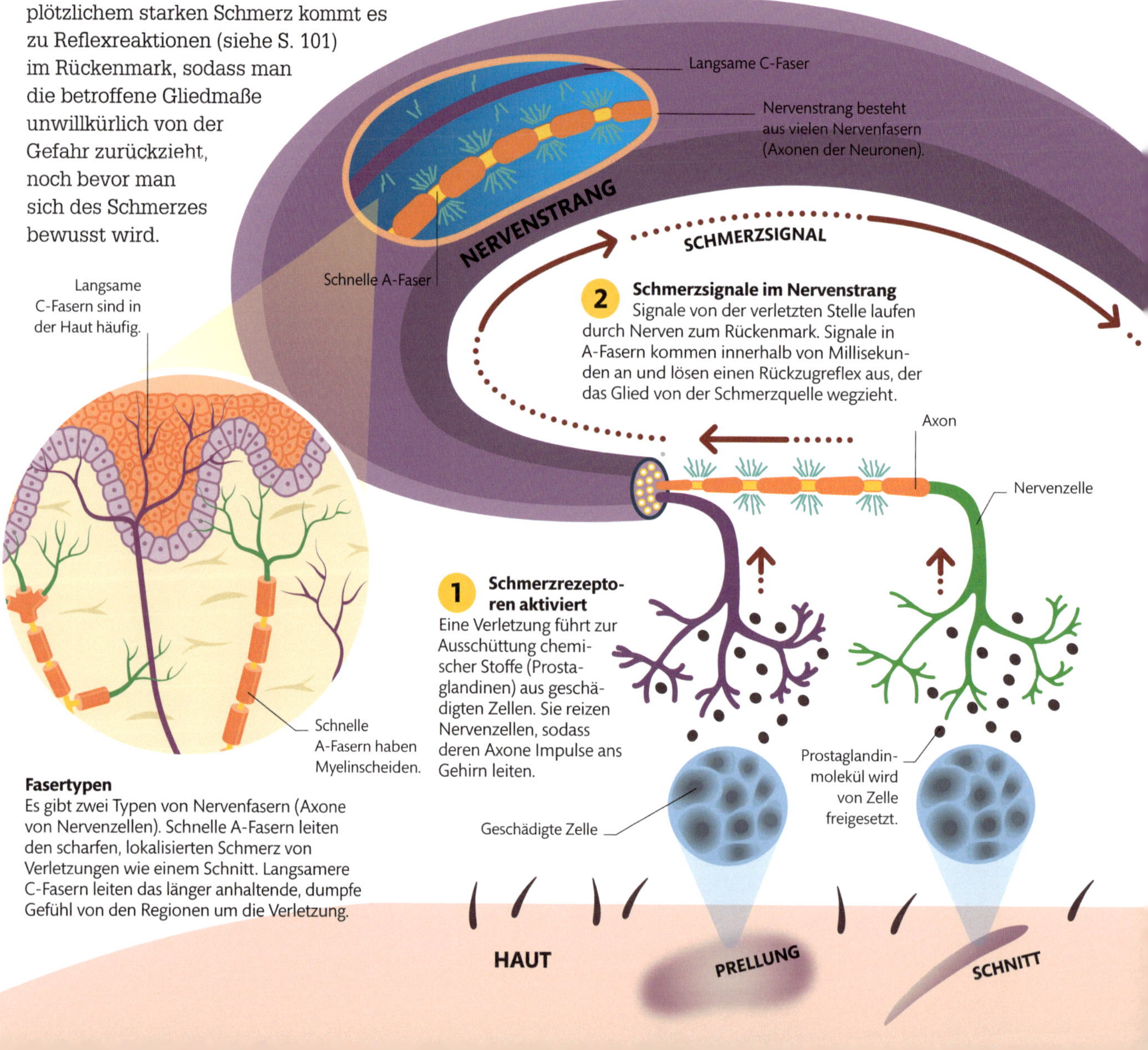

2 Schmerzsignale im Nervenstrang
Signale von der verletzten Stelle laufen durch Nerven zum Rückenmark. Signale in A-Fasern kommen innerhalb von Millisekunden an und lösen einen Rückzugreflex aus, der das Glied von der Schmerzquelle wegzieht.

1 Schmerzrezeptoren aktiviert
Eine Verletzung führt zur Ausschüttung chemischer Stoffe (Prostaglandinen) aus geschädigten Zellen. Sie reizen Nervenzellen, sodass deren Axone Impulse ans Gehirn leiten.

Fasertypen
Es gibt zwei Typen von Nervenfasern (Axone von Nervenzellen). Schnelle A-Fasern leiten den scharfen, lokalisierten Schmerz von Verletzungen wie einem Schnitt. Langsamere C-Fasern leiten das länger anhaltende, dumpfe Gefühl von den Regionen um die Verletzung.

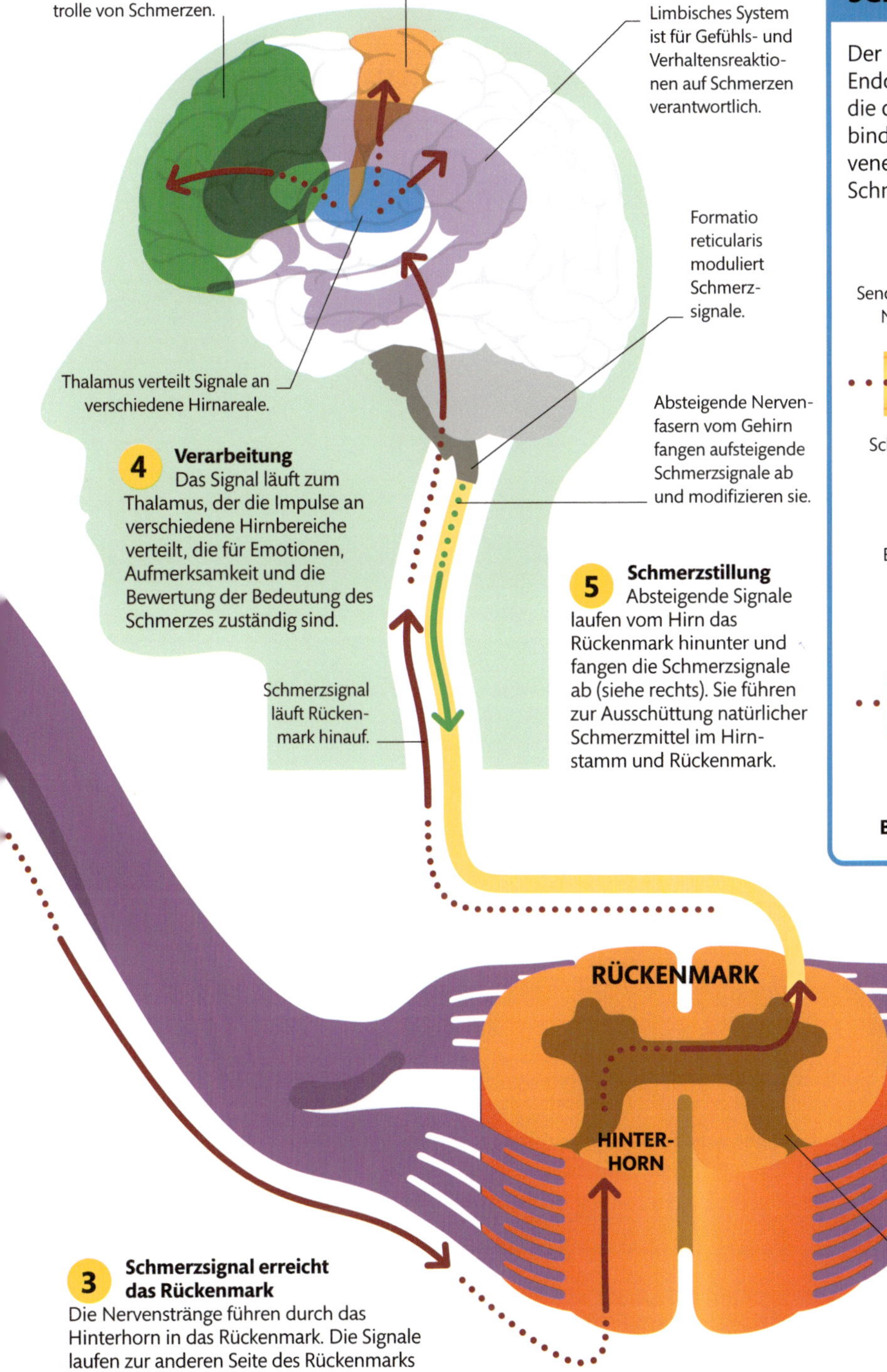

4 Verarbeitung
Das Signal läuft zum Thalamus, der die Impulse an verschiedene Hirnbereiche verteilt, die für Emotionen, Aufmerksamkeit und die Bewertung der Bedeutung des Schmerzes zuständig sind.

5 Schmerzstillung
Absteigende Signale laufen vom Hirn das Rückenmark hinunter und fangen die Schmerzsignale ab (siehe rechts). Sie führen zur Ausschüttung natürlicher Schmerzmittel im Hirnstamm und Rückenmark.

3 Schmerzsignal erreicht das Rückenmark
Die Nervenstränge führen durch das Hinterhorn in das Rückenmark. Die Signale laufen zur anderen Seite des Rückenmarks und dann weiter aufwärts zum Gehirn.

SCHMERZSTILLUNG

Der Körper setzt eigene Stoffe, die Endorphine und Enkephaline, frei, die das Schmerzsignal dämpfen. Sie binden an Rezeptoren an den Nervenenden, was die Weiterleitung von Schmerzsignalen hemmt.

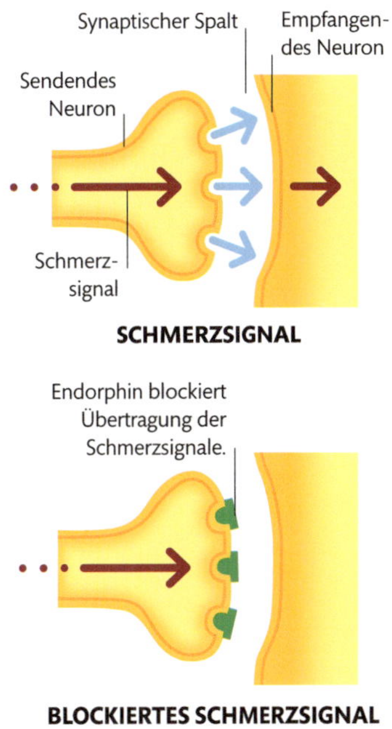

Mit dem eigenen Gehirn Schmerzen bekämpfen

Der übliche Weg, Schmerz zu bekämpfen, ist eine medizinische Behandlung oder Schmerzmittel. Doch wir können selbst dazu beitragen, indem wir unsere mentale Reaktion steuern – auf den Schmerz sowie den Stress, den er auslöst.

Schmerz ist eine emotionale, nicht nur physische Antwort auf Verletzungen oder Krankheiten. Intensive Angst und Aufregung sind wichtige Sofortreaktionen, durch die man Schmerzauslöser möglichst vermeidet. Manchmal aber hält der Schmerz an, obwohl die Verletzung oder Krankheit nicht mehr vorhanden ist. Die Schmerzwahrnehmung kann zu ständigem Stress, dem intrusiven Wiedererleben oder der Angst führen, dass der Schmerz anhält bzw. wieder auftritt.

Diese Gefühle können mächtig und beunruhigend sein. Zwar sollte man bei starken oder anhaltenden Schmerzen immer den Arzt aufsuchen, aber es gibt auch einige Techniken, durch geistiges Training den Schmerz zu regulieren.

Schmerzmittelprobleme

Oft sind kurzfristig Schmerzmedikamente notwendig, aber die Einnahme über längere Zeit kann zu Abhängigkeit oder schweren Nebenwirkungen bis zu Magenkrebs oder Leberschäden führen. Der Körper kann auch eine Schmerzmittelresistenz entwickelt, sodass die Wirkung mit der Zeit nachlässt.

Psychologische Methoden

Neben Medikamenten kann man psychologische Verfahren nutzen, die kein Risiko körperlicher Nebenwirkungen haben. Oft nutzt man Entspannung und tiefes, kontrolliertes Atmen, um die Anspannung zu lindern, die den Schmerz verschlimmert. Dazu legt man sich in einen abgedunkelten Raum, atmet tief ein, während man bis zehn zählt, hält den Atem einen Moment an, und atmet langsam aus, wobei man wieder bis zehn zählt. Dies wiederholt man zehn bis 20 Minuten lang.

Die Steuerung der Aufmerksamkeit reduziert oft die Schmerzstärke. Man versucht dabei, die Aufmerksamkeit von den Schmerzen weg zu anderen Körperteilen zu lenken, oder man stellt sich den Schmerz als einen »Energieball« vor, den man geistig »schrumpfen« lässt. Die kognitive Verhaltenstherapie (KVT) verwendet ähnliche Ansätze: Man ersetzt negative Gedanken wie »Der Schmerz ist unerträglich« oder »Ich kann den Schmerz nicht stoppen« durch positive wie »Dieser Schmerz geht vorüber«.

Achtsamkeitsübungen können helfen, mit dem Schmerz besser umzugehen. Sie wurden aus buddhistischen Lehren abgeleitet und beruhen darauf, den Schmerz anzuerkennen, statt ihm zu erlauben, die Gedanken zu dominieren, sodass man sich nicht im aktiven Kampf gegen den Schmerz erschöpft.

Das Gehirn kann also ein mächtiges Mittel gegen den Schmerz sein:

- **Entspannungs- und Atemübungen können den Stress reduzieren.**
- **Geistige Übungen leiten die Aufmerksamkeit vom Schmerz weg.**
- **Die kognitive Verhaltenstherapie fokussiert auf positive Gedanken.**
- **Achtsamkeit erkennt Schmerz an.**

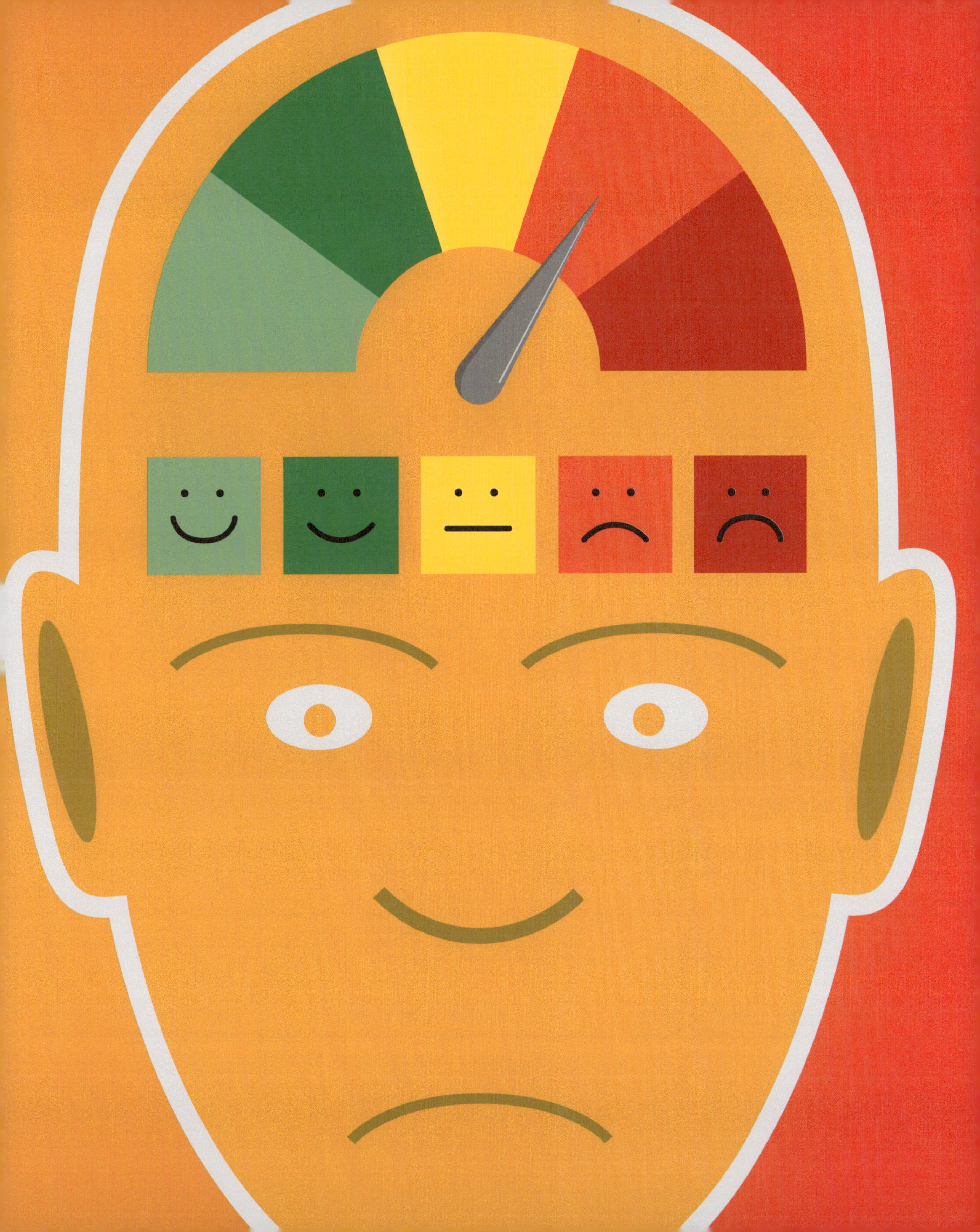

Regulierung des Körpers

Im Körper des Menschen kooperieren 38 Bio. Zellen, organisiert in vielen Systemen. Damit alles gut funktioniert, kontrolliert das Gehirn eine Reihe von Rückkopplungsmechanismen.

Stabile Verhältnisse: Homöostase

Der Vorgang, im Körperinneren stabile Verhältnisse aufrechtzuerhalten, heißt Homöostase. Wichtige Funktionen wie Atmung, Herzschlag, pH-Wert, Temperatur und Ionengleichgewichte müssen in engen Grenzen bleiben, damit man gesund bleibt. Durch äußere Einflüsse oder Körperfunktionen werden sie aber ständig von ihrem Optimalzustand wegbewegt. Ist die Abweichung zu groß, dann treten Rückkopplungsschleifen im Körper in Aktion, die diese Systeme zum Optimum zurückregeln. Viele der Rückkopplungen werden von der Formatio reticularis im Hirnstamm gesteuert.

VOLLNARKOSE

Obwohl sie in der modernen Chirurgie essenziell ist, verstehen wir nicht völlig, wie Vollnarkose wirkt. Wir wissen, dass sie auf das retikuläre Aktivierungssystem (die Formatio reticularis und seine Verbindungen) wirkt, um das Bewusstsein zu unterdrücken, und auf den Hippocampus, um zeitweise die Erinnerungsbildung zu stoppen. Sie wirkt auch auf den Thalamus und unterbricht so die Leitung sensorischer Daten vom Körper zum Gehirn.

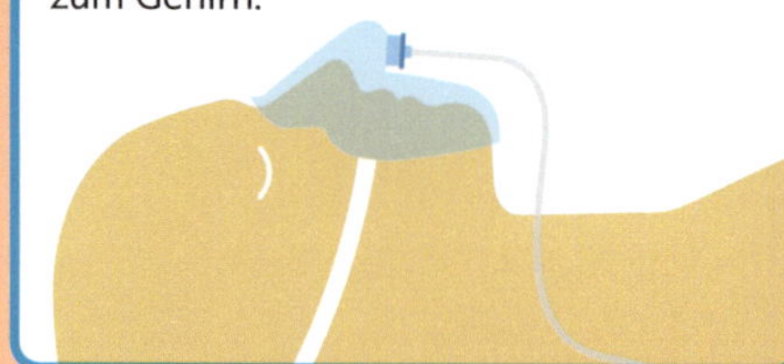

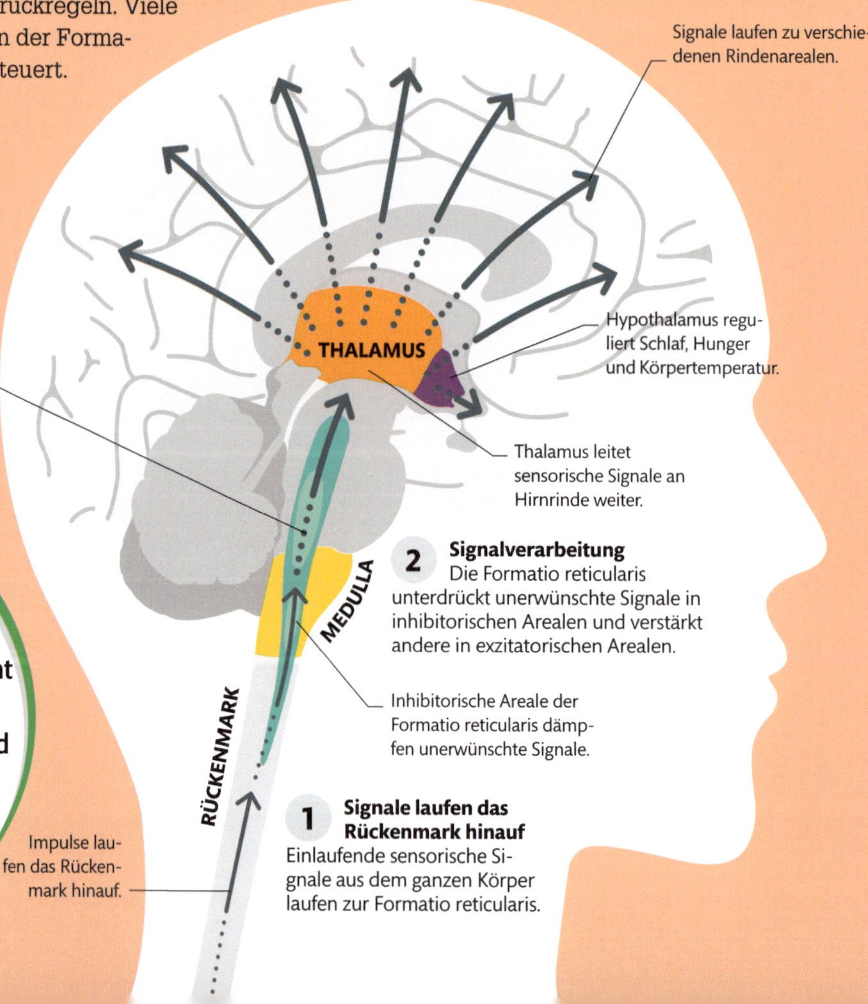

WAS IST DIE FORMATIO RETICULARIS?

Die Formatio reticularis besteht aus über 100 Kernen, die mit dem Vorderhirn, Kleinhirn und Hirnstamm verbunden sind und viele der Lebensfunktionen des Körpers kontrollieren.

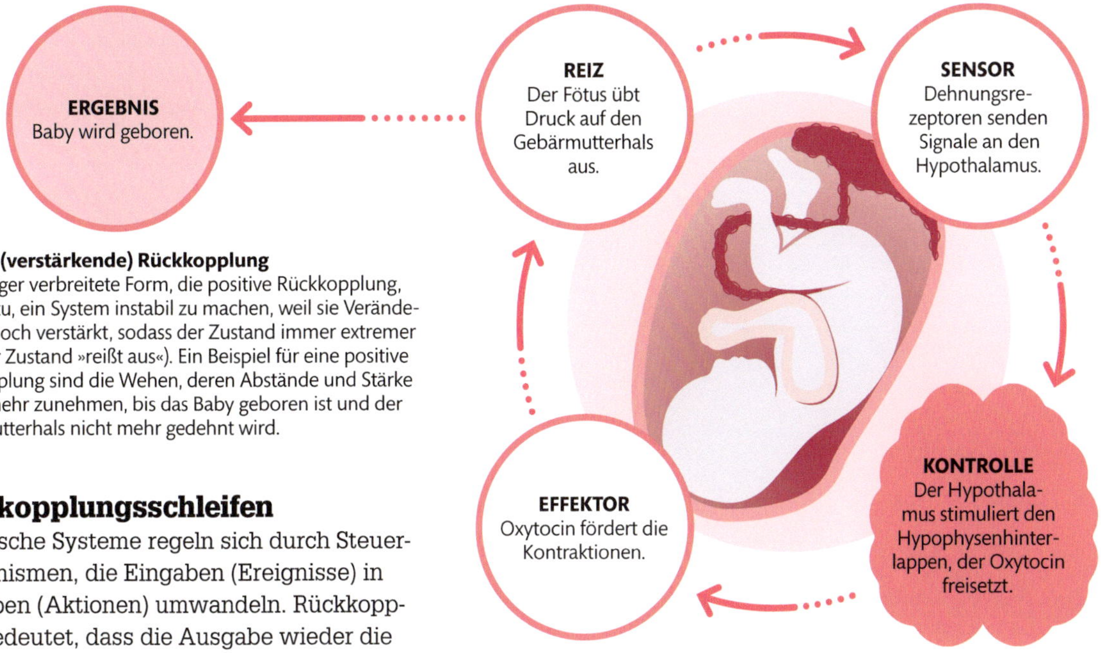

Positive (verstärkende) Rückkopplung
Die weniger verbreitete Form, die positive Rückkopplung, neigt dazu, ein System instabil zu machen, weil sie Veränderungen noch verstärkt, sodass der Zustand immer extremer wird (der Zustand »reißt aus«). Ein Beispiel für eine positive Rückkopplung sind die Wehen, deren Abstände und Stärke immer mehr zunehmen, bis das Baby geboren ist und der Gebärmutterhals nicht mehr gedehnt wird.

Rückkopplungsschleifen

Biologische Systeme regeln sich durch Steuermechanismen, die Eingaben (Ereignisse) in Ausgaben (Aktionen) umwandeln. Rückkopplung bedeutet, dass die Ausgabe wieder die Eingabe beeinflusst, was die Ausgabe verstärkt (positive) oder abschwächt (negative Rückkopplung). Mit Rückkopplungsschleifen erhalten Lebewesen die Homöostase.

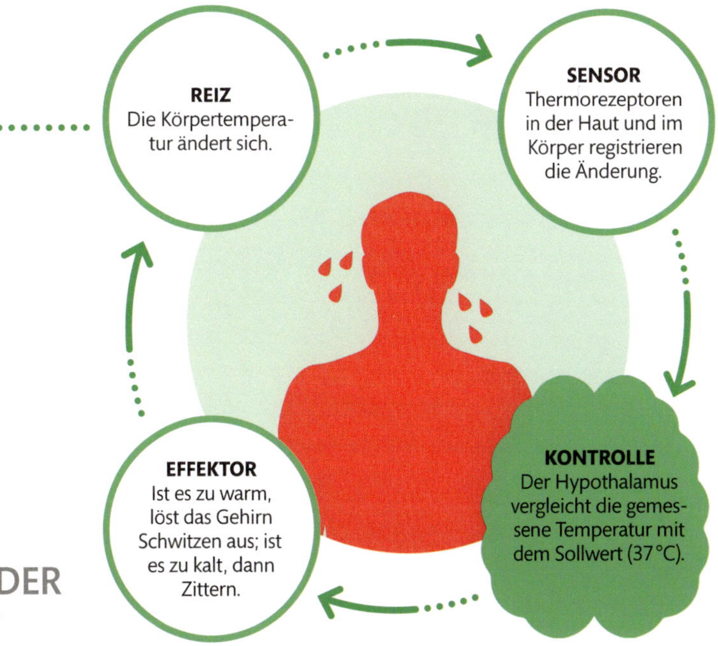

Negative (stabilisierende) Rückkopplung
Die meisten Systeme nutzen eine negative Rückkopplung; sie wirkt Änderungen entgegen und stabilisiert so das System. Beispiele sind die Regulierung des Blutzuckerspiegels oder der Körpertemperatur.

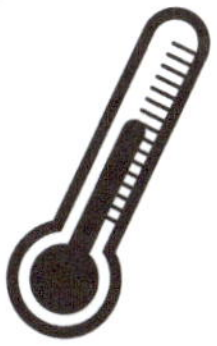

35 °C

KÖRPERTEMPERATUR, BEI DER UNTERKÜHLUNG EINSETZT

Kerne im Hypothalamus
Die meisten Kerne (Nuclei) haben eine klare Funktion. Sie geben Hormone ab, die auf die Hirnanhangdrüse (Hypophyse) wirken, sodass diese Hormone ausschüttet, die die Homöostase in verschiedenen Körperteilen aufrechterhalten.

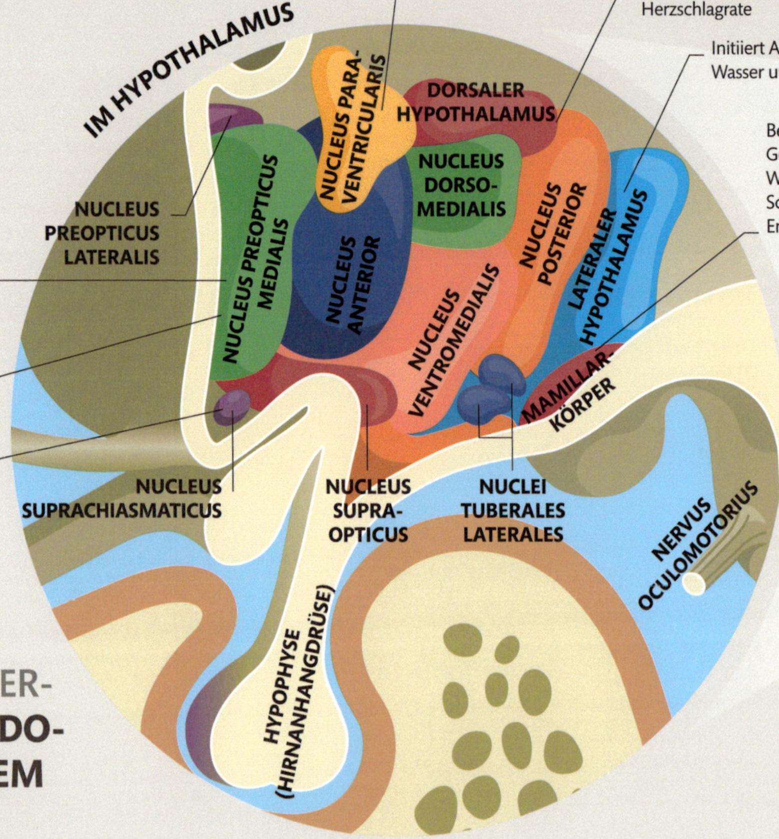

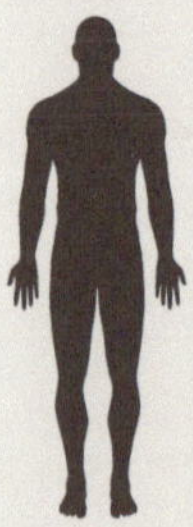

30
HORMONE WERDEN VOM **ENDOKRINEN SYSTEM** PRODUZIERT.

Neuroendokrines System

Die Erhaltung der Homöostase (siehe S. 90) erfordert die Kommunikation zwischen Hirn und Körper. Dies erfolgt durch chemische Botenstoffe, den Hormonen.

Der Hypothalamus

Im Mittelpunkt des Homöostasesystems steht der Hypothalamus (siehe S. 34). Er besteht aus Kernen (Nervenzellgruppen) mit spezifischen Funktionen und hat Verbindungen zum autonomen Nervensystem (siehe S. 13), durch das er Signale zur Steuerung der Pulsrate, der Verdauung und der Atmung gibt. Gesteuert vom Nervensystem setzt der Hypothalamus ein Neurohormon frei, das die Hypophyse (Hirnanhangdrüse) anregt, Hormone abzugeben, die Organe oder Gewebe im gesamten Körper beeinflussen und deren eigene Hormonproduktion fördern oder hemmen.

KEIN GLEICHGEWICHT

Eine gestörte Homöostase kann zu Erkrankungen oder zu Fehlfunktionen bei Zellen führen. Der Körper versucht, dies zu korrigieren, kann aber das Problem noch verstärken, je nachdem, was der Auslöser ist. Gene, Lebensweise und Giftstoffe können alle die Homöostase stören.

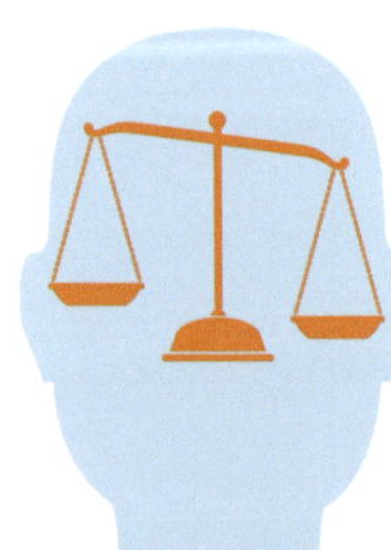

Hormonproduzenten
Hormone werden bei zwei Typen der Kommunikation eingesetzt. Zum einen zwischen zwei endokrinen Drüsen: Eine Drüse schüttet ein Hormon aus, das auf eine Zieldrüse wirkt und deren Hormonausschüttung verändert. Zum anderen zwischen einer Drüse und einem Zielorgan: So bringt die Freisetzung von Insulin aus der Bauchspeicheldrüse Muskelzellen dazu, Glukose aufzunehmen.

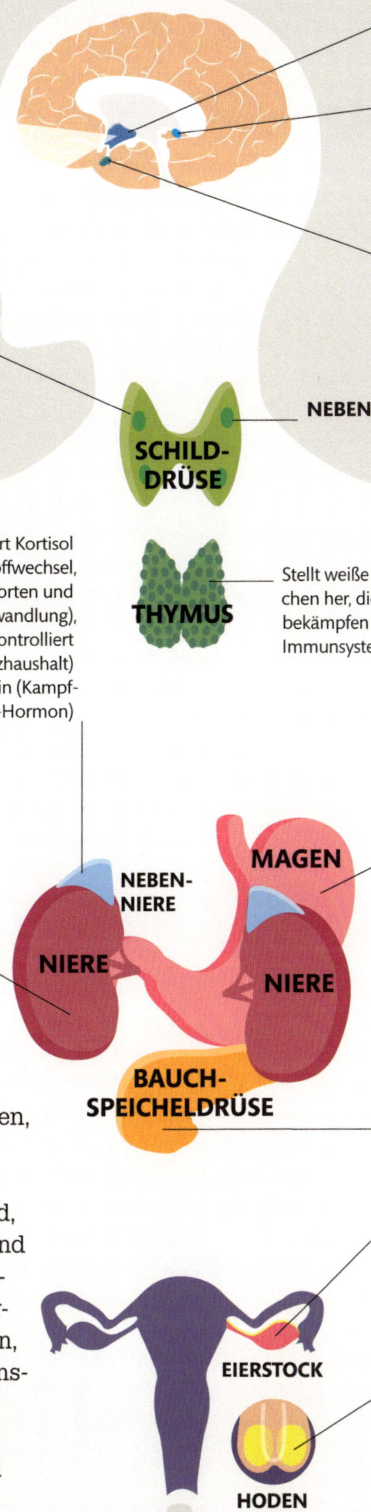

Hormonproduktion

Das endokrine System besteht aus Drüsen, die speziell der Hormonausschüttung gewidmet sind, aber auch Organe (wie der Magen), die selbst keine Drüsen sind, aber Hormone produzieren, speichern und freisetzen. Beide Typen reagieren auf Signale vom Gehirn und steigern bzw. verringern die Ausschüttung von Hormonen, die im Blutstrom zu einem Zielorgan transportiert werden und dort an spezifische Rezeptoren in der Zellmembran binden. Dies löst physiologische Veränderungen aus, die die Homöostase herstellen.

Hunger und Durst

Essen und Trinken brauchen wir zum Überleben. Den hormonell ausgelösten Drang, Nahrung oder Wasser aufzunehmen, fühlen wir als Hunger und Durst.

Hunger

Es gibt zwei Typen von Hunger. Hedonischer Hunger betrifft das Essen – vor allem von fett-, zucker- und salzreichen Speisen –, wenn man satt ist, während homöostatischer Hunger (siehe rechts) die Reaktion auf leere Energiespeicher ist. Hat das Essen Magen und Darm durchlaufen, gibt der jetzt leere Magen das Hormon Ghrelin ab. Es wirkt auf Neuronen im Hypothalamus, die das Hungergefühl auslösen, sodass wir essen. Dann wird das Hunger reduzierende Hormon Leptin von Fettgeweben abgegeben, um zu verhindern, dass wir zu viel essen.

Hungergefühl

Das Gehirn, das Verdauungssystem und die Fettspeicher bilden ein verbundenes System, das das Hungergefühl reguliert. Hunger kann durch innere Faktoren ausgelöst werden, etwa einen leeren Magen oder einen niedrigen Blutzuckerspiegel, oder durch externe Reize wie das Sehen oder Riechen von Speisen.

EINE **DEHYDRIERUNG** WIRKT AUF DAS **KURZZEITGEDÄCHTNIS,** DIE **KONZENTRATION** UND DIE **STIMMUNG.**

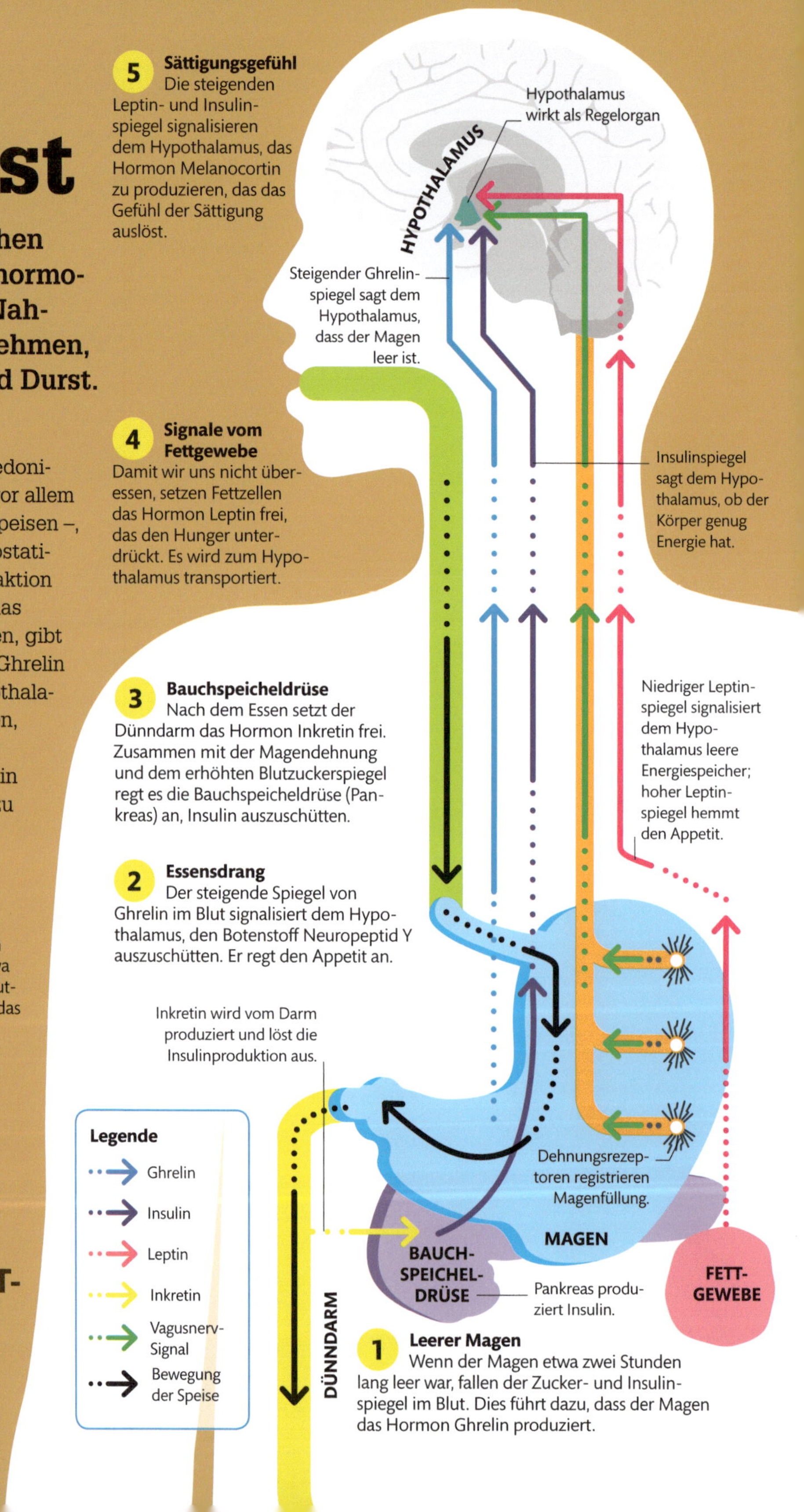

5 Sättigungsgefühl
Die steigenden Leptin- und Insulinspiegel signalisieren dem Hypothalamus, das Hormon Melanocortin zu produzieren, das das Gefühl der Sättigung auslöst.

4 Signale vom Fettgewebe
Damit wir uns nicht überessen, setzen Fettzellen das Hormon Leptin frei, das den Hunger unterdrückt. Es wird zum Hypothalamus transportiert.

3 Bauchspeicheldrüse
Nach dem Essen setzt der Dünndarm das Hormon Inkretin frei. Zusammen mit der Magendehnung und dem erhöhten Blutzuckerspiegel regt es die Bauchspeicheldrüse (Pankreas) an, Insulin auszuschütten.

2 Essensdrang
Der steigende Spiegel von Ghrelin im Blut signalisiert dem Hypothalamus, den Botenstoff Neuropeptid Y auszuschütten. Er regt den Appetit an.

1 Leerer Magen
Wenn der Magen etwa zwei Stunden lang leer war, fallen der Zucker- und Insulinspiegel im Blut. Dies führt dazu, dass der Magen das Hormon Ghrelin produziert.

Durst

Wenn der Wassergehalt des Körpers abnimmt, steigt der Salzgehalt des Bluts. Durstareale im Gehirn erkennen den erhöhten Salzgehalt und signalisieren dem Körper, dem durch eine geringere Urinproduktion und die Aufnahme von Flüssigkeit entgegenzuwirken. Nach dem Trinken dauert es etwa 15 Minuten, bis der Salzgehalt im Blut zu Normalwerten zurückkehrt. Vermutlich lösen die Schluckbewegungen Signale aus, mit dem Trinken aufzuhören.

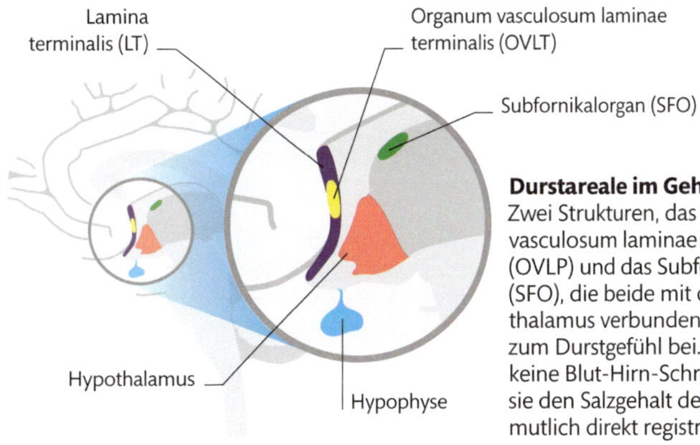

Durstareale im Gehirn
Zwei Strukturen, das Organum vasculosum laminae terminalis (OVLP) und das Subfornikalorgan (SFO), die beide mit dem Hypothalamus verbunden sind, tragen zum Durstgefühl bei. Sie haben keine Blut-Hirn-Schranke, sodass sie den Salzgehalt des Bluts vermutlich direkt registrieren können.

1. Rezeptoren in Herz und Nieren registrieren die Abnahme des Blutvolumens und eine höhere Salzkonzentration und alarmieren das Gehirn.
2. Das SFO und das OVLT erhalten ebenfalls Signale über das Blutvolumen und den Salzgehalt und senden Signale an den Hypothalamus.
3. Der Hypothalamus leitet die Signale an die Hypophyse weiter, die das Antidiuretische Hormon (ADH) ausschüttet.
4. Bei hohem ADH-Spiegel halten die Nieren Wasser zurück und schütten Renin aus. Dieses Hormon bildet dann Angiotensin II.
5. Das SFO reagiert auf Angiotensin II und stimuliert daraufhin die Hypophyse, noch mehr ADH zu bilden.
6. Der Hypothalamus erzeugt das Durstgefühl, also den Drang zu trinken, um den Wasserhaushalt auszugleichen.
7. Hemmende Neuronen in der LT werden durch die Schluckbewegungen der Kehle stimuliert und stoppen die weitere Wasseraufnahme.

WIE LANGE KANN MAN OHNE NAHRUNG ODER WASSER ÜBERLEBEN?

Drei bis vier Tage überlebt man ohne Wasser, aber ohne Essen kann man unter bestimmten Umständen bis zu zwei Monate überleben.

ZEICHEN DER DEHYDRIERUNG

Die offensichtlichsten Symptome der Dehydrierung sind ein trockener Mund und trockene Augen und zuweilen leichte Kopfschmerzen. Ein gutes Anzeichen ist die Farbe des Urins: Bei guter Hydrierung sollte er blassgelb sein; eine dunkelgelbe Farbe zeigt eine starke Dehydrierung an. Erwachsene sollten etwa 2–2,5 Liter pro Tag trinken.

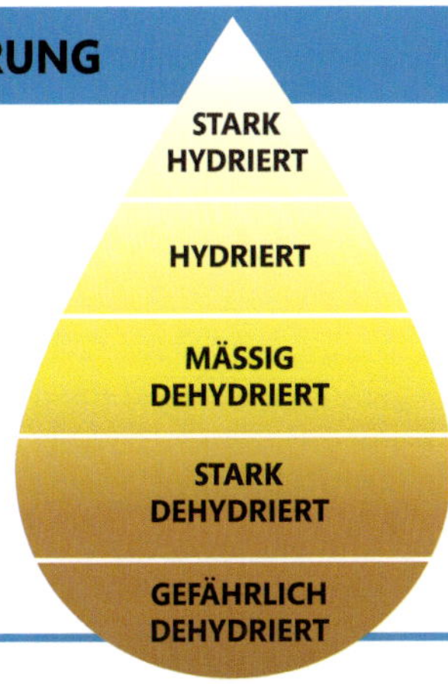

DAS BEREITSCHAFTSPOTENZIAL

Wenn wir uns auf eine willkürliche Bewegung vorbereiten, baut sich eine elektrische Spannung, das Bereitschaftspotenzial, auf. Es beginnt im SMA und steigt durch Aktivität im PMA an. Die Aktivität im SMA beginnt bis zu 2 Sekunden, bevor wir uns der Entscheidung zu einer Bewegung bewusst werden – eventuell sind wir weniger Herr unserer eigenen Handlungen, als wir glauben (siehe S. 168).

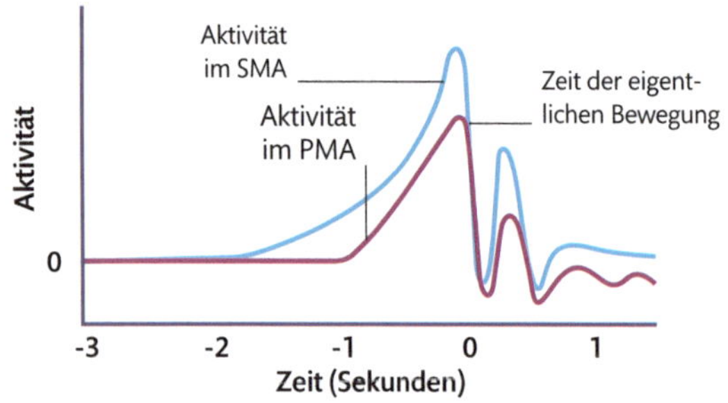

Putamen liefert gespeicherte Informationen an posterioren parietalen Kortex.

Posteriorer parietaler Kortex erhält Informationen vom Putamen und beurteilt zudem die Lage des Körpers relativ zur Umgebung.

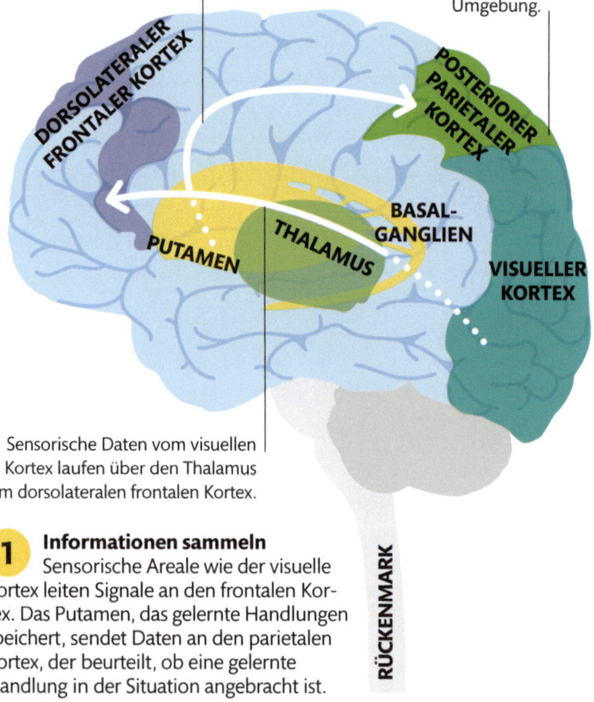

Sensorische Daten vom visuellen Kortex laufen über den Thalamus zum dorsolateralen frontalen Kortex.

1 Informationen sammeln
Sensorische Areale wie der visuelle Kortex leiten Signale an den frontalen Kortex. Das Putamen, das gelernte Handlungen speichert, sendet Daten an den parietalen Kortex, der beurteilt, ob eine gelernte Handlung in der Situation angebracht ist.

DAS **KLEINHIRN** ENTHÄLT ÜBER **50%** ALLER **NERVENZELLEN** DES GEHIRNS.

Bewegungsplanung

Bewusste Bewegungen sind solche, für die wir uns aktiv entscheiden. An ihnen sind viele Hirnareale beteiligt sowie Prozesse, die außerhalb der bewussten Wahrnehmung bleiben.

Die Planung von Bewegungen

Zur Bewegung gehören mehrere Phasen – von der Wahrnehmung der Umgebung über die Planung bis zur Kontrolle und Korrektur ihrer Ausführung. An diesen Phasen sind verschiedene Hirnareale beteiligt, die zusammenarbeiten müssen. Verschiedene Abschnitte des motorischen Kortex schicken Signale an verschiedene Körperteile (siehe S. 98). Doch bevor die Bewegung beginnt, wird vom dorsolateralen frontalen und dem posterioren parietalen Kortex ein Handlungsplan erstellt und an zwei Bereiche des motorischen Kortex gesendet: das supplementär-motorische Areal (SMA) und das prämotorische Areal (PMA). Das Kleinhirn koordiniert die Bewegungsausführung selbst. Die Schritte oben zeigen die an einer typischen Bewegung beteiligten Hirnareale und die Abfolge der Signale.

WARUM VERGESSEN WIR NIE, WIE MAN FAHRRAD FÄHRT?

Nervenzellen im Putamen codieren die Abfolge der Muskelbewegungen im Langzeitgedächtnis, sodass sie auch Jahre später noch leicht zugänglich sind.

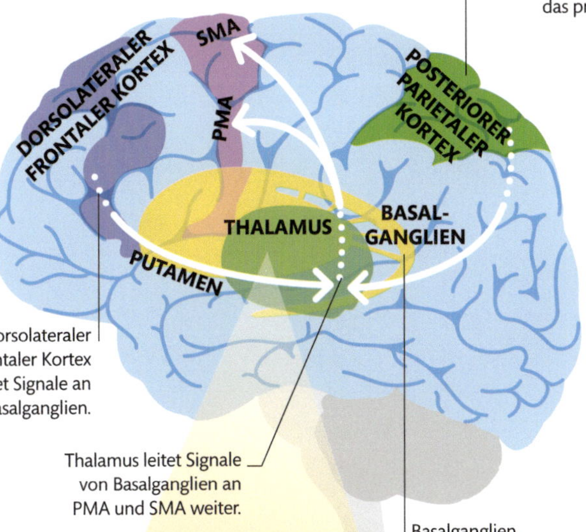

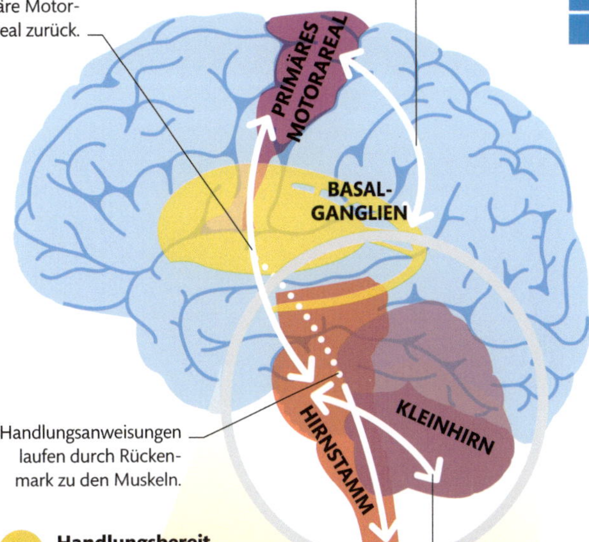

2 Für eine Bewegung entscheiden

Der dorsolaterale und der parietale Kortex kooperieren bei der Bewegungsplanung. Die Information läuft dann über die Basalganglien (siehe S. 32–33) zu PMA und SMA, die die Abfolge der Muskelkontraktionen festlegen.

3 Handlungsbereit

Signale laufen zum primären motorischen Areal, das Anweisungen an das Kleinhirn und den Hirnstamm schickt, wo sie verfeinert werden. Deren Signale kehren zum primären Motorareal zurück, das Handlungsbefehle an das Rückenmark sendet.

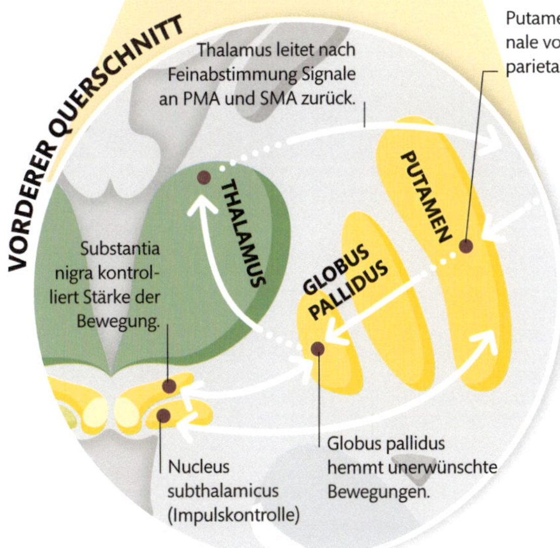

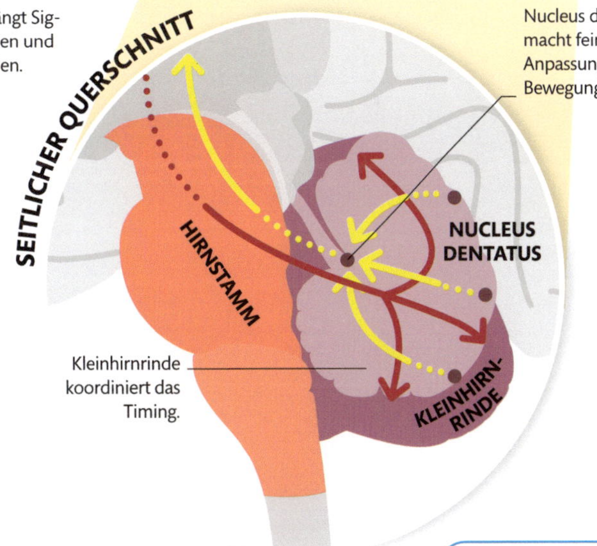

Regulierung der Bewegung
Die Basalganglien sind Kerne (Nuclei), die mit dem Thalamus verbunden sind. Bewegungssignale von frontalen und parietalen Hirnrindenarealen werden in Schaltkreisen in den Basalganglien verstärkt oder abgeschwächt.

Anpassungen durchführen
Signale vom primären motorischen Areal laufen zum Kleinhirn, das eine Rolle bei der Zeitmessung spielt. Es bewirkt auch Korrekturen von Bewegungen als Reaktion auf äußere Einflüsse.

LEGENDE
- Signale zum Kleinhirn
- Signale vom Kleinhirn

Bewegungen

Wenn das Gehirn eine Bewegung geplant hat (siehe S. 96–97), sendet es durch das Nervensystem Signale an die richtigen Muskeln, um die Bewegung auszuführen.

Vom Hirn zum Rückenmark

Signale aus den motorischen Arealen und aus parietalen Arealen der Hirnrinde laufen die Axone (Nervenfasern) entlang durch den Hirnstamm zu Motoneuronen im Rückenmark. Die meisten Axone bilden einen Strang, den lateralen kortikospinalen Trakt, der an der Hirnstammbasis die Seite wechselt, sodass die Axone einer Hirnhälfte zur sogenannten kontralateralen (anderen) Körperhälfte führen. Andere Nerventrakte beginnen in anderen Teilen des Mittelhirns und dienen spezifischen Bewegungsfunktionen.

EINFACHE UND KOMPLEXE BEWEGUNGEN

Ein motorischer Homunkulus stellt anschaulich dar, welche Areale des motorischen Kortex welche Körperteile kontrollieren. Areale für benachbarte Körperteile (wie Arm und Hand) liegen meist nebeneinander. Die Körperteile sind proportional zur Kortexfläche dargestellt: Körperteile mit komplexen Bewegungen (z. B. Gesicht oder Hände) belegen größere Kortexareale als die mit einfachen Bewegungen, etwa die Füße.

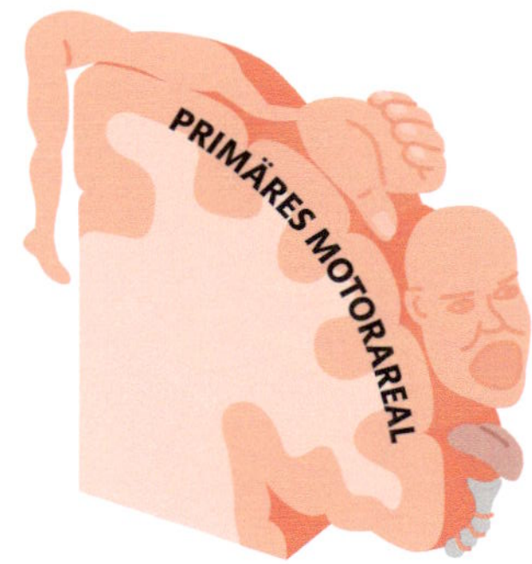

MOTORISCHER HOMUNKULUS

LEGENDE

- Lateraler kortikospinaler Trakt
- Rubrospinaler Trakt
- Vestibulospinaler Trakt
- Retikulospinaler Trakt
- Motoneuronenaxon

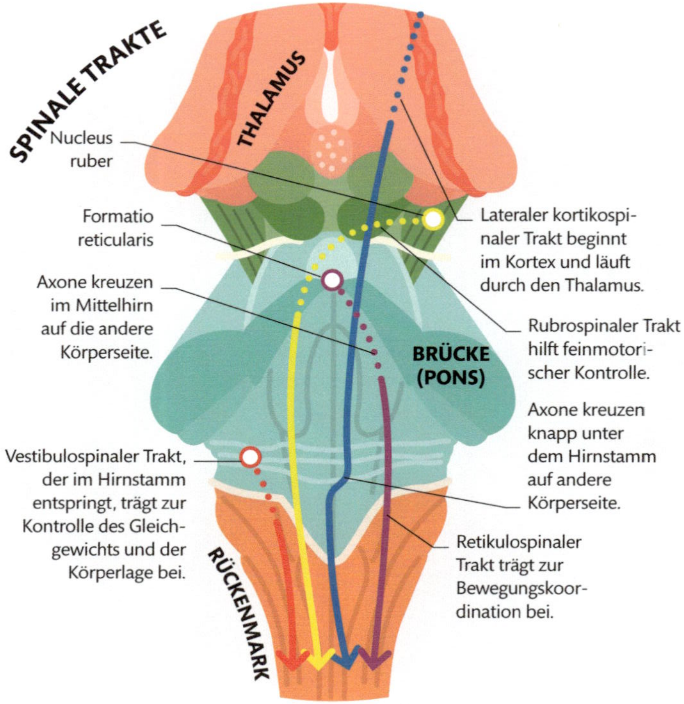

1 Nerventrakte
Die Axone des lateralen kortikospinalen Trakts senden Signale an die Skelettmuskeln, um willkürliche Bewegungen hervorzurufen. Andere Trakte von Axonen sind für die unwillkürlichen Bewegungen verantwortlich, etwa das Gleichgewicht, aber auch die Feinregulierung der Bewegung.

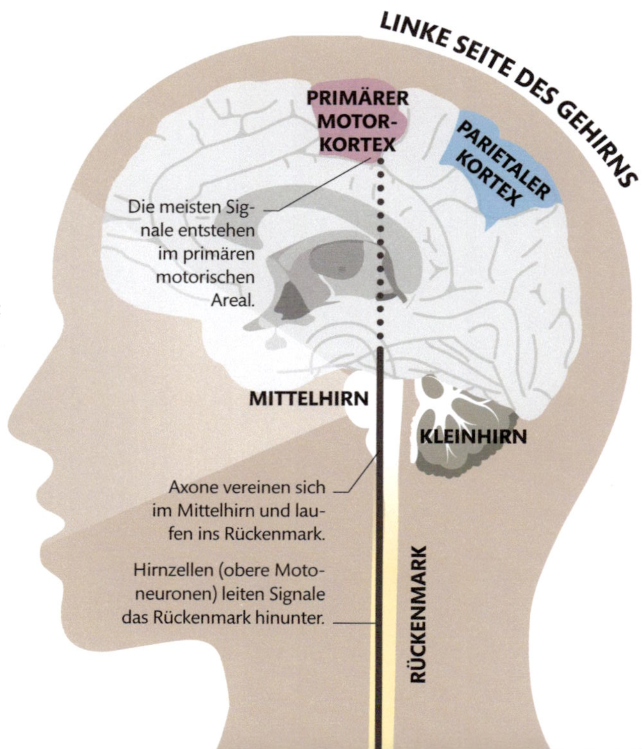

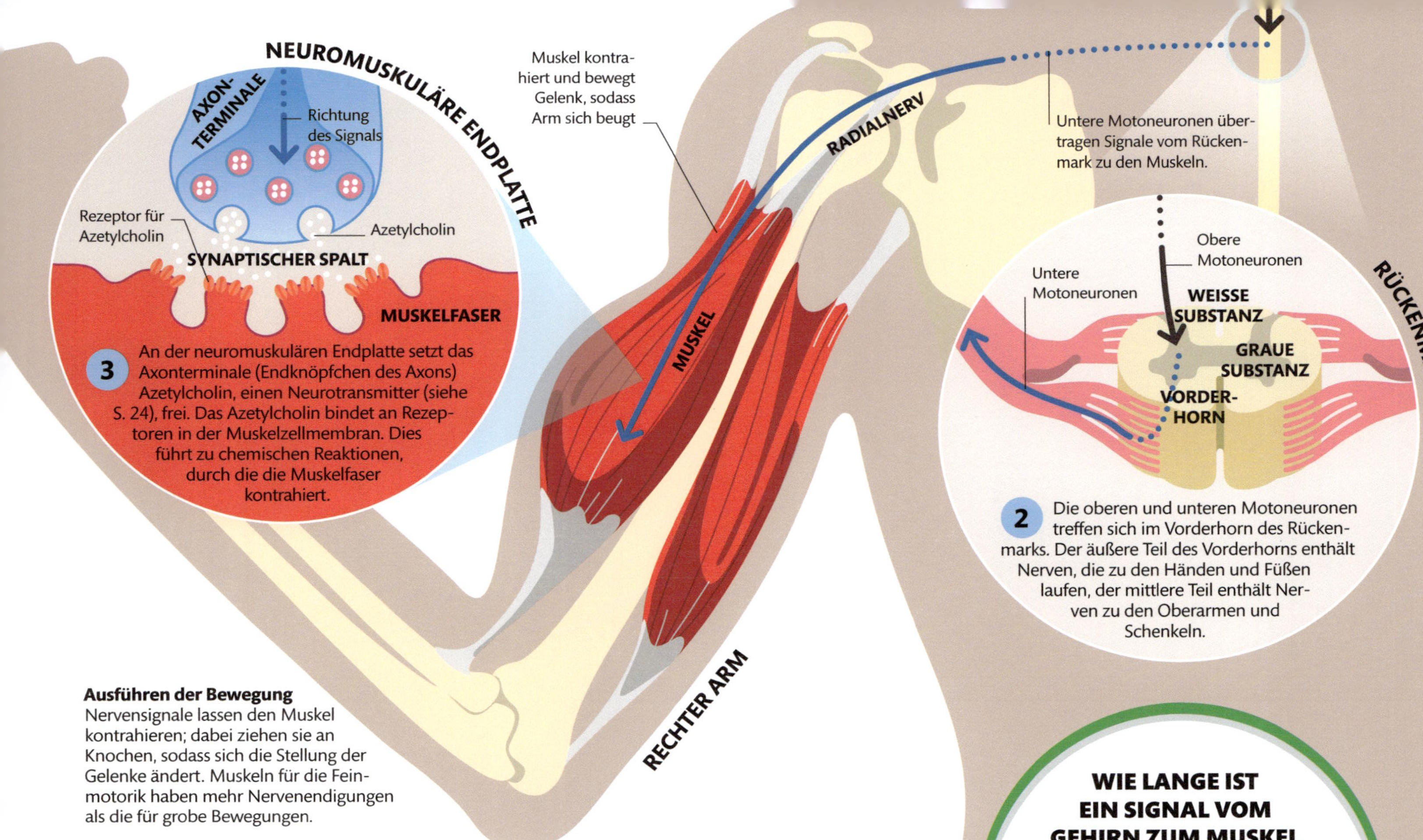

Ausführen der Bewegung
Nervensignale lassen den Muskel kontrahieren; dabei ziehen sie an Knochen, sodass sich die Stellung der Gelenke ändert. Muskeln für die Feinmotorik haben mehr Nervenendigungen als die für grobe Bewegungen.

Vom Rückenmark zum Muskel

Im Rückenmark bilden die Axone des kortikospinalen Trakts, die von Myelinscheiden umgeben sind, die weiße Substanz. Die graue Substanz im Zentrum des Rückenmarks besteht aus den Zellkörpern der Motoneuronen. Die Enden der kortikospinalen Axone, deren Zellkörper im Gehirn liegen (obere Motoneuronen), bilden Synapsen mit den unteren Motoneuronen im Vorderhorn der grauen Substanz des Rückenmarks. Deren Axone verlassen die Wirbelsäule durch Zwischenräume zwischen den Wirbelkörpern (siehe S. 12) und laufen zu den Muskelfasern. Der Punkt, an dem sie die Erregung auf die Muskelfaser übertragen, heißt neuromuskuläre Endplatte.

WIE LANGE IST EIN SIGNAL VOM GEHIRN ZUM MUSKEL UNTERWEGS?

Signale laufen vom Hirn zu den Muskeln mit Geschwindigkeiten von bis zu 120 Metern pro Sekunde.

Unbewusste Bewegungen

Wir führen viele Bewegungen willentlich aus, aber ohne über sie nachzudenken, weil sie so vertraut sind. Eine andere Art unbewusster Bewegung sind Reflexe: instinktive Reaktionen auf Gefahren.

WARUM ERHÖHT MÜDIGKEIT DIE REAKTIONSZEIT?

Wenn wir müde sind, arbeiten die Neuronen im Gehirn langsamer. Das beeinflusst die visuelle Wahrnehmung und das Gedächtnis, sodass wir langsamer reagieren.

Reaktionsbahnen

Der Sehsinn ist für die Planung von Bewegungen essenziell. Die Informationen vom visuellen Kortex laufen über zwei Bahnen (siehe S. 70–71). Die dorsale oder obere Bahn, die zum Parietallappen führt, leitet unsere Handlungen in Echtzeit. Gleichzeitig aktiviert die ventrale oder untere Bahn, die zum Temporallappen führt, gespeicherte visuelle Erinnerungen, um das Gesehene zu interpretieren und angemessen zu reagieren.

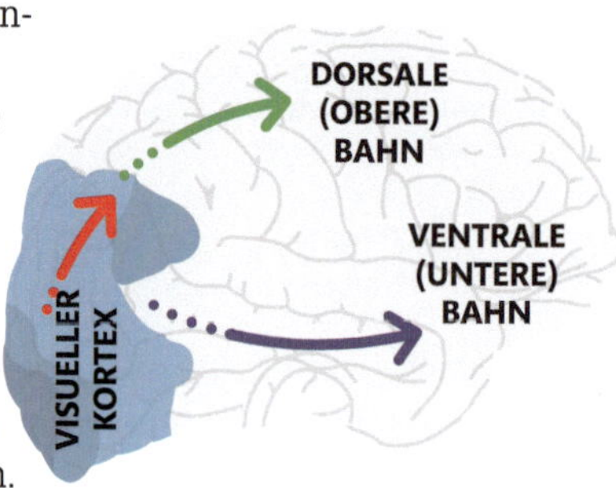

Visuelle Bahnen im Gehirn
Die dorsale Bahn leitet Informationen über die Lage des Körpers und anderer Objekte, während die ventrale Bahn mithilfe des Gedächtnisses Objekte identifiziert. Das Gehirn nutzt diese Informationen, um zu entscheiden, welche Bewegungen in welcher Stärke und Richtung als Reaktion sinnvoll sind.

Koordinierte Bewegungen

Jede Bewegungsabfolge erfordert die Koordination mehrerer Gehirnbereiche – zunächst wird die Aufmerksamkeit auf die Aufgabe gerichtet, dann werden Sinneseindrücke und Erinnerungen zu einem Handlungsplan integriert, und schließlich werden motorische Areale aktiv, um sie auszuführen. Neue Fähigkeiten (etwa eine Sportart) erfordern das Erlernen und Üben von Bewegungsabläufen, sodass sie praktisch unbewusst werden. Beim Lernen bildet das Gehirn neue Verbindungen zwischen Neuronen. Wenn wir eine Fertigkeit beherrschen (siehe rechts), sind bei ihrer Ausführung die entsprechenden Kortexareale weit weniger aktiv als bei Neulingen. Daher sind die Handlungen eines Experten, etwa eines Tennisprofis, schneller, präziser und feiner.

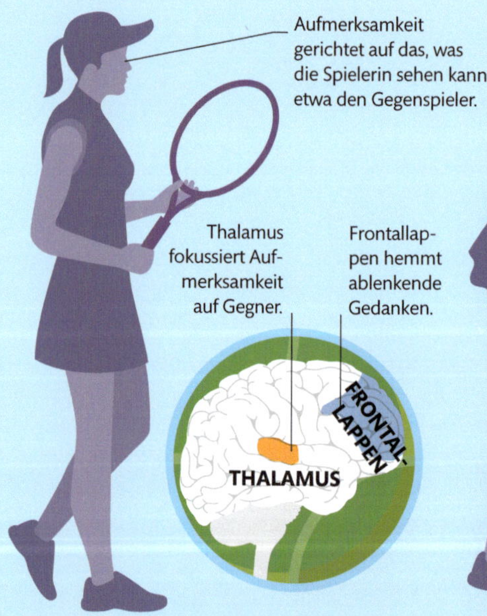

1 Aufmerksamkeit
Zur Vorbereitung der Handlung richtet der Thalamus die Aufmerksamkeit dorthin, wo er Aktivität erwartet (etwa den Gegenspieler), während der Frontallappen ablenkende Gedanken blockiert, um die Konzentration zu fokussieren.

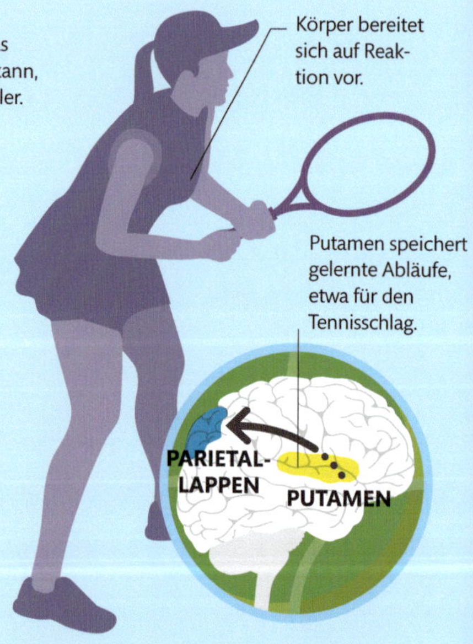
Körper bereitet sich auf Reaktion vor.
Putamen speichert gelernte Abläufe, etwa für den Tennisschlag.
PARIETALLAPPEN
PUTAMEN

2 Gedächtnis
Visuelle Hinweise bringen den Parietallappen dazu, Erinnerungen an Handlungssequenzen aus dem Putamen abzurufen. Der parietale Kortex beurteilt damit den Kontext und erzeugt ein inneres Modell der Handlung.

Reflexe

Reflexe sind Reaktionen in Sekundenbruchteilen, die wir nicht lernen und über die wir nicht nachdenken müssen; sie sind unwillkürlich. Sie nutzen die gleichen Muskeln wie willkürliche Bewegungen, aber an der schnellen Reaktion ist das Gehirn nicht beteiligt. Vielmehr erzeugen die Signale der sensorischen Nerven direkt im Rückenmark Signale, die über motorische Nerven zu den Muskeln laufen. Weitere Signale gehen danach ans Gehirn, um als Erinnerungen gespeichert zu werden, falls die Gefahr wiederkehrt.

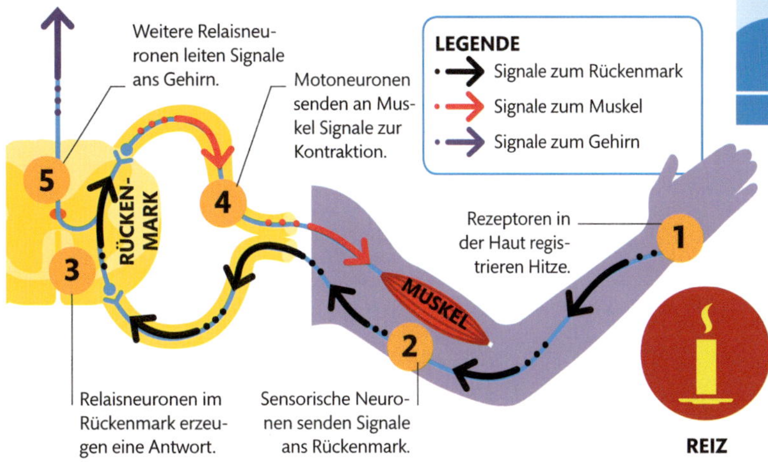

UNSERE **NEURONEN UND LEITUNGSBAHNEN ÄNDERN** SICH STÄNDIG ALS **REAKTION** AUF **ERFAHRUNGEN.**

Umgehung des Gehirns
Reflexe beruhen auf einfachen Nervenbahnen, den Reflexbögen. Rezeptoren in Haut und Muskeln senden Gefahrensignale über sensorische Nerven zum Rückenmark; dort sind Relaisneuronen synaptisch mit Motoneuronen verbunden, die schnelle Reaktionen auslösen.

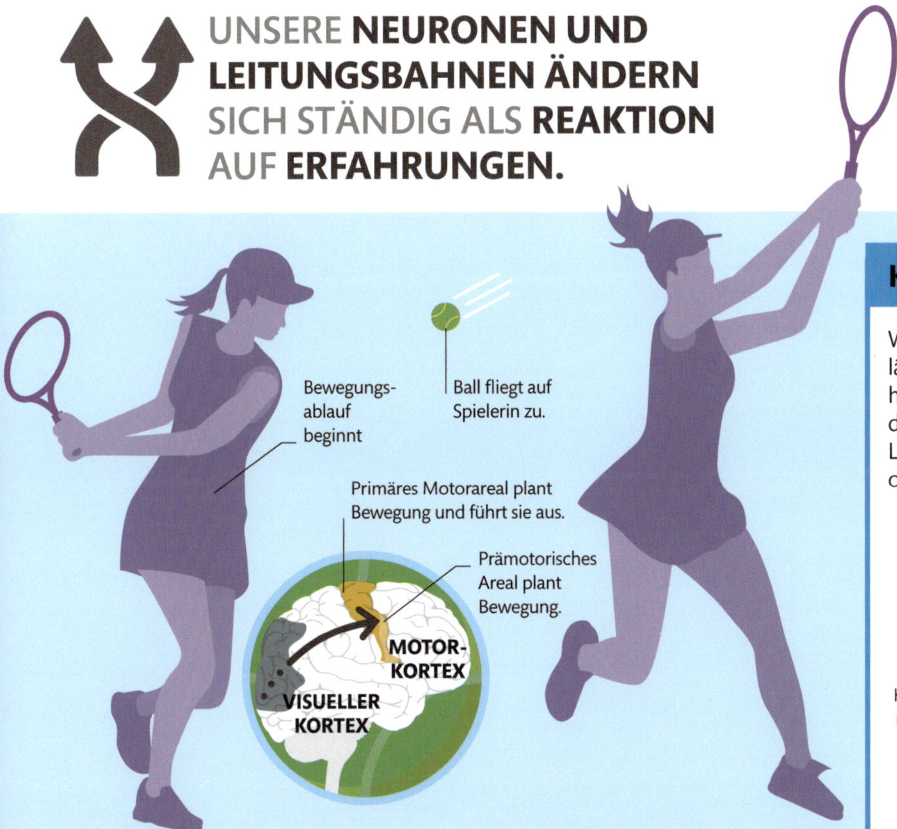
Bewegungsablauf beginnt
Ball fliegt auf Spielerin zu.
Primäres Motorareal plant Bewegung und führt sie aus.
Prämotorisches Areal plant Bewegung.
MOTOR-KORTEX
VISUELLER KORTEX

3 Planung
Das Gehirn kombiniert aktuelle visuelle Eindrücke und gespeicherte Bewegungsprogramme, um einen Handlungsplan zu erstellen. Er wird im prämotorischen Areal durchgespielt und dann zum primären Motorkortex geschickt.

4 Bewusste Handlung
Wenn die Person sich der Handlung bewusst wird, hat der Bewegungsablauf schon längst begonnen. Die Handlung ist am effektivsten, wenn die Person geübt ist, viel Erfahrung und gute Sinnesdaten hat.

KOMPETENZ ENTWICKELN

Wer neue Fähigkeiten erlernt, durchläuft mehrere Phasen. Anfänger müssen hart arbeiten, um kompetent zu werden. Durch Üben entstehen neuronale Leitungsbahnen, bis man die Handlung ohne Nachdenken ausführen kann.

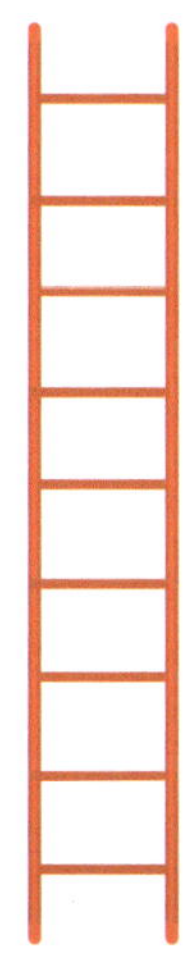

Unbewusste Kompetenz
Fähigkeit wird automatisch ausgeführt

Bewusste Kompetenz
Kann Fähigkeit einsetzen, aber nur mit bewusstem Bemühen

Bewusste Inkompetenz
Bewusstsein, was nötig ist, aber keine Fähigkeiten

Unbewusste Inkompetenz
Kein Bewusstsein für die notwendigen Fähigkeiten

Spiegel-neuronen

Wir lernen nicht nur durch Üben, sondern auch, indem wir andere bei Tätigkeiten beobachten. Man nimmt an, dass dabei bestimmte Nervenzellen im Gehirn, die Spiegelneuronen, beteiligt sind, mit denen wir Handlungen erfahren, ohne sie selbst auszuführen.

Was sind Spiegelneuronen?

Spiegelneuronen sind Hirnzellen, die nicht nur feuern, wenn wir eine Handlung ausführen, sondern auch, wenn wir anderen dabei zuschauen. Sie wurden bei Affen entdeckt, aber auch bei Menschen nachgewiesen. Die meisten Studien nutzten die funktionelle Magnetresonanztomografie (fMRT, siehe S. 43), doch eine Studie erforschte Personen mit ins Gehirn implantierten Elektroden. Dabei wurden Spiegelneuronen im supplementär-motorischen Areal festgestellt, das Bewegungsabläufe plant, sowie im Hippocampus, der das Gedächtnis und die Orientierung steuert.

Wo sind sie?
Spiegelneuronen wurden in mehreren Hirnrindenarealen gefunden, aber auch in Strukturen tiefer im Gehirn, etwa dem Hippocampus.

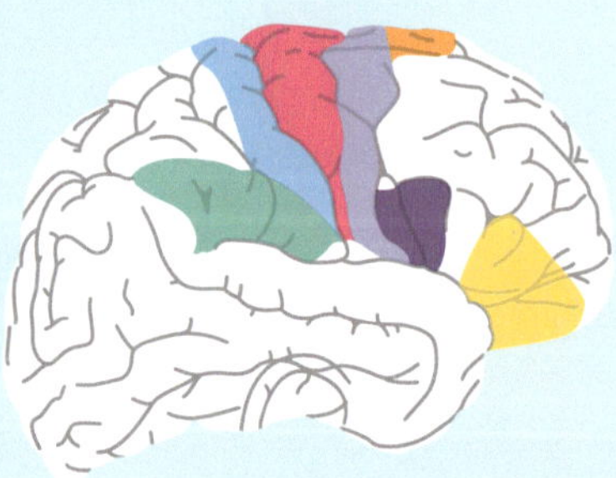

LEGENDE

- Prämotorisches Areal
- Primäres Motorareal
- Teil des Broca-Areals
- Somatosensorisches Areal
- Gyrus frontalis inferior
- Unterer parietaler Kortex
- Supplementär-motorisches Areal (SMA)

Bewegungen spiegeln

Nach einer Theorie sind Spiegelneuronen am Lernen durch Imitation beteiligt. Demnach erhalten die Spiegelneuronen Informationen über den Zweck einer Bewegung von Arealen wie dem präfrontalen Kortex, dessen Rolle die Analyse ist. Spiegelneuronen verschiedener motorischer Areale codieren eine Simulation der Bewegung, die in das eigene motorische Programm aufgenommen wird. Dieses Programm können wir nutzen, wenn wir die Handlung selbst ausführen müssen.

Beobachtung einer Handlung
Spiegelneuronen reagieren unterschiedlich auf verschiedene Bewegungen von Gesichtern und Gliedmaßen. So aktivieren Körperbewegungen (etwa Kauen) Neuronen in anderen Hirnarealen als Aktionen, die auf ein sichtbares Objekt zielen (etwa Beißen in eine Frucht).

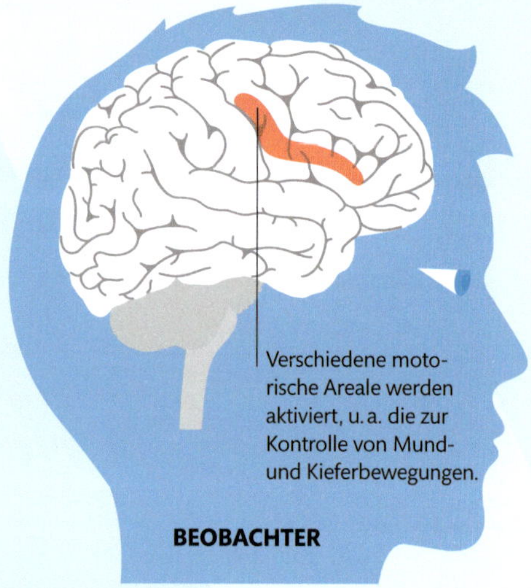

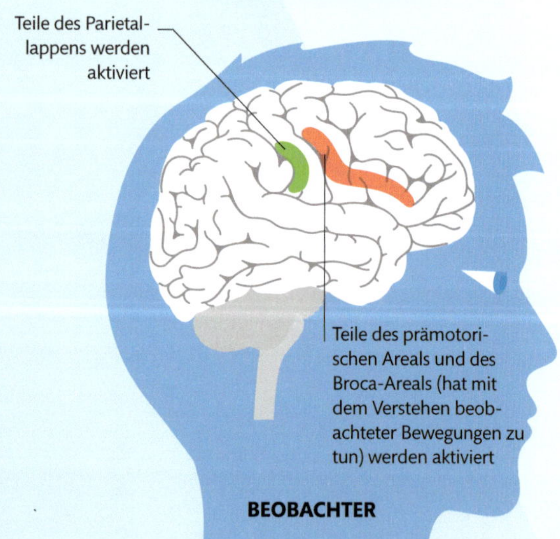

HABEN ANDERE TIERE AUCH SPIEGELNEURONEN?

Spiegelneuronen wurden zuerst bei Makaken entdeckt. Sie wurden auch bei einigen Vögeln, vor allem Singvögeln, nachgewiesen und inzwischen auch bei Ratten.

GÄHNEN

Spiegelneuronen spielen wohl eine Rolle beim »ansteckenden Gähnen« – dem Drang, selbst zu gähnen, wenn wir jemanden gähnen sehen. fMRT-Scans von Menschen, die Videos von gähnenden Menschen ansahen, zeigen eine Aktivität im rechten Gyrus frontalis inferior, der mit Spiegelneuronen assoziiert ist.

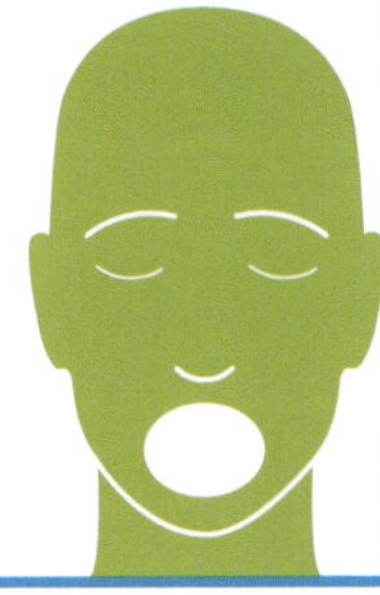

1 Beobachten einer Körperbewegung
Das Beobachten einer Handlung, die nicht mit einem Objekt verbunden ist, etwa Kauen, aktiviert die prämotorischen Areale im Beobachter. Dies sind Bereiche, die mit dem vorherigen Durchspielen geplanter Handlungsabläufe zu tun haben. Es aktiviert auch Teile der motorischen Areale, die mit Mund- und Kieferbewegungen zu tun haben.

HANDLUNG OHNE OBJEKT

2 Beobachten einer Handlung an einem Objekt
Das Beobachten einer Handlung, die an einem Objekt ausgeführt wird, wenn die Person etwa in eine Frucht beißt, aktiviert ähnliche Areale im motorischen Kortex. Doch auch in einem weiteren Areal werden Spiegelneuronen aktiv, im parietalen Kortex, der an der Interpretation von Sinneseindrücken sowie an der Beurteilung der Position des Körpers beteiligt ist.

HANDLUNG MIT EINEM OBJEKT

Absichten verstehen

Spiegelneuronen werden unterschiedlich aktiviert, wenn wir Personen eine ähnliche Handlung in unterschiedlichem Kontext ausführen sehen (etwa das Greifen einer Tasse, um zu trinken bzw. um sie vom Tisch abzuräumen); sie könnten also eine Rolle dabei spielen, die Absicht der Handlung zu entschlüsseln. Dabei unterscheidet sich die Aktivität im Gyrus frontalis inferior, der die Aufmerksamkeit auf Objekte unserer Umgebung richtet.

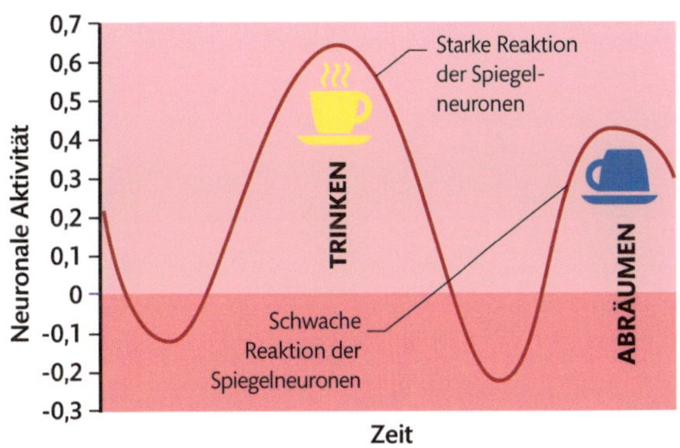

Absicht und Hirnaktivität
Die Aktivität der Spiegelneuronen ist größer, wenn man eine Person eine Tasse greifen sieht, wenn sie trinken will als wenn sie die Tasse wegräumen will. Ein Grund könnte sein, dass Trinken eine wichtigere biologische Funktion hat als das Aufräumen.

DIE **GEHIRNWELLEN** VON **MUSIKERN** WERDEN BEIM **GEMEINSAMEN SPIEL SYNCHRON.**

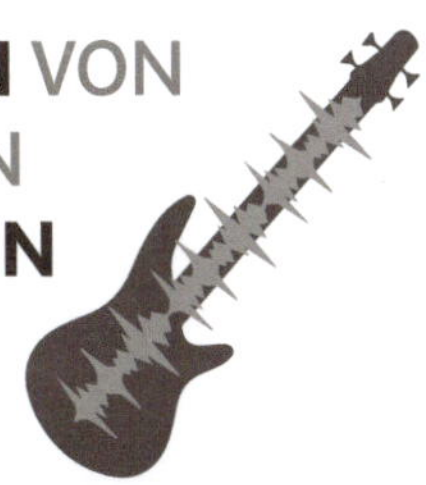

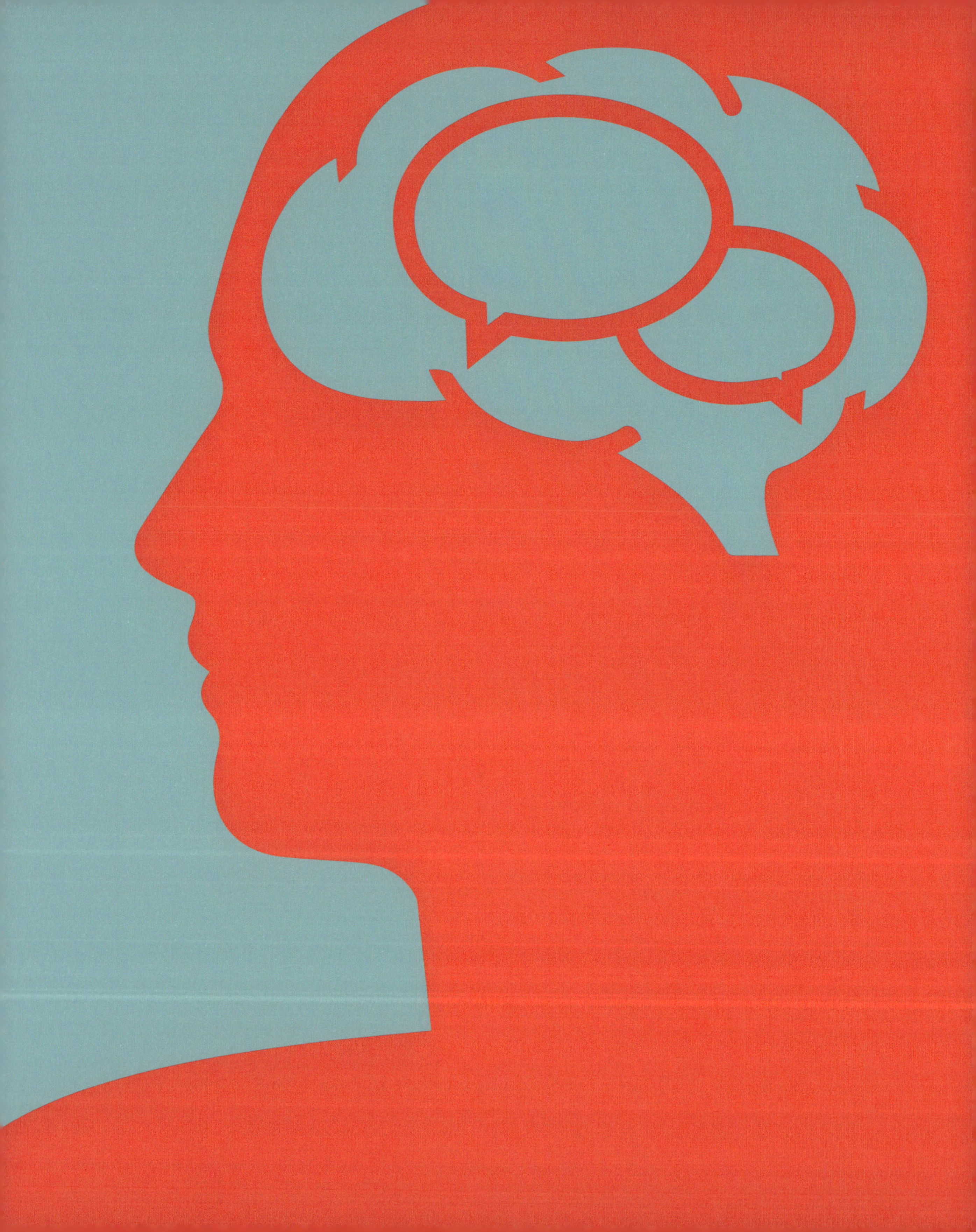

KOMMUNIKATION

Emotionen

Emotionen sind physiologische Antworten auf äußere Ereignisse und geprägt durch eigene Erfahrungen. Sie sind entstanden, um uns von Gefahren weg- und zu Belohnungen hinzuführen.

HORMONE FÜR **GEFÜHLS-**REAKTIONEN WERDEN IN **6 SEKUNDEN** ABSORBIERT.

Grundemotionen

Forschungen legen vier physiologisch unterschiedliche bewusste Emotionen nahe: Wut, Angst, Glück und Trauer. Sie können zusammenwirken und ein ganzes Spektrum an Gefühlen schaffen. Grob gesagt gibt es negative und positive Emotionen verschiedener Intensität. Die einzelnen emotionalen Zustände sind mit bestimmten physiologischen Veränderungen verbunden, die das Denken und Verhalten beeinflussen. So sehen wir entspannt die Welt anders als in Angst. Es ist diese Koordination von Physiologie, Verhalten und Denken mit den Gefühlen, die uns unser Verhalten infolge von Ereignissen anpassen lässt.

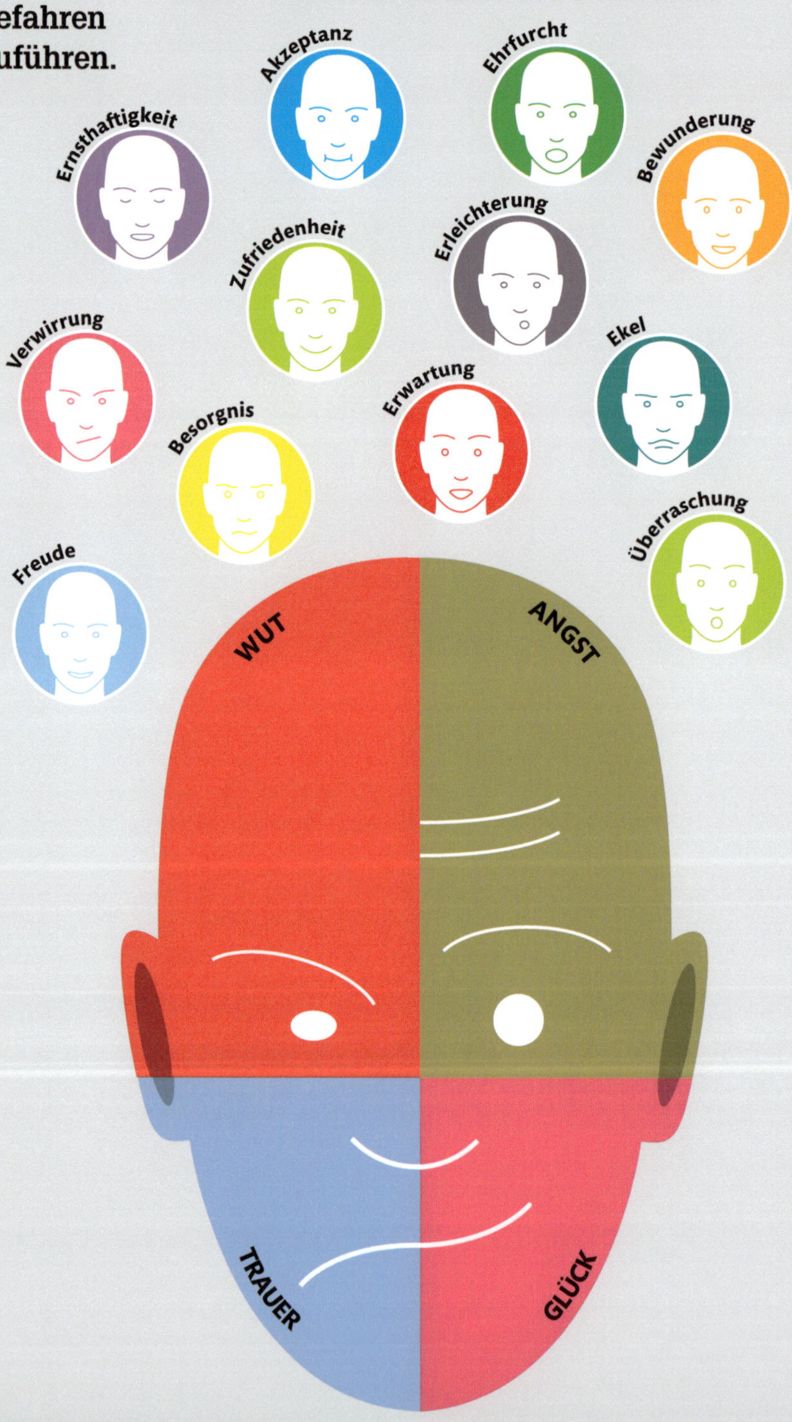

Emotionen
Aus den vier Grundgefühlen leiten sich viele andere Emotionen ab. Studien unterscheiden bis zu 27 Typen emotionaler Erfahrungen, von denen einige hier gezeigt sind. Manche liegen auf einer Skala, etwa von Besorgnis über Angst und Furcht zum Entsetzen.

WARUM WEINEN WIR?

Nur Menschen weinen, aber keiner versteht den Grund – zumal sowohl Trauer als auch Freude zu Tränen führen können. Weinen hat eine wichtige zwischenmenschliche Funktion, es signalisiert emotionalen Stress, um eine passende soziale Reaktion hervorzurufen. Es kann auch erlösend sein, weil es die volle emotionale Verarbeitung ermöglicht, die gut für die geistige Gesundheit ist.

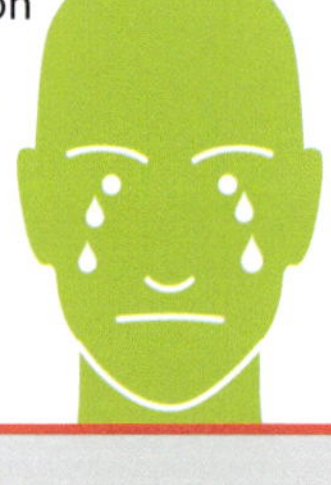

Die Anatomie von Emotionen

Als Antwort auf Auslöser initiiert das Gehirn hormonelle Reaktionen, die zu physiologischen Veränderungen führen, sodass wir auf den Gefühlszustand geeignet reagieren können. Eine höhere Pulsrate, Muskeldurchblutung und Schwitzen sind mit verstärkten Emotionen assoziiert. Diese Änderungen nimmt man bewusst wahr, was das Gefühl noch weiter intensiviert.

WAS IST DER SINN DES LACHENS?

Die Entspannung, die durch das Lachen entsteht, hemmt die biologische Kampf-oder-Flucht-Reaktion.

Glück und Trauer
Serotonin, Dopamin, Oxytocin und Endorphine sind Hormone, die unser Glücksgefühl tiefgehend beeinflussen. Emotionen fühlen wir im ganzen Körper, je nach Emotion an verschiedenen Stellen. Die Grafik zeigt die Wirkung von Serotonin.

LEGENDE
Erfahrung positiver Gefühle
Erfahrung negativer Gefühle

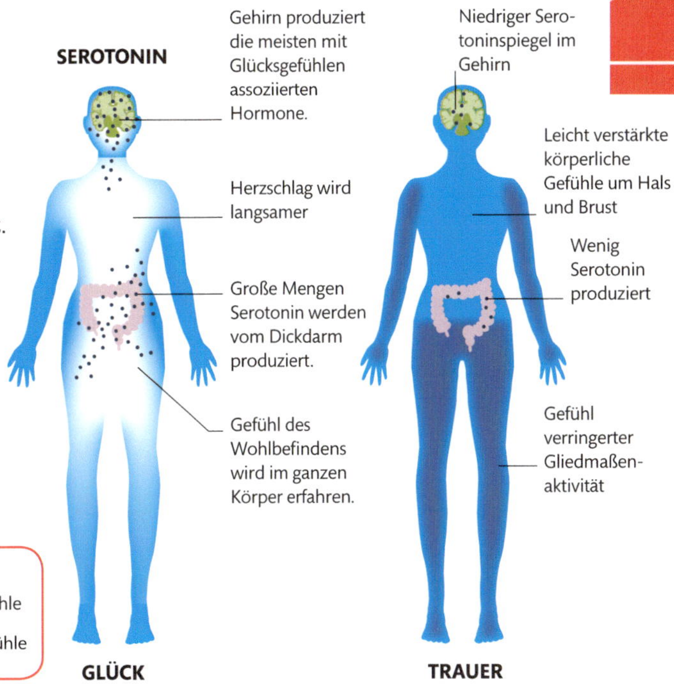

Unbewusste Emotionen

Einfache automatische Reaktionen wie der Kampf-oder-Flucht-Reflex müssen schnell ablaufen. Daher können Reize, die zu schnell für die bewusste Wahrnehmung sind, emotionale Reaktionen auslösen und die Amygdala aktivieren. Dies beeinflusst dann, wie der Kortex sie verarbeitet. Die Amygdala ist am emotionalen Gedächtnis beteiligt, das später automatisch aktiviert werden kann.

Thalamus
Ankommende Informationen laufen zur Amygdala zur schnellen Beurteilung und Reaktion sowie zu Hirnrindenarealen, wo sie zur bewussten Wahrnehmung führen.

LANGSAME, GENAUE BAHN

Sensorischer Kortex
Die Sinnesdaten werden im sensorischen Kortex genau verarbeitet und für die bewusste Wahrnehmung mit gespeicherten Erinnerungen integriert. Dies erfordert Zeit.

Hippocampus
Er verarbeitet die bewusste Wahrnehmung, um sie im Gedächtnis abzulegen. Er vergleicht auch einlaufende Signale mit früheren Erinnerungen, um die emotionale Reaktion anzupassen.

SCHNELLE, UNGENAUE BAHN

Amygdala
Die Amygdala beurteilt sofort die emotionale Bedeutung der Information und sendet Signale an andere Areale für eine sofortige körperliche Reaktion.

Hypothalamus
Signale von der Amygdala lösen Veränderungen der Hormonausschüttung und des autonomen Nervensystems aus, die den Körper auf eine Reaktion auf den emotionalen Auslöser vorbereiten.

Zwei Bahnen
Zur bewussten Verarbeitung von Emotionen müssen die Daten der Sinne mit Erinnerungen und einer rationalen Beurteilung der Situation integriert werden – das ist die langsame, genaue Bahn. Dagegen geschehen unbewusste Reaktionen über die schnelle, ungenaue Bahn viel rascher. Der präfrontale Kortex ist für die bewusste Emotionsregulierung wichtig.

Angst und Wut

Angst und Wut führen zur Ausschüttung von Hormonen im Körper, die uns auf den Umgang mit Bedrohungen vorbereiten. Anhaltende Angst kann jedoch das sympathische Nervensystem krankhaft überaktivieren.

Kampf oder Flucht

Wenn wir eine mögliche Gefahr sehen, läuft die visuelle Information zur Amygdala, die Emotionen verarbeitet. Die Amygdala sendet Signale an den Hypothalamus, der das sympathische Nervensystem (siehe S. 13) aktiviert und den Körper reaktionsbereit macht. Der Hypothalamus signalisiert außerdem der Hirnanhangdrüse (Hypophyse) und den Nebennieren, die Hormone wie Cortisol und Adrenalin auszuschütten. Der Gesamteffekt dieser Bahnen ist es, die sogenannte Kampf-oder-Flucht-Reaktion zu initiieren, die den Körper darauf vorbereitet, die Gefahr zu bekämpfen oder vor ihr wegzulaufen.

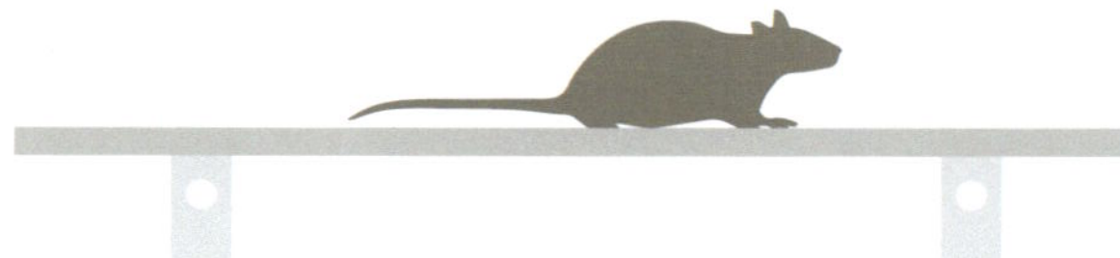

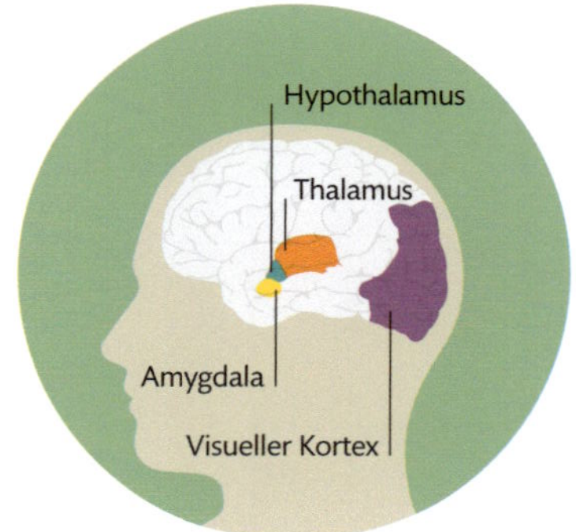

Reaktion auf Gefahren
Signale laufen zum Thalamus und zur Amygdala, die den Hypothalamus zur Ausschüttung von Hormonen für Kampf oder Flucht veranlassen. Eine langsamere, bewusste Bahn zum Kortex beurteilt die Situation (siehe S. 107).

Speichelproduktion wird reduziert
Die Speichelproduktion nimmt ab, wenn wir Angst haben. Wir bekommen einen trockenen Mund.

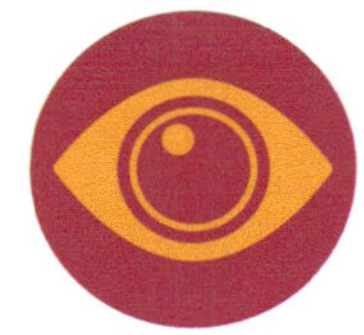

Pupillen erweitern sich
Die Pupillen werden größer und lassen mehr Licht ein, damit wir die Gefahr besser sehen.

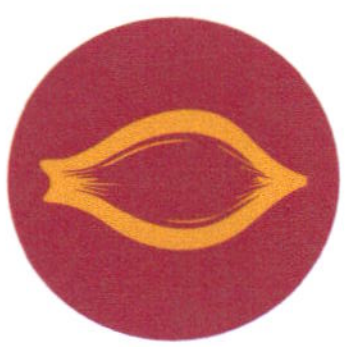

Muskelanspannung
Die Muskeln in den Armen, Beinen und Schultern bereiten sich auf Reaktionen vor. Man fühlt eine gewisse Anspannung.

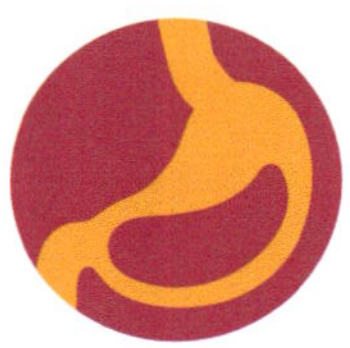

Verdauung
Um Energie zu sparen, wird die Verdauung langsamer. Im Extremfall übergibt man sich, um den Magen zu leeren.

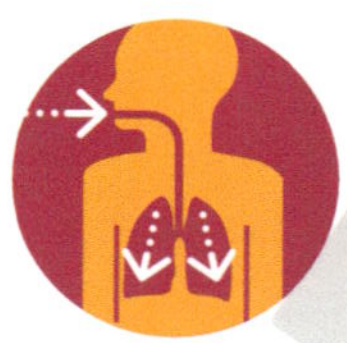

Atem wird schneller
Dies erhöht die Sauerstoffzufuhr der Muskeln und aktiviert sie. Es kann aber auch zur Hyperventilation kommen.

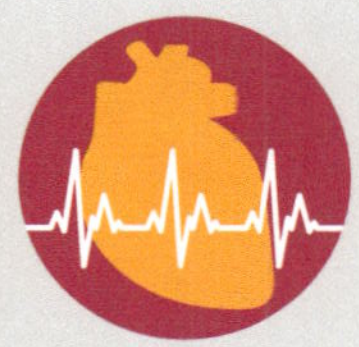

Herzschlag wird schneller
Das Herz pumpt mehr sauerstoff- und nährstoffreiches Blut zu den Stellen, wo es im Körper benötigt wird.

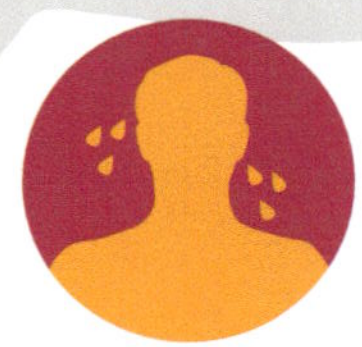

Schwitzen
Die Schweißdrüsen werden stimuliert, damit der Körper gekühlt bleibt, wenn körperliche Aktivität nötig werden sollte.

Hautdurchblutung wird verringert
Der Blutfluss wird von der Hautoberfläche weg gelenkt, sodass man bleich erscheint.

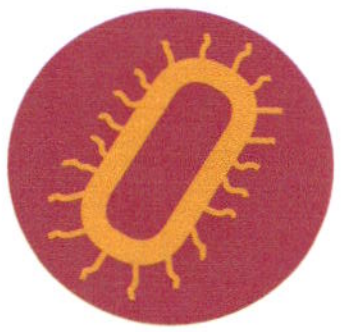

Immunsystem reduziert Aktivität
In der unmittelbaren Gefahr ist die Immunabwehr zweitrangig, die so gesparte Energie kann direkt in die Reaktion fließen.

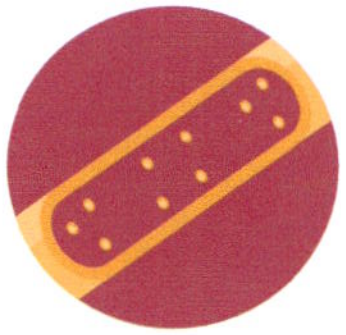

Blutzucker steigt
Zuckerreserven werden aus der Leber freigesetzt, damit die Muskeln Energie haben. Fettreserven werden ebenfalls mobilisiert.

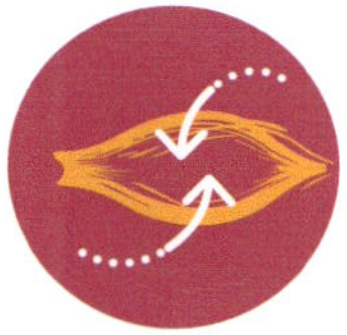

Blutstrom zu den Muskeln
Das Blut bringt Nährstoffe und Sauerstoff zu den Muskeln, um sie auf Kampf oder Flucht vorzubereiten.

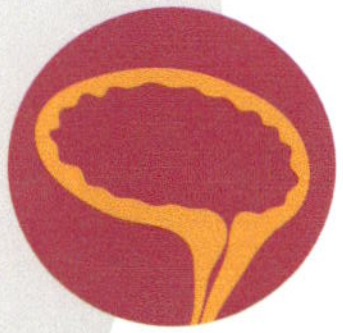

Blasenmuskeln entspannen sich
Dies führt zum Harndrang, denn eine volle Blase stört Bewegungen und kann bei heftigen Stößen reißen.

4% DER MENSCHEN WELTWEIT HABEN **ARACHNOPHOBIE** (SPINNENANGST).

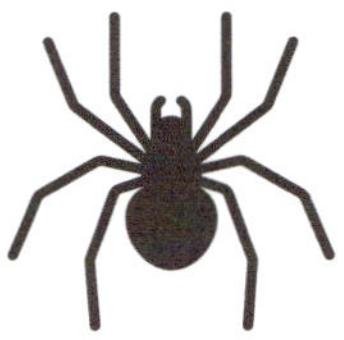

Wut oder Angst?

Die körperlichen Reaktionen auf Angst und Wut sind ähnlich. Vor allem die Interpretation der Körperreaktionen bestimmt, ob wir uns ängstlich oder wütend fühlen. Eine Theorie besagt: Weiß man, warum das negative Ereignis eintrat und wer verantwortlich ist, so fühlt man Wut. Kann man den Grund nicht identifizieren oder kontrollieren, fühlt man Angst.

Kontext ist wichtig
Ob man auf einen bestimmten Auslöser mit Angst oder Wut reagiert, hängt oft vom Kontext ab.

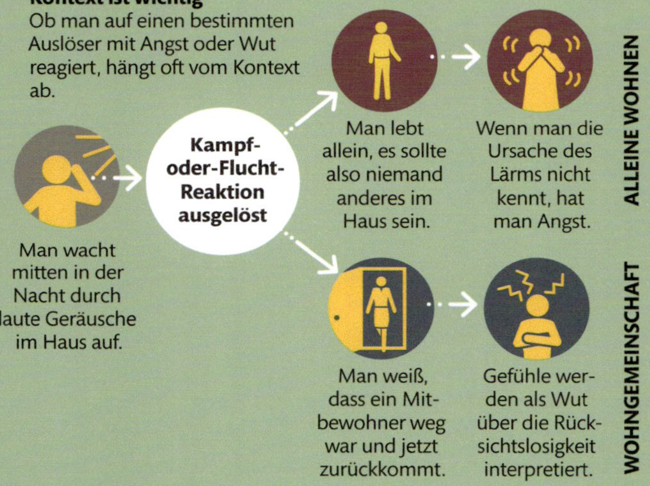
Man wacht mitten in der Nacht durch laute Geräusche im Haus auf.
Kampf-oder-Flucht-Reaktion ausgelöst
ALLEINE WOHNEN
Man lebt allein, es sollte also niemand anderes im Haus sein.
Wenn man die Ursache des Lärms nicht kennt, hat man Angst.
WOHNGEMEINSCHAFT
Man weiß, dass ein Mitbewohner weg war und jetzt zurückkommt.
Gefühle werden als Wut über die Rücksichtslosigkeit interpretiert.

Panikattacken

Panikattacken sind körperliche Reaktionen auf Angst oder Sorgen. Symptome sind Herzrasen, Brustschmerzen, schnelle, flache Atmung und Schwitzen. Betroffene glauben oft, einen Herzanfall zu haben. Um den Teufelskreis zu durchbrechen, muss man erkennen, dass es eine Panikattacke ist.

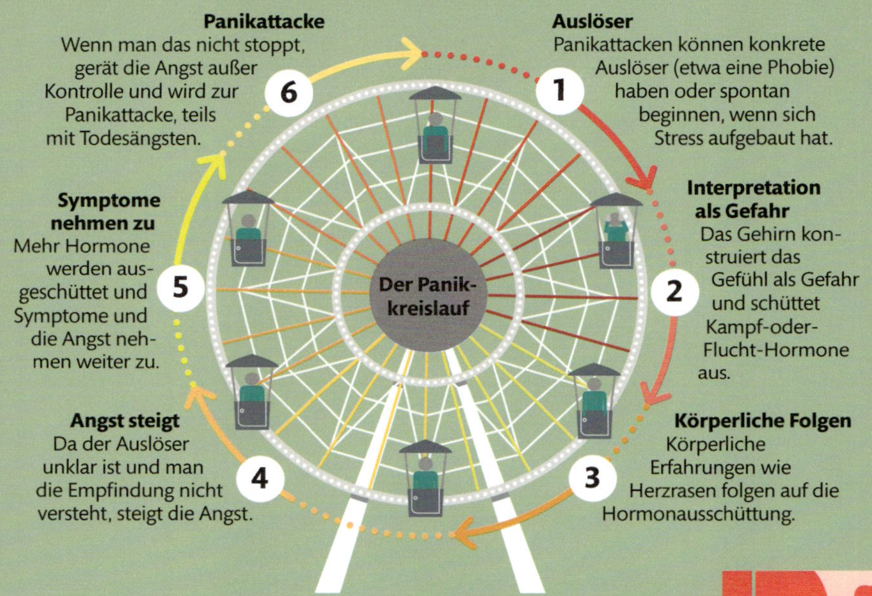

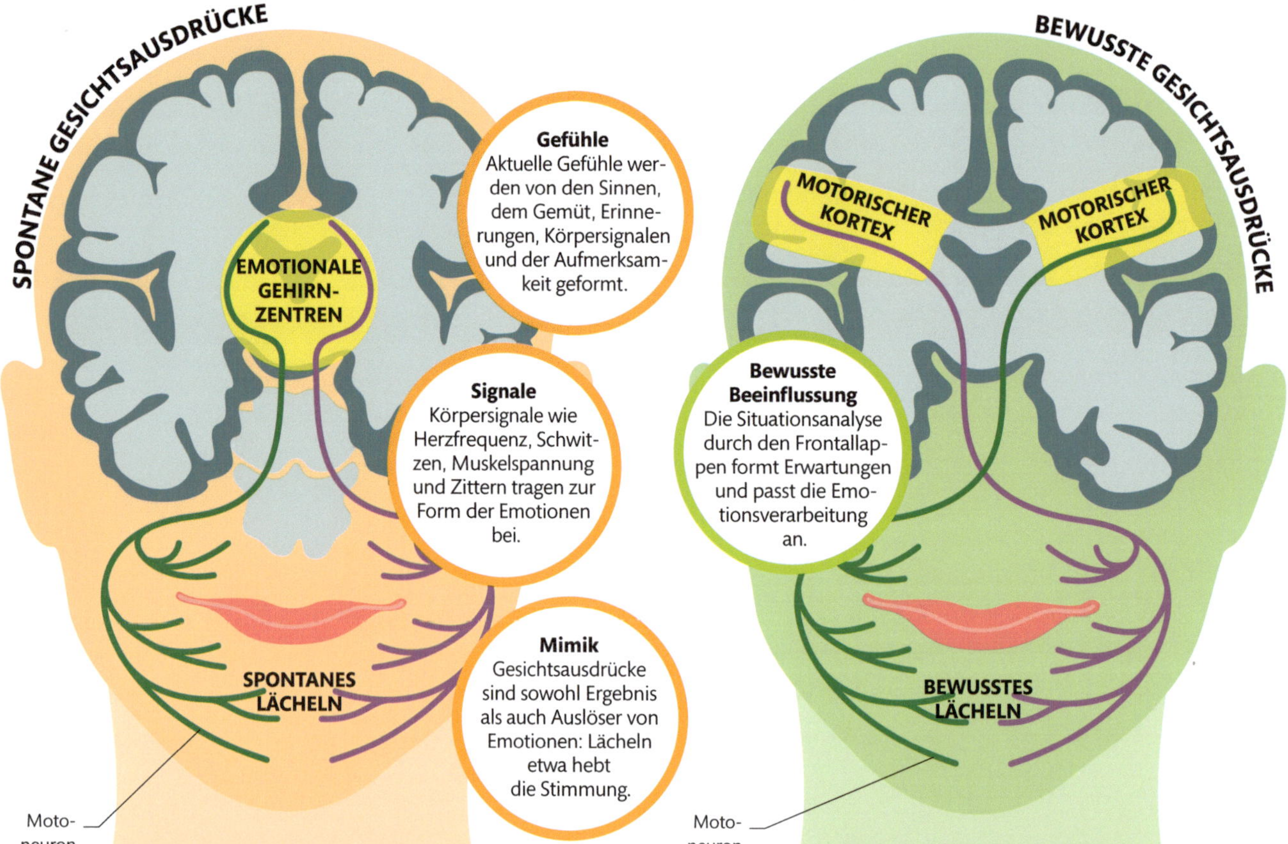

Spontane Gesichtsausdrücke
Emotionen führen zu spontanen oder unwillkürlichen Ausdrücken außerhalb unserer Kontrolle. Bei guten Nachrichten etwa lächeln wir spontan. Die Amygdala und andere Teile des limbischen Systems lösen die spontanen Reaktionen aus.

Bewusste Gesichtsausdrücke
Nach Bewusstwerden des Gefühls können wir den Gesichtsausdruck verändern, um vor anderen die wahren Gefühle zu verbergen oder zu betonen (»soziale Mimik«). Dabei wird der Motorkortex bewusst gesteuert.

Bewusste Emotionen

Emotionen fühlt man bewusst, und egal, ob sie positiv oder negativ, wandelbar oder konstant sind, sie haben enorme Auswirkungen auf die Lebensqualität. Bewusste Emotionen wechselwirken dabei ständig mit unbewussten Prozessen, die Emotionen mitformen.

Wie Gesichtsausdrücke entstehen
Sowohl spontane (unwillkürliche) als auch bewusste (soziale) Gesichtsausdrücke werden vom motorischen Kortex vermittelt, aber die spontanen gehen direkt vom limbischen System aus und laufen nicht über den Frontallappen. Wir können aber unsere physische Reaktion auf Gefühle bewusst modifizieren.

Entstehung von Gefühlen

Emotionen sind komplex und dynamisch. Schnelle intuitive Reaktionen auf Reize wechselwirken mit detaillierten Analysen. Intuitive Reaktionen entstanden evolutionär als nützliche Antwort auf wichtige Reize. Ist die Aufmerksamkeit der Person erregt, folgt die genaue Beurteilung. Wie sich die Emotionen dann ändern, hängt von der Persönlichkeit, früheren Erfahrungen und der Beurteilung verschiedener Informationen ab.

Emotionale Reaktionen

Die emotionale Antwort auf ein Ereignis entwickelt sich von der anfänglichen Schutzreaktion zur überlegten Reaktion. Wenn ein Freund Ihnen plötzlich in den Weg springt, erschrecken Sie zunächst, aber wenn das Gehirn die Situation verarbeitet, werden Sie ruhiger. In der ersten Phase wird die Aufmerksamkeit erregt und die Amygdala reagiert früh, um das Gehirn vorzubereiten, eine wichtige Wahrnehmung zu »erwarten«.

LEGENDE
- Amygdala
- Primärer visueller Kortex
- Frontaler Kortex
- Gyrus fusiformis (Gesichtserkennungsareal)
- Motorischer Kortex
- Parietaler Kortex

Erste 100 Millisekunden
Sinneswahrnehmungen laufen zur Amygdala, die Signale an den parietalen Kortex und dann zum motorischen Kortex sendet, die schnelle Reaktionen auf emotionale Auslöser produzieren, etwa Flucht.

100–200 Millisekunden
Die Informationen kommen im Frontallappen an, wo sie bewusst werden und eine angemessene Handlungsantwort geplant wird.

350 Millisekunden
Die durchdachte Reaktion wird zum motorischen Kortex geleitet, der die passende Körperbewegungen einleitet.

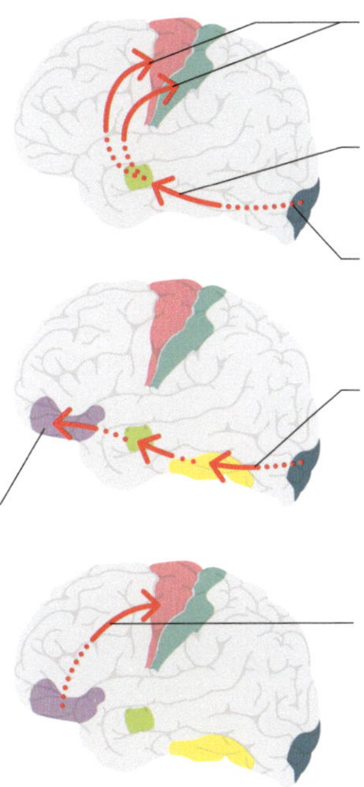

SEROTONIN

Neben Dopamin und Noradrenalin ist Serotonin ein Neurotransmitter, der eine Hauptrolle bei der Stimmungsregulierung spielt. Zwar gilt nicht einfach, dass ein hoher Serotoninspiegel glücklich und ein niedriger traurig macht, doch ein Mangel ist mit Depression und Angststörungen assoziiert. Viele antidepressive Medikamente wirken durch die Erhöhung des Serotoninspiegels im Gehirn. Körperliche Aktivität wie Tanzen hebt ebenfalls den Serotoninspiegel.

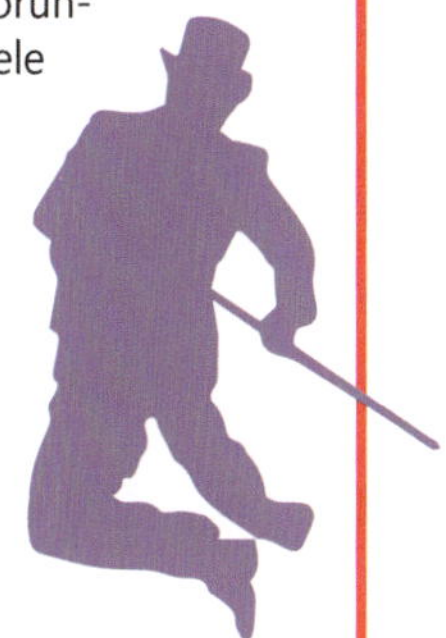

EMOTIONEN STECKEN AN – WIR IMITIEREN OFT DIE MIMIK ANDERER.

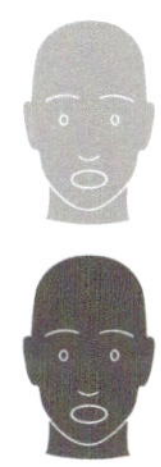

Affekte und Stimmungen

Affekte sind kurze, vorübergehende, oft starke Gefühle, meist als adaptive Antwort auf Gedanken, Aktivitäten oder Ereignisse. Stimmungen sind weniger intensiv, halten aber Stunden, Tage oder Monate an. So würde man die plötzliche Freude, einen Freund zu sehen, eher als Affekt sehen, während die Besorgnis aufgrund Arbeitslosigkeit eher eine Stimmung ist, doch die Abgrenzung ist nicht immer eindeutig.

ADAPTIVES VERHALTEN

EMOTION	MÖGLICHER AUSLÖSER	ADAPTIVES VERHALTEN
Wut	Provokation durch eine andere Person	»Kampf«-Bereitschaft mit Dominanz- oder Drohverhalten
Angst	Bedrohung durch eine dominante oder stärkere Person	»Flucht« oder Besänftigung, um der Bedrohung zu entgehen
Trauer	Verlust einer geliebten Person	Rückwärts gerichtete Gedanken und Passivität
Ekel	Abstoßendes Objekt (z. B. verdorbene Nahrung, Schmutz)	Aversionsverhalten, um sich aus der ungesunden Situation zu entfernen
Überraschung	Neuartiges oder unerwartetes Ereignis	Aufmerksamkeit auf den Auslöser, um möglichst viele Informationen zu erhalten

Belohnungszentren

Belohnungssysteme entstanden evolutionär, damit wir Dinge tun, die für das Überleben wichtig sind. Aber eine Sucht kann das System missbrauchen.

Belohnungsbahnen

Wenn wir etwas tun, das für das Überleben wichtig ist, etwa etwas essen oder Geschlechtsverkehr haben, werden Neuronen in der Area tegmentalis ventralis (VTA), die Dopamin als Neurotransmitter nutzen, aktiviert. Sie senden Signale an den Nucleus accumbens, und der Dopaminstoß dort sagt dem Gehirn, dass dieses Verhalten wiederholt werden sollte. Neuronen senden zudem Signale an den Frontallappen, der die Aufmerksamkeit auf vorteilhafte Aktivitäten richtet.

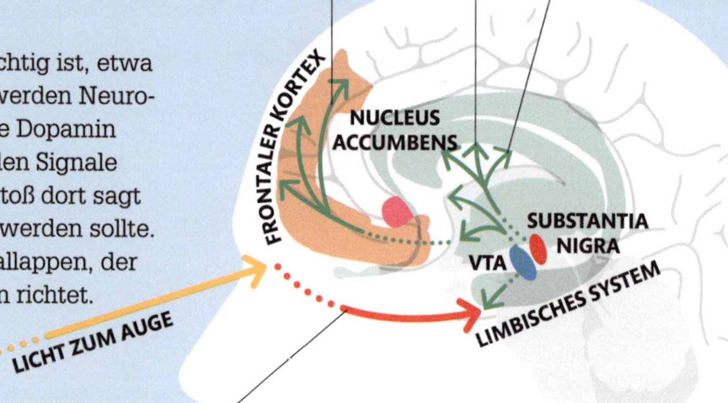

Der Weg zur Belohnung
Die Belohnungsbahn beginnt in der Area tegmentalis ventralis (VTA) im Mittelhirn und läuft dann zum Nucleus accumbens in den Basalganglien und zum Frontallappen. Dopamin wandert von der Substantia nigra zu den Basalganglien. Diese Bahn beeinflusst die Motorik.

1 Auslöser
Der ursprüngliche Auslöser kann außerhalb des Körpers sein, etwa der Anblick von Essen, oder von innen kommen, etwa ein fallender Glukosespiegel.

2 Drang
Das in der VTA freigesetzte Dopamin erreicht den Nucleus accumbens und bringt uns dazu, den Auslöser bzw. die Belohnung zu suchen und dafür zu arbeiten.

3 Verlangen
Der Drang kann im Kortex als bewusstes Verlangen erscheinen, aber manchmal bleibt er unbemerkt oder widerspricht sogar dem bewussten Willen.

4 Handlung
Ein Areal im Frontallappen gewichtet die Informationen, entscheidet, ob man die Belohnung sucht, und leitet die entsprechende Handlung ein.

5 Belohnung
Die Belohnung stimuliert Gehirnareale, die »hedonischen Hotspots«, die opioidähnliche Neurotransmitter ausschütten, die ein Glücksgefühl auslösen.

6 Lernen
Wenn die Belohnung besser als erwartet ist, schüttet das Gehirn mehr Dopamin aus, was die Assoziation zwischen Auslöser und Belohnung stärkt.

Sucht und Abhängigkeit

Die meisten Suchtdrogen führen zur enormen Zunahme des Dopamins im Belohnungssystem – viel mehr als natürliche Reize wie Essen oder Sex. Das erzeugt den starken Drang, mehr von der Droge zu konsumieren. Zugleich reagiert das Gehirn mit einer Abnahme der Dopaminrezeptoren, sodass natürliche Reize nicht mehr das gleiche Belohnungsgefühl auslösen. Man verliert den Drang, Essen oder soziale Kontakte zu suchen. Stattdessen wird die Droge der mächtigste Auslöser für die Dopaminausschüttung, und die Begierde ist riesig, selbst wenn der Abhängige bewusst aufhören möchte.

BIS ZU 60% DES SUCHTRISIKOS BERUHT AUF GENETISCHEN FAKTOREN.

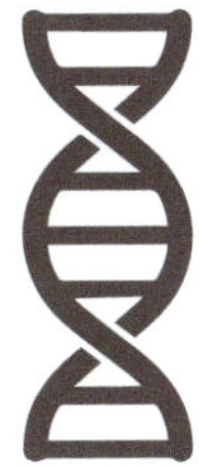

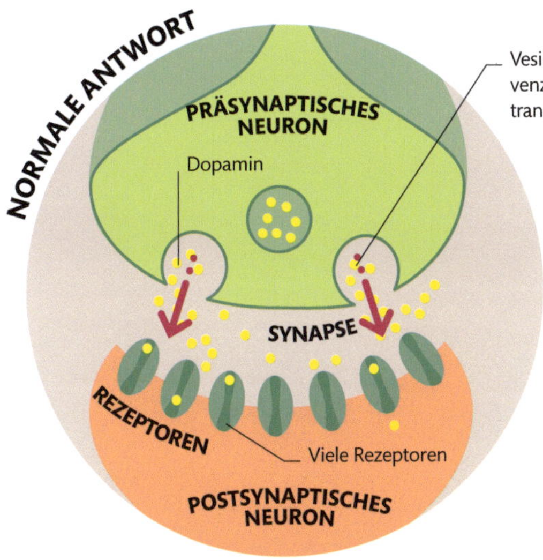

Überflutung mit Dopamin
Einige Drogen steigern die Ausschüttung von Dopamin, andere verhindern seine Wiederaufnahme, sodass es sich in der Synapse ansammelt. Die starke Wirkung im Gehirn führt zum Drang, mehr Drogen zu konsumieren. Umweltreize können mit der Droge assoziiert werden und Verlangen auslösen.

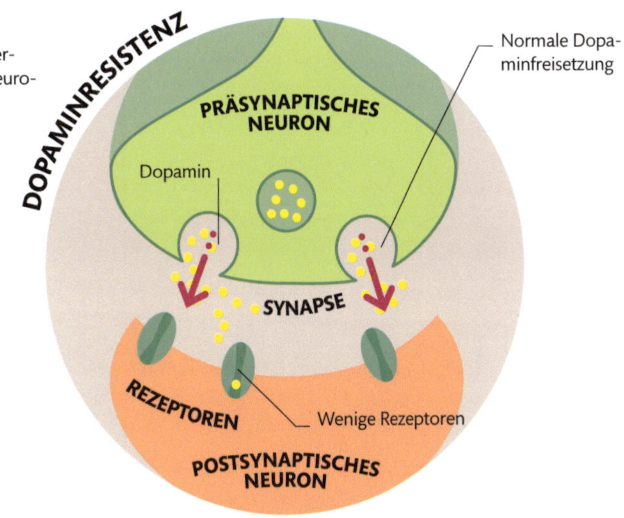

Dopaminresistenz
Mit der Zeit nimmt die Zahl der Dopaminrezeptoren ab, um den hohen Spiegel auszugleichen. Werden nun normale Dopaminmengen ausgeschüttet, haben sie kaum Wirkung. Man muss mehr Drogen konsumieren, um die Wirkung zu fühlen, und der Drang nach anderen Belohnungen sinkt.

WARUM SCHMECKT JUNKFOOD SO GUT?

Junkfood enthält meist viel Zucker, Salz und Fett, die unser Belohnungssystem stimulieren. Dies half beim Überleben in Zeiten, als Nahrung knapp war.

VERLANGEN UND GLÜCK

Dopamin wird populär oft als Glückshormon bezeichnet, aber das ist eigentlich falsch. Dopamin im Nucleus accumbens führt zum »Verlangen« nach einer Belohnung. Meist empfinden Abhängige ein starkes Verlangen, genießen aber die Folgen der Droge nicht. Das Glücksgefühl ist eher mit anderen Botenstoffen verbunden wie endogenen Opioiden oder Endocannabinoiden.

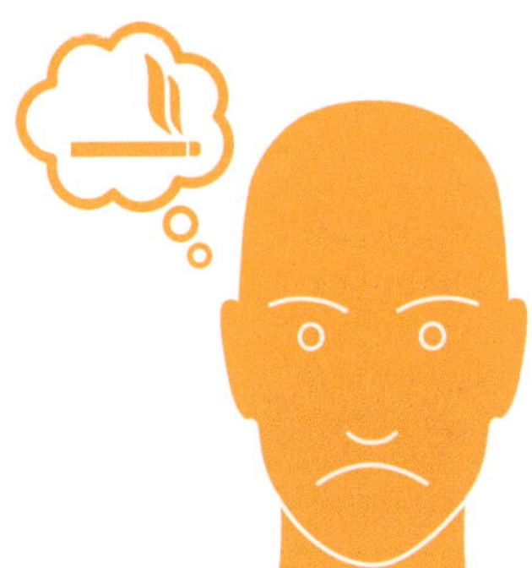

Sex und Liebe

Die geschlechtliche Fortpflanzung dient der Weitergabe der Gene. Viele Gefühle sind evolutionär entstanden, um diesen Vorgang zu erleichtern. Sie erzeugen das Gefühl der Liebe.

Liebe und Zuneigung

Die Erforschung der Liebe und des Sexualverhaltens identifizierte drei Hauptkomponenten: Zuneigung, Bindung und Leidenschaft. Diese Aspekte laufen auf unterschiedlichen Zeitskalen ab und betreffen verschiedene Hirnregionen mit mehreren chemischen Botenstoffen – Neurotransmittern und Hormonen. Leidenschaft und Zuneigung sind eng verwandt und eher vorübergehend; für eine langfristige Beziehung müssen sie zu einer tiefen Bindung führen, die mit lang anhaltenden Veränderungen im Gehirn einhergehen.

LEGENDE
- Präfrontaler Kortex
- Hypothalamus
- Hypophyse

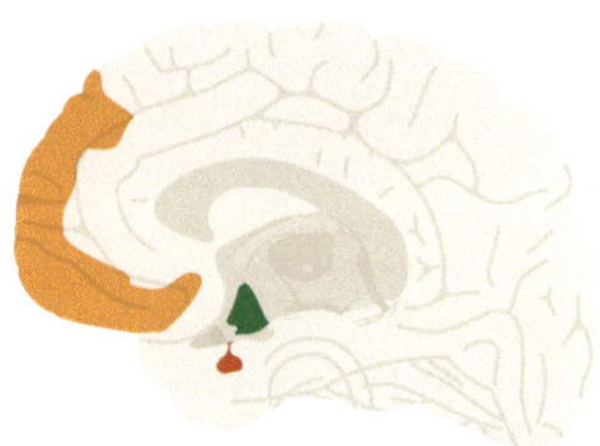

Hirnareale
Der Hypothalamus und die Hypophyse steuern die frühen hormongeleiteten Phasen einer Beziehung. Der präfrontale Kortex vermittelt dann die emotionale Kontrolle.

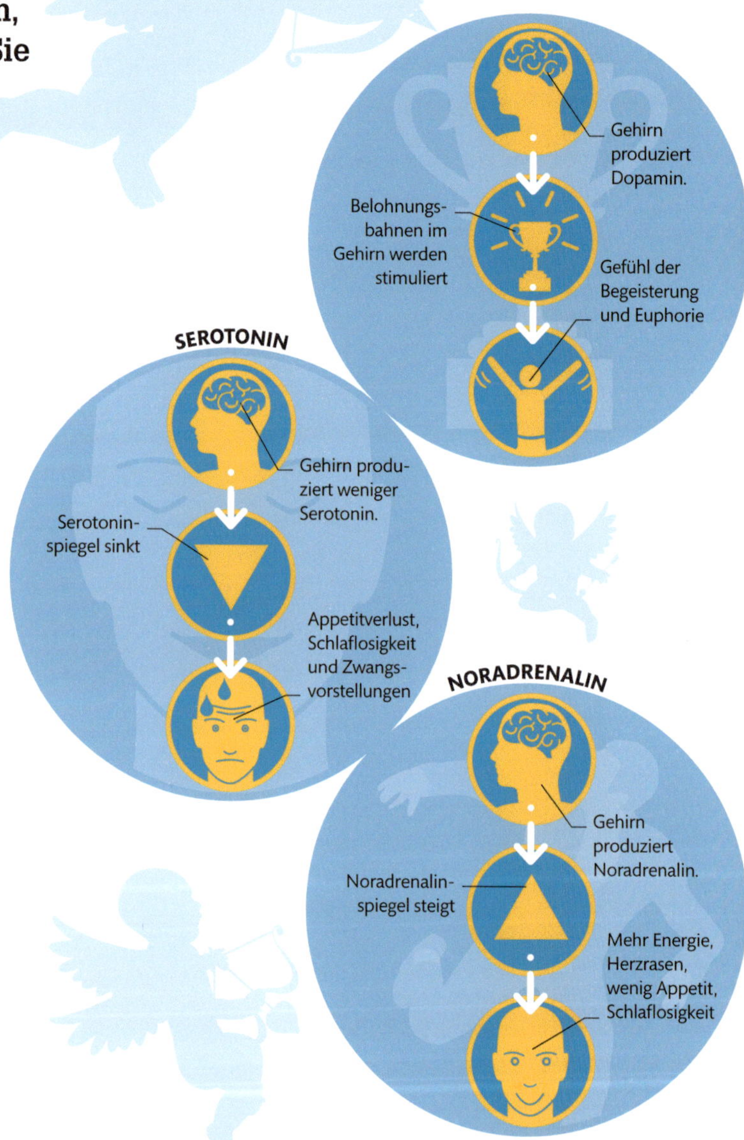

Zuneigung
Hormonstöße von Dopamin und Noradrenalin, zusammen mit einem reduzierten Spiegel von Serotonin erzeugen das Gefühl der Zuneigung oder starker Anziehung. Im energetisierten Zustand – mit Herzrasen, Schweißhänden und wenig Appetit – denkt man ständig an den Geliebten.

DAS »GLÜCKSHORMON«

Oxytocin, das vom Hypothalamus ausgeschüttet wird, war schon lange als Hormon bekannt, das bei Säugetieren Wehen auslöst. Dann fand man, dass es auch für die Mutter-Kind-Beziehung essenziell ist und eine zentrale Rolle bei der Bildung dauerhafter sexueller und sozialer Beziehungen spielt.

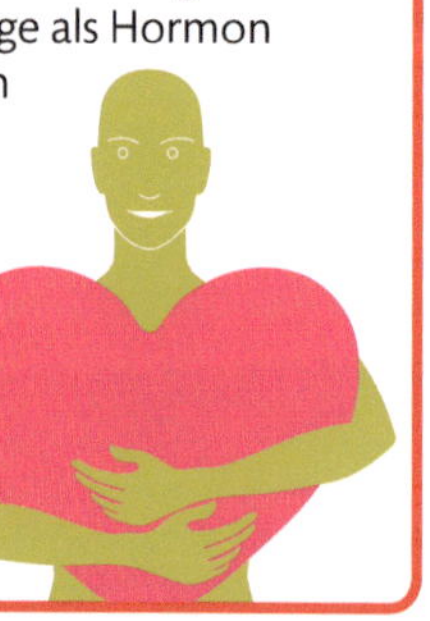

OXYTOCIN REDUZIERT DIE AKTIVITÄT IN DEN ANGSTZENTREN.

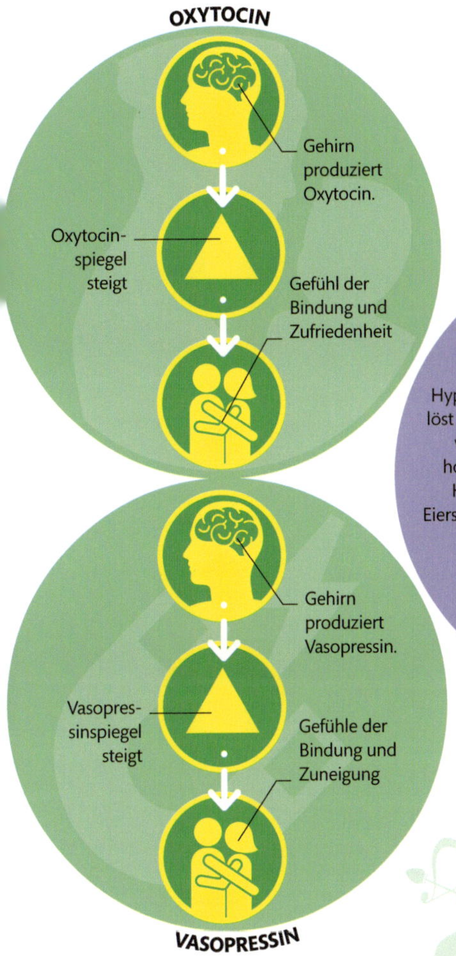

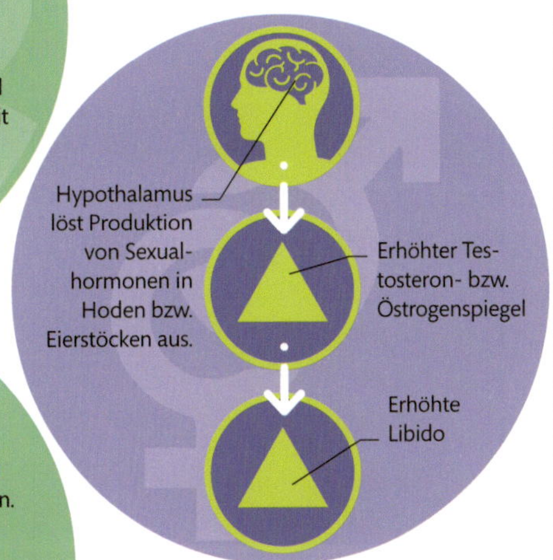

Bindung
Die Hormone Oxytocin und Vasopressin haben mehrere Wirkungen, u. a. will man die Beziehung schützen und achtet auf die Bedürfnisse des Geliebten. Sie regen die dauerhafte Bindung an, können aber auch das Misstrauen gegen andere erhöhen.

Leidenschaft
Leidenschaft ist der Drang nach sexuellen Beziehungen, getrieben von den Sexualhormonen Testosteron und Östrogen. Sie steigern bei Männern bzw. Frauen die Libido, führen alleine aber nicht zur dauerhaften Beziehung.

Gesichtssymmetrie

Das Gesicht ist maßgebend dafür, wie attraktiv jemand wirkt. Menschen und Affen bevorzugen symmetrische Gesichter, da sie Gesundheit und gute Gene anzeigen. Zudem zeigen Menschen (und viele Tiere) einen Geschlechtsdimorphismus: Männer präferieren feminine Gesichter und umgekehrt. Beides interagiert: Symmetrie wird als femininer bzw. maskuliner empfunden.

LEGENDE
Symmetrisches Gesicht — Asymmetrisches Gesicht

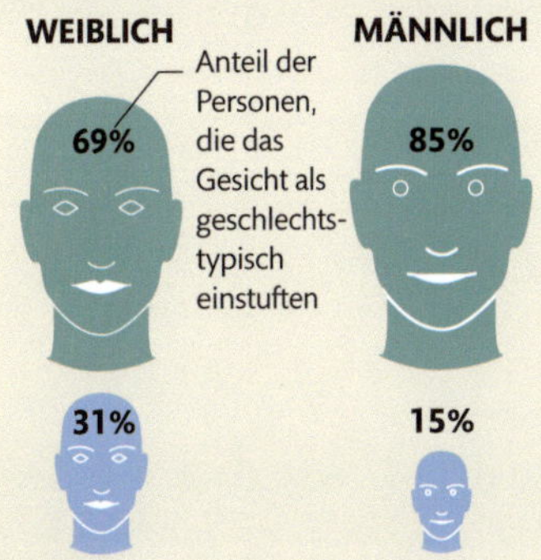

Europäer
Wenn man ihnen Kompositbilder mit hoher bzw. geringer Symmetrie zeigte, beurteilten Europäer hochsymmetrische Gesichter als femininer oder maskuliner.

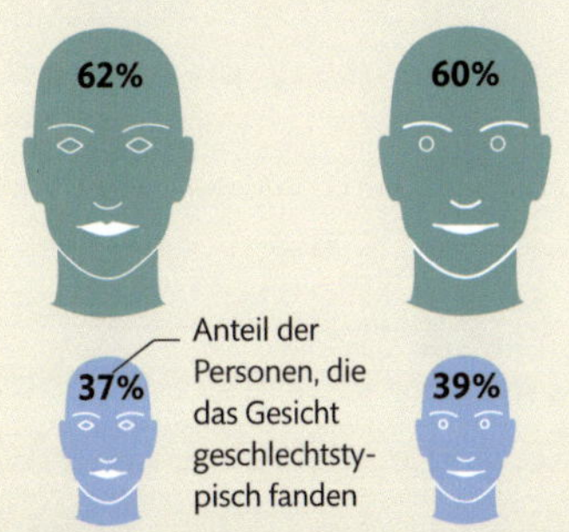

Hadza
Ähnliche Ergebnisse ergaben Studien an den Hadza, einer Volksgruppe in Tansania. Demnach dürfte die Verbindung von Symmetrie und Attraktivität universell sein.

Mimik

Gesichtsausdrücke sind ein Spiegelbild unserer Emotionen. Mit ihnen können wir unsere Gefühle mitteilen und auf die Gedanken und Emotionen anderer schließen. Es wurden sechs Grundausdrücke für spezifische Emotionen beschrieben.

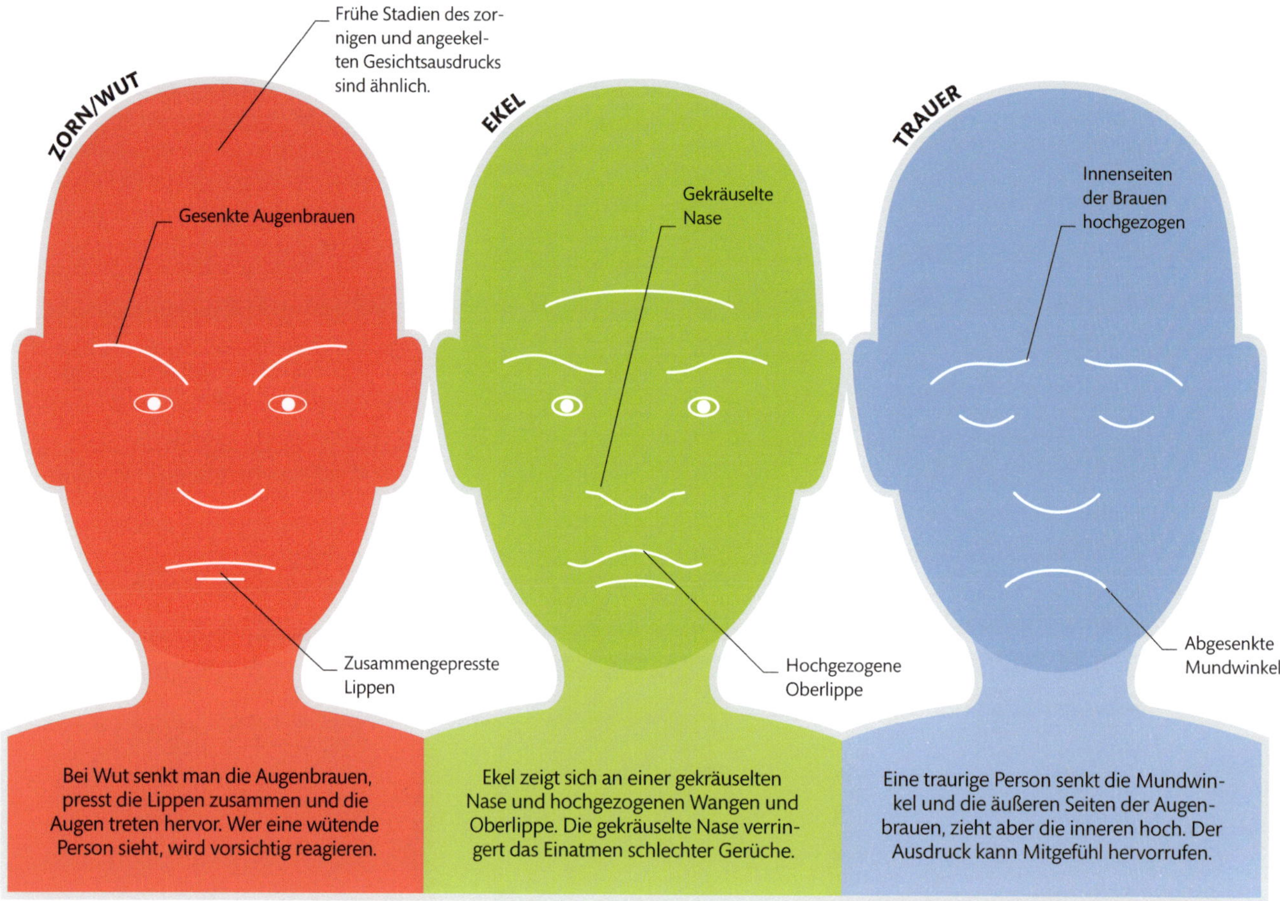

Universelle Gesichtsausdrücke

Psychologen haben sechs universelle emotionale Gesichtsausdrücke identifiziert: Zorn/Wut, Ekel, Trauer, Freude/Glück, Angst und Überraschung. Wie Grundfarben werden sie zu dem weiten Gefühlsspektrum gemischt, das wir erleben. Diese sechs typischen Gesichtsausdrücke sind in jeder Kultur ähnlich; sie sind teils biologisch, aber teils auch sozial bestimmt. Bei Überraschung und Angst etwa öffnen wir die Augen weit, um die Situation besser zu sehen. Doch andere Aspekte der Mimik dienen dazu, unseren Artgenossen soziale Signale zu geben.

MIKROEXPRESSIONEN

Mikroexpressionen sind winzige, unwillkürliche und oft kaum wahrnehmbare Gesichtsausdrücke. Sie dauern nur eine halbe Sekunde oder weniger, und die Person selbst ist sich oft nicht bewusst, dass sie Beobachtern einen Einblick in ihre wahren Gefühle gibt.

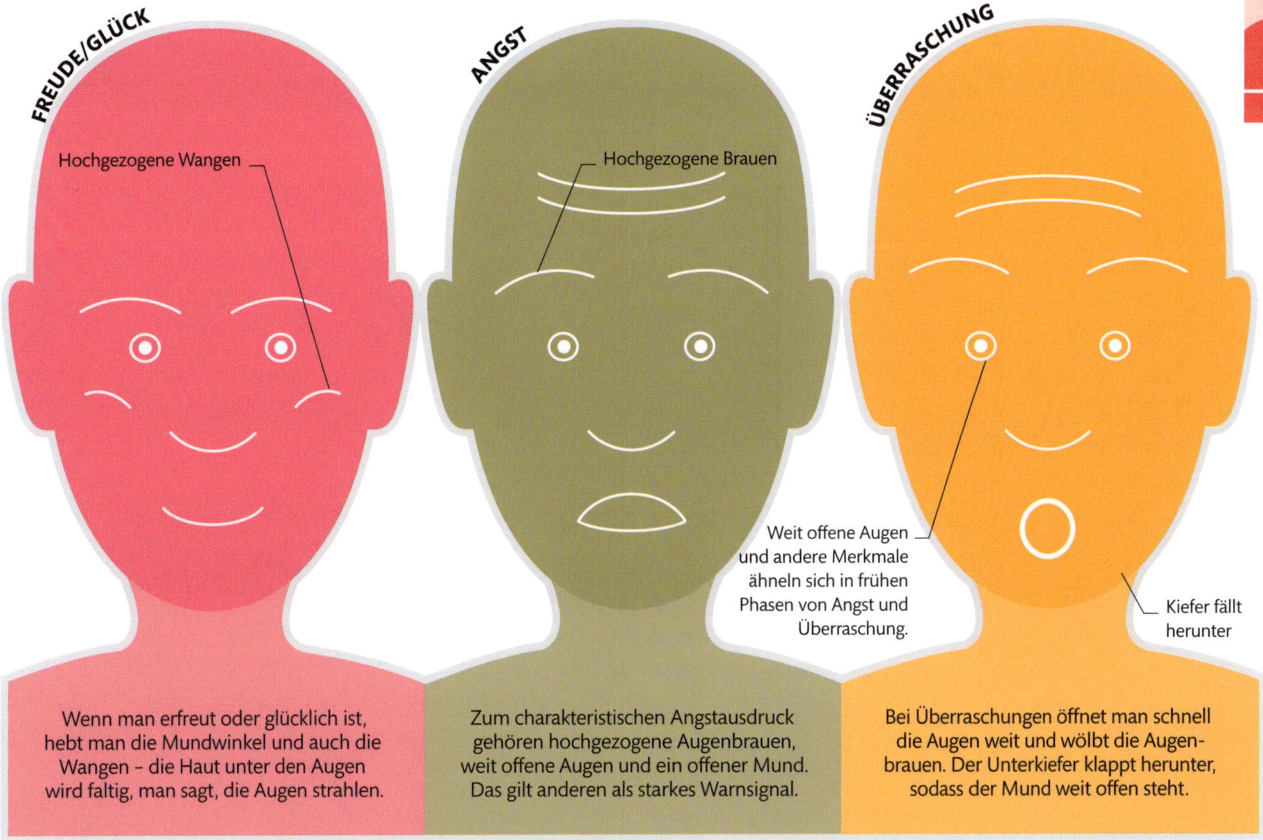

Wenn man erfreut oder glücklich ist, hebt man die Mundwinkel und auch die Wangen – die Haut unter den Augen wird faltig, man sagt, die Augen strahlen.

Zum charakteristischen Angstausdruck gehören hochgezogene Augenbrauen, weit offene Augen und ein offener Mund. Das gilt anderen als starkes Warnsignal.

Bei Überraschungen öffnet man schnell die Augen weit und wölbt die Augenbrauen. Der Unterkiefer klappt herunter, sodass der Mund weit offen steht.

Lächeln

Lächeln kann ein echter Ausdruck positiver Emotionen sein oder eine bewusste, sozial motivierte Mimik. Das echte oder Duchenne-Lächeln ist unbewusst und nutzt andere Muskeln als das soziale Lächeln. Bei beiden verbreitert man den Mund und zieht die Mundwinkel hoch, doch beim echten Lächeln kontrahieren die Muskeln, die die Wangen hochziehen, was »Krähenfüße« um die Augen erzeugt. Das bewusste Lächeln variiert stark im Detail und wird in vielen sozialen Interaktionen genutzt: zur sozialen Bindung, aber auch als Dominanzsignal oder zum Überdecken von Verlegenheit.

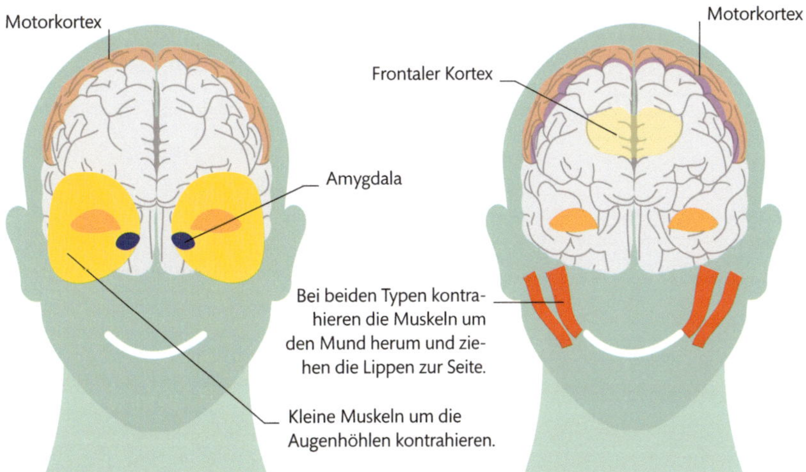

Echtes Lächeln (Duchenne-Lächeln)
Das nach seinem Erforscher Guillaume Duchenne benannte Lächeln wird von den emotionalen Zentren wie der Amygdala ausgelöst, meist ohne bewusst zu werden.

Bewusstes (soziales) Lächeln
Die bewusste Kontrolle des Lächelns umfasst den frontalen und motorischen Kortex. Mundmuskeln kontrahieren, aber Muskeln um die Augen sind nicht bewusst steuerbar.

Körpersprache

Körpersprache ist eine nonverbale Kommunikation, bei der wir Gedanken, Absichten oder Gefühle durch physisches Verhalten wie die Körperhaltung, Augenbewegungen oder Gesichtsausdrücke kommunizieren.

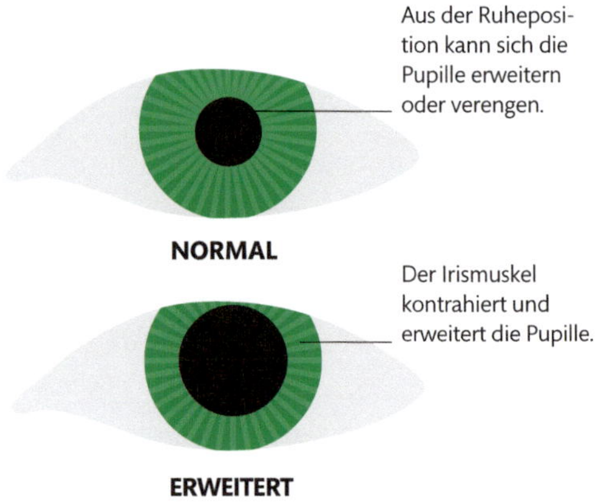

GLÜCK

Unbewusste Kommunikation

Die soziale Wechselwirkung umfasst einen komplexen Strom nonverbaler Kommunikation, die parallel zur Sprache verarbeitet wird. Viele Aspekte der Körpersprache sind instinktiv – etwa Augenbewegungen, Gesichtsausdrücke und Körperhaltungen. Sie alle können daher unausgesprochene Absichten verraten. Durch Körpersprache können wir soziale Absichten aber auch offen signalisieren, etwa durch eine Kusshand. Diese Kommunikation mit dem ganzen Körper ist reichhaltig, und das Gehirn ist darauf eingestellt.

Augensignale
Die Pupillen ändern oft die Größe, was Verschiedenes bedeuten kann. Erweiterte Pupillen können Überraschung oder Attraktion zeigen. Verengte Pupillen werden mit negativen Gefühlen wie Wut assoziiert.

AGGRESSIV

ÜBER 50% UNSERER KOMMUNIKATION BERUHT AUF DER KÖRPERSPRACHE.

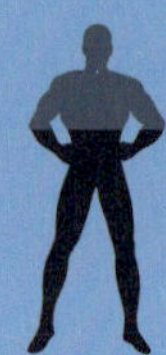

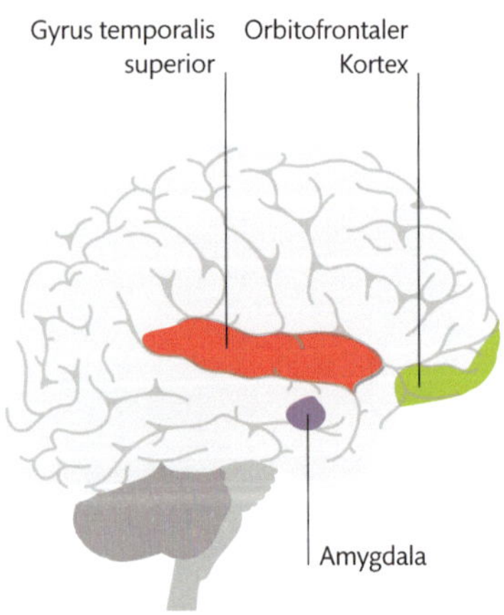

Gehirnprozesse
Die Verarbeitung der Körpersprache beteiligt u. a. die Amygdala, die emotionale Inhalte empfängt, Teile des Gyrus temporalis superior, der auf die Beobachtung von Bewegungen bei Menschen reagiert, und den orbitofrontalen Kortex, der die Bedeutung analysiert. Spiegelneuronen (siehe S. 102–103), werden aktiv, wenn man Bewegungen bei anderen sieht.

HABEN GESTEN AUF DER GANZEN WELT DIE GLEICHE BEDEUTUNG?

Nein, viele Gesten sind kulturspezifisch. Eine einfache Handbewegung kann in unterschiedlichen Gesellschaften verschiedene Bedeutung haben.

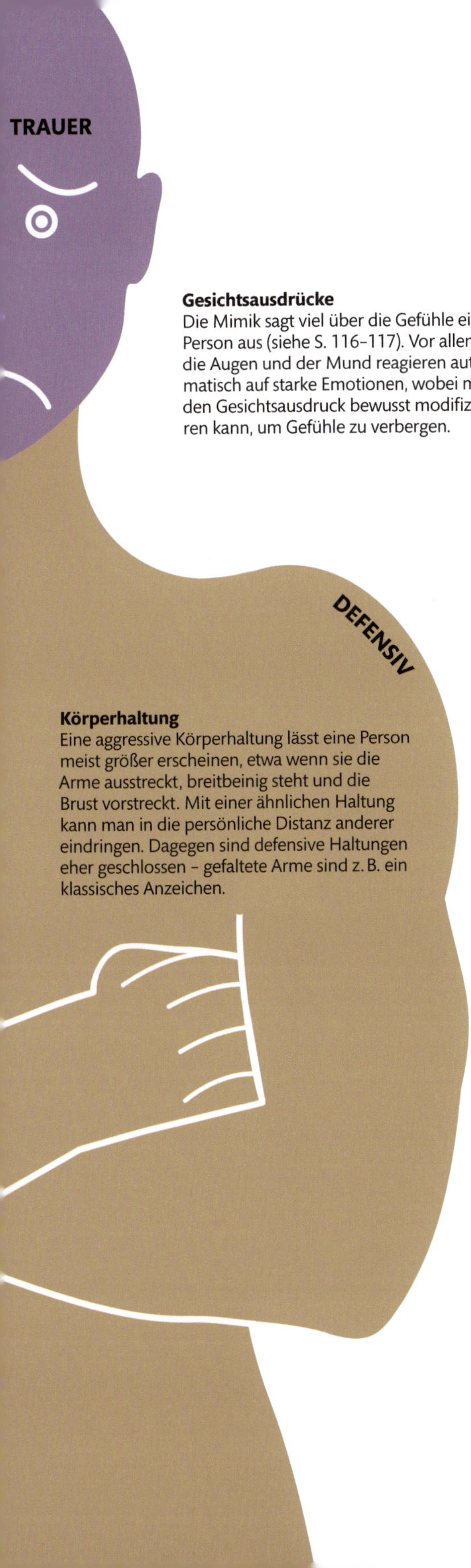

Gesichtsausdrücke
Die Mimik sagt viel über die Gefühle einer Person aus (siehe S. 116–117). Vor allem die Augen und der Mund reagieren automatisch auf starke Emotionen, wobei man den Gesichtsausdruck bewusst modifizieren kann, um Gefühle zu verbergen.

Körperhaltung
Eine aggressive Körperhaltung lässt eine Person meist größer erscheinen, etwa wenn sie die Arme ausstreckt, breitbeinig steht und die Brust vorstreckt. Mit einer ähnlichen Haltung kann man in die persönliche Distanz anderer eindringen. Dagegen sind defensive Haltungen eher geschlossen – gefaltete Arme sind z. B. ein klassisches Anzeichen.

Gesten

Körpersprache läuft oft unbewusst ab, aber wir haben mehr Kontrolle über Gesten, also Bewegungen, die eine Bedeutung vermitteln. Es gibt vier Typen: emblematische (lexikalisierte) Gesten, deiktische Gesten (Zeigegesten), rhythmische Gesten oder »Beats« und ikonische Gesten. Sie können alleine anstelle von Sprache verwendet werden oder die Sprache begleiten. Nach einer Theorie waren zunehmend komplexe Gesten der Vorläufer der Sprache in der menschlichen Evolution.

TYPEN VON GESTEN

Emblematische oder lexikalisierte Gesten
Diese Gesten werden wie Begriffe mit fester Bedeutung (Lexeme) genutzt – etwa Winken zur Begrüßung oder das OK-Zeichen. Sie sind kulturspezifisch und werden in einer Kultur allgemein erkannt, nicht aber in anderen Kulturen.

Deiktische Gesten oder Zeigegesten
Deiktische Gesten richten die Aufmerksamkeit auf ein konkretes Objekt, eine Person oder auch auf abstrakte Konzepte, z. B. durch Zeigen mit dem Finger. Sie werden alleine oder mit der Sprache genutzt und wirken wie Pronomen wie »dies«.

Rhythmische Gesten oder »Beats«
Diese Gesten sind kurz und an Sprechmuster gebunden, wenn man etwa die Hand mit dem Sprechrhythmus bewegt. Sie dienen der Betonung. Rhythmische Gesten haben keine eigene Bedeutung ohne die begleitende Sprache.

Ikonische und mimetische Gesten
Ikonische Gesten zeigen Objekte, Personen oder Handlungen (z. B. mit der Hand die Objektform oder -größe zeigen). Gesten für Handlungen (etwa Wurfgesten) heißen auch mimetisch. Oft begleiten sie die Sprache, haben aber ihre eigene Bedeutung.

GEBÄRDENSPRACHE

Gebärdensprache sieht wie komplexe Körpersprache aus, hat aber mehr mit dem Sprechen gemein. Wenn Menschen gebärden, sind dieselben Hirnareale (siehe rechts) aktiv wie beim Sprechen. Gebärdensprachen haben eine Grammatik und jede Gebärde hat eine spezifische Bedeutung, während Körpersprache allgemeiner interpretiert wird.

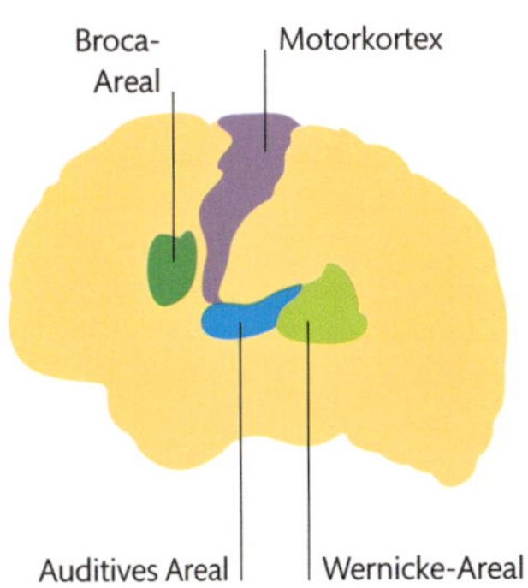

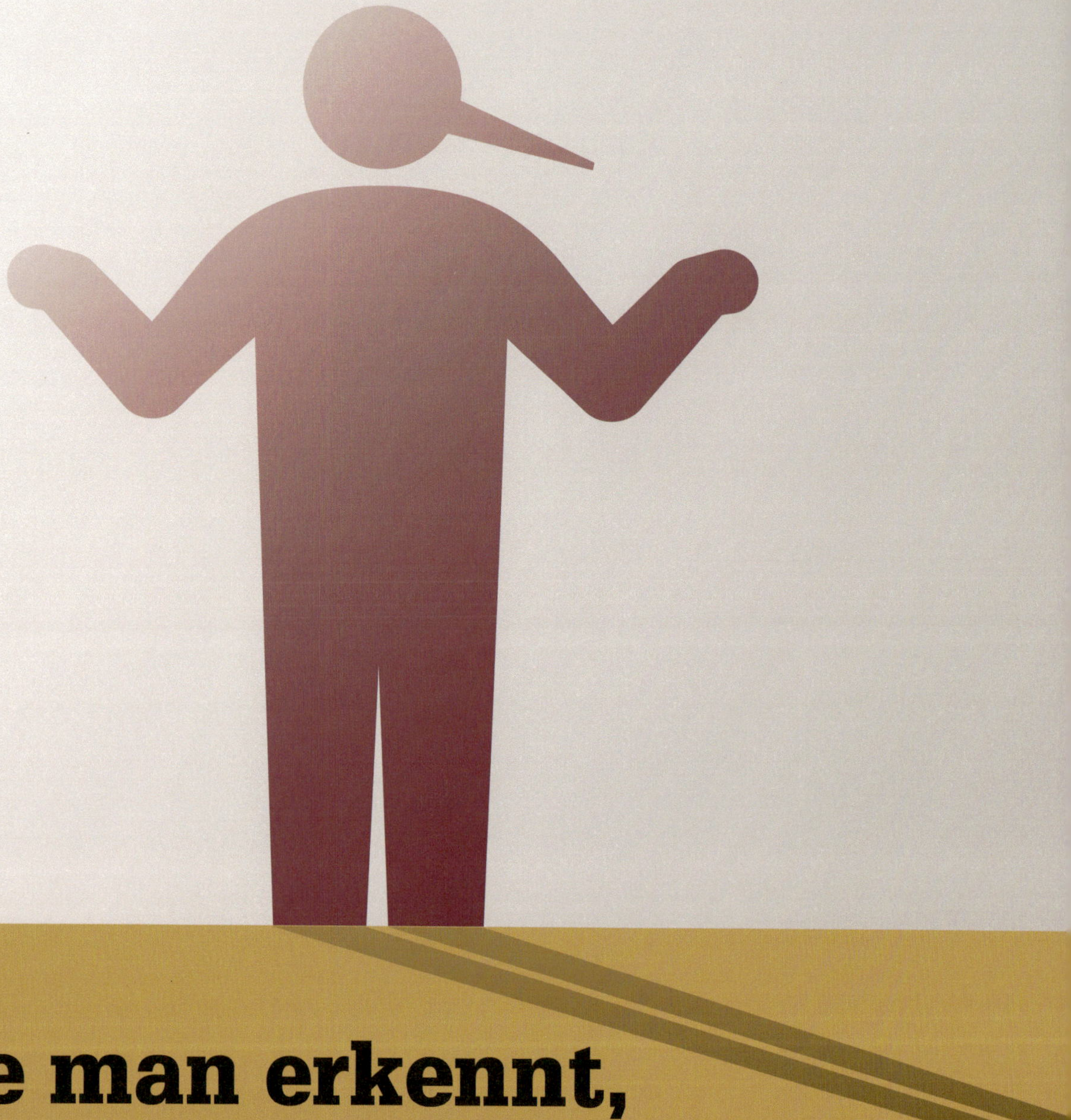

Wie man erkennt, ob jemand lügt

Wahrheit von Lügen zu trennen beruht teils darauf, die Person gut zu kennen, um zu beurteilen, ob sie sich ungewöhnlich verhält. Doch wie lässt sich bei einem selbstsicheren und überzeugenden Sprecher, den man nicht kennt, eine Lüge erkennen?

Die kurze Antwort: Es ist schwierig. Traditionell gelten als Zeichen des Lügens ein unsteter Blick, der Blickkontakt vermeidet, das Verschränken und Öffnen der Arme, Schulterzucken und unruhige Hände und Füße. Doch Studien bestätigen dies nicht. Einige ehrliche Menschen sind einfach nervös und zappelig. Andere konzentrieren sich darauf, glaubhaft zu wirken.

Polygrafen (»Lügendetektoren«), die Puls, Atemfrequenz, Blutdruck und Schwitzen messen, haben eine zweifelhafte Geschichte. Oft zeigen sie den Stress der Befragung. Verängstigte Unschuldige erscheinen als unehrlich, während ruhige, geübte Lügner leicht durchkommen.

Hinweise in der Sprache

Die Sprache kann etwas bessere Hinweise geben. Zögern, das Wiederholen von Phrasen, Unterbrechungen, Veränderungen der Tonlage oder Sprechgeschwindigkeit und das Beschreiben trivialer Details, während das Hauptthema vermieden wird, können Strategien sein, dem Gehirn mehr Zeit zum Denken zu geben, etwa um auszuarbeiten, welche Lüge am glaubwürdigsten ist, vor allem, wenn man sich dabei an frühere Lügen erinnern muss, um sich in einem komplexen Lügengebäude nicht selbst zu widersprechen.

Noch zuverlässiger ist fMRT (siehe S. 43), ein Gehirnscan, bei der die Person vollständig kooperieren muss. Bestimmte Hirnareale sind beim Lügen aktiver und im Scan erkennbar. Dazu gehören präfrontaler, parietaler und anteriorer cingulärer Kortex sowie Nucleus caudatus, Thalamus und Amygdala.

Zusammengefasst:

- **Vorsichtig davor, andere zu beurteilen, die man nicht gut kennt.**
- **Unzuverlässig sind traditionelle Zeichen wie Unruhe oder wenig Blickkontakt.**
- **Hinweise in der Sprache, etwa Zögern und Wiederholungen, können etwas zuverlässiger sein.**
- **In vielen Studien war das intuitive Bauchgefühl ebenso gut wie die meisten expliziten Methoden.**

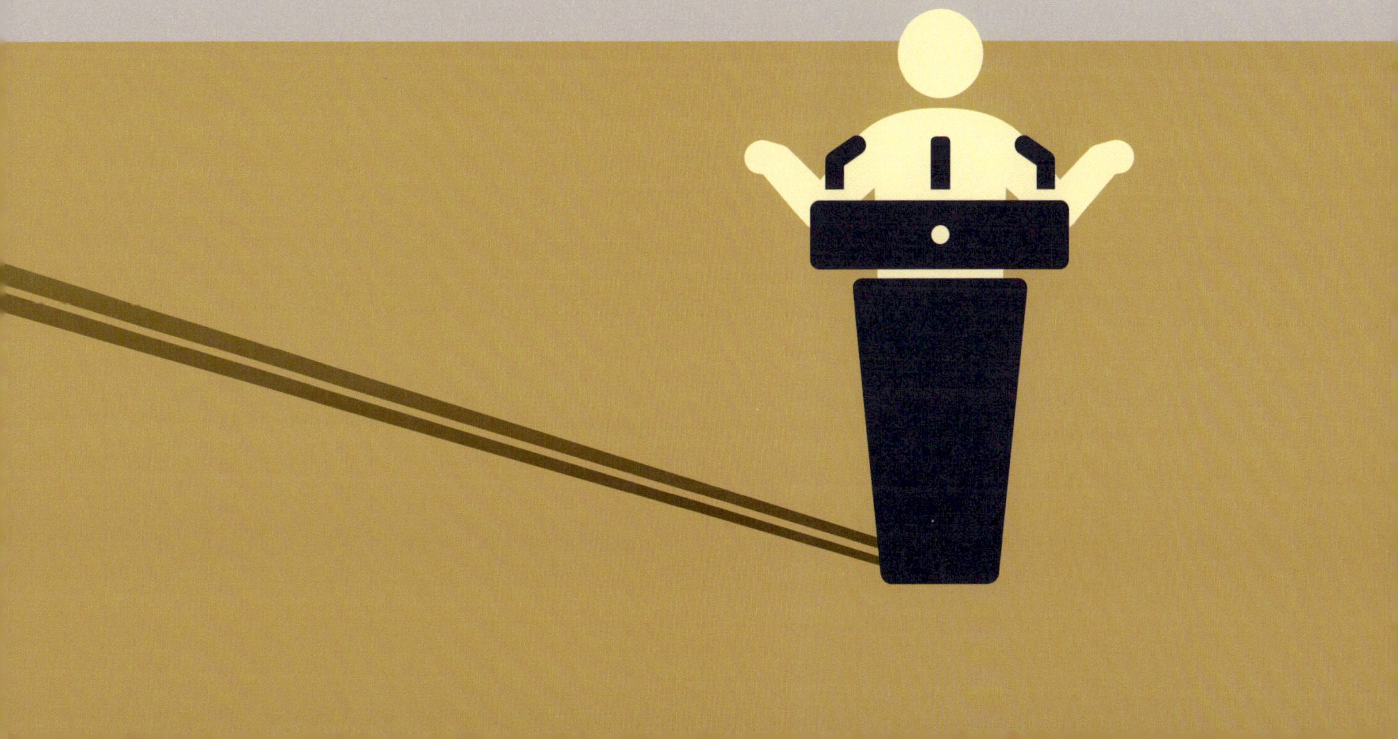

Moral

Im Normalfall entwickeln die meisten Menschen ein instinktives Gefühl für Recht und Unrecht. Moral erwächst aus einer Verbindung von Vernunft und Emotion und scheint teils fest verdrahtet.

Wo kommen Recht und Unrecht her?

Soziale Normen, basierend auf gemeinsamen Moralvorstellungen, haben alle Kulturen; sie fördern die Gemeinschaft. Moralische Entscheidungen laufen über zwei Systeme: ein »rationales«, das mit bewusster Anstrengung Vor- und Nachteile jeder Handlung abwägt, und eines, das schnell ein emotionales, intuitives Rechts-/Unrechtsgefühl erzeugt. Rationalität und Emotion spielen komplex zusammen, aber Hirnscans bei Probanden, die Moralfragen durchdachten, haben die Hauptareale identifiziert.

Moralische Urteile
Bei Entscheidungen spielen Emotionen eine essenzielle Rolle. Um moralische Fragen zu beurteilen, koordinieren sich Hirnareale für die emotionale Erfahrung mit Arealen, die Fakten registrieren und die möglichen Konsequenzen von Handlungen durchdenken.

LEGENDE
Rationaler Schaltkreis
Emotionaler Schaltkreis

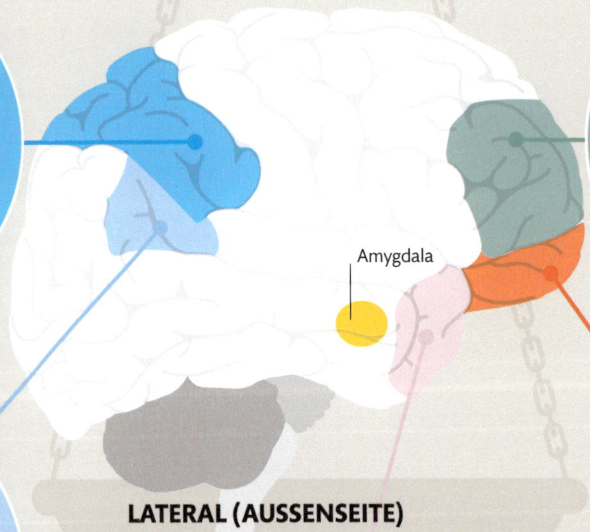

Parietallappen
Er trägt zum Arbeitsgedächtnis und der kognitiven Kontrolle bei und liefert Informationen, um soziale Signale wahrzunehmen und die Ansichten und Absichten anderer zu verstehen – etwa ob eine Handlung aggressiv ist oder wie der soziale Kontext das Verhalten beeinflussen sollte.

Dorsolateraler präfrontaler Kortex
Er integriert rationale und emotionale Informationen. Er kann dem ventromedialen Areal entgegenwirken und Emotionen bei komplexen moralischen Fragen unterdrücken, wenn kognitive Lösungen mithilfe von Erinnerungen günstiger sind.

Hinterer Sulcus temporalis superior
Dieser Kortexbereich gibt (mit dem Parietallappen) Informationen, die die moralische Intuition leiten, anderen Menschen Überzeugungen zuschreiben und die Folgen möglicher Handlungen abschätzen. Er trägt auch dazu bei, Lügen zu erkennen.

Ventromedialer präfrontaler Kortex
Er ermöglicht es emotionalen Reaktionen, rationale moralische Entscheidungen zu beeinflussen. Bei Psychopathen sind die Leitungsbahnen zwischen diesem Areal und der Amygdala sowie den Belohnungssystemen gestört.

Schläfenpol
Der Schläfenpol trägt sowohl zur sozialen Verarbeitung (z. B. Gesichtserkennung oder Interpretation der geistigen Vorgänge in anderen) und der emotionalen Verarbeitung bei. Er hilft wohl auch, komplexe Sinneseindrücke mit intuitiven emotionalen Reaktionen zu kombinieren.

Altruismus

Altruismus – das Handeln zum Vorteil einer anderen Person, auch wenn es für einen selbst Kosten oder Risiken bringt – umfasst Empathie für die Situation des anderen und die Handlung selbst. Hirnscans zeigen, dass die handelnde Person die Belohnungssysteme (siehe S. 112–113) aktiviert, was das Verhalten fördert und emotionales Unbehagen verringert. Selbstlosigkeit ist ein auffallendes Merkmal des menschlichen Verhaltens und evolutionär nicht leicht erklärbar, weil der Altruist sich Gefahren aussetzt.

PSYCHOPATHIE

Psychopathen können Moral verstehen und normale soziale Interaktionen imitieren. Daher sind sie oft schwer zu identifizieren, auch wenn sie sich hinterhältig verhalten. Die Ursache könnte eine schwache Verbindung zwischen Hirnarealen für die logisch-rationale Entscheidungsfindung und Emotionen sein, sodass sie die Folgen ihres Verhaltens nicht erfassen.

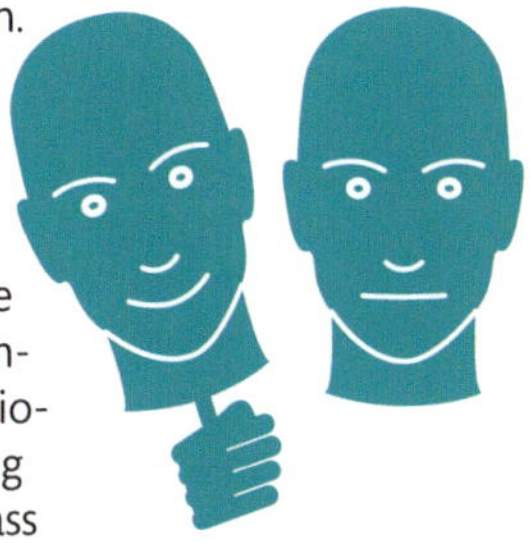

EMOTIONEN IMITIEREN

Hinterer Gyrus cinguli
Er ist aktiv, wenn sich die Umwelt wandelt und wir über uns selbst nachdenken. Er trägt wohl zur Beurteilung der Schwere von Vergehen und angemessener Reaktionen bei, indem er Intuitionen über geistige Vorgänge bei anderen integriert.

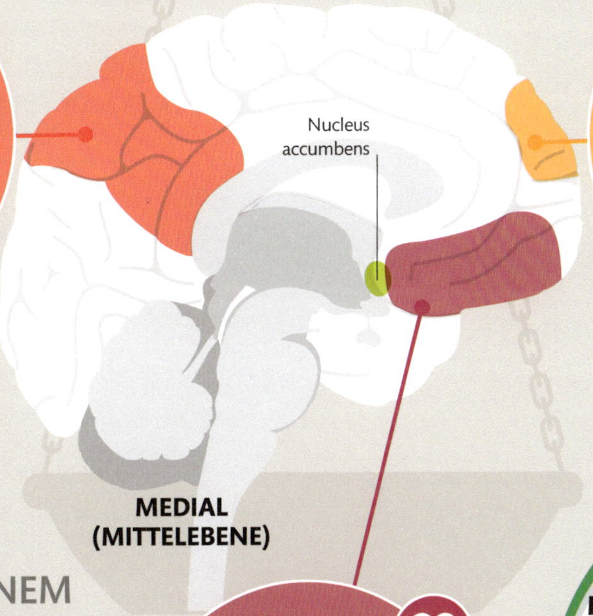

MEDIAL (MITTELEBENE)

Medialer Gyrus frontalis
Diese Hirnregion ist für die Entscheidungsfindung und für die Wahl zwischen potenziellen alternativen Handlungen wichtig, vor allem, wenn es einen Konflikt zwischen mehreren Optionen gibt.

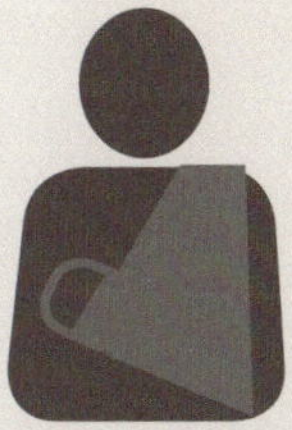

JEMANDEN BEI EINEM UNFALL **VERLETZT ZU SEHEN,** FÜHRT ZU ÄHNLICHER **HIRNAKTIVITÄT**, WIE WENN MAN **SELBST VERLETZT** WIRD.

Orbitofrontaler präfrontaler Kortex
Er wird beim Beobachten emotionaler Szenen aktiv und verarbeitet emotionale Auslöser. Er trägt zur Repräsentation gerechter Belohnungen und Bestrafungen von beobachtetem Verhalten und bei emotional motivierten Entscheidungen bei.

KÖNNEN HIRNSCHÄDEN DIE MORALITÄT BEEINFLUSSEN?

Das kommt auf die Areale an. So können Schäden an Bereichen, die Emotionen mit moralischen Entscheidungen verbinden, zu »kaltherzigen« Entscheidungen führen.

Spracherwerb

Anders als andere Tierarten haben Menschen im Gehirn spezialisierte Sprachareale. Schon Neugeborene sind bereit, eine Sprache zu erlernen, und zwar durch ein Wechselspiel zwischen diesen Arealen und ihren eigenen einzigartigen Erfahrungen. Zum Spracherwerb muss man mit anderen Menschen wechselwirken.

Sprache lernen

Durch die angeborene Neigung, Gesichter anzusehen, richten Säuglinge ihre Aufmerksamkeit auf Menschen, die mit ihnen sprechen. Später können sie durch Blickkontakt und der Neigung, den Blicken anderer zu folgen, Wörter mit Objekten verbinden. Anfangs machen Kinder oft den Fehler der Übergeneralisierung: Sie verwenden ein Wort für Verschiedenes und nennen etwa alle kleinen schwarzen Tiere »Fliege«.

Zeitleiste der Sprachentwicklung
Die genauen Zeiten der einzelnen Phasen sind individuell unterschiedlich, aber alle Kinder durchlaufen die Hauptstufen in ähnlicher Reihenfolge – vom Lallen und Gurren zu ersten Wörtern und schließlich ganzen Sätzen.

MONATE	VOR GEBURT	BIS 4	4	5	UM 6	BIS 6–8	9–10	10–11	10–12
SPRECHEN		1. Lallphase: Gurren (nur Vokale) ab 6 Wochen	Erste Konsonanten: g und k Lachen beginnt			2. Lallphase: Lallen mit wiederholten echten Silben wie »ba-ba«, »ga-ga«	Tonfall kommt hinzu sowie mehr Konsonanten, Silben wie »ma-ma«, »da-da« (aber noch keine Wörter)	Erste echte gesprochene Wörter	
VERSTEHEN	Bevorzugt die Stimme der Mutter			Kann zwischen Vokalen und Konsonanten unterscheiden	Reagiert auf den eigenen Namen	Versteht einige häufige Wörter für Gegenstände und Menschen			**10–12 Monate** Versteht einfache Anweisungen wie: »Gib mir den Ball!«
VORBEREITUNG		Blickt bevorzugt auf Gesichter (ab Geburt)	Anatomie des Kehlkopfs ändert sich, sodass Sprachlaute möglich werden (zuvor musste er so geformt sein, dass das Baby auch beim Stillen noch atmen kann)		Beginnt, dem Blick der Bezugsperson zu folgen und die gehörten Wörter mit den Objekten zu assoziieren, auf die es blickt		Beginnt, Fingerzeige zu verstehen		**10–12 Monate** Linke Gehirnhälfte spezialisiert sich auf Sprache.

Das bilinguale Gehirn

Im Gehirn zweisprachiger Sprecher »konkurrieren« die Sprachen um Aufmerksamkeit. Dies ist ein unbewusstes Training, irrelevante Informationen zu ignorieren, Bilinguale können das besser als Monolinguale. Die Fähigkeit, eine Zweitsprache wie ein Muttersprachler zu lernen, geht meist mit etwa vier Jahren verloren, vor allem die Aussprache. Im Gehirn älterer Bilingualer ist die weiße Substanz besser erhalten, was vor dem Abnehmen der kognitiven Fähigkeiten schützen könnte.

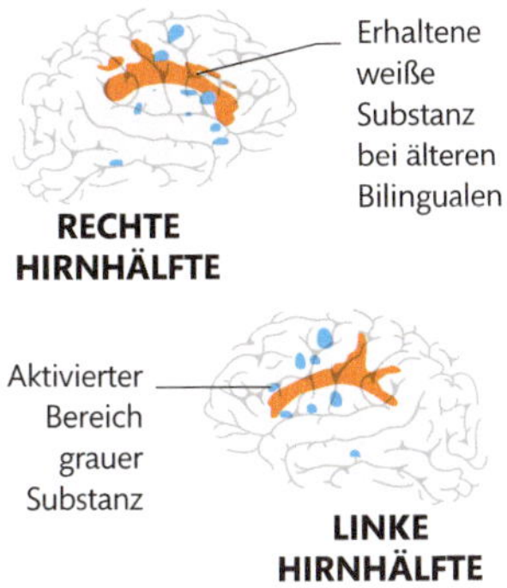

Areale für Zweisprachigkeit
Areale grauer Substanz (hier blau gezeigt) werden bei bilingualen Sprechern aktiv, wenn sie die Sprache wechseln.

ALKOHOL UND SPRACHE

Eine Studie mit Sprachschülern erforschte, ob Alkohol das Sprechen und die Aussprache verbessert, weil er Hemmungen reduziert. Das funktioniert bis zu einem gewissen Grad – aber nach zu vielen Drinks nahm die Leistung rapide ab.

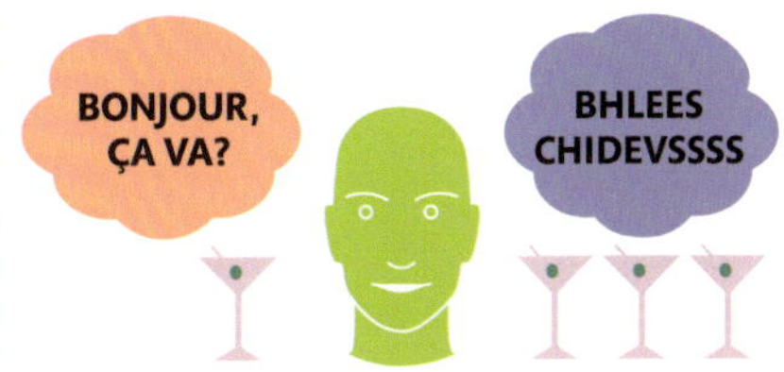

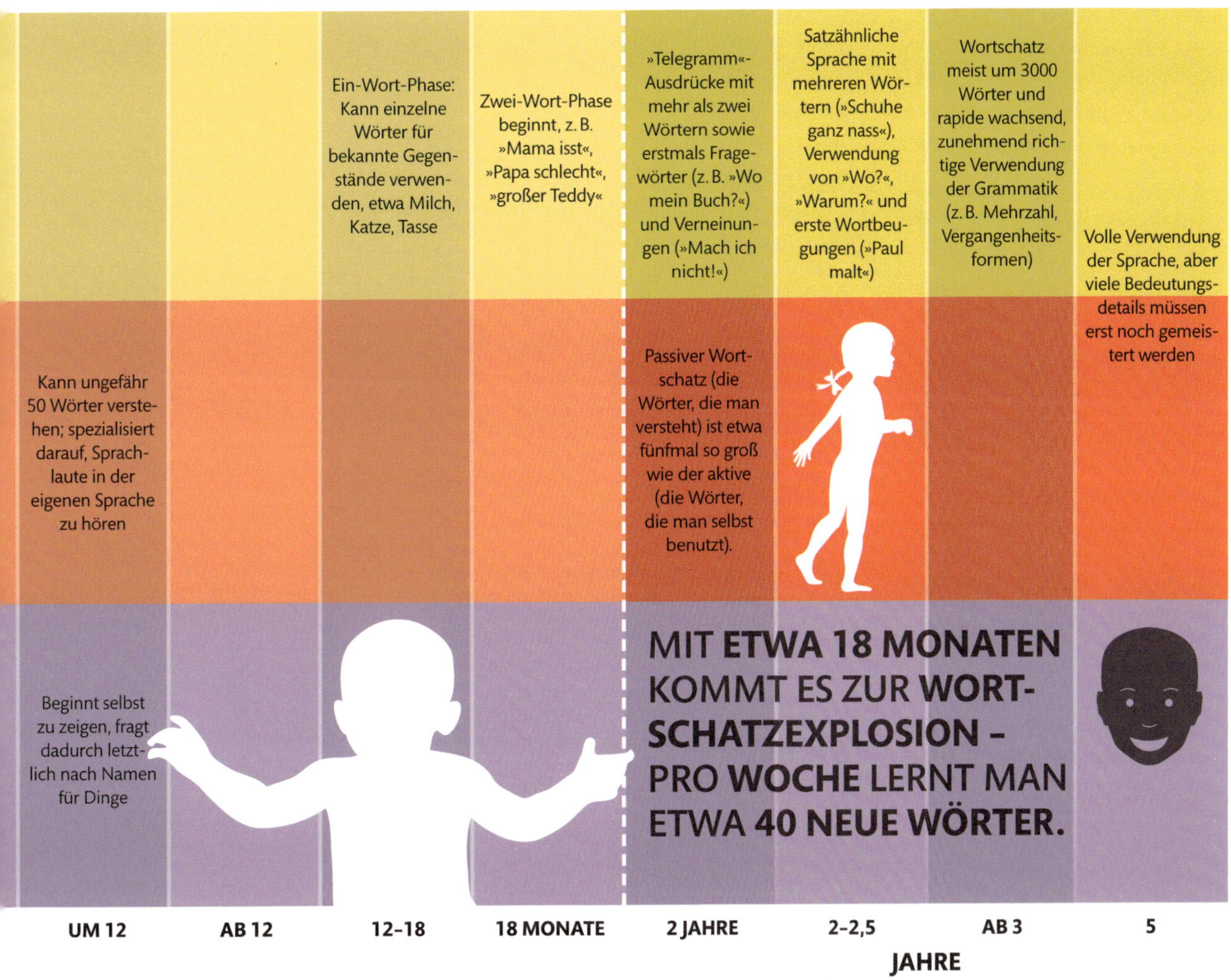

Die Sprachzentren

Das menschliche Gehirn hat, anders als das aller anderen Tiere, Areale, die spezifisch der Sprache gewidmet sind, meist in der linken Hirnhälfte. Die einzigartige Fähigkeit, mit Sprache zu kommunizieren, dürfte evolutionäre Vorteile gebracht haben.

Das Broca-Areal und das Wernicke-Areal

Die beiden Hauptsprachzentren sind das Broca- und das Wernicke-Areal. Das Broca-Areal hat mit Mundbewegungen zur Artikulierung der Sprache zu tun. Wenn wir eine Fremdsprache erlernen, werden andere Bereiche des Broca-Areals beim Sprechen aktiviert, als wenn wir die eigene Sprache sprechen. Im Wernicke-Areal werden Wörter, die wir hören oder lesen, verstanden und für die Artikulierung ausgewählt. Betroffene mit Schäden an diesem Hirnareal sprechen oft merkwürdig und bilden Sätze ohne Sinn.

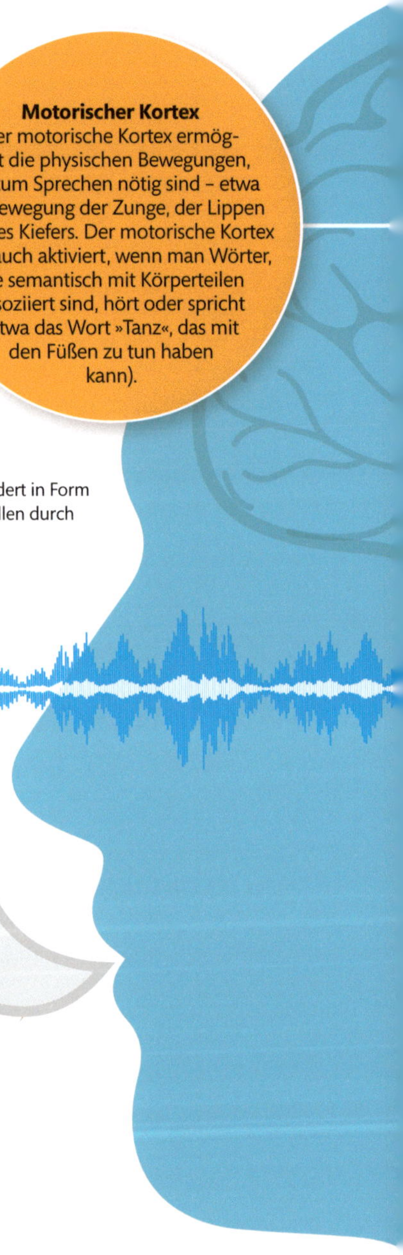

Motorischer Kortex
Der motorische Kortex ermöglicht die physischen Bewegungen, die zum Sprechen nötig sind – etwa die Bewegung der Zunge, der Lippen und des Kiefers. Der motorische Kortex wird auch aktiviert, wenn man Wörter, die semantisch mit Körperteilen assoziiert sind, hört oder spricht (etwa das Wort »Tanz«, das mit den Füßen zu tun haben kann).

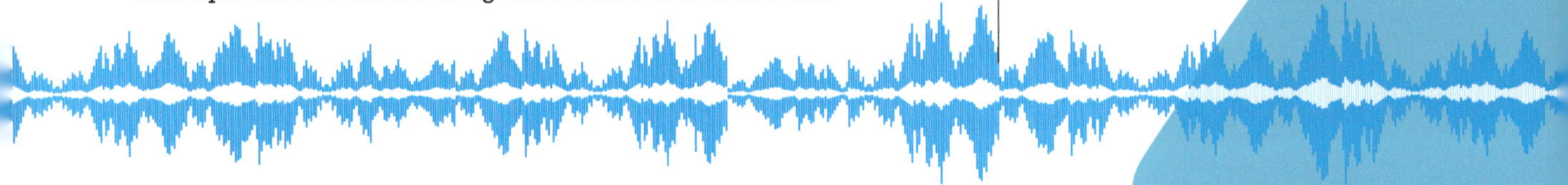

Sprache wandert in Form von Schallwellen durch die Luft.

HIRNSCHÄDEN UND SPRACHSTÖRUNGEN

Es gibt Fälle, bei denen Menschen mit Hirnschädigungen plötzlich in einer anderen Sprache oder mit anderem Akzent zu sprechen scheinen. Das Fremdsprachen-Akzent-Syndrom ist eine solche Störung. Es ist sehr selten und es gibt nicht genügend wissenschaftliche Studien, um das Syndrom im Detail zu verstehen.

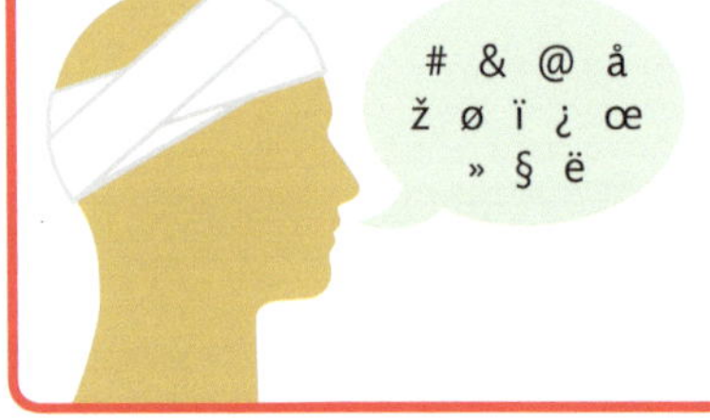

HELLO
SHWMAE BONJOUR
SALAM ALAIKUM
GUTEN TAG
PRIVET OLÁ
KONNICHIWA
HOLA CIAO

Sprechen und Verstehen
Die Verarbeitung von Sprache ist komplex. Selbst zum Äußern oder Decodieren einer einfachen Begrüßung müssen mehrere verschiedene Hirnareale zusammenarbeiten.

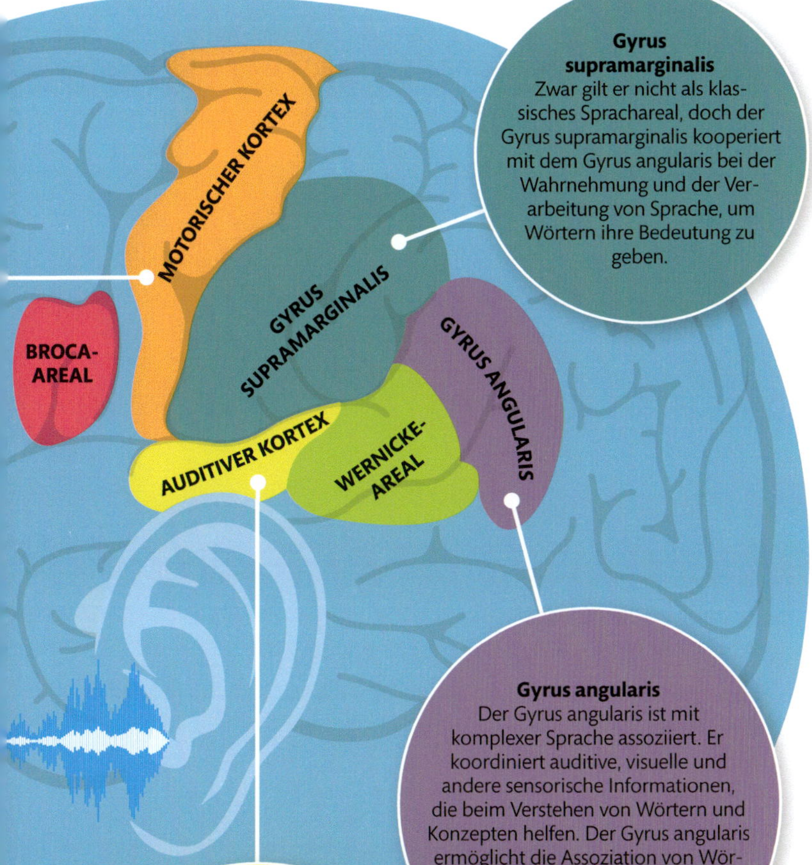

Gyrus supramarginalis
Zwar gilt er nicht als klassisches Sprachareal, doch der Gyrus supramarginalis kooperiert mit dem Gyrus angularis bei der Wahrnehmung und der Verarbeitung von Sprache, um Wörtern ihre Bedeutung zu geben.

Gyrus angularis
Der Gyrus angularis ist mit komplexer Sprache assoziiert. Er koordiniert auditive, visuelle und andere sensorische Informationen, die beim Verstehen von Wörtern und Konzepten helfen. Der Gyrus angularis ermöglicht die Assoziation von Wörtern mit entsprechenden Bildern, Ideen oder Wahrnehmungen.

Auditiver Kortex
Der auditive Kortex ist ein Teil der Temporallappen (Schläfenlappen) an den Seiten des Gehirns. Dieses Areal verarbeitet bei Menschen und anderen Wirbeltieren das, was die Ohren hören. Der auditive Kortex ist weiter untergliedert (siehe S. 76), sodass Menschen komplexe Laute wie Wörter in einem Gespräch interpretieren können.

ES GIBT ETWA **6500** VERSCHIEDENE **SPRACHEN** AUF DER GANZEN WELT.

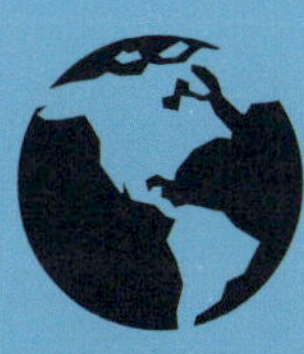

Aphasie

Aphasie ist die Unfähigkeit, Sprache zu verstehen oder hervorzubringen oder auch zu lesen und zu schreiben, aufgrund von Hirnschädigungen – etwa durch eine Verletzung, einen Schlaganfall oder einen Tumor. Eine Aphasie kann relativ leicht oder schwer sein. Es gibt viele Typen (einige Beispiele stehen in der Tabelle unten). Manche wurden nach dem betroffenen Hirnareal oder der Form der Sprachstörung benannt. Eine Aphasie kann jedoch Sprechen, Lesen und Schreiben auf viele Weisen betreffen und einige Störungen passen nicht unbedingt klar in eine spezifische Kategorie.

TYPEN DER APHASIE

TYP	SYMPTOME
Globale Aphasie	Die schwerste Form der Aphasie mit allgemeinen Defiziten beim Sprachverständnis und der Sprachproduktion
Broca-Aphasie	Die Sprachproduktion und Wortfindung ist betroffen, teils kann man nur wenige Wörter stockend und angestrengt sprechen.
Wernicke-Aphasie	Die Unfähigkeit, die Bedeutung von Wörtern zu verstehen. Die Sprachproduktion ist nicht betroffen, aber teils kommen irrelevante Wörter und unsinnige Phrasen vor.
Amnestische bzw. anomische Aphasie	Wortfindungsstörungen beim Sprechen und Schreiben, die zu vager Sprache und erheblicher Frustration führen
Primär progressive Aphasie (PPA)	Die Sprachfähigkeit wird langsam immer stärker gestört. Diese Form kann bei fortschreitenden Krankheiten wie Demenz auftreten.
Leitungsaphasie	Eine seltene Form der Aphasie, bei der nur das Nachsprechen von Gehörtem gestört ist, vor allem bei langen oder komplexen Sätzen

Gesichtsausdrücke
Im Gespräch zeigen wir ständig Gesichtsausdrücke. Als Sprecher heben wir die Augenbrauen, um einen Punkt zu betonen oder eine Frage zu stellen, und als Zuhörer zeigen wir durch die Mimik unser Interesse am Gesagten. Die Abbildung stellt die häufigsten Gründe für Mimik in einer Konversation dar.

LEGENDE
- Sprecher
- Beide
- Zuhörer

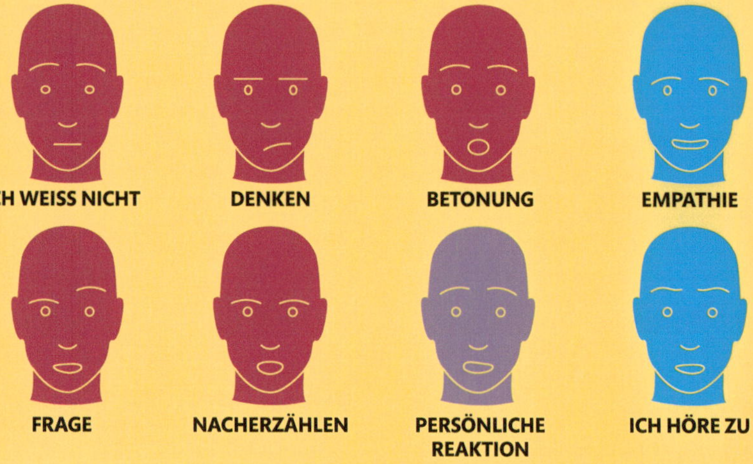

SPRECHER

1 Idee
Der Startpunkt der Konversation ist eine Idee, die der Sprecher ausdrücken möchte, also eine Sprechintention.

2 Formulierung
Der Sprecher wählt die Wörter mit der richtigen Bedeutung (Semantik) und bringt sie in die richtige Reihenfolge (Syntax). So ist »Willst du etwas trinken?« eine Frage, aber »Du willst etwas trinken« eine Feststellung. »Trinken willst etwas du« ist dagegen Unsinn. Das Broca-Areal (siehe S. 126) ist essenziell für diese beiden Vorgänge.

3 Artikulierung
Um die Botschaft mit der richtigen Betonung auszusprechen, bewegt der Sprecher unter Kontrolle des motorischen Kortex Mund, Zunge, Lippen und Kehle.

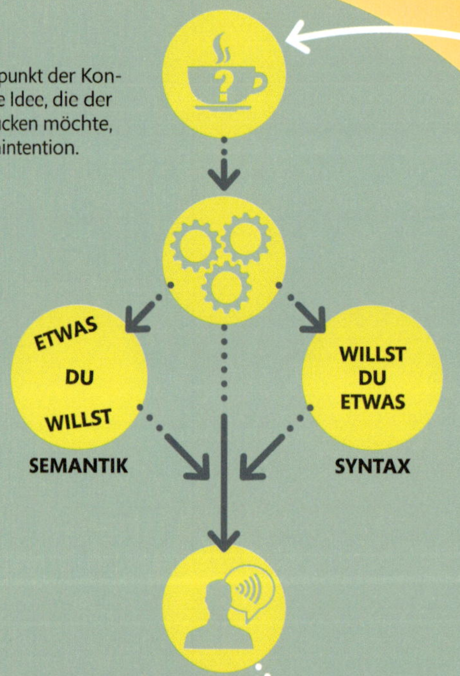

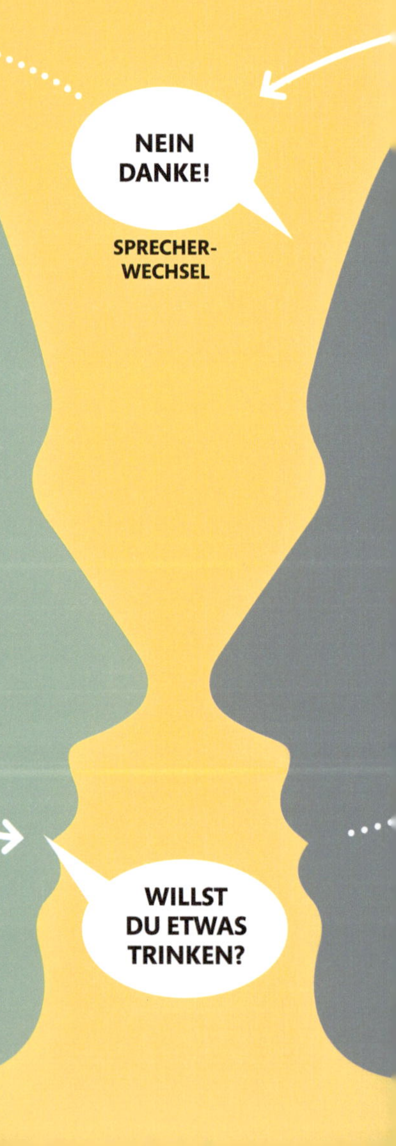

HOLZWEGSÄTZE

Aussagen können uns in die Irre leiten, wenn sie eine Idee einführen, der sie später widersprechen: »Summen«, rief der Musiklehrer, »sollt ihr bilden! Ihr könnt doch addieren?«. Die Erwähnung des Musiklehrers lässt uns zunächst glauben, dass »Summen« die Anweisung ist, eine Melodie zu summen; erst später wird klar, dass es ums Rechnen geht, oft muss man den Satz nochmals lesen. Solche Sätze, die uns »auf den Holzweg führen«, heißen Holzwegsätze.

Ein Gespräch führen

Ein Gespräch ist ein gemeinsamer Akt von Sprecher und Zuhörer, der mehr umfasst, als Wörter zu produzieren und zu hören. Beide wechseln sich ab, signalisieren Verstehen und passen ihr Denken an.

Über Worte hinaus

Wir verwenden im Gespräch neben der Sprache ständig nonverbale Signale. Sie dienen nicht nur der Betonung (etwa Gesichtsausdrücke) oder visuellen Effekten (etwa Gesten), sondern geben der gerade nicht sprechenden Person eine Rolle im gemeinsamen Gespräch, etwa indem sie den Sprecher ermutigen, ohne ihn zu unterbrechen.

ZUHÖRER

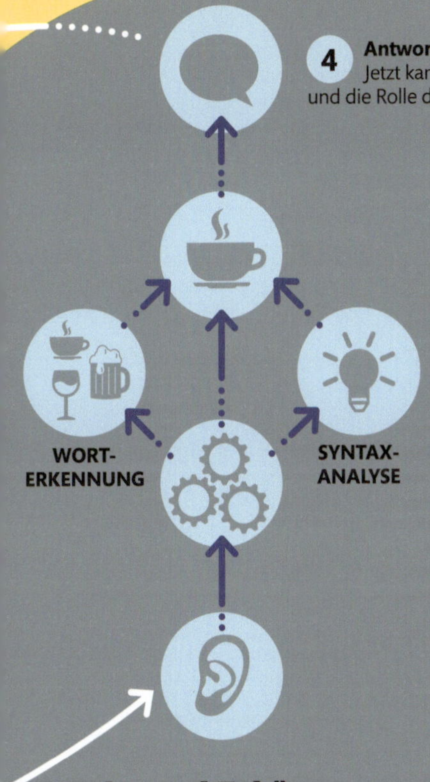

4 Antwort
Jetzt kann der Zuhörer antworten und die Rolle des Sprechers einnehmen.

3 Interpretation
Gewöhnlich nutzen Zuhörer ihre eigene Erfahrung, um den Inhalt zu verstehen. So erwartet man bei der Frage »Willst du etwas trinken?« um 9 Uhr morgens eher Kaffee, aber um 21 Uhr abends andere Getränke.

2 Decodieren der Information
Der Zuhörer erkennt Wörter und gibt ihnen Sinn, indem das Gehirn die Syntax (Satzstruktur) analysiert. Die Syntaxanalyse findet Bedeutung aus der Reihenfolge der Wörter im Satz. So bedeutet »Hund beißt Mann« etwas anderes als »Mann beißt Hund«, trotz der gleichen Wörter. Das Wernicke-Areal (siehe S. 126) ist essenziell für das Sprachverständnis.

1 Hören der Laute
Die Sprachlaute des Sprechers erreichen die Hörbahn im Gehirn des Zuhörers.

Reden und Zuhören

Sprecher und Zuhörer wechseln in einer Konversation oft die Rolle, zudem überprüft der Sprecher die eigene Sprachausgabe. Obwohl beide Rollen viele Einzelschritte umfassen, kann das schnell gehen – schon nach 0,25 Sekunden kann man eine Idee formulieren, und ab 0,5 Sekunden versteht man sie. Sprechpausen entstehen, weil der komplexe Prozess der Sprachplanung und -produktion eine gewisse Zeit benötigt.

ELEMENTE EINER KONVERSATION

Blicke
Zuhörer blicken den Gesprächspartner viel häufiger an als Sprecher. Damit zeigen sie Interesse; ohne Blickkontakt verstummen Sprecher oft. Dagegen blicken Sprecher die Zuhörer meist nur sporadisch an.

Gesten
Wir nutzen viele Handbewegungen (siehe S. 119), darunter Zeichenkonventionen (etwa »Daumen hoch«), Fingerzeige sowie eine ausdrucksstarke Gestik zur Betonung.

Ich-höre-zu-Signale
Zuhörer nutzen nonverbale Laute (wie »Mhm ...«) und Gesten (wie Kopfnicken), um zu zeigen, dass sie am Gespräch teilnehmen.

Sprecherwechsel
Zu einer Konversation gehört, sich beim Sprechen abzuwechseln, was wir schon von Kindheit auf lernen. Gesprächspartner sprechen kaum durcheinander, obwohl der mittlere Abstand zwischen den Redebeiträgen nur wenige Zehntelsekunden beträgt.

MENSCHEN REDEN **WENIGER ALS 5%** DER GESPRÄCHSZEIT **DURCHEINANDER.**

Lesen und Schreiben lernen

Lesen und Schreiben sind Fähigkeiten, die die meisten Menschen in der Kindheit lernen, während sich das Gehirn entwickelt. Beim Erreichen des Erwachsenenalters kann man im Mittel 200 Wörter pro Minute lesen. Beim Lesen müssen mehrere Gehirnareale und Körperteile zusammenarbeiten. So müssen sich die Augen auf die geschriebenen Wörter fokussieren und das Gehirn dann ihre Bedeutung verarbeiten. Das Schreiben nutzt die Sprachzentren des Gehirns (siehe S. 126–127), die visuellen Areale und die motorischen Areale, die für die notwendigen Handbewegungen beim Schreiben sorgen.

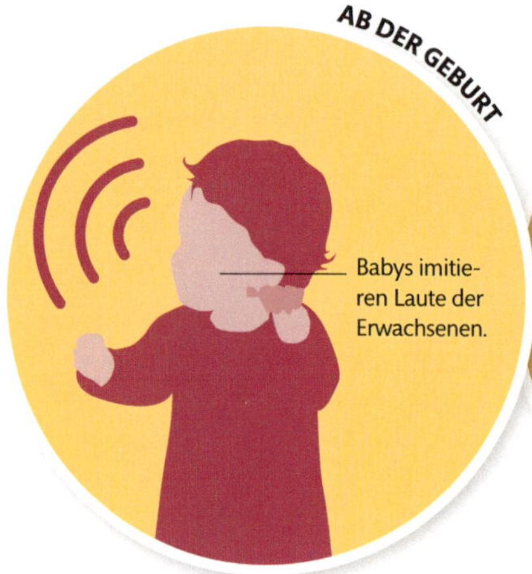
AB DER GEBURT
Babys imitieren Laute der Erwachsenen.

1 Laute produzieren
Babys imitieren Laute von Erwachsenen, aber oft nicht als erkennbare Wörter. Das ist die Basis der Entwicklung der Sprachfähigkeit. Babys sehen und verarbeiten Gesichtsausdrücke mit dem visuellen Kortex und anderen Hirnregionen. Dann lernen sie, Laute und Mimik mit Gegenständen zu assoziieren.

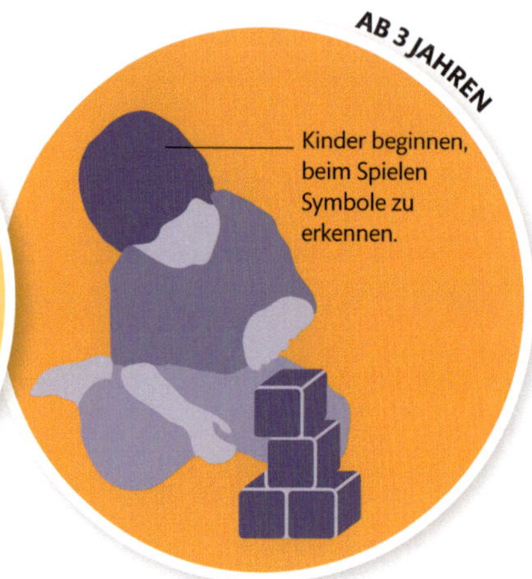
AB 3 JAHREN
Kinder beginnen, beim Spielen Symbole zu erkennen.

2 Symbole erkennen
Kinder beginnen zu verstehen, was Zeichen im Text bedeuten. Sie nutzen den visuellen Kortex und das Gedächtnis, um gesehene Symbole in Laute umzuwandeln. Beim Aufwachsen verbinden Kinder diese Laute mit der Bedeutung von Wörtern und beginnen, Sprache auf Texte zu beziehen.

Lesen und Schreiben

Unser Gehirn ist für die Sprache prädestiniert, aber Lesen und Schreiben sind nicht angeboren. Wir müssen schon als Babys unser Hirn trainieren, um diese komplexen Fähigkeiten zu erlernen.

WOHER KOMMT DYSLEXIE?

Kinder mit Dyslexie haben Schwierigkeiten, die Laute mit Buchstaben zu verbinden, aber Dyslexie kommt auch in Kulturen vor, die Schriftzeichen für Konzepte statt für Laute verwenden.

DYSGRAFIE

Dysgrafie ist die Unfähigkeit, klar zu schreiben. Sie kann das Symptom einer Hirnstörung wie der Parkinson-Krankheit sein, die die Feinmotorik stört. Die Schrift kann unsicher oder unklar oder völlig verdreht sein.

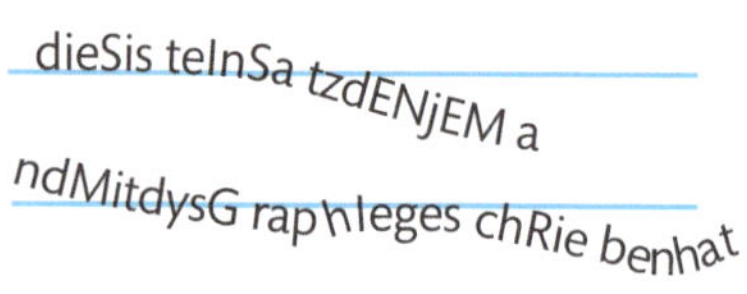

SCHNELLLESER KÖNNEN ÜBER 700 WÖRTER PRO MINUTE LESEN.

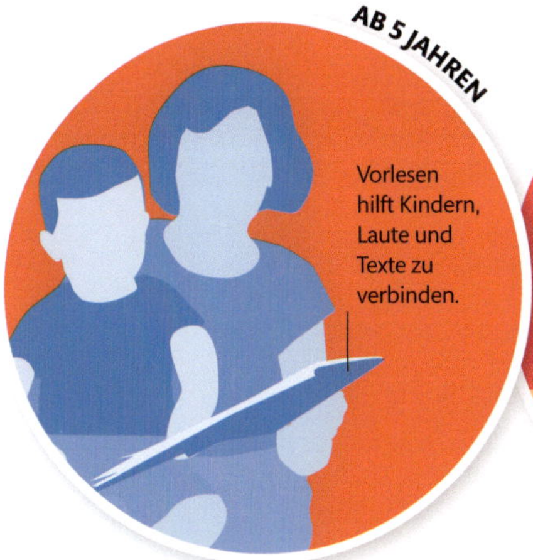
AB 5 JAHREN
Vorlesen hilft Kindern, Laute und Texte zu verbinden.

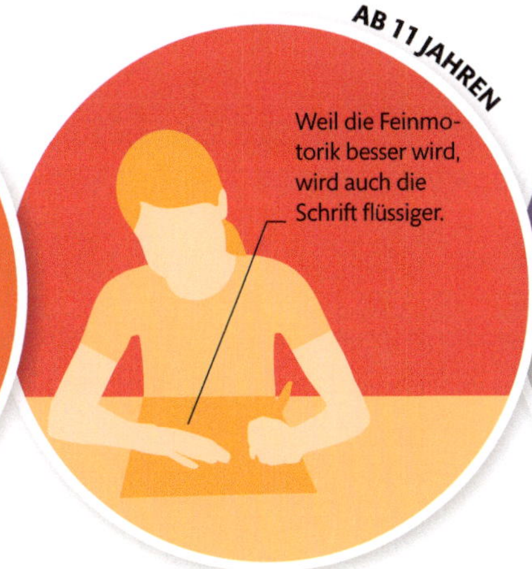
AB 11 JAHREN
Weil die Feinmotorik besser wird, wird auch die Schrift flüssiger.

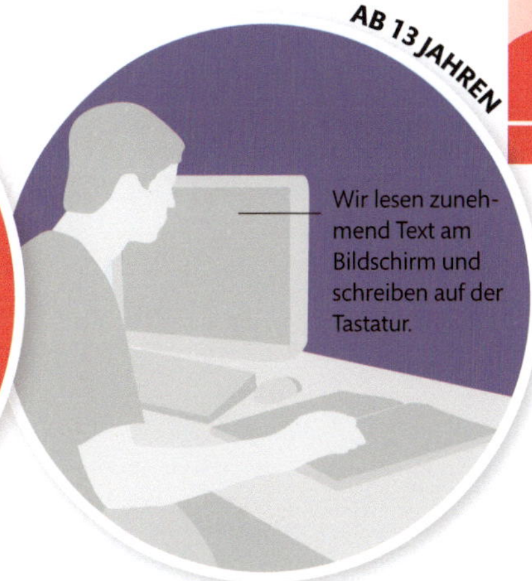
AB 13 JAHREN
Wir lesen zunehmend Text am Bildschirm und schreiben auf der Tastatur.

3 Lesen beginnen
Das laute Vorlesen kann die Lesefähigkeit eines Kindes verbessern. Das Zuhören aktiviert den auditiven Kortex und der Frontallappen verarbeitet die Wörter. Bilderbücher helfen, Wörter auf Gegenstände zu beziehen, und wenn man das Kind bittet mitzulesen, fördert das den Wortschatz und das Verstehen.

4 Wortschatz erweitern
Wenn wir älter werden, erleben wir zunehmend die Welt um uns herum, sodass wir neue Dinge sehen und neue Wörter lernen. Am Lernen und Verstehen von neuen Wörtern sind alle Gehirnlappen (siehe S. 30) beteiligt, und auch das Kleinhirn spielt eine Rolle bei der Motorik des Schreibens.

5 Ständig weiter lernen
Auch als Erwachsene lernen und üben wir weiterhin die Lese- und Schreibfähigkeit. Der Wortschatz nimmt weiter zu. Lesen und Schreiben zu lernen ist erst der Anfang; das ganze Gehirn ist nötig, um die Sprachfähigkeiten zu erhalten. Eine gute Gehirngesundheit ist für das Lesen und Schreiben wichtig.

Dyslexie (Legasthenie)

Dyslexia – die Störung der Lese- und Schreibfähigkeit – tritt in vielen Formen auf. Die angeborene Lese-Rechtschreib-Schwäche nennt man auch Legasthenie. Etwa einer von fünf Menschen hat Dyslexie. Eine volle neurologische Erklärung steht noch aus, doch Studien lassen vermuten, dass bestimmte Hirnstrukturen (siehe rechts) anders arbeiten. Bei Kindern mit Lese-Rechtschreib-Schwäche ist allerdings schwer festzustellen, ob die Hirnentwicklung zur Dyslexie führt oder ob umgekehrt die Dyslexie die Hirnentwicklung beeinflusst.

LEGENDE
- Parietal-temporal
- Okzipital-temporal
- Gyrus frontalis inferior (Broca-Areal)

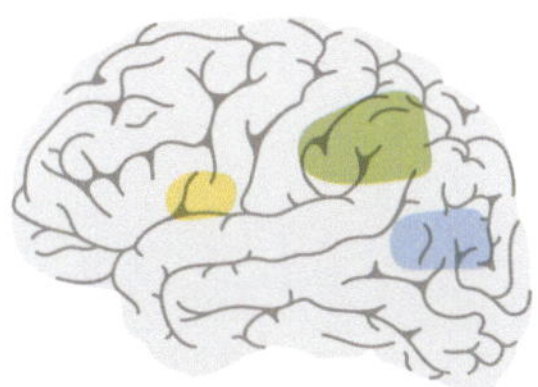

Nicht-dyslexisches Gehirn beim Lesen
Das Broca-Areal trägt zur Wortbildung und Artikulierung bei. Der parietal-temporale Kortex analysiert neue Wörter. Das okzipital-temporale Areal bildet Wörter und unterstützt die Bedeutung, Rechtschreibung und Aussprache.

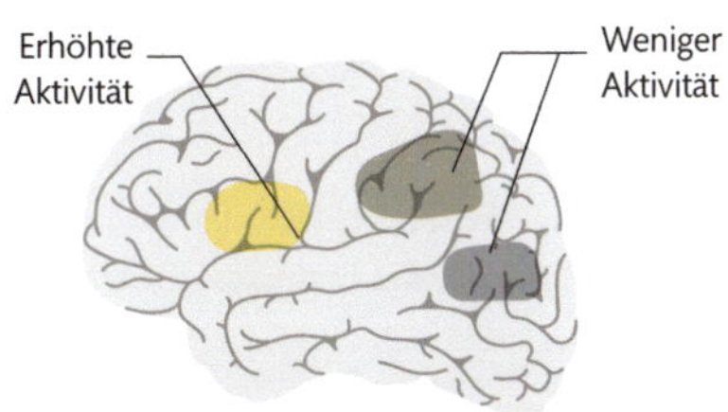

Dyslexisches Gehirn beim Lesen
Das Broca-Areal ist aktiv; es bildet und artikuliert Wörter. Das parietal-temporale und okzipital-temporale Areal sind weniger aktiv. Um deren geringere Stimulation zu kompensieren, kann das Broca-Areal überaktiviert sein.

ALPHABETPRINZIP

Das Alphabetprinzip ist das Konzept, dass einzelne Buchstaben oder Buchstabengruppen einen Laut repräsentieren. Das Alphabetprinzip hat zwei Aspekte:

1. Alphabetische Stufe
Lernen, dass Wörter aus Buchstaben bestehen, die die Laute repräsentieren und die man laut aussprechen kann.

2. Entschlüsselung der Phoneme
Verständnis, wie Buchstabenfolgen in Wörtern zusammenhängen und Laute ergeben, was die Rechtschreibung und Aussprache ermöglicht.

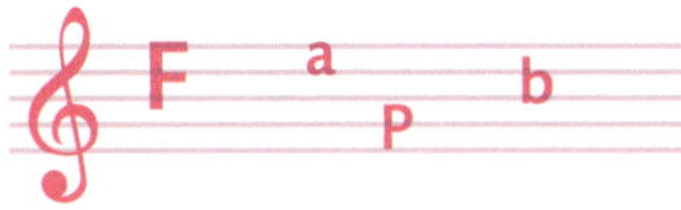

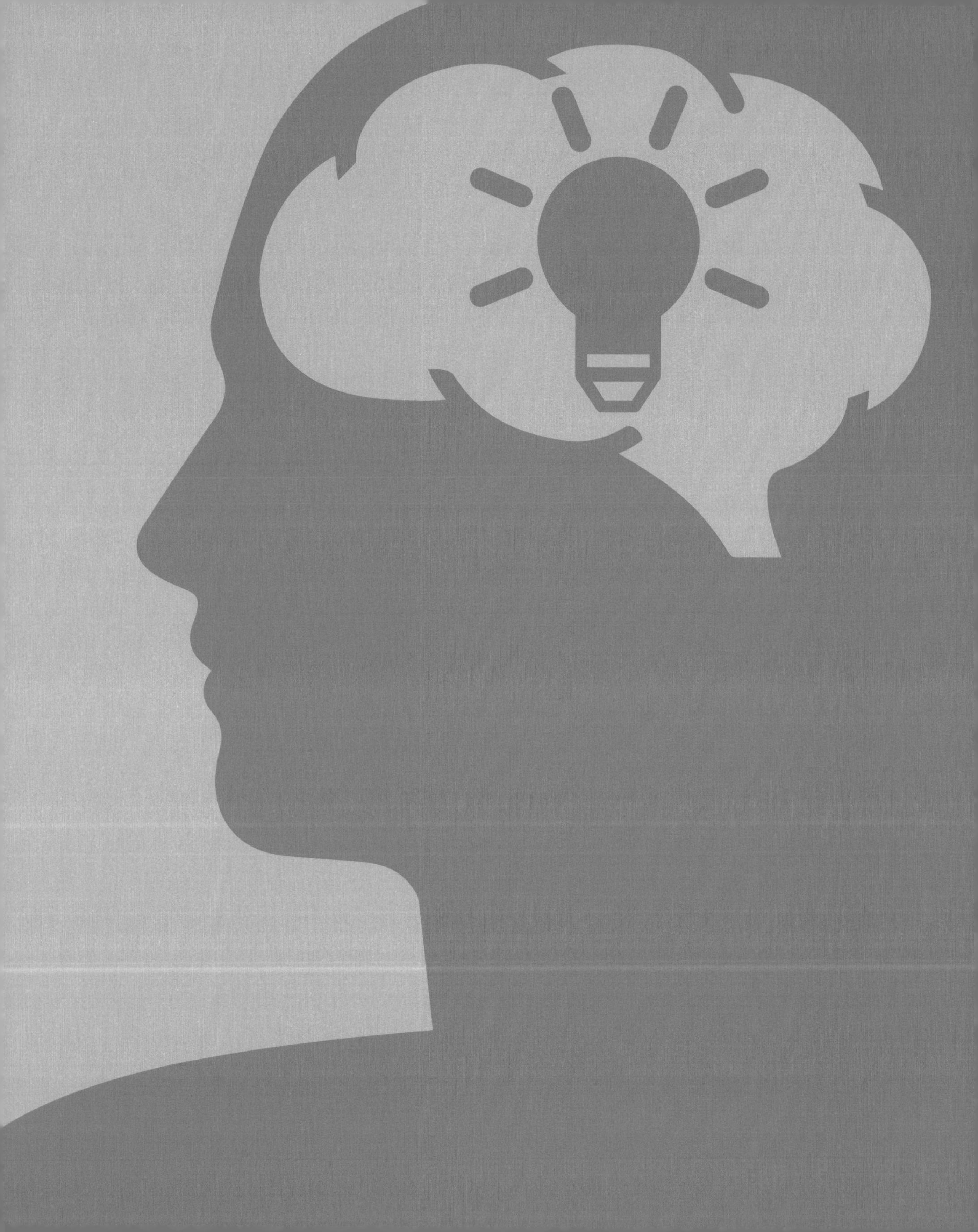

GEDÄCHTNIS, LERNEN UND DENKEN

Was ist das Gedächtnis?

Das Gedächtnis ermöglicht es, aus Erfahrung zu lernen, und prägt uns als Individuen. Es ist keine einzelne, separate Hirnfunktion: Es gibt mehrere Typen, die verschiedene Hirnareale und Prozesse umfassen.

Gedächtnis im Gehirn

Zum Gedächtnis gehören automatische, unbewusste Prozesse, aber auch bewusste Vorgänge, mit denen man sich an das letzte Mittagessen oder den Namen von Kollegen erinnert. Jeder Gedächtnistyp nutzt andere Hirnregionen. Früher glaubte man, der Hippocampus sei zur Neubildung aller Erinnerungen essenziell, aber heute denkt man, dass dies nur für das episodische Gedächtnis gilt. Andere Gedächtnisarten nutzen andere Areale, verteilt im ganzen Gehirn.

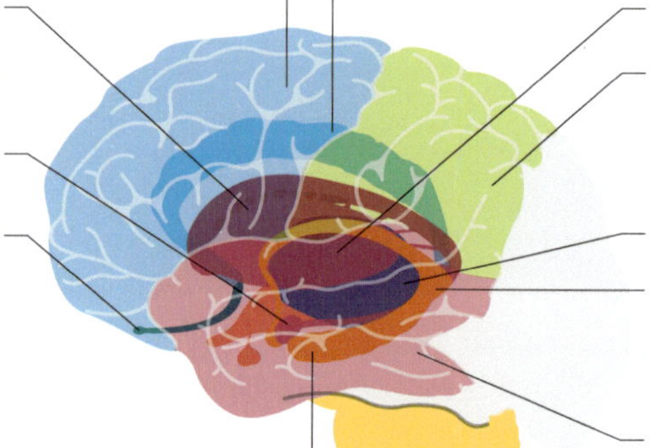

Gehirnareale
Erinnerungen liegen meist in den für die Information zuständigen Arealen: Bewegungserinnerungen z. B. im motorischen Kortex. Das limbische System, das mit Emotionen zu tun hat, ist oft beteiligt.

Gedächtnistypen

Um das Gedächtnis besser zu verstehen, unterscheidet man mehrere Typen. Viele beruhen auf verschiedenen Netzwerken im Gehirn, doch es gibt eine starke Überlappung der Gehirnareale, die an jeder Gedächtniskategorie beteiligt sind.

Kurzzeitgedächtnis
Das Kurzzeitgedächtnis ist sehr beschränkt und kann nur etwa fünf bis neun Informationseinheiten speichern, aber das variiert individuell und hängt von der Art der Information ab. Um etwas im Kurzzeitgedächtnis zu halten, wiederholen wir es oft still im Geiste, aber bei Ablenkungen vergessen wir es sofort.

Nicht assoziatives Lernen
Wenn man wiederholt dem gleichen Reiz ausgesetzt ist, z. B. Licht, einem Geräusch oder Berührungen, ändert sich die Reaktion darauf. Wenn man etwa nach Hause kommt, riecht man das Abendessen, aber der Geruch verblasst langsam. Dieser Effekt heißt Habituation und ist eine Form des nicht assoziativen Lernens.

Einfache klassische Konditionierung
Bei der von dem russischen Physiologen Iwan Pawlow und seinen Hunden berühmt gemachten klassischen Konditionierung wird durch Wiederholung ein neutraler Reiz mit einer Antwort verbunden. So läuft einem etwa beim Betreten des Kinos das Wasser im Mund zusammen, weil man das Kino mit Popcorn assoziiert.

Priming (Bahnung) und perzeptuelles Lernen (Wahrnehmungslernen)
Bei Primingexperimenten wird ein Wort oder Bild so schnell gezeigt, dass man es nicht bewusst »sieht« – aber es beeinflusst das Verhalten trotzdem. So erkennt jemand, der mit dem Wort »Hund« geprimt wurde, das Wort »Katze« schneller als ein völlig anderes Wort wie »Topf«.

Gedächtnissysteme

Man kann das Gedächtnis in zwei Haupttypen untergliedern: Kurzzeit- und Langzeitgedächtnis. Das Kurzzeitgedächtnis ist flüchtig, aber wichtige Informationen können ins Langzeitgedächtnis übertragen werden. Langzeiterinnerungen können das ganze Leben bestehen bleiben und werden weiter in mehrere verschiedene Typen unterteilt.

ARBEITSGEDÄCHTNIS

Um 50 mit 20 zu multiplizieren, muss man die Zahlen im Kurzzeitgedächtnis halten. Diese Funktion nennt man Arbeitsgedächtnis. Die Leistung des Arbeitsgedächtnisses ist einer der Faktoren, die Schulerfolge bei Kleinkindern gut vorhersagen.

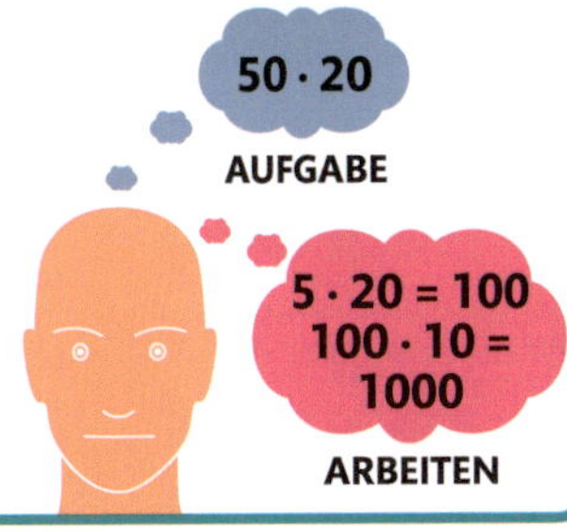

Langzeitgedächtnis

Das Langzeitgedächtnis kann (theoretisch) praktisch unendlich viele Erinnerungen das ganze Leben lang speichern. Langzeiterinnerungen werden als verteiltes Netz von Neuronen gespeichert, die über die ganze Hirnrinde verteilt sein können. Beim Erinnern wird das Netzwerk erneut aktiviert.

Nichtdeklaratives (implizites) Gedächtnis

Nichtdeklarative Erinnerungen sind nicht bewusst bzw. lassen sich nicht in Worte fassen und anderen mitteilen. Man kann zwar versuchen, jemandem zu beschreiben, wie man Schnürsenkel bindet, aber das ist schwierig und er wird es trotzdem beim ersten Mal wohl nicht schaffen.

Deklaratives (explizites) Gedächtnis

Deklarative Erinnerungen sind solche, die man erzählen kann. Sie sind bewusst und viele werden durch Wiederholen und aktives Bestreben gelernt, doch andere werden gespeichert, ohne dass man sich dessen bewusst wird. Dazu gehören Erinnerungen an das eigene Leben (episodisch) und Fakten (semantisch).

Prozedurales Gedächtnis

Fähigkeiten wie Fahrradfahren oder Tanzen nennt man prozedurales Wissen. Das Erlernen erfordert Konzentration und bewusste Anstrengung, aber mit der Zeit werden sie zur Gewohnheit. Das auch »Muskelgedächtnis« genannte prozedurale Gedächtnis wird in Netzwerken gespeichert, an denen das Kleinhirn beteiligt ist.

Episodisches Gedächtnis

Dies sind Erinnerungen aus dem eigenen Leben, etwa ein runder Geburtstag oder etwas Alltägliches wie das letzte Frühstück. Man erinnert sich daran, dass dies tatsächlich geschehen ist, und der Abruf ist fast so, als ob man es erneut erlebt. Der Hippocampus ist für die Bildung neuer episodischer Erinnerungen essenziell.

Semantisches Gedächtnis

Das semantische Gedächtnis bezieht sich auf Fakten – also etwas, das man weiß, aber nicht erlebt hat, etwa das Faktum, dass Paris die Hauptstadt von Frankreich ist, oder die ersten Stellen der Zahl Pi. Das semantische Gedächtnis beruht auf einem großen Netz von Hirnarealen und der Hippocampus ist wohl nicht immer beteiligt.

Wie entstehen Erinnerungen?

Wenn neuronale Netze im Gehirn wiederholt aktiviert werden, verändern sie sich, sodass ihre Verbindungen stärker werden und sie sich gegenseitig leichter aktivieren können (siehe S. 26–27). Dies nennt man Langzeitpotenzierung.

Stärkere Verbindungen

Werden Neuronengruppen mehrfach aktiviert, etwa indem man eine Fähigkeit übt oder Lernstoff wiederholt, dann ändern sie sich. So bilden wir Langzeiterinnerungen (siehe S. 135) durch Langzeitpotenzierung. Sie beruht auf mehreren Mechanismen in den Hirnzellen. An den Synapsen produziert das präsynaptische (sendende) Neuron mehr Neurotransmitter, die freigesetzt werden, wenn die Erregung eintrifft, und das postsynaptische (empfangende) Neuron bildet mehr Rezeptoren in seiner Membran. Dies beschleunigt die synaptische Signalübertragung. Wird die gemeinsame Aktivierung oft genug wiederholt, können auch neue Dendriten wachsen; über mehr Synapsen und alternative Bahnen läuft das Signal noch schneller. So laufen auch komplexe Handlungen mühelos ab, weil die neuronalen Bahnen effizienter werden.

GEDÄCHTNISSPUREN

Forschern ist es kürzlich gelungen, eine Gedächtnisspur im Gehirn einer Versuchsperson genau zu lokalisieren. Im Allgemeinen werden Erinnerungen nahe des Hirnbereichs gespeichert, der an ihrer Entstehung beteiligt war. So werden Erinnerungen an Stimmen nahe des Sprachzentrums und Gesehenes zumindest teilweise nahe des visuellen Kortex gespeichert.

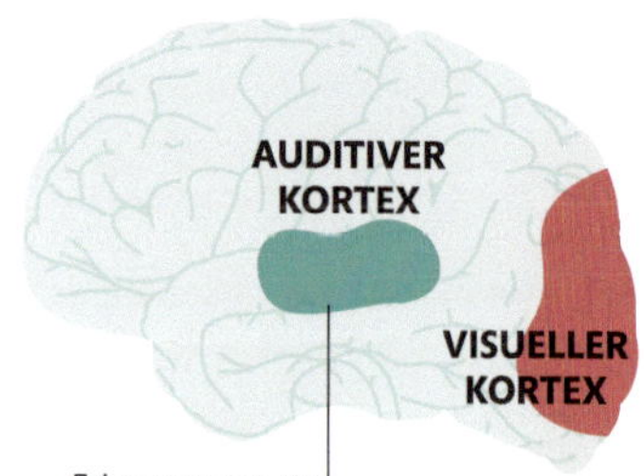

Erinnerungen an Gehörtes liegen teils im auditiven Kortex.

ÜBER **100** VERSCHIEDENE **NEUROTRANSMITTER** SIND BEKANNT.

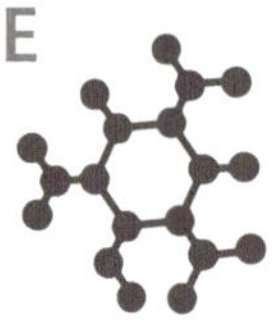

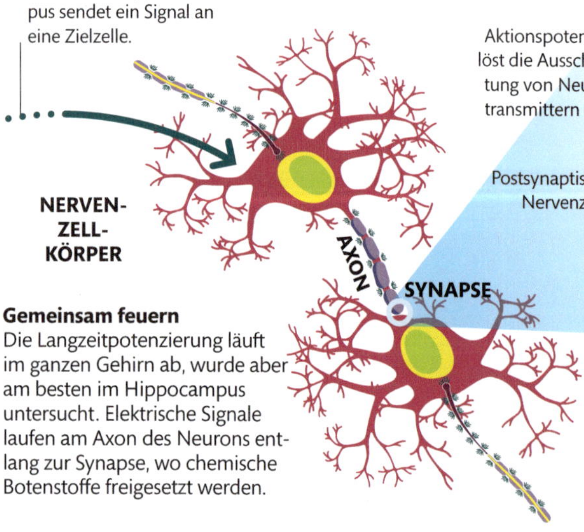

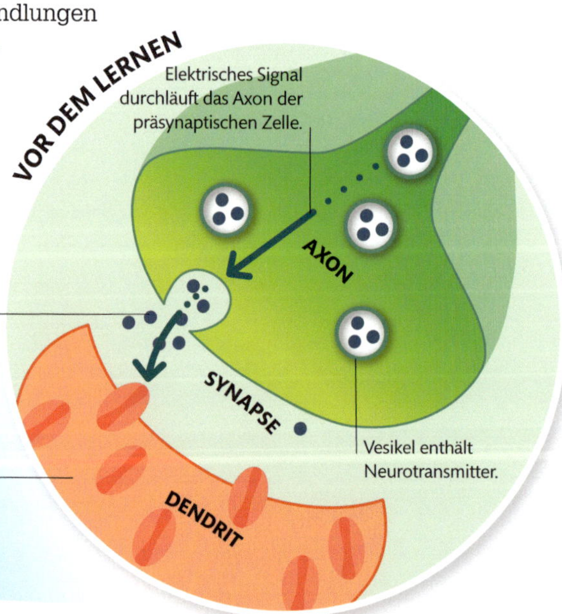

Gemeinsam feuern
Die Langzeitpotenzierung läuft im ganzen Gehirn ab, wurde aber am besten im Hippocampus untersucht. Elektrische Signale laufen am Axon des Neurons entlang zur Synapse, wo chemische Botenstoffe freigesetzt werden.

1 Vor dem Lernen sind die Verbindungen zwischen den Neuronen schwach. Das Aktionspotenzial (die elektrische Erregung) der sendenden präsynaptischen Zelle setzt nur eine geringe Menge Neurotransmitter frei. Sie kann ausreichen (oder auch nicht), das postsynaptische Neuron zu aktivieren, das nur wenige Rezeptoren hat.

Emotionale Erinnerungen

Erlebt man etwas stark Emotionales, egal, ob es positiv oder negativ ist, dann werden Stresshormone wie Adrenalin und Noradrenalin freigesetzt. Sie erleichtern die Langzeitpotenzierung, die dann schon bei weniger Wiederholungen abläuft. Deshalb werden emotional erregende Erinnerungen schneller abgespeichert und sind leichter abrufbar als neutralere.

LEGENDE
- Neurotransmitter
- Phosphat

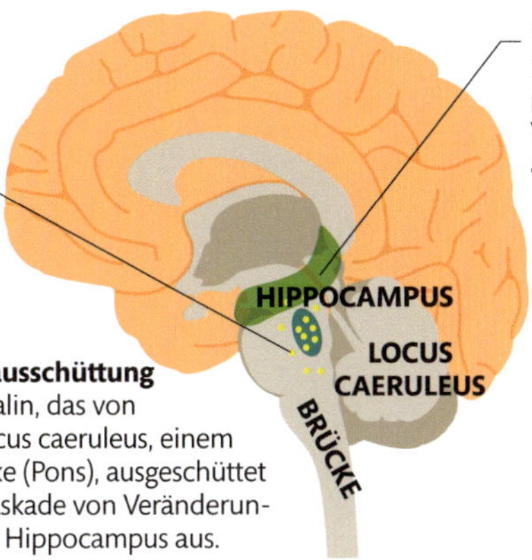

1 Hormonausschüttung Noradrenalin, das von Neuronen im Locus caeruleus, einem Kern in der Brücke (Pons), ausgeschüttet wird, löst eine Kaskade von Veränderungen in Zellen des Hippocampus aus.

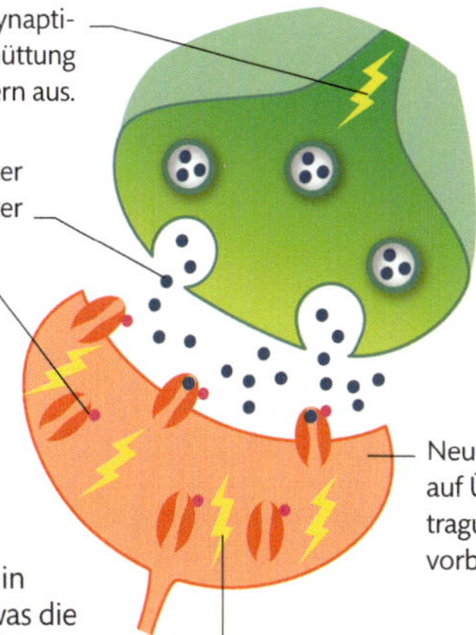

2 Starke Verbindung Ein Enzym bindet Phosphatgruppen an Rezeptoren im postsynaptischen Neuron. Das erleichtert es, mehr Rezeptoren in die Zellmembran einzubauen, was die Verbindung stärkt, sodass die Erinnerung leichter abrufbar ist.

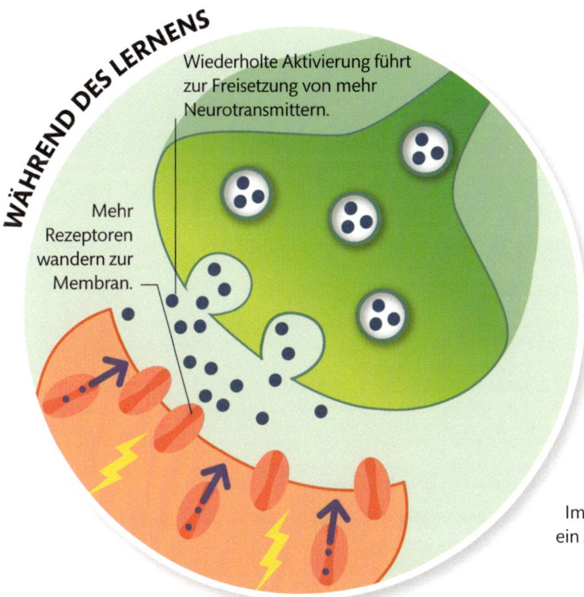

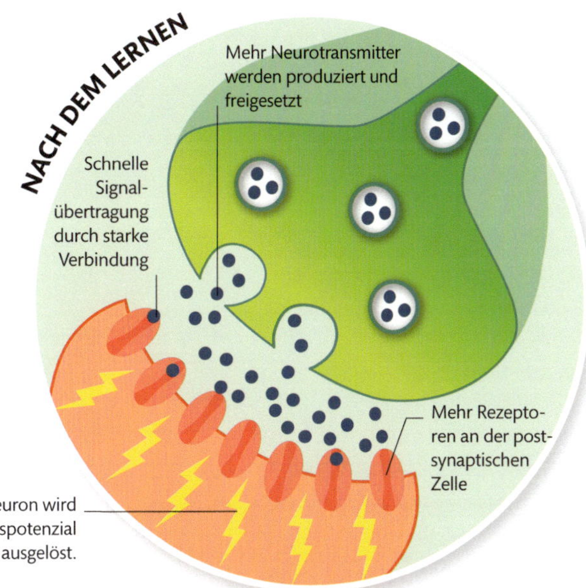

2 Feuern beide Neuronen wiederholt gleichzeitig, kommt es zu einer chemischen Kaskade in der postsynaptischen Zelle, die sie empfindlicher für Neurotransmitter macht und weitere Rezeptoren zur Synapse wandern lässt. Ein Signal an die präsynaptische Zelle lässt diese mehr Neurotransmitter produzieren.

3 Jetzt setzt jedes einzelne Aktionspotenzial eine größere Menge Neurotransmitter frei, die von vielen Rezeptoren empfangen werden, sodass die Signale schnell und effizient über den synaptischen Spalt übertragen werden. Das postsynaptische Neuron wird also leichter aktiviert und leitet das Signal weiter.

Erinnerungen bilden

Nach der Codierung im Hippocampus werden Erinnerungen konsolidiert und zur Langzeitspeicherung in den Kortex übertragen. Die Speicherung erfolgt durch eine Stärkung synaptischer Verbindungen, die Langzeitpotenzierung (siehe S. 136–137).

Speicherung im Kortex

Um Gedächtnisinhalte langfristig zu speichern, aktiviert der Hippocampus wiederholt ein Netzwerk von Verbindungen im Kortex. Jede Aktivierung verstärkt die Verbindungen, bis sie stabil sind und so die Erinnerung speichern. Früher meinte man, dass Erinnerungen zuerst im Hippocampus gebildet werden und die kortikale Gedächtnisspur nachfolgt, aber aktuelle Forschungen an Mäusen lassen vermuten, dass beide zugleich entstehen, das kortikale Gedächtnis aber zunächst instabil ist. Die wiederholte Reaktivierung des Netzwerks lässt die Erinnerung »reifen«, sodass sie verfügbar wird.

WARUM VERGESSE ICH, WO MEINE SCHLÜSSEL LIEGEN?

Oft wurden »vergessene« Informationen tatsächlich gar nicht erst im Gedächtnis abgelegt, etwa weil wir in dem Moment unsere Aufmerksamkeit auf etwas anderes richteten.

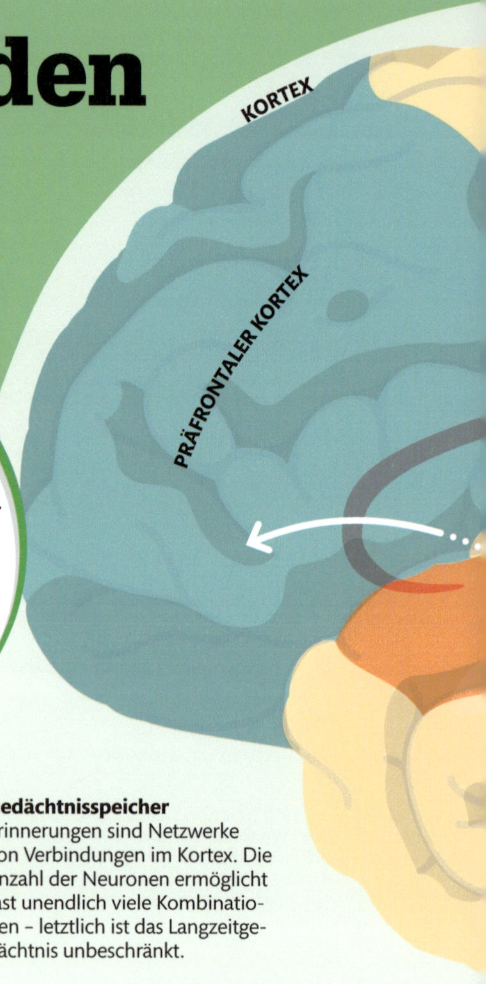

Gedächtnisspeicher
Erinnerungen sind Netzwerke von Verbindungen im Kortex. Die Anzahl der Neuronen ermöglicht fast unendlich viele Kombinationen – letztlich ist das Langzeitgedächtnis unbeschränkt.

Konsolidierung

Dieser Speicherprozess, die Konsolidierung, läuft während des Schlafs ab. In dieser Zeit verarbeitet das Hirn keine Information aus der Außenwelt, sodass es »aufräumen« kann. Erinnerungen werden sortiert, priorisiert und das Wesentliche extrahiert. Sie werden auch mit älteren Erinnerungen verknüpft. Dadurch werden wichtige Erinnerungen in Zukunft leichter zugänglich. Studien zeigen, dass es besser ist, ein Schläfchen zu machen, wenn man etwas Neues gelernt hat, als weiterzustudieren!

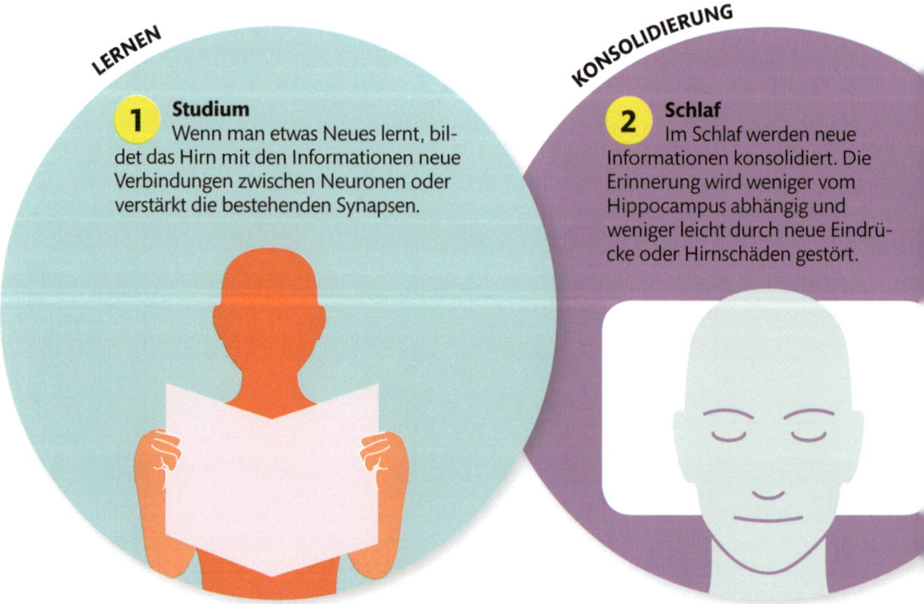

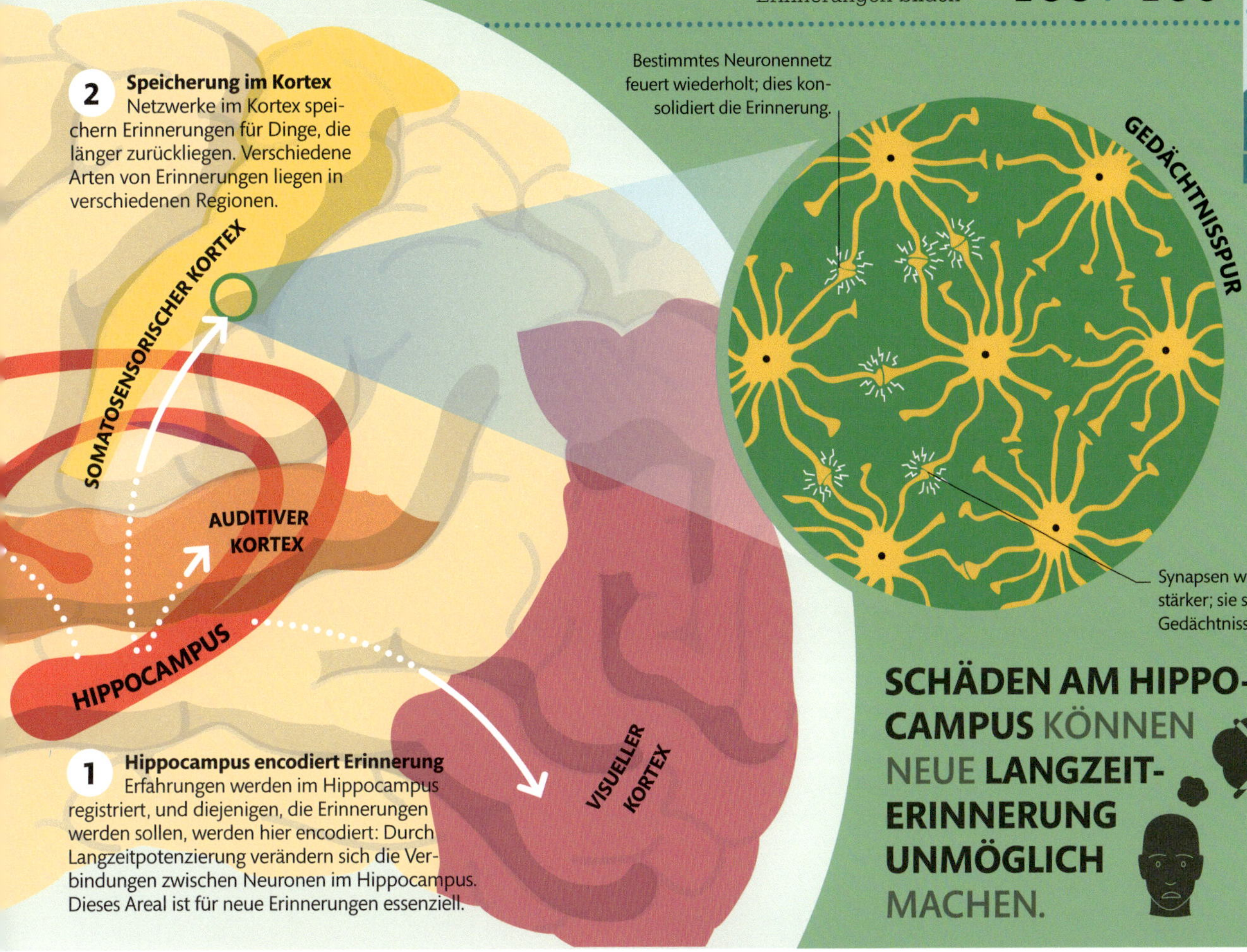

2 Speicherung im Kortex
Netzwerke im Kortex speichern Erinnerungen für Dinge, die länger zurückliegen. Verschiedene Arten von Erinnerungen liegen in verschiedenen Regionen.

1 Hippocampus encodiert Erinnerung
Erfahrungen werden im Hippocampus registriert, und diejenigen, die Erinnerungen werden sollen, werden hier encodiert: Durch Langzeitpotenzierung verändern sich die Verbindungen zwischen Neuronen im Hippocampus. Dieses Areal ist für neue Erinnerungen essenziell.

SCHÄDEN AM HIPPOCAMPUS KÖNNEN NEUE **LANGZEIT-ERINNERUNG UNMÖGLICH** MACHEN.

ABRUF

3 Erinnern
Wenn man aufwacht, ist die Erinnerung sicherer gespeichert. Sie wurde zudem mit anderen Fakten verknüpft, sodass sie leichter abzurufen ist, und oft merkt man auch, dass man die zugrunde liegenden Konzepte besser versteht.

ÜBUNG MACHT DEN MEISTER

Wenn man etwas nur einmal lernt, verblasst die Gedächtnisspur mit der Zeit, da die synaptischen Verbindungen nachlassen. Je öfter man übt oder wiederholt, desto stärker werden die Verbindungen zwischen den Neuronen, und desto leichter erinnert man sich später daran.

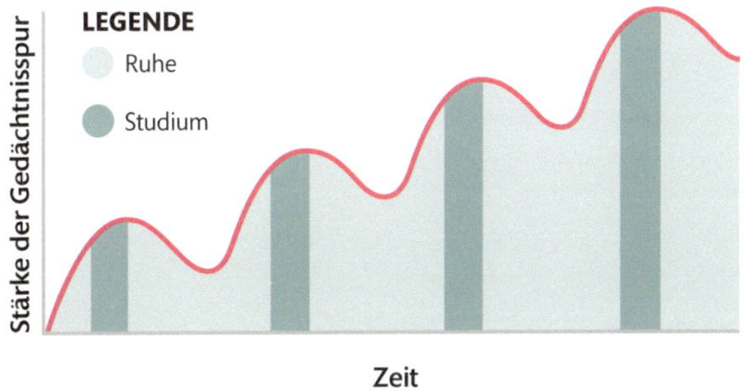

Erinnerungen abrufen

Eine Erinnerung abzurufen ist nicht, wie man früher glaubte, ein passiver Vorgang wie das Abspielen einer Aufzeichnung. Vielmehr rekonstruiert das Gehirn aktiv das Erlebte aus der gespeicherten Information. Dabei kann es zu Fehlern kommen, sodass sich die Erinnerungen mit der Zeit ändern können.

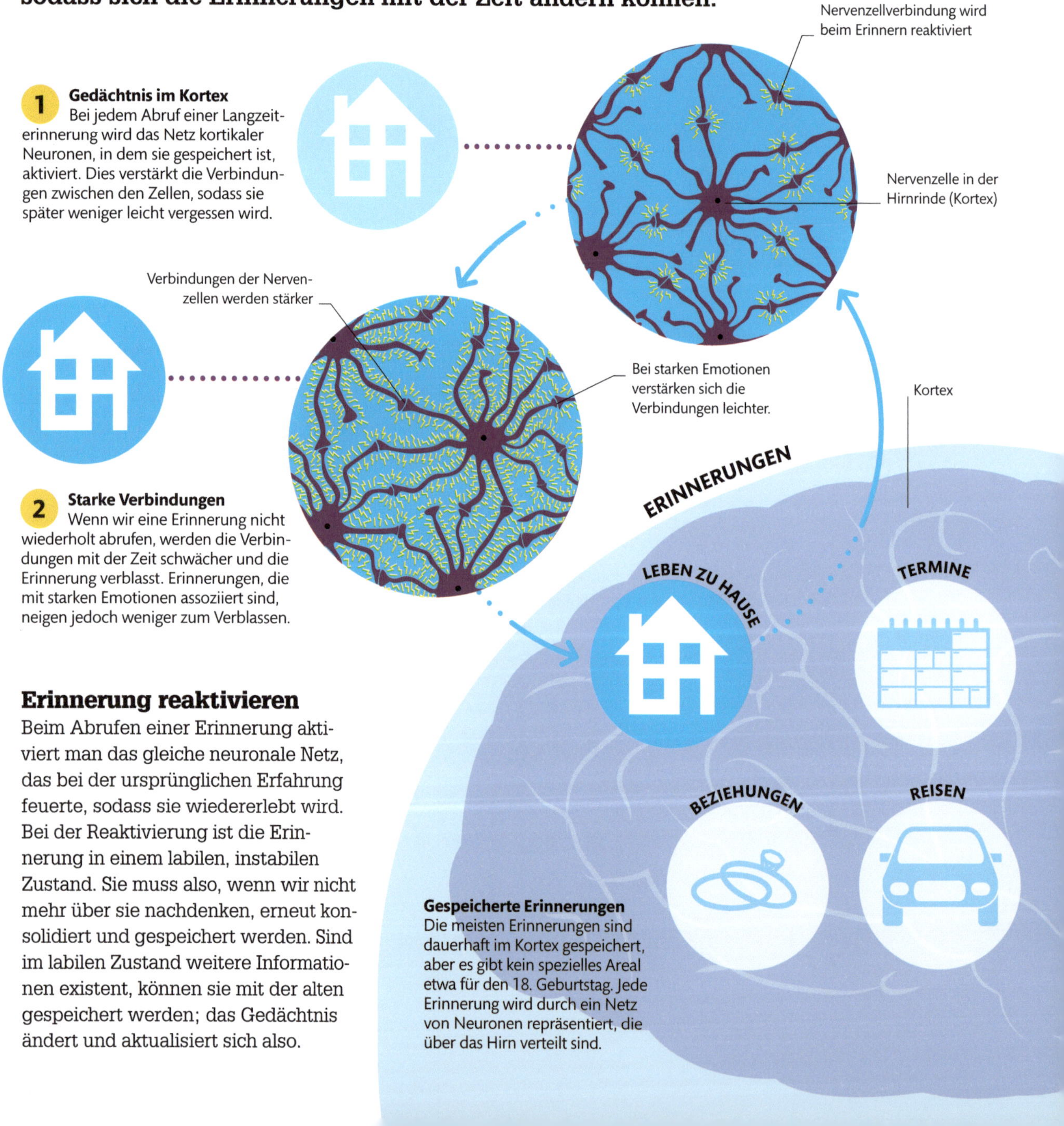

1 Gedächtnis im Kortex
Bei jedem Abruf einer Langzeiterinnerung wird das Netz kortikaler Neuronen, in dem sie gespeichert ist, aktiviert. Dies verstärkt die Verbindungen zwischen den Zellen, sodass sie später weniger leicht vergessen wird.

2 Starke Verbindungen
Wenn wir eine Erinnerung nicht wiederholt abrufen, werden die Verbindungen mit der Zeit schwächer und die Erinnerung verblasst. Erinnerungen, die mit starken Emotionen assoziiert sind, neigen jedoch weniger zum Verblassen.

Gespeicherte Erinnerungen
Die meisten Erinnerungen sind dauerhaft im Kortex gespeichert, aber es gibt kein spezielles Areal etwa für den 18. Geburtstag. Jede Erinnerung wird durch ein Netz von Neuronen repräsentiert, die über das Hirn verteilt sind.

Erinnerung reaktivieren

Beim Abrufen einer Erinnerung aktiviert man das gleiche neuronale Netz, das bei der ursprünglichen Erfahrung feuerte, sodass sie wiedererlebt wird. Bei der Reaktivierung ist die Erinnerung in einem labilen, instabilen Zustand. Sie muss also, wenn wir nicht mehr über sie nachdenken, erneut konsolidiert und gespeichert werden. Sind im labilen Zustand weitere Informationen existent, können sie mit der alten gespeichert werden; das Gedächtnis ändert und aktualisiert sich also.

Falsche Erinnerungen

Wenn eine Erinnerung rekonsolidiert wird, werden neue Informationen zusammen mit alten gespeichert. Doch beim nächsten Abruf sind diese unmöglich zu trennen. Daher verändert schon das Sprechen über ein Ereignis die Erinnerung daran. Bei Gerichtsverfahren muss man Zeugen daher sehr vorsichtig befragen, um die Erinnerung nicht zu verfälschen.

1 Wahre Erinnerung
Wissenschaftler zeigten Versuchspersonen Videos von Autounfällen. Nach jedem Video mussten sie das Geschehene beschreiben und Fragen dazu beantworten; sie mussten also die Erinnerung abrufen und reaktivieren.

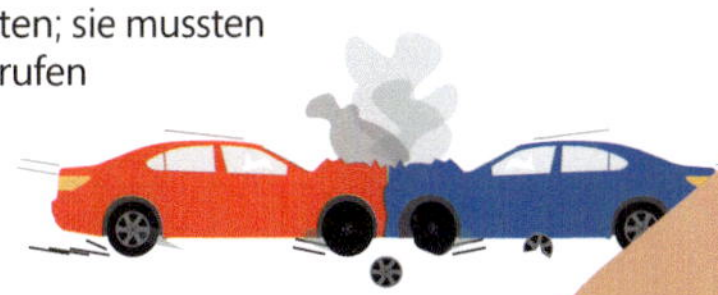

2 Neue Information
Einige Versuchspersonen wurden gefragt, wie schnell die Autos waren, als sie »Kontakt hatten«, andere, als sie »ineinander krachten«. Die erste Gruppe schätzte die Geschwindigkeit der Autos niedriger als die zweite Gruppe.

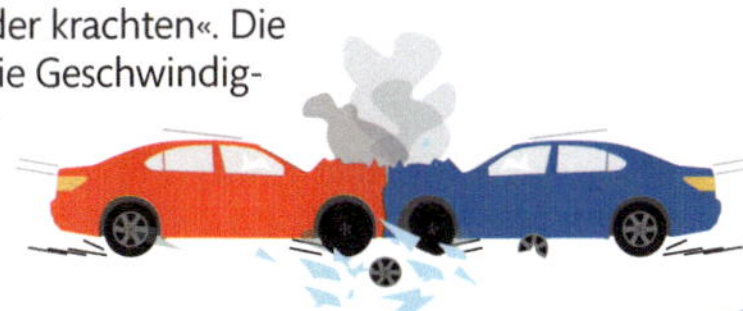

SPÄTER

NEUE INFORMATION WIRD MIT ALTER GESPEICHERT

3 Falsche Erinnerung abgerufen
Eine Woche später wurden die Probanden gefragt, ob sie Glasscherben gesehen hätten (im Video gab es keine). Signifikant mehr der zweiten Gruppe (»ineinander gekracht«) »erinnerten« sich an Glasscherben. Die Formulierung der Frage hatte also das Gedächtnis verändert.

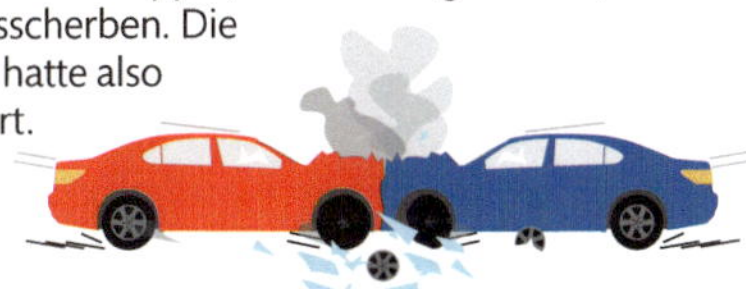

WAS SIND DÉJÀ-VU-ERLEBNISSE?

Déjà-vu (franz. »schon gesehen«) ist das Gefühl, etwas in der Umgebung oder im Geschehen wiederzuerkennen, ohne zu wissen, was, sodass man ein vages Gefühl der Vertrautheit hat.

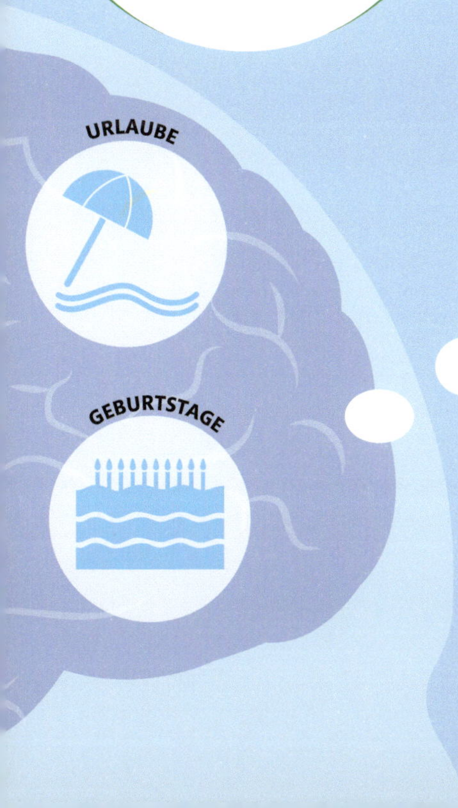

ERINNERN UND WIEDERERKENNEN

Es ist viel einfacher, etwas, das einem gezeigt wird, wiederzuerkennen, als sich ohne Hilfe an seine Details zu erinnern. So erkennt jeder Bewohner des Euroraums eine 1-Euro-Münze, aber könnte man sie aus dem Gedächtnis auch zeichnen?

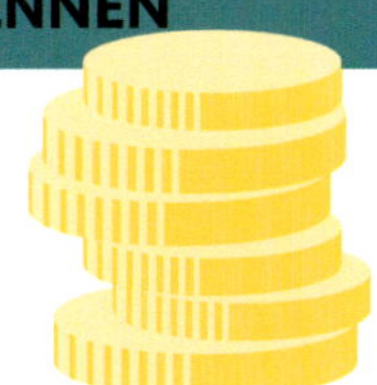

Wie man sich besser erinnert

Wie die Forschung zeigt, können wir Lernen und Erinnern fördern und damit das Gedächtnis verbessern, wenn wir diese Prozesse verstehen. Einige der besten Gedächtnistricks, etwa die Loci-Methode, sind sogar die ältesten!

Wenn wir etwas »vergessen«, haben wir es oft nicht richtig gespeichert. Um das zu vermeiden, muss man den Lernstoff »tief« verarbeiten – ihm die volle Aufmerksamkeit widmen, aktiv nachdenken und überlegen, wie er zu dem passt, was man schon weiß.

Nach der Speicherung muss man dafür sorgen, dass die Informationen erhalten bleiben, indem wir den Lernstoff üben oder wiederholen. Je öfter Neuronen gemeinsam aktiviert werden, desto stärker wird ihre Verbindung, und desto wahrscheinlicher ist es, dass wir uns an den Stoff erinnern. Die Abstände der Wiederholung sind ebenfalls wichtig: Es ist besser, sechs Tage lang zehn Minuten am Tag zu üben als eine Stunde an einem Tag.

Hinweisreize und Ruhe

Viele Gedächtnistechniken nutzen Hinweisreize. Das können innere sein, wie etwa Eselsbrücken oder Merksprüche für die Anfangsbuchstaben der zu lernenden Begriffe, die einen an die Dinge selbst erinnern. Die Hinweisreize können auch extern sein, wenn etwa der Duft bestimmter Blumen an den Hochzeitstag erinnert. Die Loci-Methode hilft einem mit Assoziationen und Hinweisreizen, eine lange Liste von Informationen in der richtigen Reihenfolge zu erinnern.

Die wohl wichtigste Gedächtnishilfe ist ausreichend Schlaf. Wenn man müde ist, sinken Konzentration und Aufmerksamkeit; das Gehirn ist nicht im richtigen Zustand, um zu lernen. Schlaf ist auch wichtig, um die Erinnerungen zu konsolidieren und zu ordnen.

Dies sind also die wichtigsten Hilfen für ein besseres Gedächtnis:

- **Tiefe Informationsverarbeitung**
- **Regelmäßiges Wiederholen**
- **Hinweisreize und Assoziationen**
- **Ausreichend Schlaf**

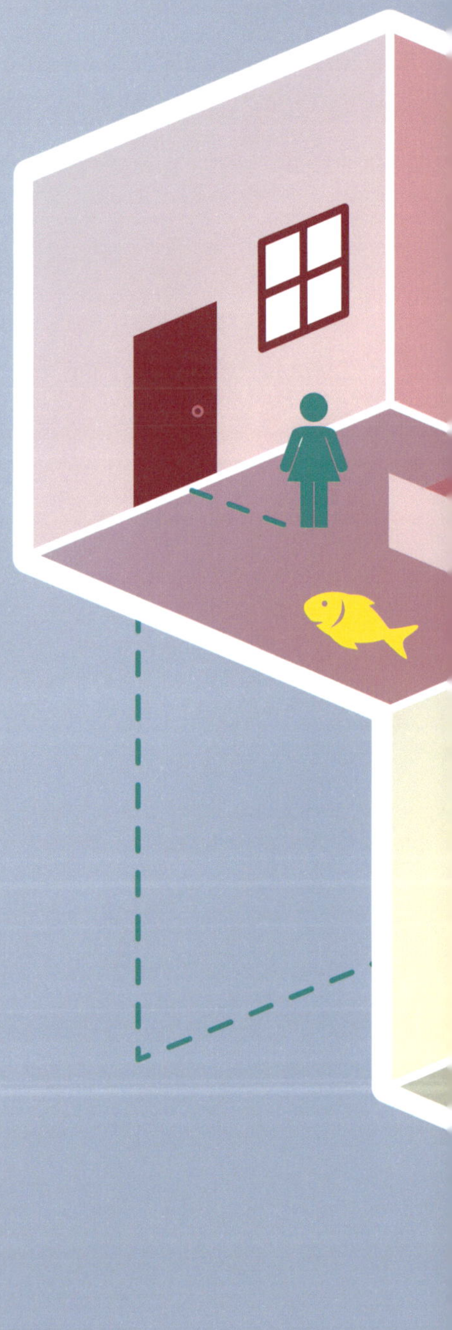

Die Loci-Methode
Man stellt sich eine vertraute Umgebung vor, etwa das eigene Haus. An markanten Orten (lat.: *loci*) stellt man sich Objekte vor, die zu Wörtern gehören, die man sich merken möchte, etwa eine Einkaufsliste. Zum Erinnern läuft man im Geiste einfach die Route nochmals ab.

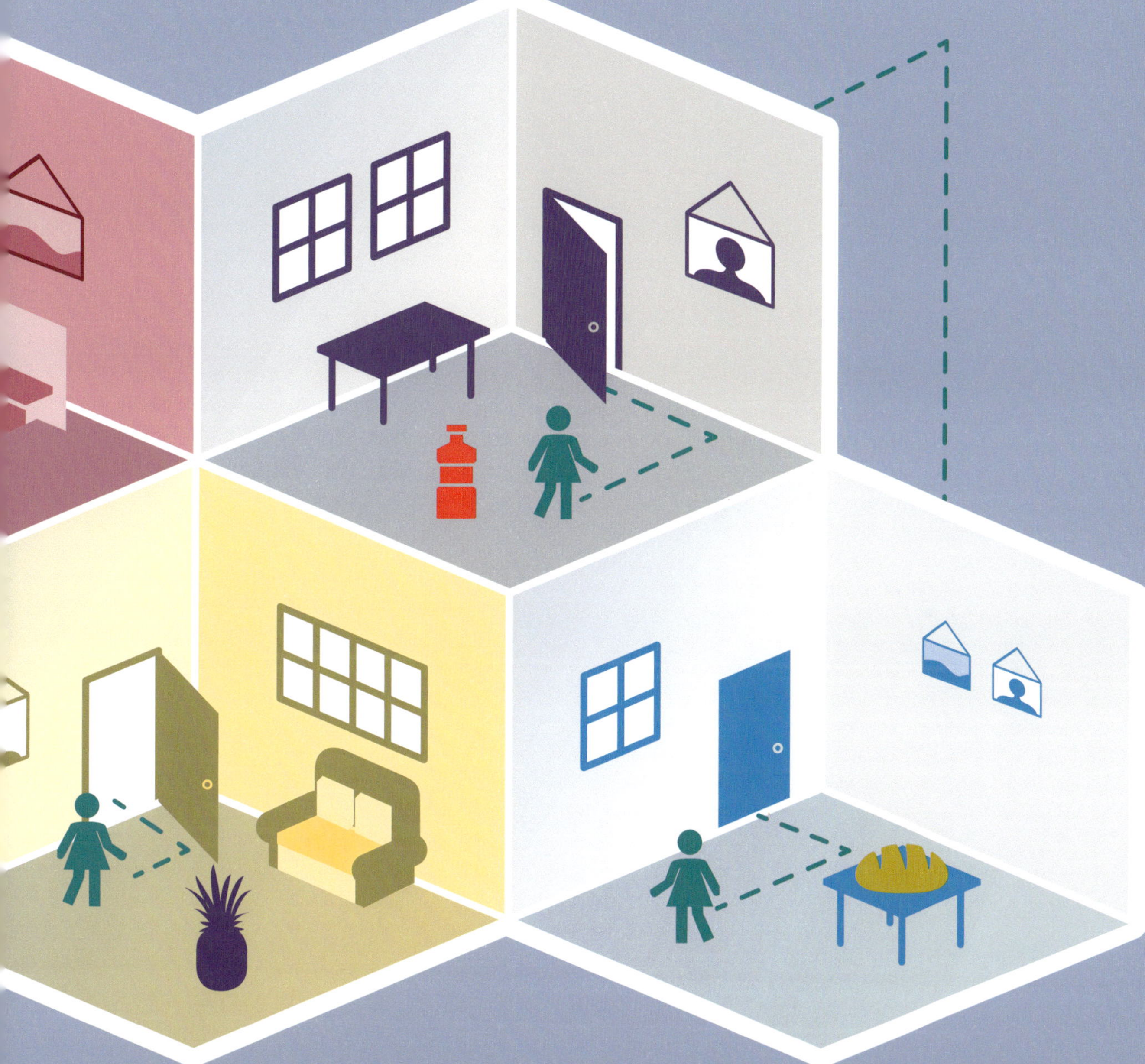

Warum vergessen wir?

Es gibt viele Theorien dafür, warum wir etwas vergessen. Einige Forscher meinen, dass alle Erinnerungen im Gehirn bleiben, dass wir aber teils die Fähigkeit verlieren, auf sie zuzugreifen. Verschiedene Erinnerungen können sich auch gegenseitig stören.

Vergessen im Gehirn

Es gibt viele Störungen, durch die man vergisst (siehe S. 146–147). Grob gesagt gibt es zwei Möglichkeiten, was im Gehirn abläuft. Die einfachste Theorie ist, dass Erinnerungen mit der Zeit verblassen, weil die Gedächtnisspur im Gehirn verschwindet. Aber das ist schwer nachzuweisen, weil auch andere Faktoren beteiligt sein könnten. Fast jeder hat erlebt, dass man sich vergeblich an etwas erinnern will, das einem später unvermittelt plötzlich wieder in den Sinn kommt – es gibt also Erinnerungen, die im Hirn vorhanden, aber unzugänglich sind, etwa weil andere, ähnliche Erinnerungen interferieren oder weil die Umwelt keinen Hinweisreiz für den Abruf liefert. Es ist immer noch ungeklärt, ob die neuronalen Verbindungen verschwinden oder ob sie bleiben, aber unzugänglich sind.

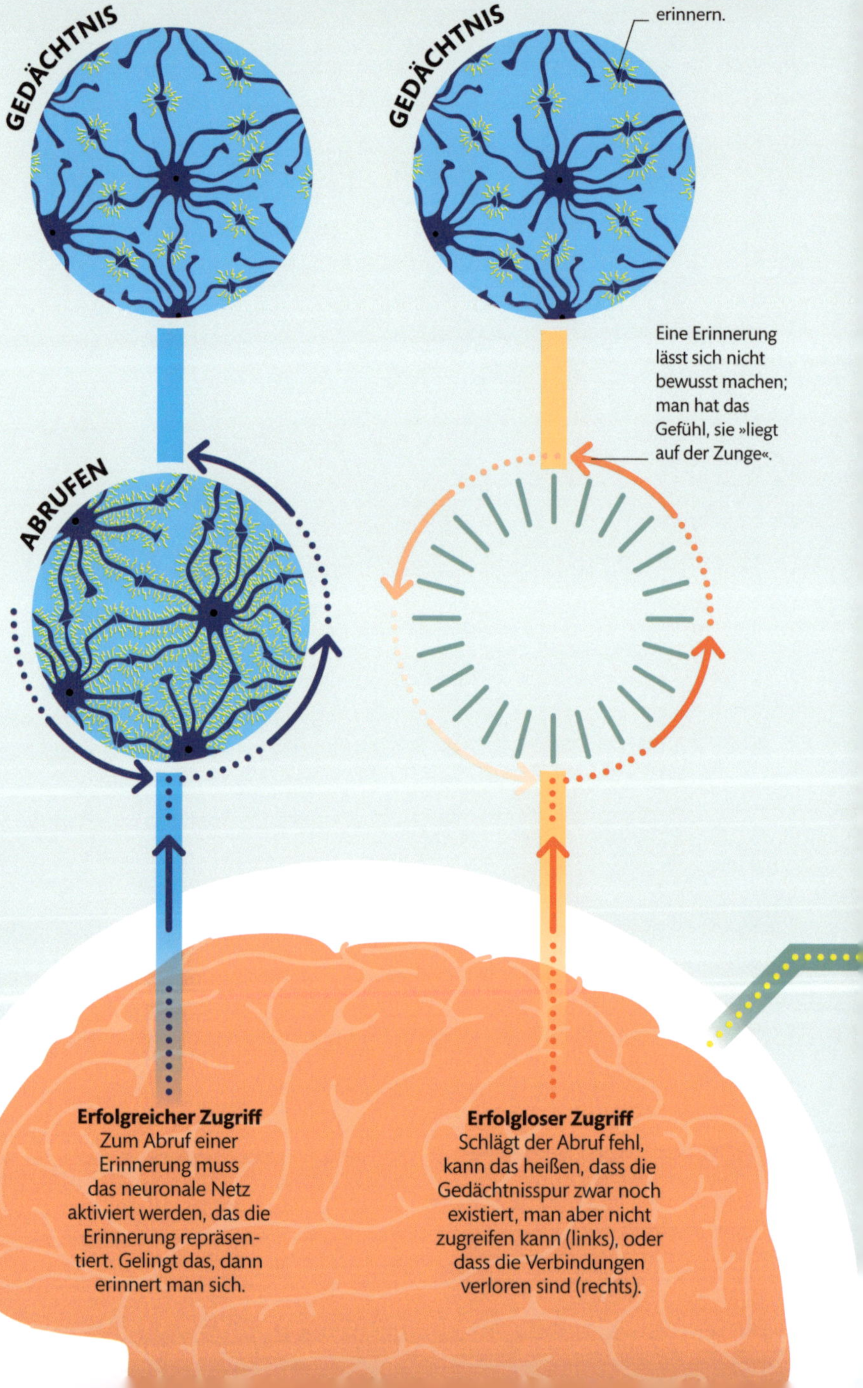

Eine Gedächtnisspur existiert im Gehirn; oft wird die Blockade später frei und man kann sich erinnern.

Eine Erinnerung lässt sich nicht bewusst machen; man hat das Gefühl, sie »liegt auf der Zunge«.

Erfolgreicher Zugriff
Zum Abruf einer Erinnerung muss das neuronale Netz aktiviert werden, das die Erinnerung repräsentiert. Gelingt das, dann erinnert man sich.

Erfolgloser Zugriff
Schlägt der Abruf fehl, kann das heißen, dass die Gedächtnisspur zwar noch existiert, man aber nicht zugreifen kann (links), oder dass die Verbindungen verloren sind (rechts).

WARUM VERGESSE ICH, WOFÜR ICH DIE TREPPE HOCHGERANNT BIN?

Verlässt man den Raum, ändert das die Hinweisreize in der Umwelt, die uns beim Erinnern helfen. Wenn man in den alten Raum zurückgeht, kommt die Erinnerung oft zurück.

Interferenz von Gedächtnisinhalten

Im Gehirn kommt es zur Interferenz (gegenseitigen Beeinflussung), insbesondere, wenn sich Informationen ähneln. Das Lernen neuen Stoffs kann die Erinnerung an den alten Stoff blockieren und alte Informationen können die neuen beeinflussen. Dies kann geschehen, weil die falsche Gedächtnisspur aktiviert wird, wenn man die Erinnerung abzurufen versucht, was den Zugang zur richtigen blockiert. In anderen Fällen kann die alte Information die Konsolidierung der neuen stören oder eine erfolgreich konsolidierte neue Erinnerung kann die alte ersetzen.

Proaktive Interferenz
Alte Erinnerungen können neue stören. Wenn man etwa beginnt, Spanisch zu lernen, kann es zur Interferenz mit französischen Wörtern kommen, die man als Kind gelernt hat.

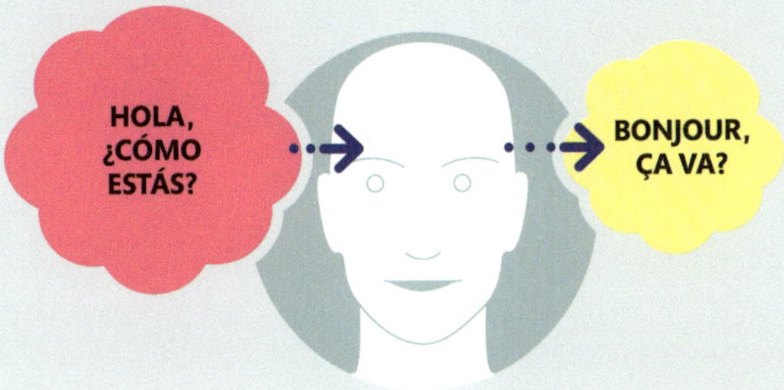

Retroaktive Interferenz
Wenn man danach Französisch sprechen will, aber es kommt tatsächlich Spanisch heraus, dann hat die neue Erinnerung den Abruf der alten gestört.

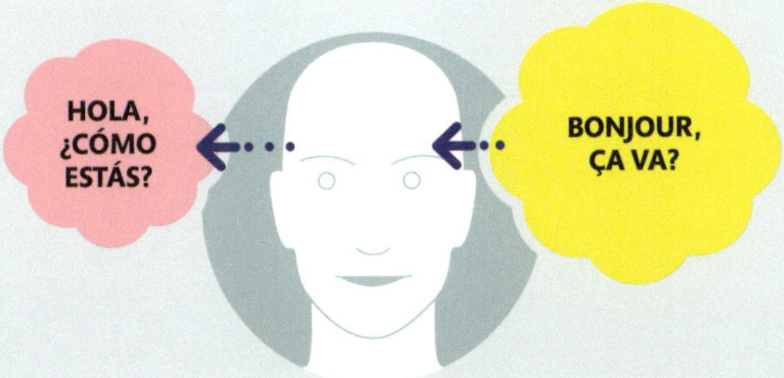

AKTIVES VERGESSEN

Vergessen scheint passiv, aber man kann auch aktiv vergessen. In einer Studie wurde der präfrontale Kortex (hat mit der Impulsunterdrückung zu tun) aktiv, wenn man die Aufgabe hatte, ein Wort zu vergessen.

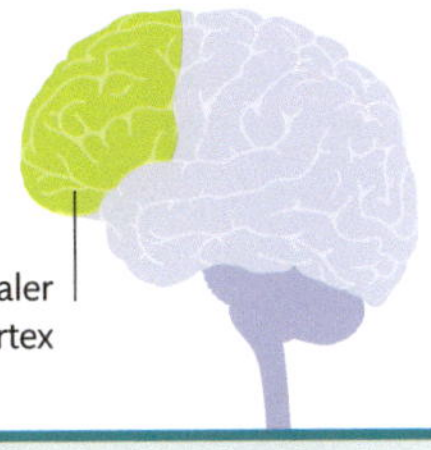

WIR ERINNERN UNS SCHLECHTER AN INFORMATIONEN, DIE WIR LEICHT ONLINE FINDEN; DIES NENNT MAN GOOGLE-EFFEKT.

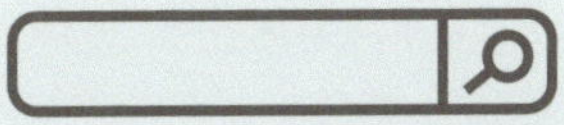

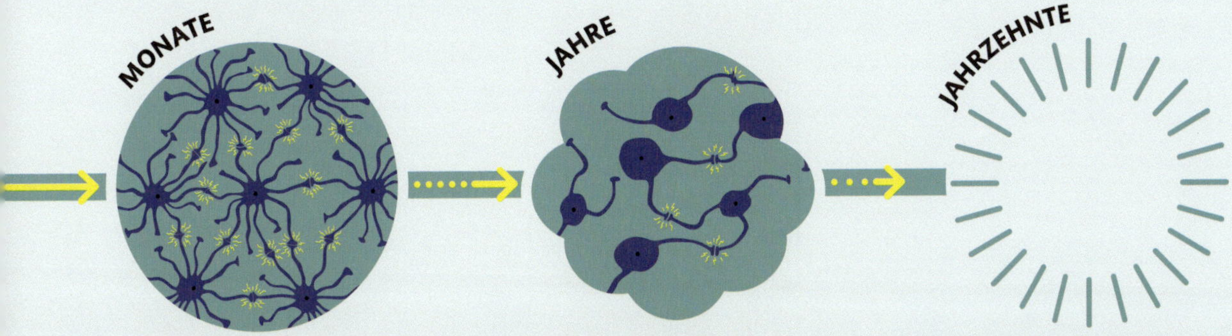

1 Speicherung
Langzeiterinnerungen werden im Kortex als Netzwerk synaptischer Verbindungen gespeichert. Sie bilden und verstärken sich über Wochen und Monate. Erinnern reaktiviert das Netzwerk, was die Synapsen weiter verstärkt und den späteren Abruf erleichtert.

2 Erinnerung verblasst
Wenn Monate oder Jahre vergehen, bevor man eine Erinnerung abruft, kann sie verblassen. Ohne die Reaktivierung werden die Verbindungen zwischen Neuronen nicht gestärkt. Spezifische Details, etwa was es bei der Hochzeit zu essen gab, gehen verloren.

3 Verlust der Erinnerung
Eine Theorie des Vergessens nimmt an, dass unbenutzte Synapsen nicht nur schwächer werden, sondern irgendwann aktiv gekappt werden. Je länger eine Erinnerung nicht aktiviert wird, desto wahrscheinlicher geht sie durch diesen Vorgang verloren.

Gedächtnis-probleme

Gedächtnisprobleme nehmen im Alter zu; einer von sechs Menschen über 80 leidet an Demenz. Teils führen Hirnschäden, Stress oder andere Faktoren zur Unfähigkeit, sich zu erinnern (Amnesie).

Amnesie (Gedächtnisverlust)

Eine Hirnschädigung, die den Hippocampus oder umgebende Areale betrifft, kann zur Amnesie führen. Es gibt zwei Haupttypen, je nachdem, ob der Betroffene Erinnerungen verliert, die vor der Schädigung gespeichert wurden (retrograde Amnesie) oder keine neuen mehr bilden kann (anterograde Amnesie). Es gibt auch Fälle von Amnesie ohne offensichtliche Schädigung, etwa nach einem psychologischen Trauma. Drogen und Alkohol können eine zeitweise Amnesie hervorrufen, die jedoch permanent werden kann, wenn große Mengen über lange Zeit konsumiert werden. Anterograde und retrograde Amnesie können auch zusammen auftreten, vor allem bei ausgedehnten Schädigungen des Hippocampus; diese Störung nennt man globale Amnesie.

Retrograde Amnesie
Man vergisst oft Momente vor dem Unfall, teils aber auch Wochen oder sogar Jahre. Einige Erinnerungen, vor allem alte, kommen langsam wieder.

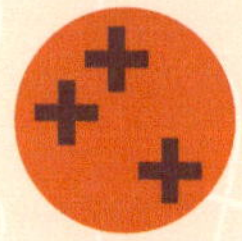

Anterograde Amnesie
Betroffene können keine neuen Erinnerungen mehr bilden, erinnern sich aber an Ereignisse vor dem Schaden und daran, wer sie sind.

Transiente globale Amnesie
Das ist eine plötzliche Episode des Gedächtnisverlusts, die meist einige Stunden dauert, ohne andere Symptome oder offensichtliche Ursache.

Infantile Amnesie
Infantile Amnesie bezeichnet den Umstand, dass man sich gewöhnlich nicht an Ereignisse vor dem Alter von zwei bis vier Jahren erinnern kann.

Dissoziative Amnesie
Sie tritt bei Stress oder psychologischem Trauma auf. Man vergisst Tage oder Wochen um das Trauma herum oder wer man ist (»dissoziative Fugue«).

Alter und Gedächtnis

Im Alter ist es normal, Gedächtnislücken zu haben, und Neues zu lernen ist mühsamer. Man kann sich weniger gut konzentrieren und Ablenkungen ignorieren und vergisst leicht Alltagsdinge (etwa, was man wollte, wenn man in einen anderen Raum geht). Diese Erfahrungen sind aber keine Demenz (siehe S. 200), bei der man sich zu Hause verlaufen oder den Namen des Partners vergessen kann.

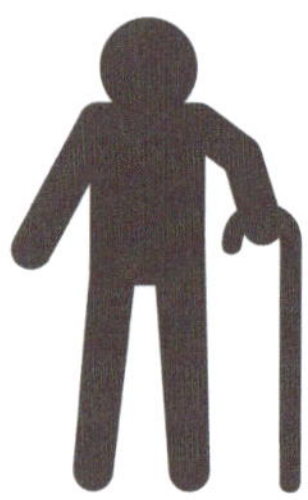

ALS **80-JÄHRIGER** HAT MAN TEILS BIS ZU **20%** DER **NERVENVERBINDUNGEN** IM **HIPPOCAMPUS VERLOREN.**

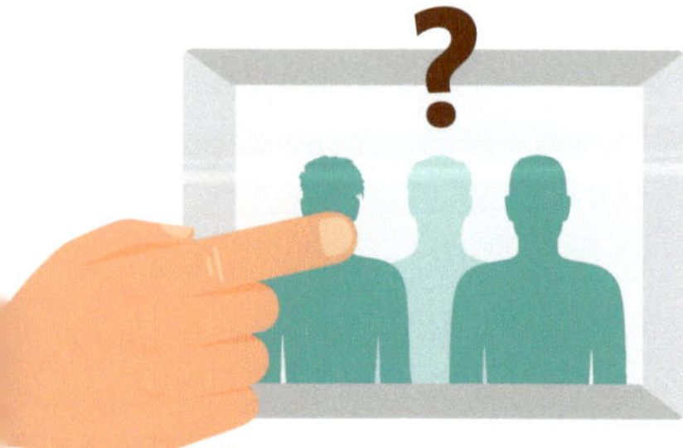

1 Dem Gedächtnis nicht trauen
Ältere Menschen beginnen oft, am Gedächtnis zu zweifeln, und sehen normale Lücken als Zeichen des Abbaus. Oft verlassen sie sich nicht mehr darauf.

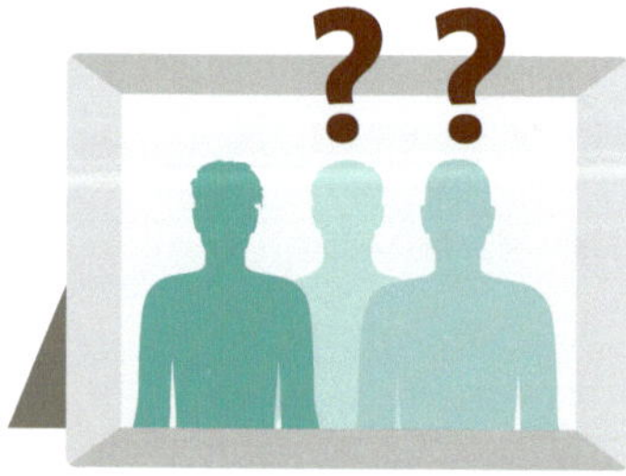

2 Sich weniger darauf verlassen
Hirnfunktionen sind wie Muskeln und werden durch die Benutzung stärker. Dinge aufzuschreiben, statt sie sich zu merken, kann das Gedächtnis schlechter machen.

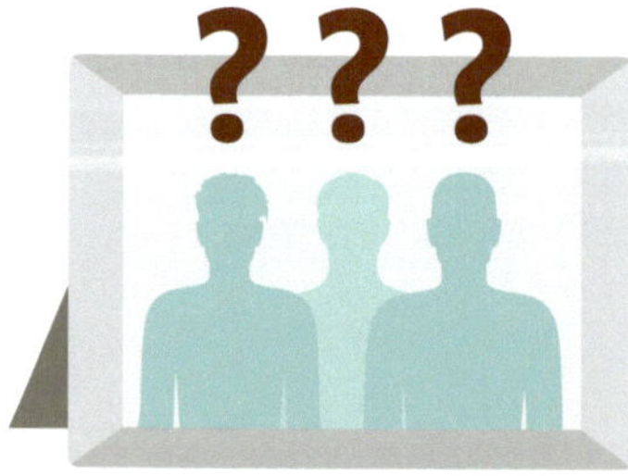

3 Gedächtnis wird schlechter
Das Gedächtnis nicht zu trainieren, kann zum Teufelskreis des kognitiven Abbaus führen. Ältere zu ermutigen, es zu benutzen, indem man zeigt, dass es noch funktioniert, kann helfen.

Ein seltsamer Fall
Henry Molaison (1926–2008) war ein US-amerikanischer Fabrikarbeiter, der an schweren epileptischen Anfällen litt. 1953 wurden ihm zur Behandlung der Epilepsie chirurgisch Teile der medialen Temporallappen entfernt, darunter beide Hippocampi. Dies brachte die epileptischen Anfälle unter Kontrolle, aber er vergaß die letzten Jahre vor der Operation und entwickelte eine anterograde Amnesie. Er konnte neue deklarative Erinnerungen (siehe S. 135) nur noch wenige Sekunden behalten, aber er konnte weiter neue Fähigkeiten erlernen.

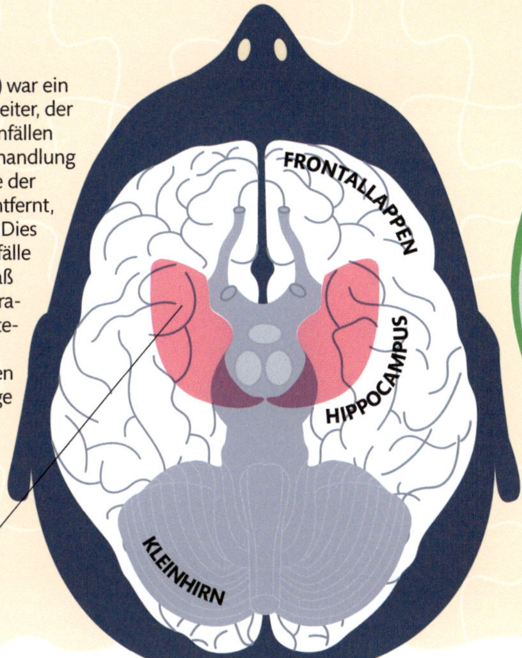

Große Teile des Temporallappens (Schläfenlappens) beider Gehirnhälften entfernt

BLICK VON UNTEN

WAS IST »GRANATSCHOCK«?

Der Begriff bezeichnete im Ersten Weltkrieg Schäden, die man dem Lärm von Granaten zuschrieb; die betroffenen Soldaten (»Kriegszitterer«) litten tatsächlich an posttraumatischen Belastungsstörungen.

Andere Gedächtnisprobleme

Viele Faktoren beeinflussen das Gedächtnis, von kurzzeitigem Stress hin zu Einschnitten im Leben, etwa Kinder zu haben. Viele sind mit der Neurochemie verbunden. So wird bei Stress Cortisol ausgeschüttet und bei Schwangeren steigt um die Geburt der Hormonspiegel. Die Lebensweise, etwa Schlafmangel, ist auch wichtig.

URSACHE	ERKLÄRUNG
Stress	Mäßiger, kurzzeitiger Stress kann die Bildung von Erinnerungen erleichtern, aber es ist schwerer, Fakten zu erinnern, die man früher gelernt hat. Das könnte erklären, warum man in Prüfungen oft einen »leeren Kopf« hat.
Dauerstress und Angststörungen	Lang anhaltender Stress, wie er auch von Menschen mit Angststörungen erlebt wird, kann den Hippocampus und andere Gedächtnisstrukturen im Hirn schädigen und damit zu Gedächtnisstörungen führen.
Depression	Depression kann das Kurzzeitgedächtnis beeinflussen, sodass Betroffene sich schwerer an Details von Ereignissen erinnern, die sie erlebt haben. Gesunde Menschen erinnern sich an positive Dinge besser als an negative, bei Depressiven ist das umgekehrt.
Mütterliche Amnesie (»Schwangerschaftsdemenz«)	Schwangere Frauen erleben manchmal einen leichten Abfall vieler kognitiver Fähigkeiten, was aber meist nur die Frau selbst bemerkt. Nach der Geburt kann Schlafmangel die Symptome verstärken. Trotz des populären Namens ist es keine Demenz.

POSTTRAUMATISCHE BELASTUNGSSTÖRUNG

Bei normalen Erinnerungen lassen die Emotionen mit der Zeit nach, sodass man sie nicht erneut durchlebt. Bei der posttraumatischen Belastungsstörung (PTBS) wird die Erinnerung nicht von Emotionen getrennt. Intrusive Erinnerungen lassen die Angst ständig neu aufleben, leicht ausgelöst durch Geräusche oder einen Anblick. Der Betroffene ist sich des Auslösers oft nicht bewusst.

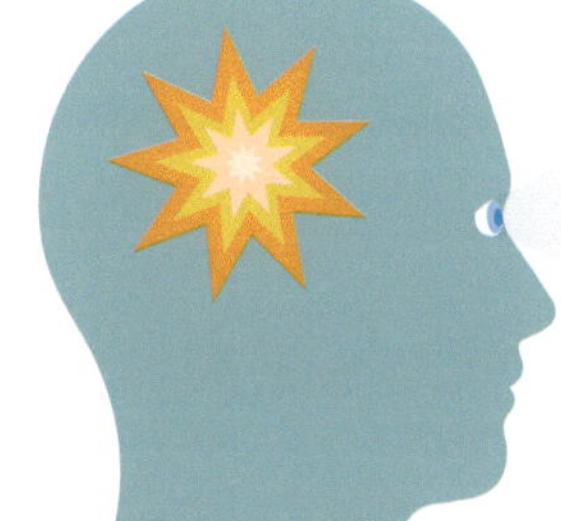

Ungewöhnliche Gedächtnistypen

Zwar haben einige Kinder erstaunliche Fähigkeiten, aber die meisten Menschen mit außerordentlichem Gedächtnis wurden nicht so geboren, sondern nutzen spezielle Techniken und sehr viel Übung, die teils zu physischen Änderungen im Gehirn führen.

Außerordentliches Gedächtnis trainieren

Forscher haben Londoner Taxifahrer untersucht, die »das Wissen« (das enorme Netz von Straßen und Orten) lernen. Das Volumen des hinteren Hippocampus nahm mit besserer Navigationsfähigkeit zu. Grund kann die Bildung neuer Neuronen oder das Dendritenwachstum bei vorhandenen Zellen sein (siehe S. 20). Doch die Taxifahrer lösten Gedächtnistests, die keine Londoner Geografie umfassten, schlechter als Kontrollpersonen. Das Gedächtnis könnte also begrenzt sein und die Verbesserung in einem Gebiet auf Kosten anderer gehen.

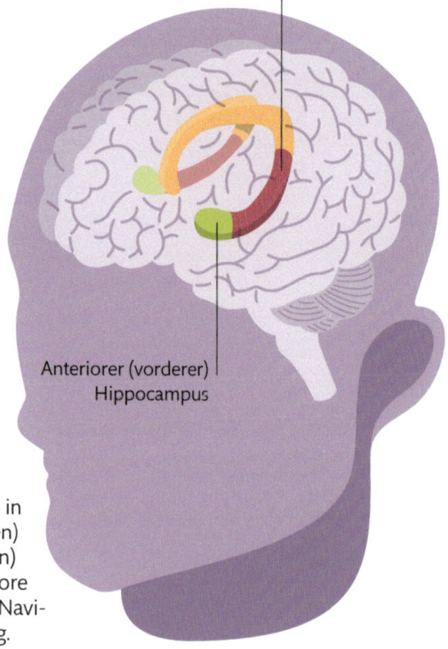

Strukturen des Hippocampus
Die beiden Hippocampi (je einer in jeder Hirnhälfte) sind für das Lernen und Gedächtnis essenziell. Sie lassen sich in den posterioren (hinteren) und anterioren (vorderen) Teil gliedern. Der posteriore Teil ist für die räumliche Navigation besonders wichtig.

Inselbegabte (Savants)

Einige Menschen mit psychischen Störungen zeigen in spezifischen Bereichen erstaunliche Fähigkeiten, oft beim Gedächtnis. Dies heißt Inselbegabung oder Savant-Syndrom. Viele Savants sind autistisch, aber das Syndrom kann auch Folge schwerer Hirnschäden sein. Einige können etwa den Wochentag für ein beliebiges Datum berechnen, sich an alles je Gelesene erinnern oder nach nur einem Blick detailliert Szenen nachzeichnen. Die Talente entwickeln sich wohl durch das stark fokussierte Interesse an einem Gebiet. Es gibt auch Hinweise, dass Savants die Welt als Bausteine statt ganze Bilder sehen, weil sie auf Wahrnehmungen zugreifen, die den meisten nicht bewusst sind.

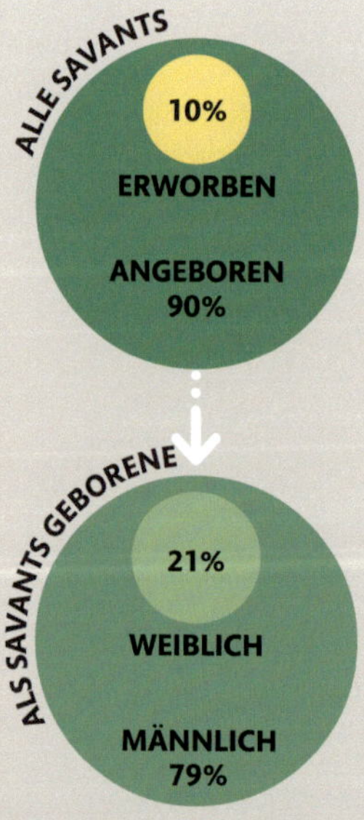

Nach Genetik und Geschlecht
Nach einer Datenbank von Savants (nach Angaben der Eltern bzw. Betreuer) wird die große Mehrheit (90%) mit dem Merkmal geboren; die meisten davon sind männlich.

BLITZLICHTERINNERUNG

Menschen erinnern sich oft an den Moment, an dem sie emotionale Nachrichten erfuhren, und die Erinnerung scheint extrem lebhaft und detailliert; man nennt sie Blitzlichterinnerungen. Doch Studien zufolge irren wir uns bei diesen Erinnerungen ebenso häufig wie bei jeder anderen Erinnerung.

LEGENDE

- Hippocampus des Taxifahrers
- Posteriorer Hippocampus des Taxifahrers

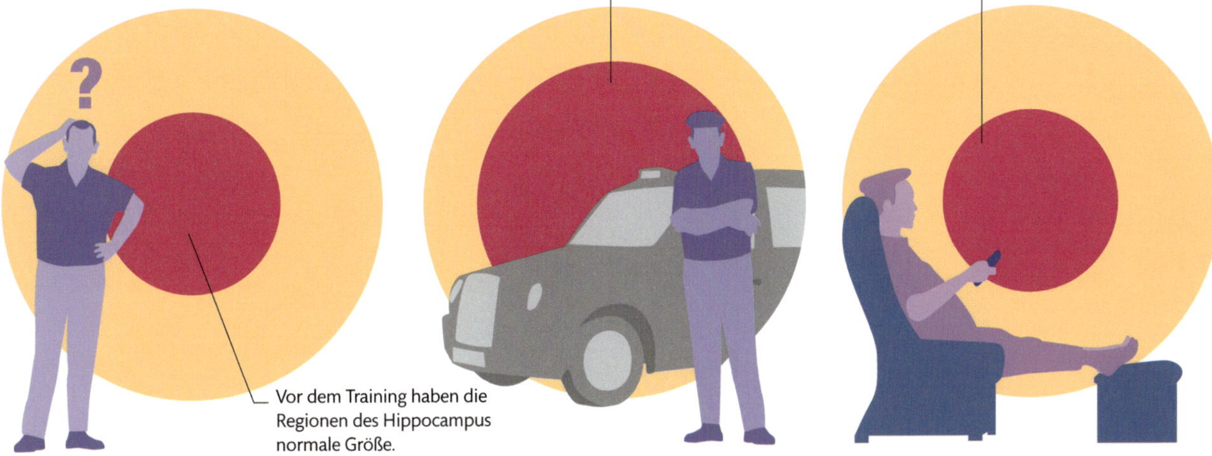

1 Normale Größe
Zu Beginn der Studie scannten Forscher die Hirne der Teilnehmer. Die Größe der Hippocampi unterschied sich nicht zwischen den angehenden Taxifahrern und der Kontrollgruppe.

2 Anatomische Veränderungen
Die Taxilehrlinge, die den Test für »das Wissen« bestanden, hatten größere posteriore Hippocampi als die Kontrollgruppe oder die Lehrlinge, die nicht bestanden. In einigen Studien war der vordere Hippocampus kleiner.

3 Rückkehr zur Normalgröße
Die Gehirne pensionierter Taxifahrer ähneln mehr denen der Kontrollgruppe. Offenbar bilden sich die Veränderungen des Hippocampus zurück, sobald die Taxifahrer das Wissen nicht mehr täglich nutzen.

Eidetisches und »fotografisches« Gedächtnis

Es gibt kein »fotografisches Gedächtnis« – niemand kann Seiten von Text oder Bildern so erinnern, als lägen sie vor einem. Am nächsten kommt das eidetische Gedächtnis, das bei 2–10% aller Kinder auftritt. Nachdem sie auf ein Bild blicken, »sehen« es Eidetiker weiter in ihrem Gesichtsfeld, bis es verblasst oder beim Blinzeln verschwindet.

Unvollständiges Bild
Studien zeigen, dass eidetische Bilder nicht perfekt sind. Kinder erinnern sich etwa nicht an alle Buchstaben eines Worts, das sie gesehen haben, oder erfinden Details, »erinnern« sich also an Dinge im Bild, die nicht vorhanden waren.

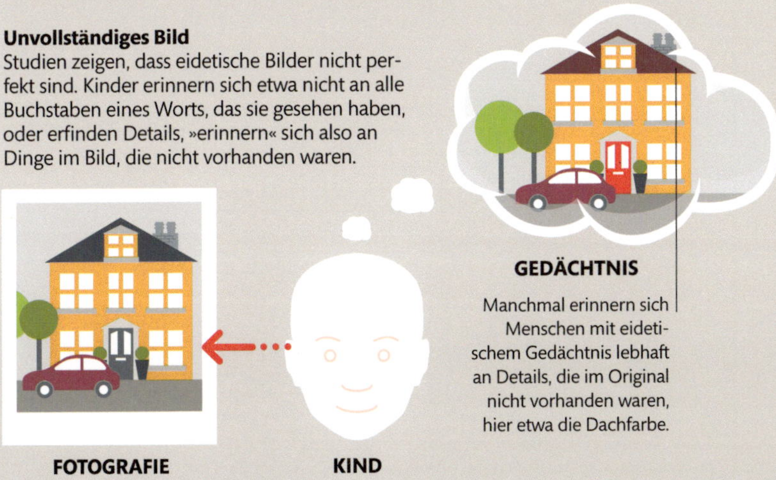

Manchmal erinnern sich Menschen mit eidetischem Gedächtnis lebhaft an Details, die im Original nicht vorhanden waren, hier etwa die Dachfarbe.

GIBT ES MENSCHEN, DIE SICH AN ALLES ERINNERN?

Ein perfektes Gedächtnis gibt es nicht, aber einzelne Menschen haben ein außerordentliches autobiografisches Gedächtnis. Sie erinnern sich sehr gut an Ereignisse ihres Lebens.

MENSCHEN, DIE **GESICHTER** ENORM GUT **ERINNERN,** NENNT MAN **SUPER-RECOGNIZER.**

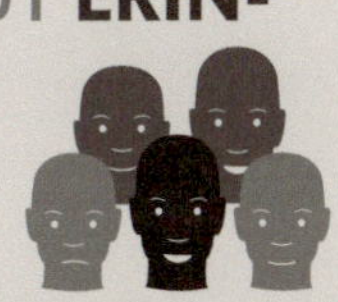

Intelligenz

Es gibt viele Theorien darüber, wie sich Intelligenz entwickelte, was sie eigentlich darstellt und welche Faktoren für Intelligenz ausschlaggebend sind.

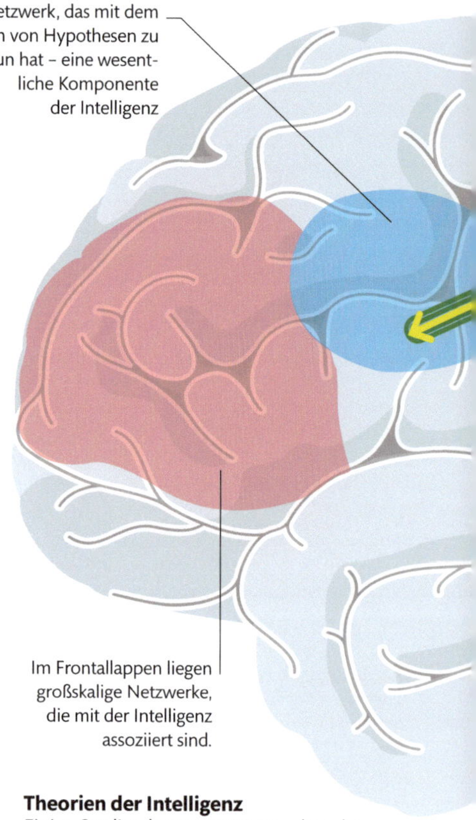

Was ist Intelligenz?

Intelligenz ist die Fähigkeit, Information aus der Umgebung aufzunehmen, in unser Wissen einzubauen und auf neue Situationen und Kontexte anzuwenden. Es gibt verschiedene Hypothesen und Modelle für die evolutionäre Entstehung von Intelligenz, aber die Sprache und soziale Lebensweise spielten zweifellos eine Rolle, weil Wissen über Generationen überliefert werden konnte. Die Intelligenz trug zum Erfolg unserer Art bei, durch wir uns an fast alle Umwelten der Erde anpassen konnten.

ÜBER **1000 GENE** WURDEN MIT **INTELLIGENZ** IN VERBINDUNG GEBRACHT.

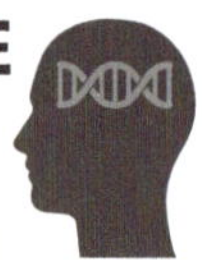

1 Erwerb Informationen werden auf verschiedene Weise gesammelt, verstanden und zur Verarbeitung gespeichert.

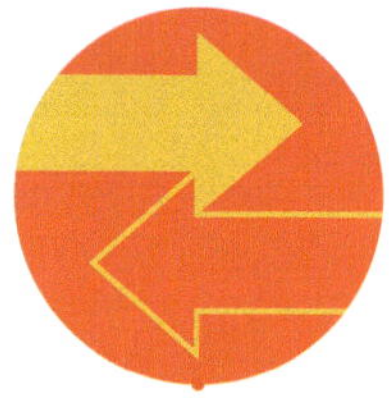

2 Verarbeitung Eine neue Information wird kritisch analysiert, mit vorhandenem Wissen verglichen und kontextualisiert.

3 Anwendung Vorhandenes Wissen wird auf neue Situationen oder Probleme angewandt, nicht nur aus dem Gedächtnis wiederholt.

Theorien der Intelligenz
Einige Studien lassen vermuten, dass die Konnektivität (Verbindungsdichte) zwischen dem präfrontalen und parietalen Kortex sowie bestimmten kleinen neuronalen Netzen der Schlüssel zur Intelligenz ist (oben). Es gibt aber andere Erklärungen, die etwa davon ausgehen, dass die Konnektivität über das gesamte Gehirn hinweg wichtig ist.

Multiple Intelligenzen

Oft wird über Intelligenz im weiten Sinn gesprochen, aber eine Theorie unterscheidet mehrere Intelligenzformen, da Menschen die Fähigkeit haben können, in spezifischen Bereichen Wissen zu erwerben und anzuwenden. So mag jemand mit Mathematik kämpfen, aber ein Musikstück schon nach einmaligem Hören nachspielen. Einige Forscher meinen, diese »multiplen Intelligenzen« geben eine realistischere Definition der Intelligenz, aber Kritiker sehen sie nur als »Begabungen«.

Naturalistisch
Erkennt Merkmale von Pflanzen und Tieren und leitet Einsichten aus dem Wissen über die natürliche Welt ab

Musikalisch-rhythmisch
Sensibel für Rhythmen, Tonhöhen, Tonlagen, Melodien und Klangfarben, nutzt dies zum Musizieren und Komponieren

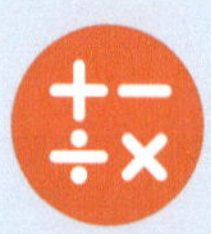

Logisch-mathematisch
Schnell mit Zahlen, kann Dinge schnell quantifizieren, arbeitet Probleme systematisch aus und denkt kritisch nach

Existenziell
Nutzt Beobachtungen, Einsichten und Wissen, um die Außenwelt und die Rolle der Menschen in ihr zu erklären

Interpersonal (sozial)
Sensibel für Emotionen und Motivationen anderer, fördert Beziehungen und das Funktionieren von Gruppen

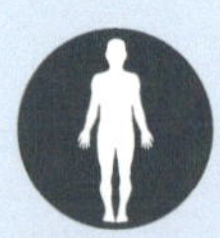

Körperlich-kinästhetisch
Nutzt besseres Körpergefühl, Koordination und Timing zum Beherrschen physischer Aktivitäten, etwa Sport

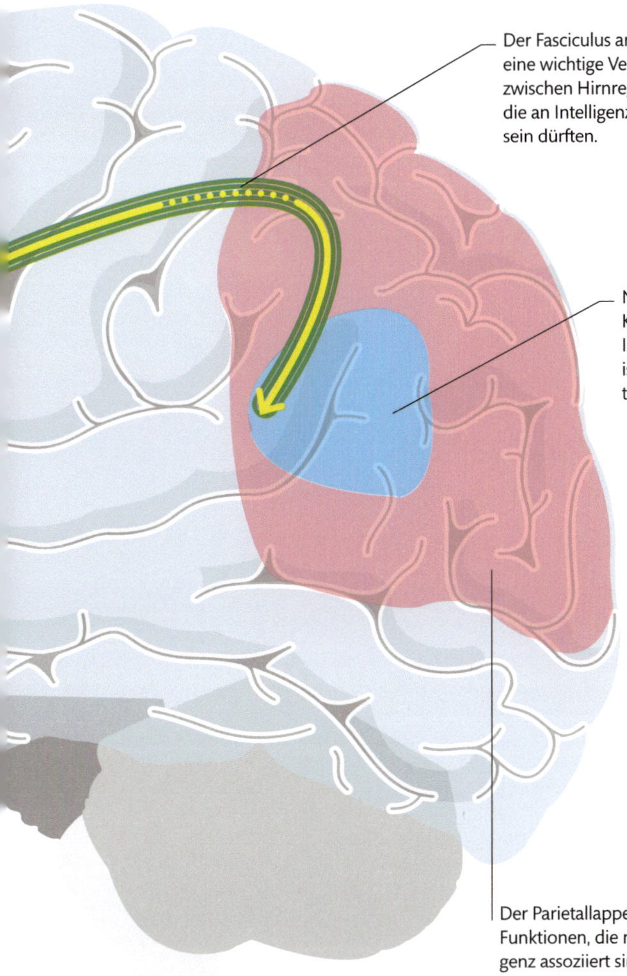

Der Fasciculus arcuatus ist eine wichtige Verbindung zwischen Hirnregionen, die an Intelligenz beteiligt sein dürften.

Netzwerk, das an Komponenten der Intelligenz beteiligt ist, etwa Abstraktionsfähigkeit

Der Parietallappen hat viele Funktionen, die mit Intelligenz assoziiert sind, etwa das räumliche Denken.

Gamma- und Betawellen sind neuronale Oszillationen.

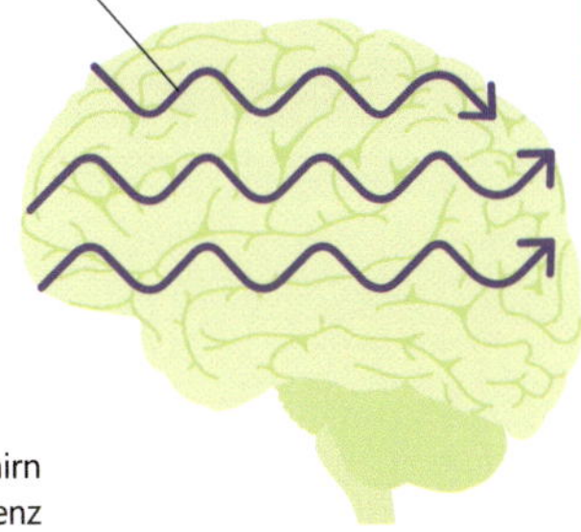

Gehirnwellen
Treten Gamma- und Betawellen gemeinsam auf, ist die neuronale Kommunikation effizient und weniger leicht ablenkbar.

Ganzes Gehirn ist an Intelligenz beteiligt.

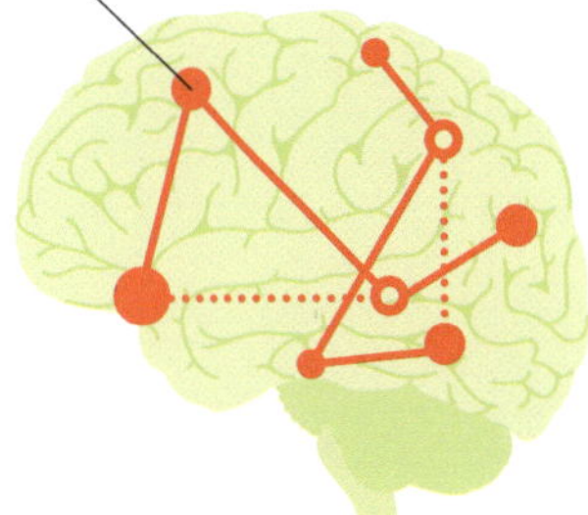

Netzwerktheorie der Neurowissenschaft
Intelligenz beruht weniger auf einzelnen Regionen, sondern darauf, wie das ganze Hirn kommuniziert.

Plastizität ist die Fähigkeit des Gehirns, sich zu reorganisieren.

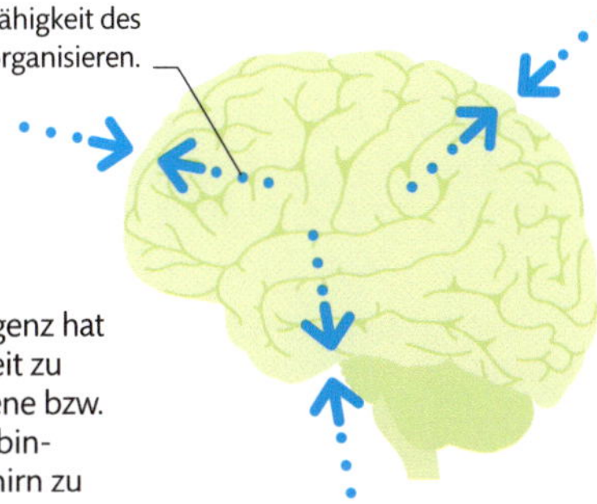

Plastizität
Größere Intelligenz hat mit der Fähigkeit zu tun, verschiedene bzw. zusätzliche Verbindungen im Gehirn zu bilden.

Sprachlich-linguistisch
Ist gut mit Worten und nutzt das Verständnis zum Erzählen, zum Erklären komplexer Konzepte oder für Fremdsprachen

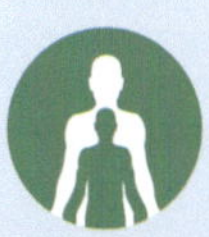

Intrapersonell
Ein tiefes Verständnis des Selbst, um die eigenen Reaktionen und Emotionen auf neue Situationen vorherzusehen

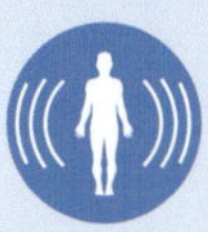

Bildlich-räumlich
Kann leicht Abstände schätzen, feine Details erkennen oder räumliche Rätsel mittels 3-D-Vorstellungskraft lösen

ERBLICHER ANTEIL DER INTELLIGENZ

Nicht nur körperliche Merkmale werden von einer Generation zur nächsten vererbt. Intelligenz gilt als ein Verhaltensmerkmal, bei dem der Einfluss der Vererbung groß ist. Man schätzt, dass 50–85% der beobachteten Varianz, also der individuellen Unterschiede, der Intelligenz bei Erwachsenen auf genetische Faktoren zurückgeht.

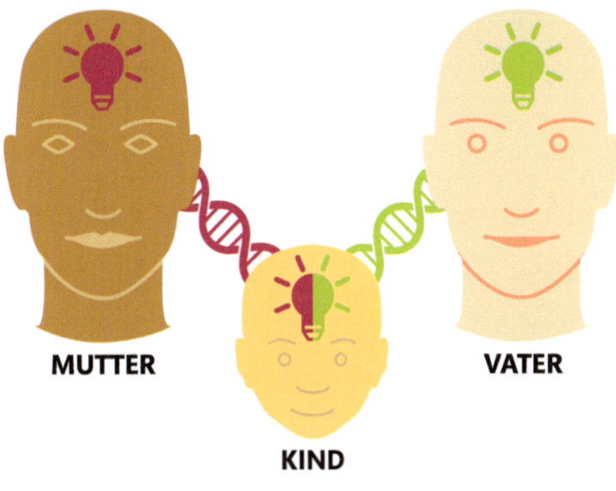

Intelligenz messen

Maße für die Intelligenz werden seit über einem Jahrhundert eingesetzt, aber die Methoden und die Verwendung der Ergebnisse sind immer noch heftig umstritten.

Normalverteilung
Trägt man die Häufigkeit der Werte von IQ-Tests grafisch auf, ergibt sich eine Glockenkurve oder Normalverteilung, bei der die meisten Menschen einen Wert nahe des Mittelwerts haben. Die Zahlenwerte des Tests werden so normiert, dass von 100 Menschen 68 einen IQ zwischen 85 und 115 haben. Zu den Extremen hin werden die Werte seltener.

DER IQ-WERT DER GLEICHEN PERSON KANN SICH JE NACH TEST UM BIS ZU 20 PUNKTE UNTERSCHEIDEN.

IQ-Werte werden standardisiert, sodass der Mittelwert immer 100 beträgt.

BLEIBT DER IQ EINER PERSON KONSTANT?

Der IQ eines Kindes kann sehr variabel sein und der Wert sich eventuell in relativ kurzer Zeit dramatisch ändern. Bei Erwachsenen ist der IQ meistens eher stabiler.

Intelligenzquotient (IQ)

Der Intelligenzquotient (IQ) ist ein Gesamtwert eines standardisierten Tests, der verschiedene Aspekte misst, etwa das analytische Denken und das räumliche Erkennen. Es gibt über ein Dutzend verschiedene Tests, die einen IQ-Wert liefern und die teils dazu benutzt werden, Schüler zu bewerten oder Bewerbungen, etwa für das Militär, auszusortieren. Zwar sind IQ-Tests statistisch zuverlässig, sie bevorzugen aber möglicherweise die Kultur, für die sie entworfen wurden.

2002 verbot der Oberste Gerichtshof der USA die Todesstrafe für Menschen mit geistiger Behinderung, was Florida bis 2014 als einen IQ unter 70 definierte.

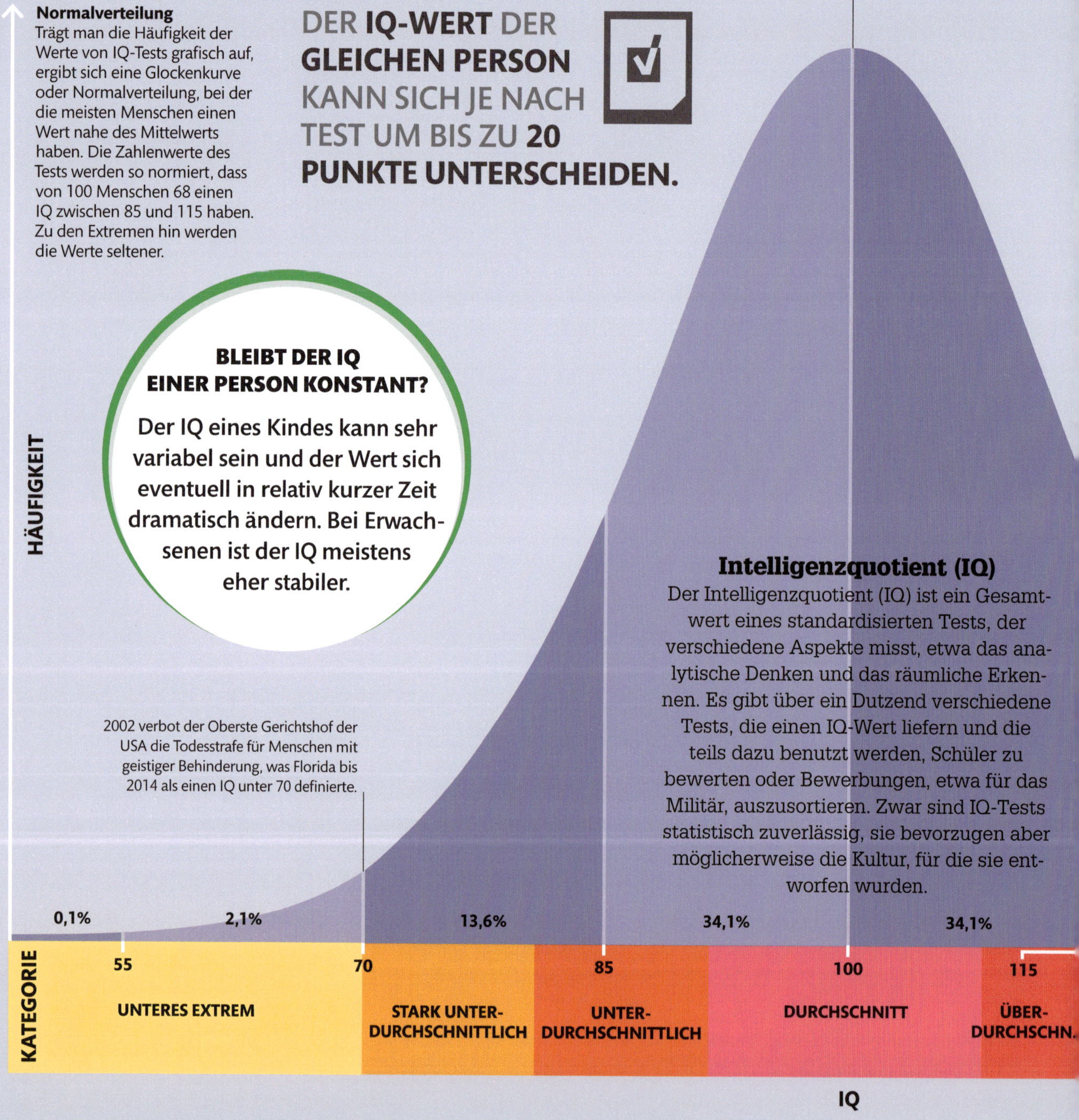

Alternativen zum IQ

Der Intelligenzquotient ist nicht das einzige Maß für Intelligenz. Es gibt mehrere Alternativen, von denen viele visuell sind und etwa auf Bildern oder Musterfolgen basieren. Psychometrische Tests werden oft eingesetzt, um die Eignung bei Stellenbewerbungen zu testen – etwa ein Empathietest für Pflegepersonal. Menschen mit einem hohen IQ-Testergebnis schneiden meist auch in anderen Tests gut ab. Dies zeigt wohl ein hohes Niveau der allgemeinen kognitiven Fähigkeiten, die man oft mit dem Generalfaktor (g) ausdrückt.

Generalfaktor der Intelligenz
Die Fähigkeit über mehrere spezifische Aspekte der Intelligenz wird durch den Generalfaktor (oder Allgemeinen Faktor) der Intelligenz (g) gemessen.

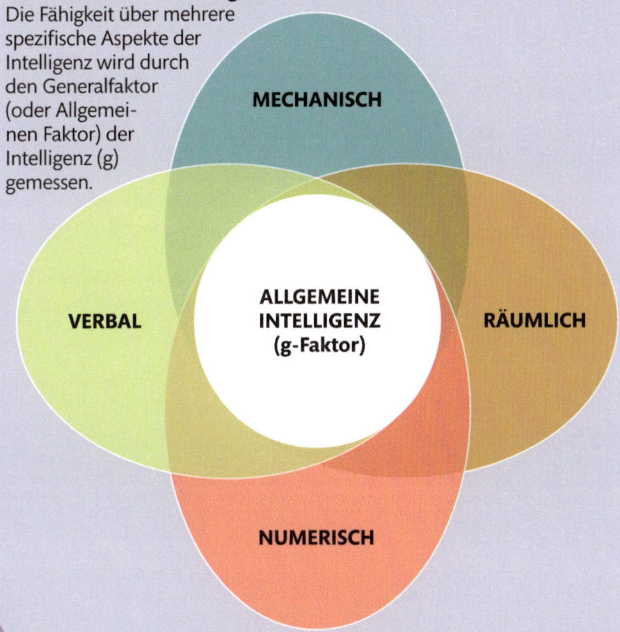

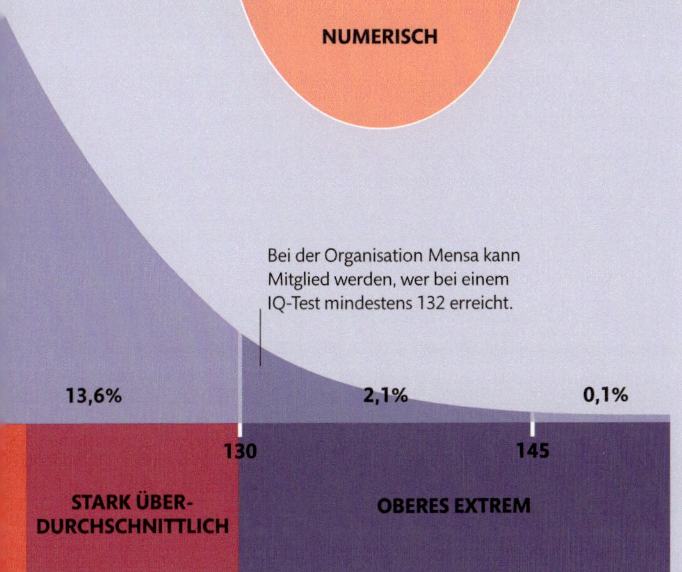

REKORD-IQS

Behauptungen über Menschen mit außerordentlichem IQ (über 200) werden oft aufgestellt, aber selten geprüft. Die US-Amerikanerin Marilyn von Savant hielt den IQ-Weltrekord (mit einem IQ von 228) im Guinness-Buch der Rekorde 1986–1989, doch danach schaffte Guinness diese Kategorie ab, weil die Tests nicht zuverlässig genug waren. Man hat auch versucht, den IQ von Menschen zu schätzen, die man nicht mehr testen kann. So schätzte man den IQ von Albert Einstein auf 160.

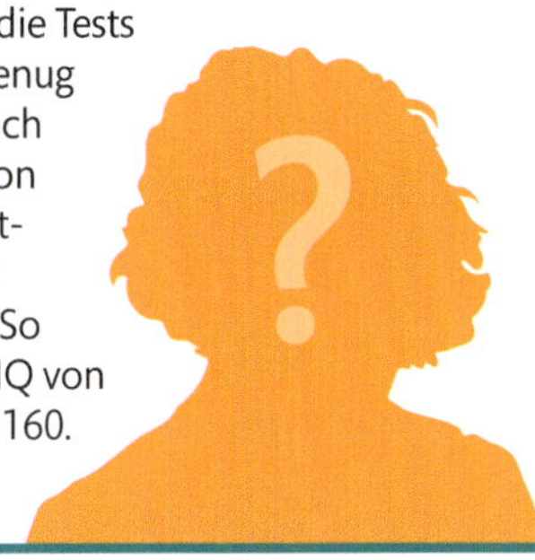

Nimmt der IQ zu?

Es gibt Hinweise auf ein weitverbreitetes Ansteigen der IQ-Werte. IQ-Tests werden alle 10–20 Jahre aktualisiert, und um die neuen zu standardisieren, müssen Probanden beide Tests durcharbeiten. Dabei zeigt sich, dass sie bei den alten Tests konsistent höher abschneiden. Würden US-Amerikaner heute einen Test aus den 1920ern machen, würde die Mehrheit im oberen Extrem über 130 liegen. Ähnliche Daten gibt es aus der ganzen Welt, wobei die Zunahme in Entwicklungsländern am schnellsten abläuft. Nach aktuellen Daten scheint dieser Anstieg, den man Flynn-Effekt nennt, jedoch nun abzuflachen.

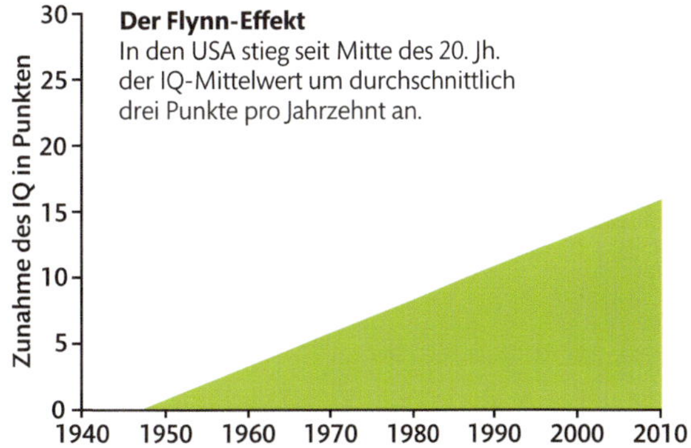

Der Flynn-Effekt
In den USA stieg seit Mitte des 20. Jh. der IQ-Mittelwert um durchschnittlich drei Punkte pro Jahrzehnt an.

Kreativität

Jeder hat gelegentlich Geistesblitze, aber was einige Menschen kreativer als andere macht, hat mit den Verbindungen und der Koordination zwischen verschiedenen Netzwerken im Hirn zu tun.

Die Wissenschaft der Kreativität

Die Kreativität – die Fähigkeit, neue und nützliche Ideen zu finden – hat mit drei markanten Netzwerken zu tun: dem Default Mode Network (DMN, Ruhezustandsnetzwerk), dem Salienznetzwerk und dem exekutiven Kontrollnetzwerk. Diese Netze sind miteinander verbunden, aber typischerweise nicht gleichzeitig aktiv. Doch fMRT-Studien zeigen, dass Personen, die im passenden Moment schnell zwischen den Netzwerken umschalten, kreativere Lösungen für die gestellten Aufgaben fanden. Die Korrelation ist so stark, dass die Kreativität eine Person durch die Stärke der Verbindung zwischen diesen Netzwerken vorhergesagt werden kann.

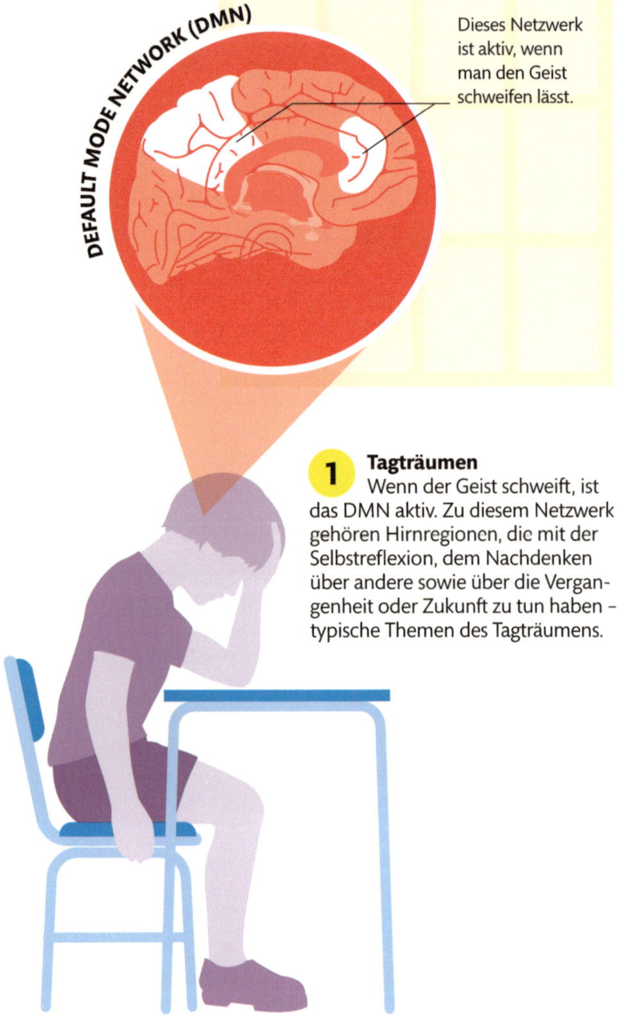

1 Tagträumen
Wenn der Geist schweift, ist das DMN aktiv. Zu diesem Netzwerk gehören Hirnregionen, die mit der Selbstreflexion, dem Nachdenken über andere sowie über die Vergangenheit oder Zukunft zu tun haben – typische Themen des Tagträumens.

DER JAPANISCHE ERFINDER **SHUNPEI YAMAZAKI** SOLL **5255 PATENTE** HALTEN.

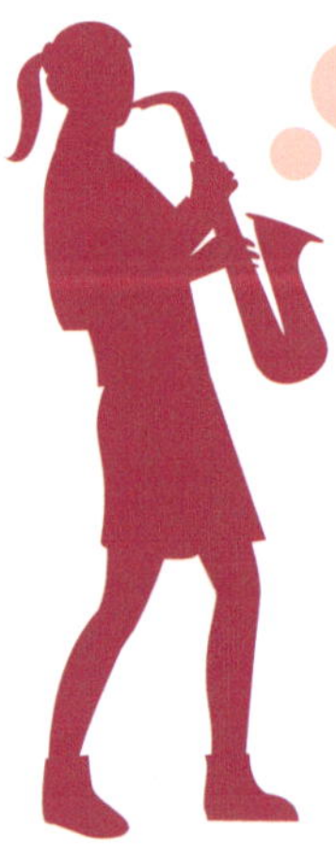

Das kreative Gehirn

Zwar spielen Gene eine Rolle, doch auch andere Faktoren sind für die Kreativität wichtig. Ein niedriger Noradrenalinspiegel könnte Kreativität fördern, da dieser Neurotransmitter die Aufmerksamkeit von inneren auf externe Reize lenkt. Dies hilft zwar der Kampf-oder-Flucht-Reaktion, doch kreative Ideen kommen meist von innen. Kreativität braucht auch eine starke Wissensbasis: Komponisten etwa schaffen ihre besten Werke oft nach Jahrzehnten Erfahrung.

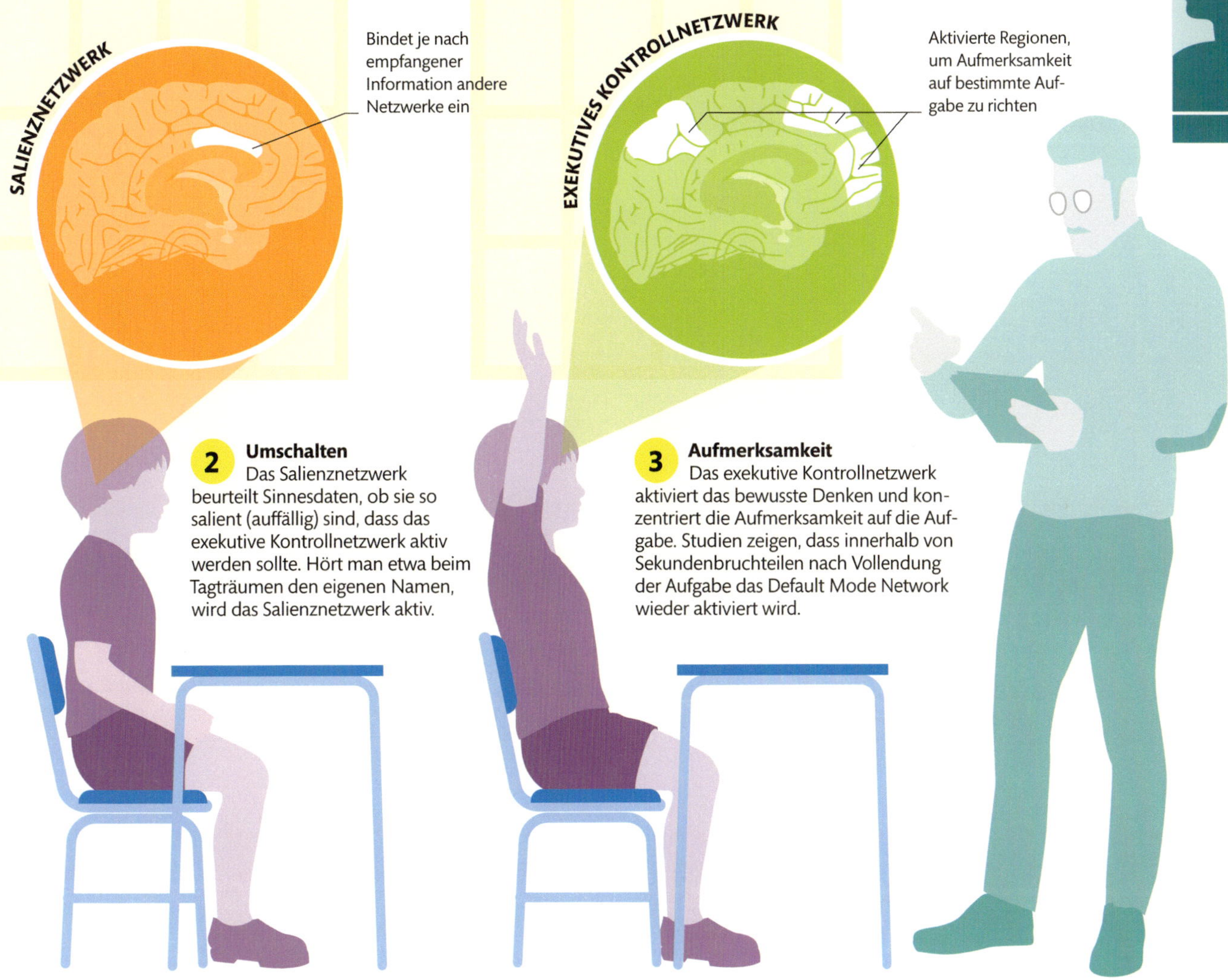
SALIENZNETZWERK
Bindet je nach empfangener Information andere Netzwerke ein
EXEKUTIVES KONTROLLNETZWERK
Aktivierte Regionen, um Aufmerksamkeit auf bestimmte Aufgabe zu richten

2 Umschalten
Das Salienznetzwerk beurteilt Sinnesdaten, ob sie so salient (auffällig) sind, dass das exekutive Kontrollnetzwerk aktiv werden sollte. Hört man etwa beim Tagträumen den eigenen Namen, wird das Salienznetzwerk aktiv.

3 Aufmerksamkeit
Das exekutive Kontrollnetzwerk aktiviert das bewusste Denken und konzentriert die Aufmerksamkeit auf die Aufgabe. Studien zeigen, dass innerhalb von Sekundenbruchteilen nach Vollendung der Aufgabe das Default Mode Network wieder aktiviert wird.

DAS GEHIRN BEIM JAZZ

In einer Studie sollten Jazzmusiker Klavier spielen, während sie in einem fMRT-Scanner lagen. Die Hirnaktivität beim Spielen gelernter Musik und beim improvisierten Jazz wurde gemessen. Demnach waren die Hirnareale, die für die Beurteilung unserer eigenen Handlungen und deren Hemmung wichtig sind, beim Improvisieren weniger aktiv.

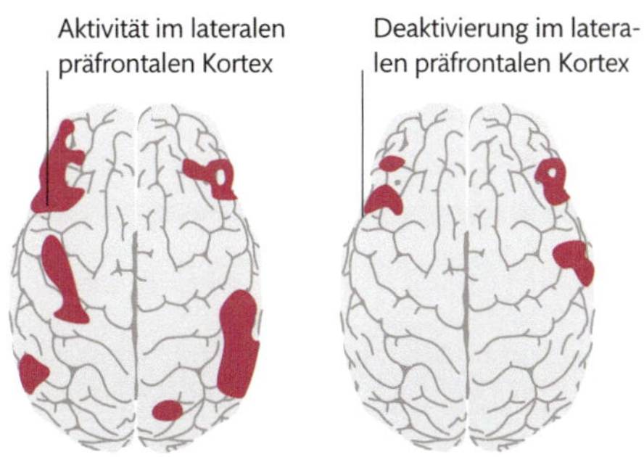

GELERNTE MUSIK **IMPROVISIERTE MUSIK**

WARUM HAT MAN IDEEN OFT, WENN MAN SICH NICHT AUF AUFGABEN KONZENTRIERT?

Das Hirn ist besonders gut darin, Informationen umzuformen und zu verbinden, wenn es nicht in einem aufgabenorientierten Zustand ist.

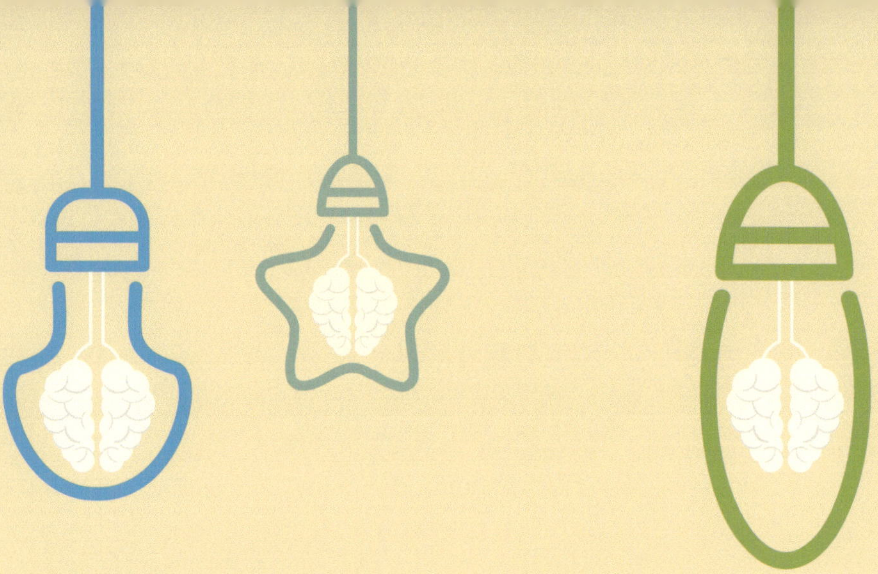

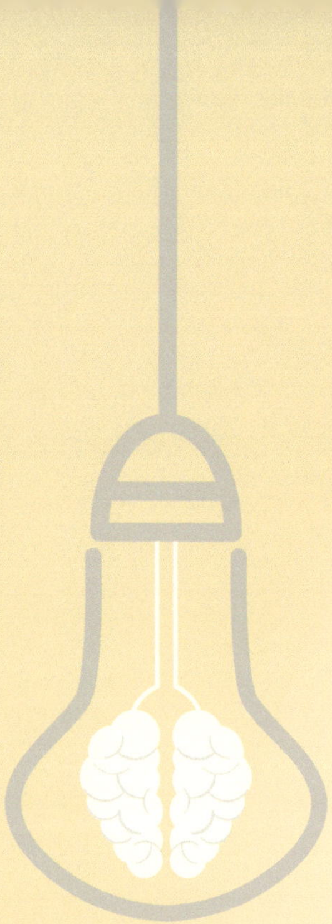

Wie man kreativer wird

Genauso wie das Körpertraining Muskeln und Kreislauf stärkt, gibt es Aktivitäten, mit denen man die kreative Konditionierung verbessert, indem man Hirnareale auf neue Weise zusammenarbeiten lässt.

Um die Kreativität zu fördern, muss man zunächst die Barrieren entfernen. Stress, Zeitdruck sowie Schlaf- und Bewegungsmangel sind bekannte Kreativitätskiller. Man ist meist kreativ, wenn man ausgeruht und glücklich ist und die Gedanken frei schweifen lassen kann. Viele haben ihre besten Ideen unter der Dusche oder beim Spaziergang. Anscheinend strömen Ideen freier, wenn das Gehirn nicht in einem aufgabenorientierten Zustand ist, sondern in einem Ruhezustand.

Neue Verbindungen

Die Routine macht den Alltag leichter, verstärkt aber auch bestehende Leitungsbahnen im Gehirn. Kreativitätsfördernde Aktivitäten schaffen neue Bahnen. Das Erlernen eines Musikinstruments etwa formt und stärkt die Verbindungen zwischen verschiedenen Hirnarealen.

Schon Routinen zu variieren fördert die Kreativität, etwa wenn man neue Wege zur Arbeit probiert, eine neue Farbe trägt oder ein neues Rezept testet. Man sollte sich oft mit gleichgesinnten kreativen Menschen umgeben. Ob in der Galerie oder dem Gartenschuppen: Neue Eindrücke bringen neue Ideen.

Unlösbare Herausforderungen erleichtern neue Denkweisen. Was fällt einem z. B. ein, das man mit einer Heftklammer machen kann? Wenn man in einem Problem feststeckt, hilft etwas mentale Distanz: Wie würde es jemand aus einem anderen Land, einer anderen Zeit oder Altersgruppe angehen?

Freie Zeit ist wichtig. Steht man etwa in der Schlange, sollte man nicht gleich zum Smartphone greifen, sondern einfach abschalten und die Gedanken schweifen lassen.

Wenn Ihnen einmal die Ideen ausgehen, versuchen Sie Folgendes:

- **Ruhe finden, Stress abbauen und für körperliche Bewegung sorgen**
- **Etwas Neues lernen und Zeit mit anderen Kreativen verbringen**
- **Quer denken: andere Wege suchen, alte Probleme zu lösen**
- **Elektronische Geräte abschalten, um dem Gehirn Ruhe zu geben**

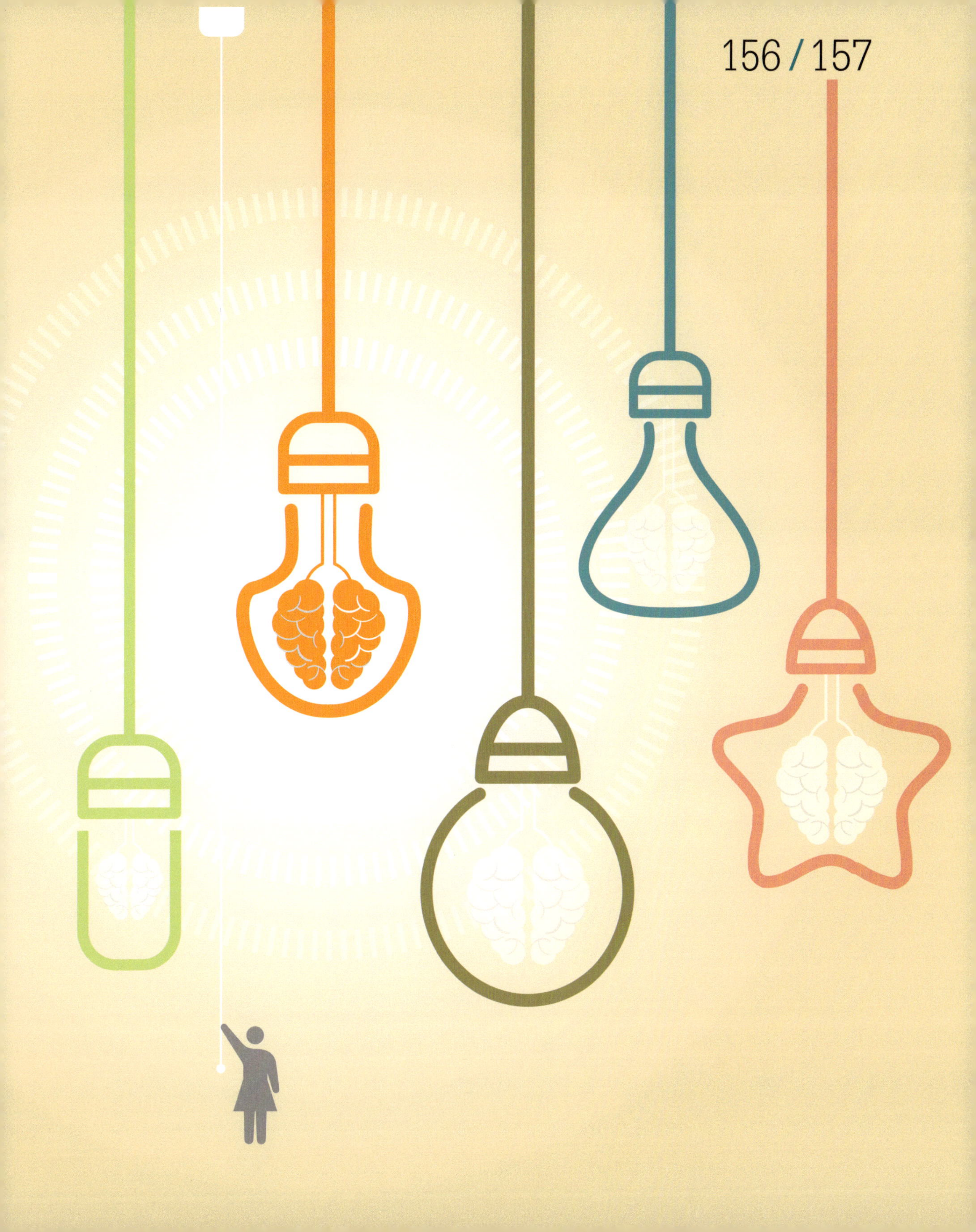

Glaube

Unser Gehirn kann komplexe Informationen zusammenfassen und unerwartete Beobachtungen beurteilen und kategorisieren. Daraus bilden wir Überzeugungen, die – ob wahr oder nicht – unser Leben leiten.

Wie entstehen Überzeugungen?

Glaube und Überzeugungen entstehen aus dem, was wir hören, sehen und erfahren, sowie aus unseren Wechselwirkungen mit anderen und der Umwelt. Sie sind eng mit Emotionen verknüpft; deshalb reagiert man oft emotional, wenn der Glaube hinterfragt wird. Glaube und Überzeugungen empfinden wir als wahr, ob es Beweise gibt oder nicht. Der Glaube wird dann zum Filter, durch den wir widersprechende Informationen ignorieren und so eventuell unsere Wahrnehmung der Welt einschränken. Überzeugungen sind aber nicht statisch – wir können sie ändern.

Wissen
Was man weiß, beeinflusst Überzeugungen und stellt sie infrage.

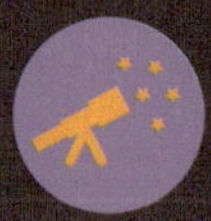

Zukunftsvision
Wie man sich das Leben vorstellt, ist eng mit dem Glauben verbunden.

Aspekte von Überzeugungen
Wir formen Überzeugungen aus Informationen aus vielen Lebensbereichen. Umgekehrt formt der Glaube auch, wie wir Informationen verarbeiten.

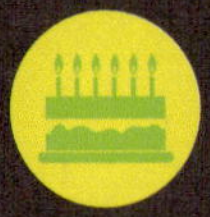

Ereignisse
Positive und negative Ereignisse formen, wie wir die Welt sehen.

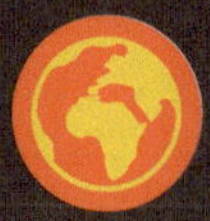

Umwelt
Wo, wie und wer einen erzogen hat, bestimmt oft die Überzeugungen.

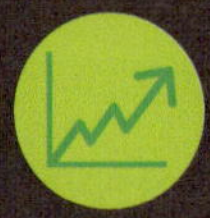

Frühere Leistung
Erfolge und Misserfolge formen, was man für möglich hält.

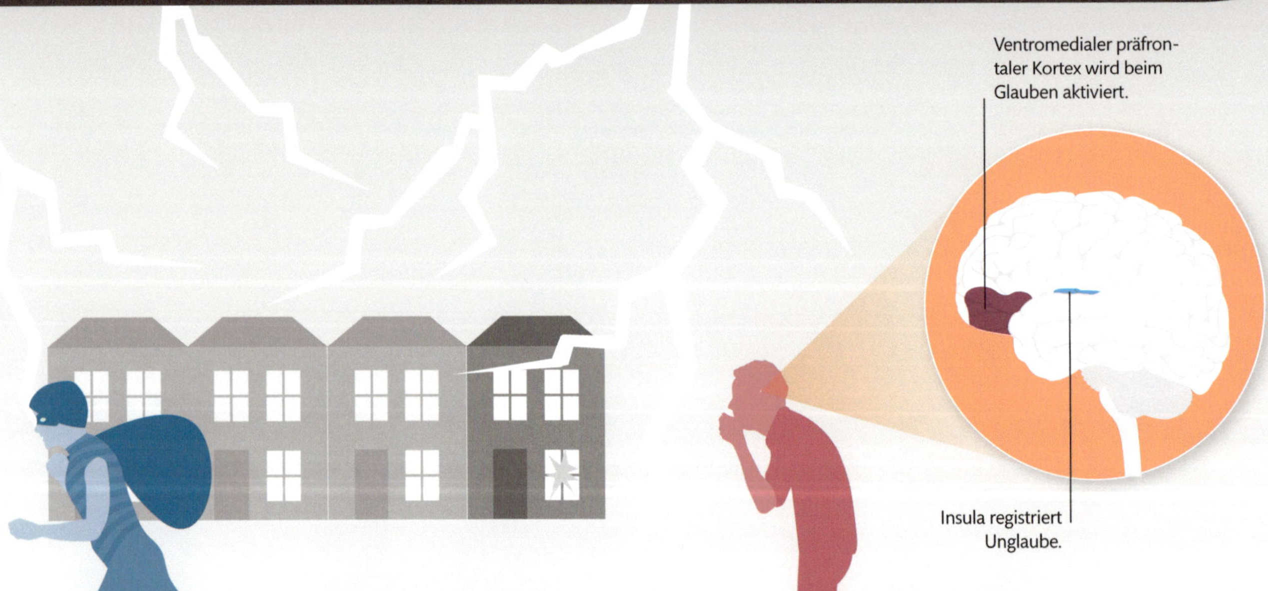
Ventromedialer präfrontaler Kortex wird beim Glauben aktiviert.
Insula registriert Unglaube.

1 Böses Verhalten
Das menschliche Gehirn ist außerordentlich gut darin, Muster sogar in Zufallserscheinungen zu erkennen. Bevor Menschen verstanden, was Blitze sind, suchten sie nach Mustern, und viele Kulturen glaubten, dass Blitze mit bösem Verhalten zusammenfallen.

2 Gehirnregionen
Hirnregionen, die mit Emotionen zu tun haben, sind für die Bildung von Überzeugungen wichtig. Die biochemische Basis des Glaubens wird noch aktiv erforscht, und es gibt Hinweise (etwa zum Placeboeffekt), dass der Glaube biochemische Reaktionen auslöst.

WARUM GLAUBEN MANCHE MENSCHEN EXTREME DINGE?

Menschen mit extremen Überzeugungen können nicht leicht von einem Konzept zu einem anderen wechseln – dies nennt man kognitive Rigidität.

GRUNDÜBERZEUGUNGEN ENTSTEHEN MIT ETWA **7 JAHREN.**

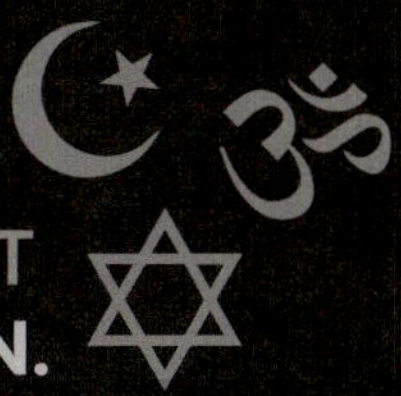

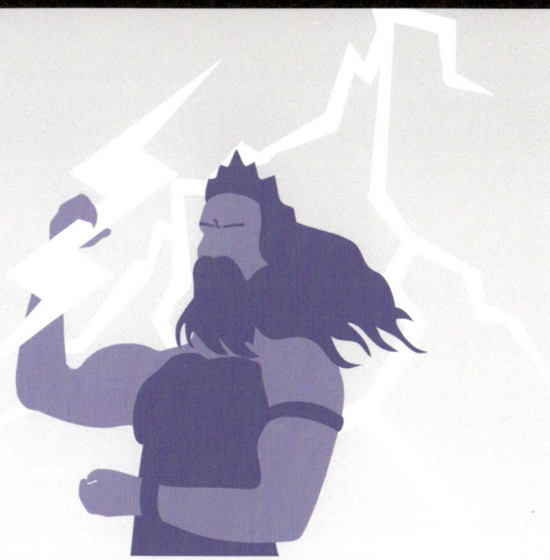

3 **Übernatürliche Erklärungen**
Das Gehirn erkennt nicht nur leicht Muster, sondern bevorzugt Absichten gegenüber dem Zufall als Erklärung. Die Vorstellung, dass Blitze absichtlich von Göttern zur Bestrafung der Menschen geschickt werden, befriedigt daher mehr als eine Zufallserklärung.

Die Schichten des Glaubens

Die tiefsten Überzeugungen, die Grundannahmen, sind Prinzipien, die unsere Handlungen (Prozesse) leiten. Diese Handlungen führen zu bestimmten Auswirkungen. Wollen wir unser Leben ändern, konzentrieren wir uns oft auf solche Ergebnisse, da sie kurzzeitig leicht zu ändern sind. Doch für langfristige Veränderungen müssen wir Gewohnheiten ändern, indem wir unsere Grundannahmen hinterfragen.

Grundannahmen
Grundannahmen sind als zentrale Überzeugungen eng damit verwoben, wie man sich selbst und die Welt sieht, und daher sehr unflexibel.

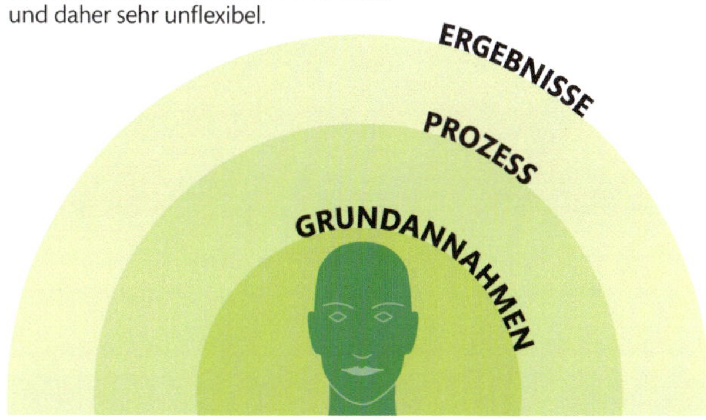

ÜBER GLAUBEN DISKUTIEREN

Es gibt drei Typen von Überzeugungen: Fakten, Präferenzen und Ideologien. Wenn sich zwei Menschen über faktische Überzeugungen uneinig sind, kann nur einer recht haben; bei Präferenzen können beide recht haben. Ideologischer Glaube enthält Elemente von beidem. Schon im Vorschulalter können Kinder die Typen unterscheiden und erkennen, dass manchmal beide recht haben.

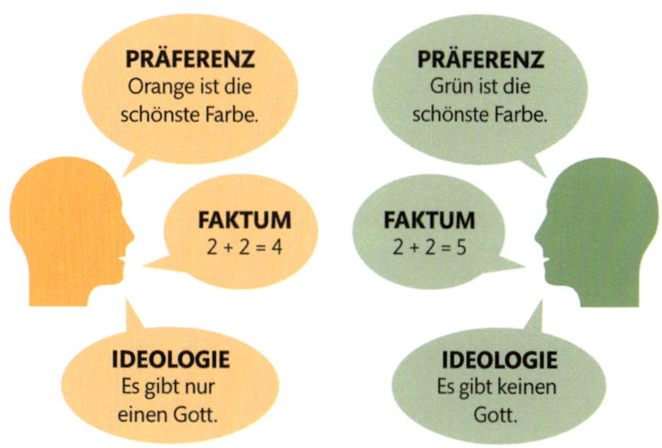

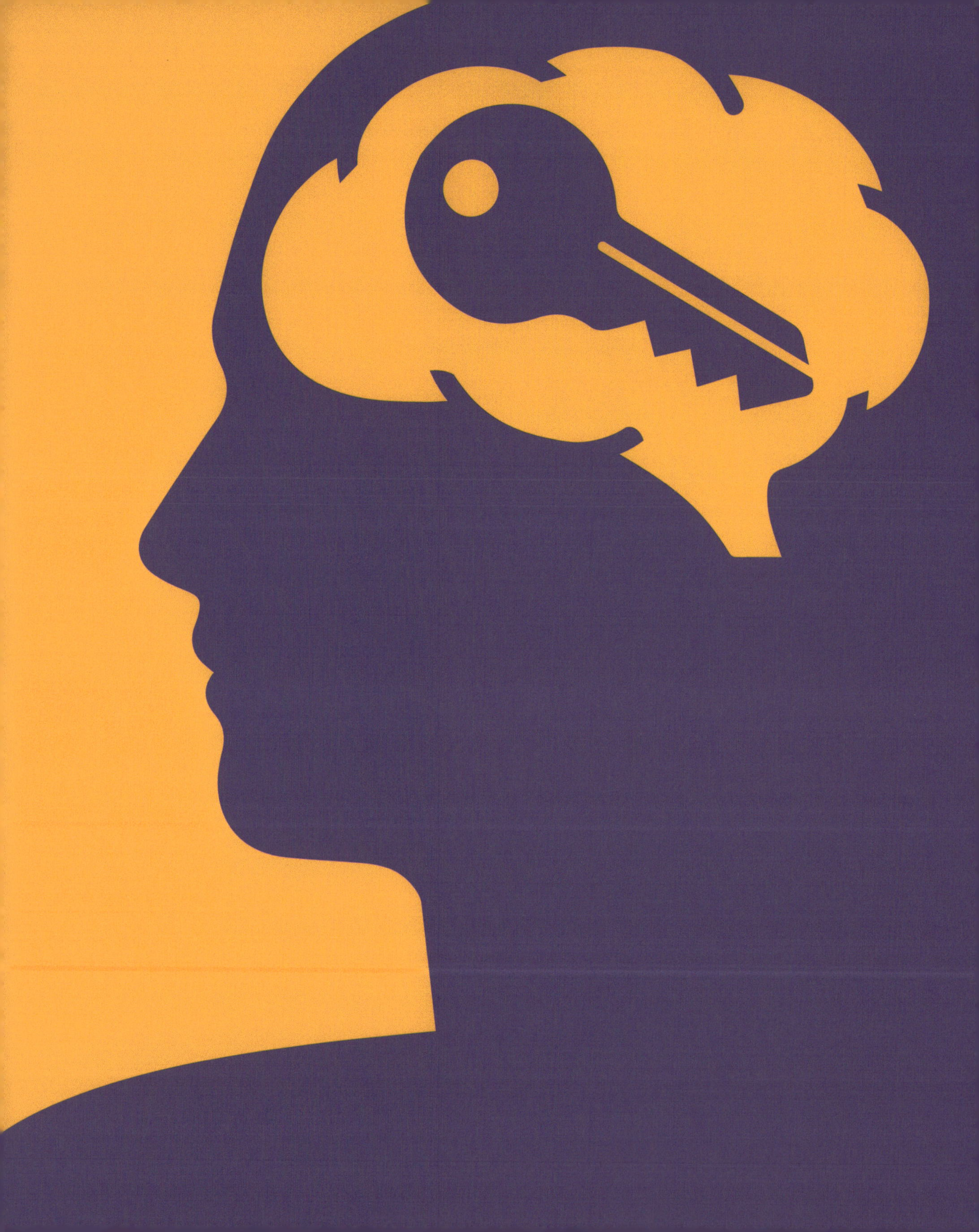

BEWUSSTSEIN UND DAS SELBST

Was ist Bewusstsein?

Bewusstsein ist das subjektive Erleben von externen Reizen (Umwelt) und inneren Ereignissen (Gedanken und Gefühle). Man kann die Hirnareale identifizieren, die für das bewusste Erleben nötig sind, aber wie das Phänomen in einem körperlichen Organ entsteht, bleibt ein Rätsel.

Der Ort des Bewusstseins

Gedanken, Gefühle und Ideen sind Funktionen des Gehirns mit einer neurologischen Basis. Doch das Bewusstsein ist auch ein subjektives Erleben, das über die reine Funktion hinausgeht: Das Empfinden, dass wir selbst etwas sind. Es ist ungeklärt, ob dieses »phänomenale Bewusstsein« (der »Geist«) identisch mit der neurologischen Aktivität ist oder etwas Separates bzw. qualitativ Anderes, das nur mit dem Gehirn verbunden ist. Dies entspricht den beiden Grundrichtungen in der Philosophie des Geistes: Monismus und Dualismus.

Monismus
Nach der monistischen Ansicht sind alle Gedanken, Gefühle und Ideen eine Funktion der Gehirnaktivität, die von Reizen stimuliert wird. Die Hirnaktivität selbst ist das bewusste Wahrnehmen des Gegenstands. Anders ausgedrückt sind Hirnfunktion und Geist ein und dasselbe.

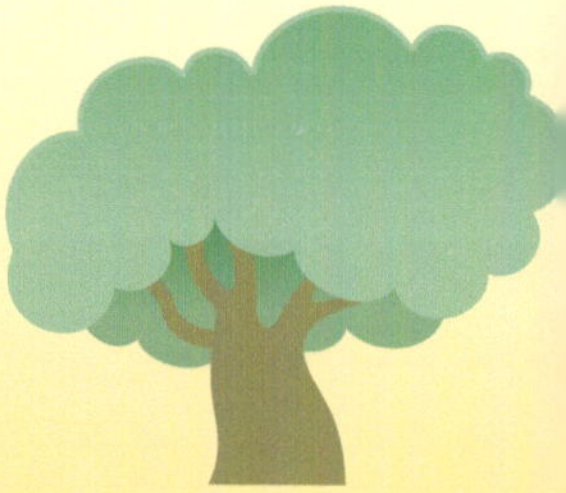

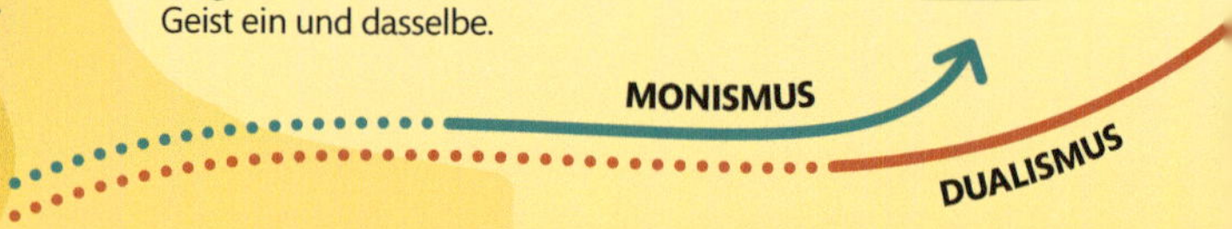

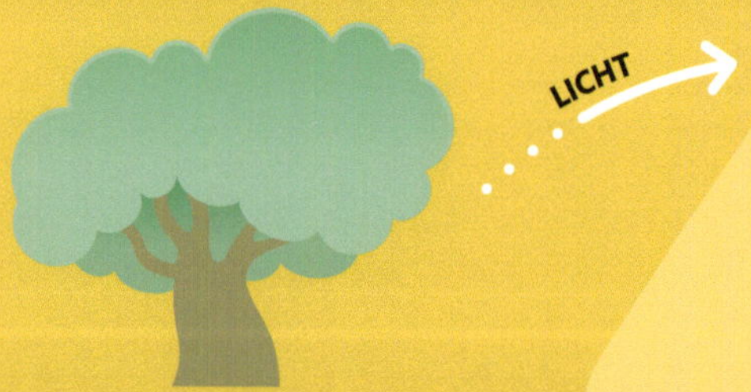

Wo sitzt der Geist?
Wenn wir ein Objekt sehen, ist das die Folge dessen, dass das Gehirn einen Lichtreiz verarbeitet. Doch ob die Hirnaktivität direkt das Bewusstsein hervorruft, oder ob die Aktivität mit einem externen Geist verbunden ist, ist umstritten.

VIRTUELLE REALITÄT

Virtuelle und erweiterte Realität sind nicht mehr auf die Handlung von Science-Fictions beschränkt. Computer können heute externe Reize (wie Bilder und Geräusche) simulieren, die dem Gehirn eine alternative Realität vorspielen.

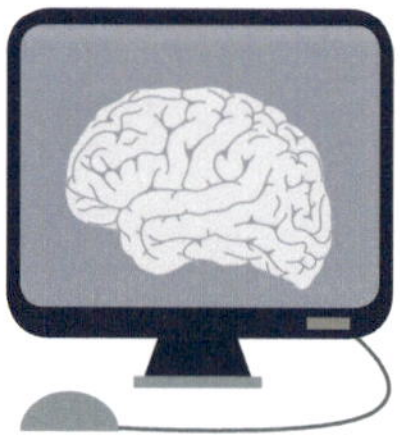

HIRNSTAMMTOD UND HIRNTOD

Einige Länder (wie Großbritannien) definieren den Tod rechtlich als Hirnstammtod. Ist der Hirnstamm (siehe S. 36) irreversibel geschädigt, reguliert er die autonomen Lebensfunktionen nicht mehr. Man kann sie mit Geräten erhalten, aber die Person wird nicht mehr das Bewusstsein erlangen. In Deutschland müssen zudem Klein- und Großhirn inaktiv sein (Hirntod).

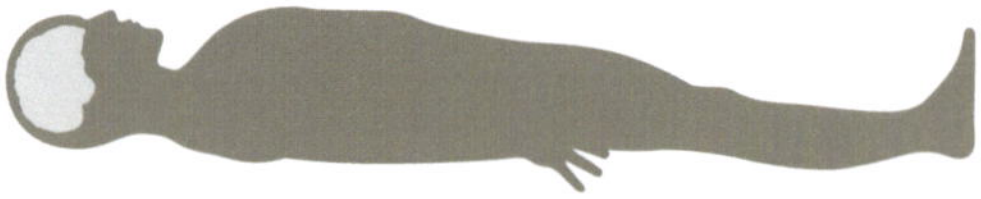

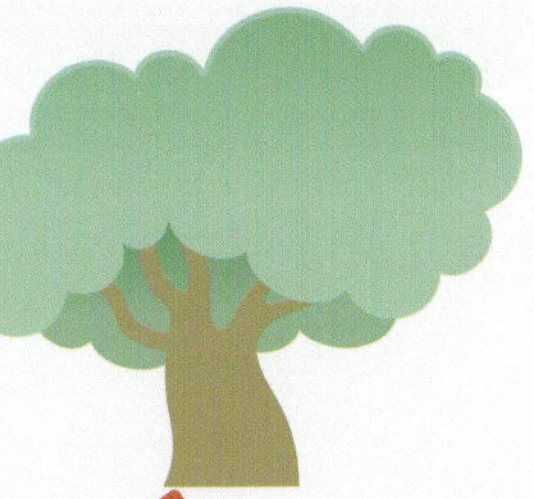

Dualismus
Die dualistische Sicht meint, dass der Geist (der nicht physisch-materiell ist) außerhalb des Gehirns (das physisch-materiell ist) existiert, beide aber wechselwirken. Die Hirnaktivität, die das Ergebnis des Reizes ist, ist mit der bewussten Wahrnehmung assoziiert, aber der Geist selbst ist etwas Separates.

KANN EINE KÜNSTLICHE INTELLIGENZ BEWUSSTSEIN ERLANGEN?

Einige Forscher glauben, dass künstliche Intelligenzen so programmiert werden können, dass sie bewusst sind, andere halten bewusste Maschinen für grundsätzlich unmöglich.

Voraussetzungen des Bewusstseins

Die neuronale Basis des Bewusstseins ist ein aktives Forschungsgebiet. Man versucht dabei, die Strukturen und Prozesse zu identifizieren, die notwendig sind, damit die Person die Erfahrung des Bewusstseins hat. Das Bewusstsein dürfte auf der Ebene der Neuronen entstehen, nicht auf der Ebene der Moleküle oder Atome. Wahrscheinlich sind die folgenden vier Faktoren nötig, damit Bewusstsein entstehen kann.

HOHE FEUERRATE

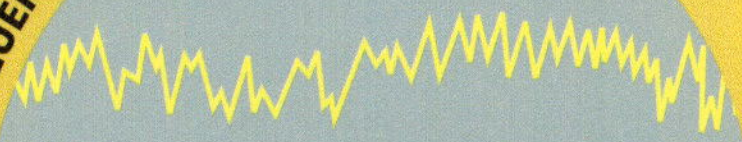

BETA-WELLEN

Ein normaler Bewusstseinzustand tritt auf, wenn Neuronen mit relativ hoher Rate feuern. Dies äußert sich in Betawellen (siehe S. 42). Sie zeigen eine Wachheit und logisches, analytisches Denken an.

SYNCRHRONES FEUERN

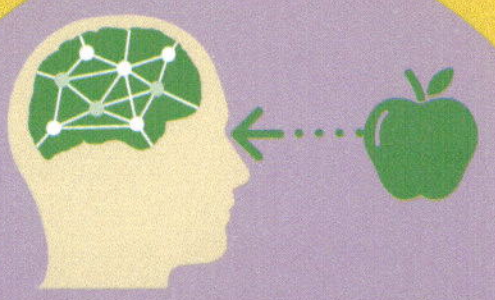

Das Bewusstsein könnte von der Synchronizität der Neuronen abhängen. Gruppen von Neuronen, die gemeinsam feuern, »verbinden« einzelne Sinneswahrnehmungen wie Bilder, Geräusche und Gerüche zu einer Gesamtwahrnehmung.

ZEITGEFÜHL

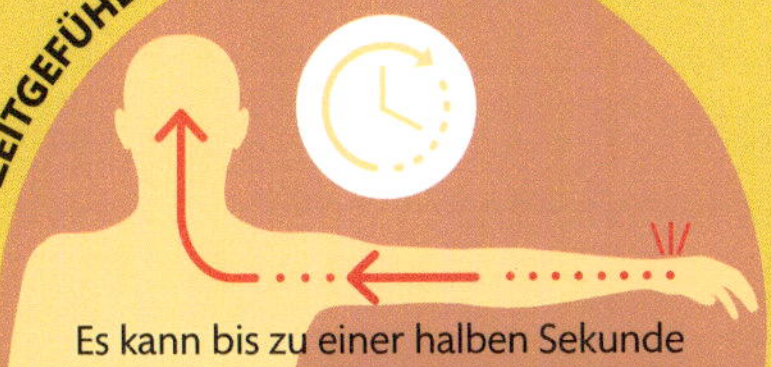

Es kann bis zu einer halben Sekunde dauern, bis unbewusste Prozesse die Sinnesreize zu einer bewussten Wahrnehmung machen – doch das Gehirn datiert dies zurück, sodass wir glauben, Dinge sofort zu erleben.

FRONTALE AKTIVITÄT

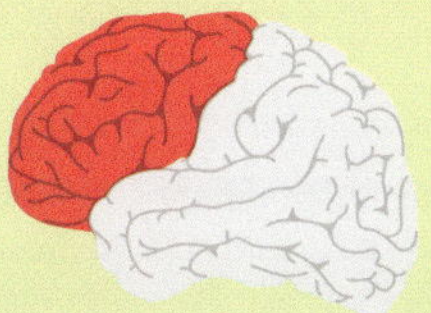

Der Frontallappen könnte eine wichtige Rolle bei vielen Aspekten des Bewusstseins spielen, etwa dem Gefühl der Selbstreflexion, und auch verschiedene Bewusstseinszustände koordinieren.

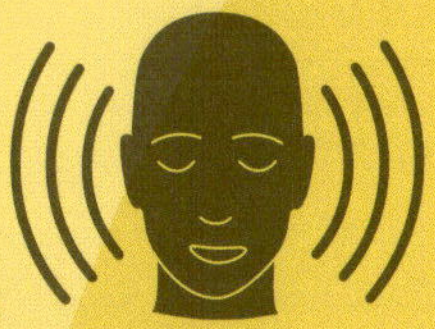

BEI ETWA **1 ODER 2** VON JE **1000 OPERATIONEN UNTER VOLLNARKOSE** KANN DER PATIENT ZEITWEISE DAS **BEWUSSTSEIN** ERLANGEN.

Aufmerksam sein

Die Aufmerksamkeit richtet den Fokus des Bewusstseins (siehe S. 162–163) auf einzelne Sinneseindrücke, etwa einen Anblick oder ein Geräusch, und dämpft konkurrierende Informationen. Der Vorgang der Aufmerksamkeit beginnt mit den Sinnesorganen, die verschiedene Hirnareale stimulieren: Der Parietallappen verarbeitet räumliche Informationen und richtet die Aufmerksamkeit auf einen Raumbereich und der Frontallappen richtet die Augen auf bestimmte Objekte.

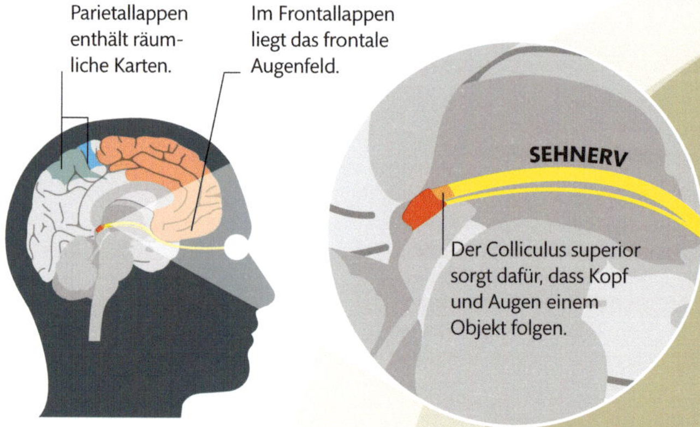

Aufmerksamkeitsareale
Ein Schlüssel zur Aufmerksamkeit sind die frontalen Augenfelder in den Stirnlappen und die Colliculi superiores. Zusammen steuern sie die Augen und richten sie auf ein Objekt.

Aufmerksamkeit

Aufmerksamkeit ist der Vorgang, sich auf bestimmte Eindrücke zu konzentrieren und anderes auszublenden. Das Gehirn steuert mithilfe von kognitiven Daten die Aufmerksamkeit, doch auch Sinnesorgane wie Augen und Ohren sind beteiligt.

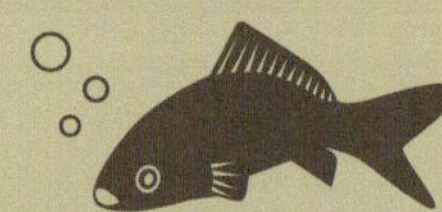

STUDIEN ZUFOLGE IST DIE **MITTLERE AUFMERKSAMKEITSSPANNE** NUR **8 SEKUNDEN.**

AUFMERKSAMKEITSDEFIZIT-/HYPERAKTIVITÄTSSTÖRUNG (ADHS)

Die Aufmerksamkeitsdefizit-/Hyperaktivitätsstörung (ADHS) ist eine Verhaltensstörung (siehe S. 216) mit Symptomen wie fehlender Aufmerksamkeit und Impulsivität. Die genauen Ursachen sind noch nicht ganz geklärt; es gibt Hinweise auf ein Ungleichgewicht der Neurotransmitter und genetische Faktoren. Mögliche genetische Ursachen der ADHS dürften aber sehr komplex sein und nicht nur durch ein einzelnes Gen hervorgerufen werden.

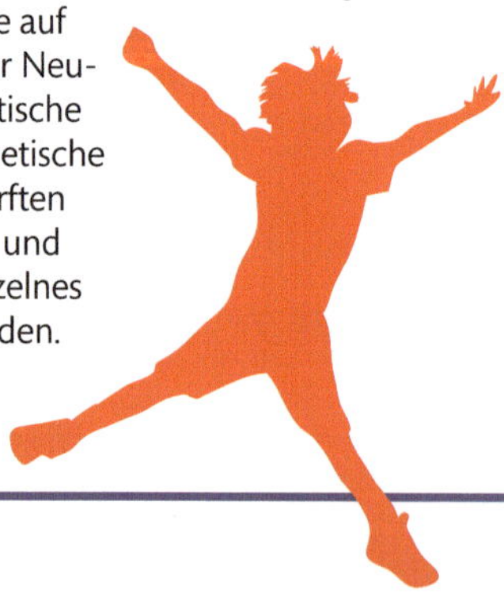

WIRD DIE AUFMERKSAMKEITSSPANNE KÜRZER?

Es gibt keine Hinweise, dass die individuelle Aufmerksamkeitsspanne kürzer wird, aber eine Studie lässt vermuten, dass die kollektive abnimmt – wie lange wir uns also als Gesellschaft mit Nachrichten oder Trends beschäftigen.

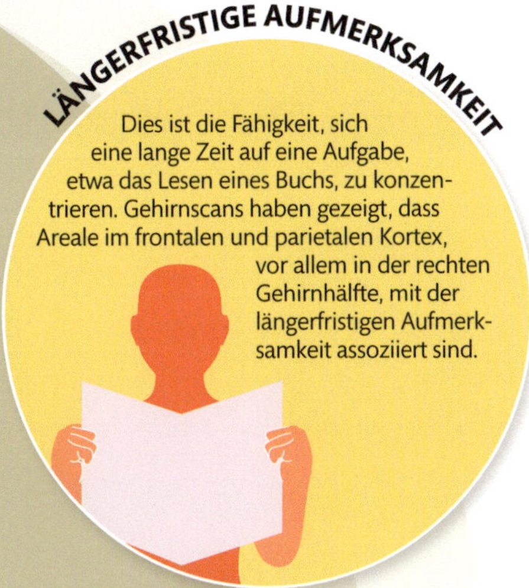

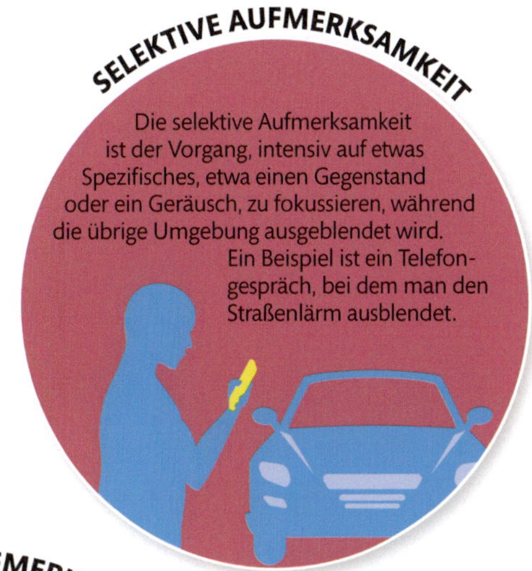

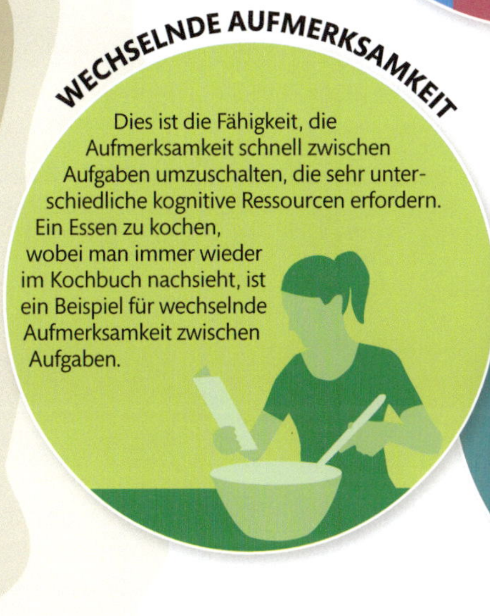

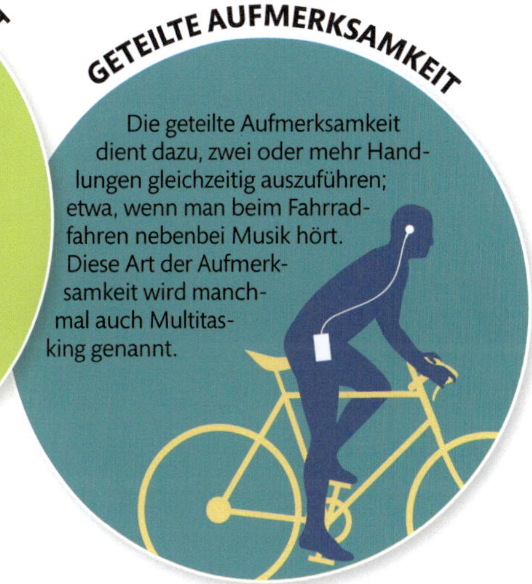

Arten der Aufmerksamkeit

Es gibt verschiedene Arten der Aufmerksamkeit, je nachdem, was in der jeweiligen Situation nötig ist. Die längerfristige und die selektive Aufmerksamkeit sind wichtig, wenn wir uns voll auf einen Reiz oder eine Aufgabe konzentrieren müssen. Eine wechselnde oder eine geteilte Aufmerksamkeit ist nötig, wenn wir mehrere Inputs gleichzeitig verarbeiten. Die Aufmerksamkeit ist keine unbegrenzte Ressource; der Vorgang, die Aufmerksamkeit auf etwas zu fokussieren, kann sehr ermüdend sein und braucht erhebliche Energie.

Ablenkungen

Das Gehirn kann die Aufmerksamkeit nicht ständig fokussieren. Vielmehr wechselt es schnell zwischen zwei Zuständen ab: Aufmerksamkeit und Ablenkung. In den Zeiten der Ablenkung sucht das Gehirn die Umgebung ab, um zu prüfen, ob es etwas Wichtigeres gibt, das beachtet werden sollte. Dieser Zyklus dürfte Menschen einen evolutionären Vorteil verschaffen, weil wir dadurch unerwartete Gelegenheiten und Bedrohungen schnell bemerken.

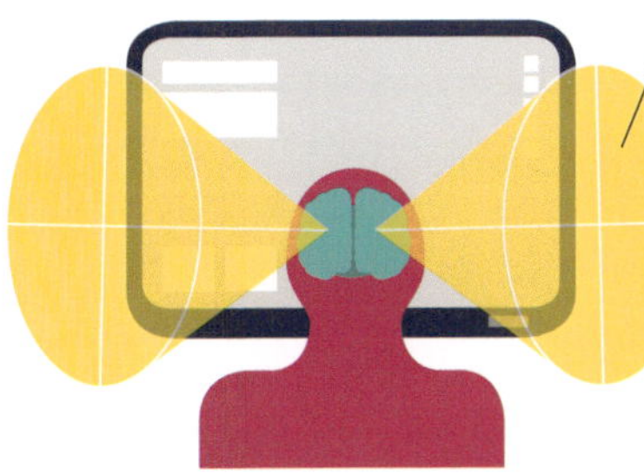

Das Hirn sucht Ärger
Selbst wenn man glaubt, sich auf eine Aufgabe zu konzentrieren, checkt das Hirn die Umgebung, um notfalls sofort reagieren zu können.

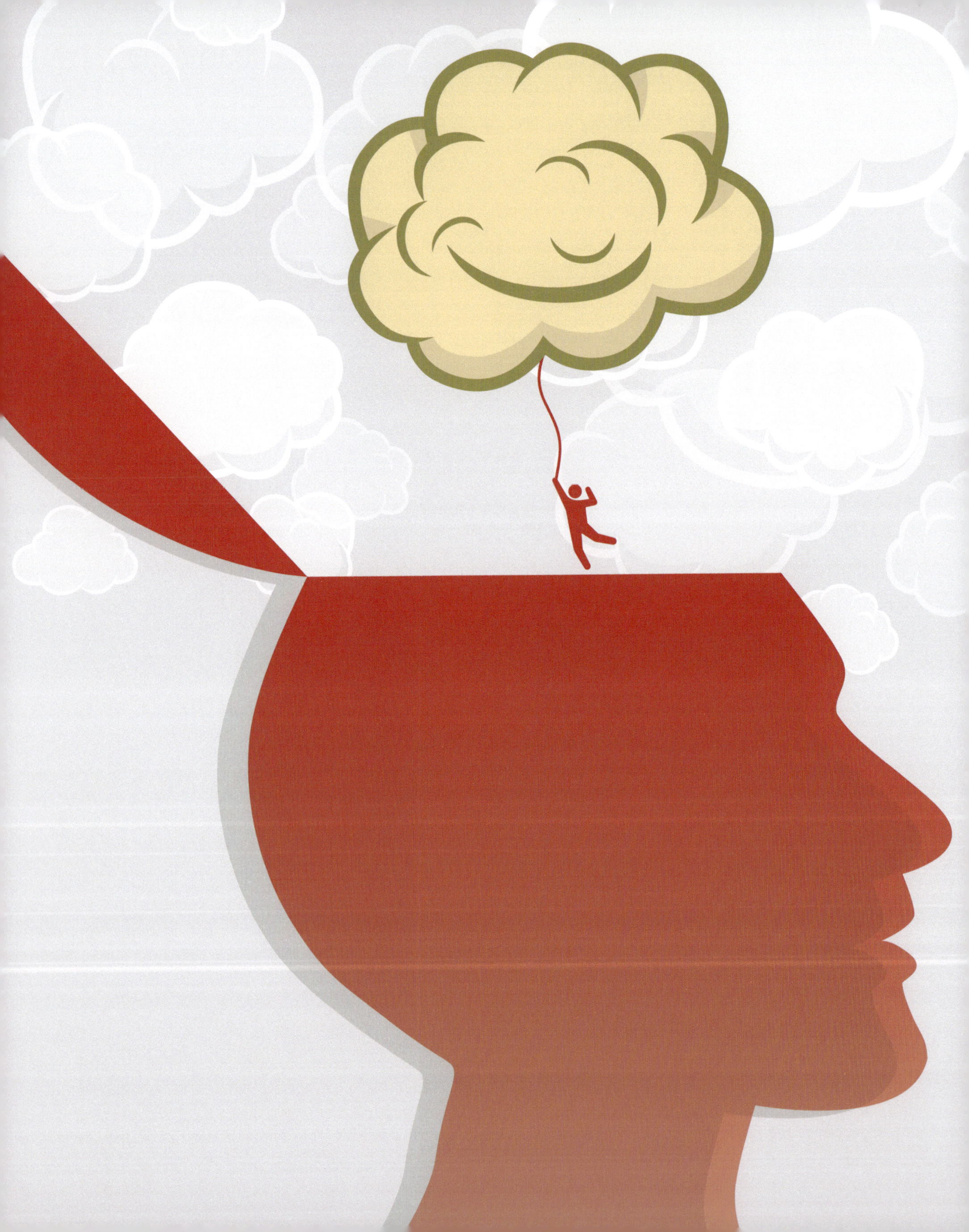

Wie man sich gut konzentrieren kann

Um die Aufmerksamkeit zu fokussieren, muss das Gehirn bestimmte Informationen verarbeiten. Zu wissen, wie man dies in einer Welt voller Ablenkungen schafft, ist essenziell, um zu lernen, zu verstehen, Aufgaben zu lösen und generell zurechtzukommen.

Die Aufmerksamkeit ist eine beschränkte Ressource und muss sorgfältig gesteuert werden, damit man sich auf bestimmte Aufgaben konzentrieren und Ablenkungen ausschalten kann. Die Konzentrationsfähigkeit variiert individuell. Sie hängt sowohl vom Interesse an der Aufgabe ab als auch von der Zahl und Stärke der Ablenkungen. Wenn man wirklich an etwas interessiert ist, bemerkt man Ablenkungen in der Umgebung oft gar nicht, denn es ist einfacher, die Aufmerksamkeit auf etwas zu richten, das einen beschäftigt. Wie kann man also die Konzentrationsfähigkeit verbessern?

Ablenkungen, Ablenkungen ...

Konzentration bedeutet, die Aufmerksamkeit auf etwas Bestimmtes zu richten und dabei innere und äußere Ablenkungen zu unterdrücken. Wenn man ein Buch liest, richtet man hoffentlich die Aufmerksamkeit auf die Wörter im Text. Doch das Gehirn wird von einer Menge an Ablenkungen bombardiert. Sie können aus einer Vielfalt externer Quellen stammen. So läuft im Hintergrund vielleicht ein Fernseher oder Menschen führen Gespräche.

Man kann auch durch innere Reize abgelenkt werden. Ein Hungergefühl wird eher motivieren, an das nächste Essen zu denken. Oder es fällt einem plötzlich eine wichtige Aufgabe ein, die man vergessen hatte. Diese Typen innerer Gedanken werden von einem bestimmten Hirnareal, dem medialen präfrontalen Kortex, produziert, der mit der Entscheidungsfindung, emotionalen Reaktionen und dem Abruf von Langzeiterinnerungen assoziiert ist.

Wenn die Aufmerksamkeit von einer Aufgabe abgelenkt wird, kann es im Mittel 25 Minuten dauern, bis man sich wieder in die Aufgabe hineindenkt. Wenn Sie das nächste Mal abgelenkt sind, versuchen Sie einige der folgenden Dinge, um sich wieder zu konzentrieren:

- **Entfernen Sie mögliche Quellen der Ablenkung. Schalten Sie elektronische Geräte aus und begeben Sie sich an einen ruhigen Ort.**
- **Ist die Aufgabe unvermeidlich monoton, hilft es, sich daran zu erinnern, warum sie wichtig ist.**
- **Stellen Sie sich das Gefühl der Befriedigung und des Erfolgs vor, wenn die Aufgabe erledigt ist. Das kann zusätzliche Motivation geben.**
- **Erhöhen Sie langsam die Zeit, die Sie sich auf die Aufgabe konzentrieren. Nach und nach kann das die Aufmerksamkeit verbessern.**

Freier Wille und Unbewusstes

Über viele Aktivitäten im täglichen Leben – von Bewegungen zu Emotionen – haben wir keine bewusste Kontrolle. Vielmehr liegt unseren Handlungen, unseren Gedanken und unserem Verhalten unbewusste Hirnaktivität zugrunde.

KANN DAS UNBEWUSSTE HELFEN, PROBLEME ZU LÖSEN?

Wenn man an einem Problem festsitzt, kann es helfen, den Geist schweifen zu lassen, sodass das Gehirn neue, unbewusste Eindrücke sammelt, die vielleicht bei der Lösung helfen.

Freier Wille

Das Vermögen, Handlungen ohne Einschränkungen zu wählen, nennt man freien Willen. Es mag scheinen, der bewusste Geist träfe die Entscheidungen. Doch, so die Forschung, haben wir wohl weniger bewusste Kontrolle über unsere Handlungen, als wir glauben. Experimente zeigen, dass das Gehirn eine Bewegung schon eine Fünftelsekunde vor der bewussten Entscheidung zu planen beginnt.

Das Libet-Experiment

Der Forscher Benjamin Libet wies Probanden an, die Zeit zu registrieren, wenn sie die bewusste Entscheidung trafen, einen Finger zu heben. Zugleich wurden ihre Gehirnwellen und Muskelbewegungen aufgezeichnet.

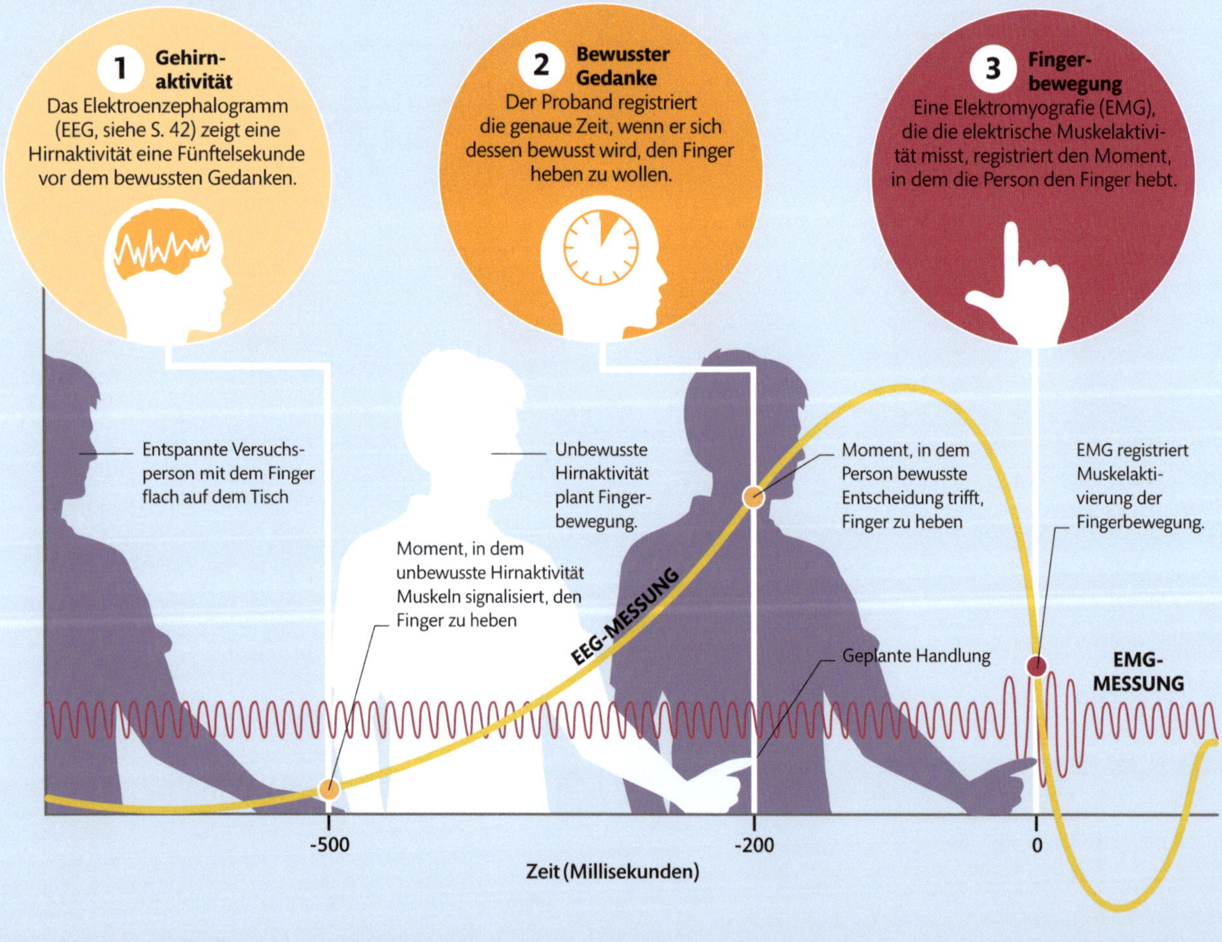

Ebenen des Bewusstseins

Im frühen 20. Jh. popularisierte der Neurologe Sigmund Freud die Vorstellung, der Geist sei in drei Systeme geteilt: das Bewusste (geistige Vorgänge, die bewusst werden), das Vorbewusste (geistige Vorgänge, deren man sich nicht bewusst ist, die aber ins Bewusstsein gebracht werden können) und das Unbewusste (nicht bewusst zugängliche Prozesse, die das Verhalten beeinflussen). Modernere Modelle gehen jedoch von vielen verschiedenen Ebenen des Bewusstseins aus, von intensiver Selbstreflexion hin zum Tiefschlaf.

95%
UNSERER **ENTSCHEIDUNGEN** TREFFEN WIR **UNBEWUSST.**

Introspektion
Man erkundet die eigenen Gedanken, Handlungen und Emotionen – man grübelt etwa über das, was man getan hat.

Normales Bewusstsein
Wir haben ein Gefühl der Wirkmächtigkeit – das Gefühl, dass wir die eigenen Gedanken und Handlungen kontrollieren.

Unbewusstes Wissen
Man kann komplexe Aufgaben ausführen und sich dennoch nicht daran erinnern – etwa, wie man nach Hause gefahren ist.

Ohne Bewusstsein
Im Schlaf nehmen wir weder die Außenwelt wahr noch haben wir das Gefühl des Selbst, das etwa die Zeit wahrnimmt.

Ironische Prozesse

Wird man gebeten, nicht an einen weißen Bären zu denken, denkt man sofort an einen weißen Bären: Der bewusste Versuch, Gedanken zu unterdrücken, lässt sie wahrscheinlicher auftreten. Dieses Phänomen nennt man ironische Prozesse. Das Gehirn überwacht sich unbewusst selbst auf den unerwünschten Gedanken, was ihn ironischerweise bewusst macht. Dies ist ein Grund, warum es schwer ist, das Rauchen aufzugeben, und warum man schlechte Erinnerungen kaum unterdrücken kann – unbewusste Vorgänge erinnern uns gerade an das, was wir vergessen wollen.

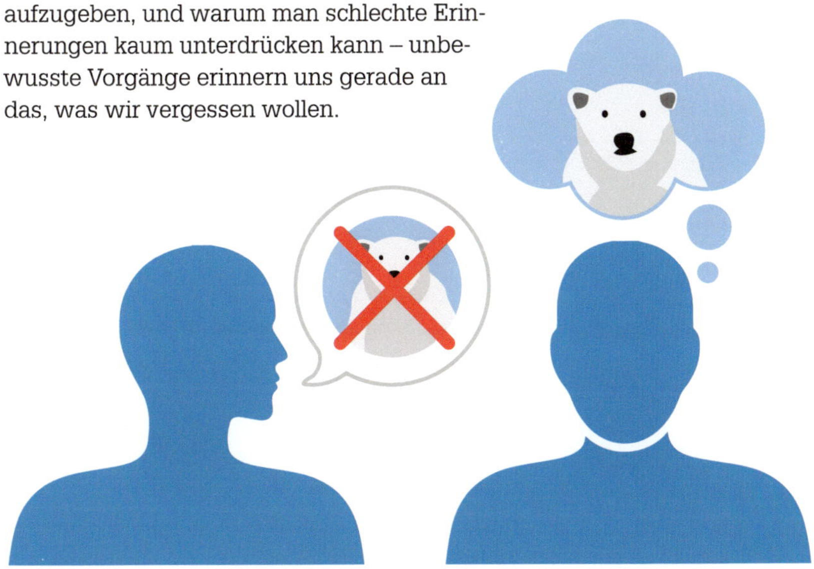

ENTSCHEIDUNGEN

2006 ließen zwei niederländische Forscher Versuchspersonen eine komplexe Entscheidung in drei Situationen treffen: mit wenig Bedenkzeit, mit viel Bedenkzeit sowie mit viel Zeit, aber Ablenkungen, die das bewusste Nachdenken verhinderten. In allen Fällen schnitten die abgelenkten Versuchspersonen am besten ab. Demnach scheint man Entscheidungen unbewusst besser als bewusst treffen zu können – wobei der Versuch aber vermuten lässt, dass dies nur auf komplizierte Entscheidungen zutrifft.

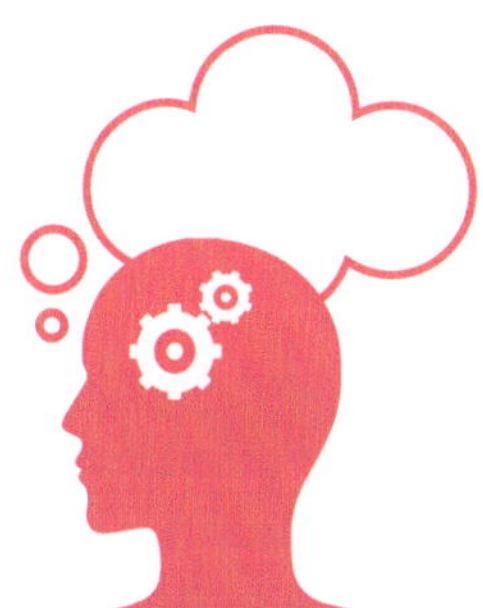

Andere Zustände

Ein veränderter Bewusstseinszustand ist jedes Erleben, das sich erheblich vom Normalbewusstsein (siehe S. 162–163) unterscheidet. Er ist fast immer temporär und umkehrbar.

Typen veränderter Zustände
Bewusstseinszustände lassen sich danach klassifizieren, wie sie induziert werden. Doch sie alle stören die Hirnfunktion in irgendeiner Form.

Physisch und physiologisch
Extreme Umwelteinflüsse wie große Höhen, Hunger, Unterkühlung oder Schwerelosigkeit im Weltraum können das Bewusstsein verändern. Absichtlich wird dies etwa durch Fasten oder Atemübungen induziert.

Psychologisch
Veränderte Bewusstseinszustände treten bei bestimmten kulturellen oder religiösen Praktiken wie Meditation oder Trance auf und werden u. a. durch rhythmisches Tanzen oder Trommeln induziert. Andere Beispiele sind Hypnose und sensorische Deprivation.

Spontan
Zu den spontan induzierten veränderten Bewusstseinszuständen gehören Halbschlaf, Tagträume, Nahtoderfahrungen sowie der Zustand, der kurz vor dem Einschlafen eintritt, der sogenannte hypnagoge Zustand.

Krankheitsinduziert
Krankheiten können das bewusste Erleben in unterschiedlichem Maß verändern. Beispiele sind psychotische Störungen wie die Schizophrenie (siehe S. 211), aber auch epileptische Anfälle und Koma.

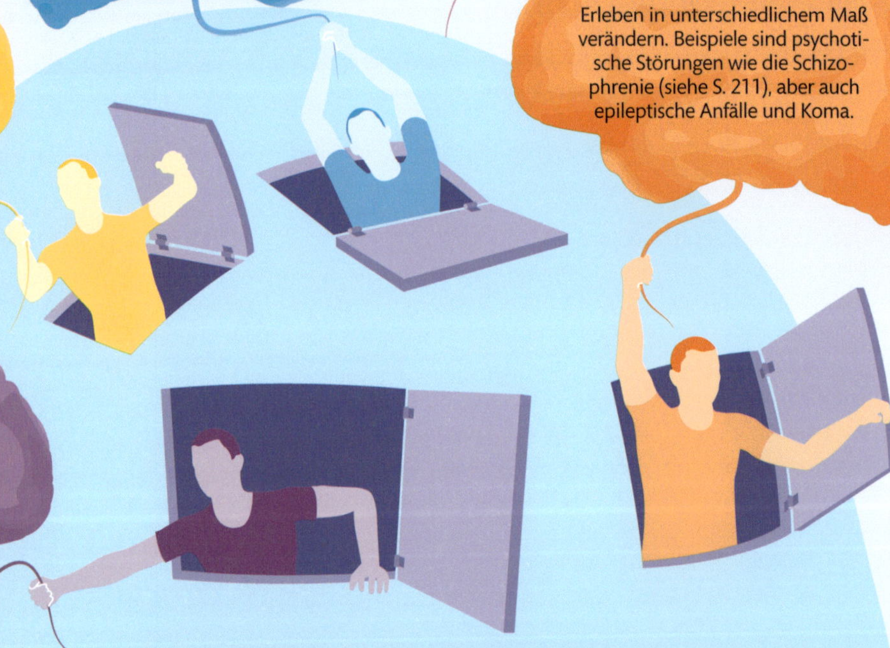

Pharmakologisch
Psychoaktive (bewusstseinsverändernde) Drogen wie Alkohol, Cannabis oder Opioide wechselwirken mit der Funktion der Neurotransmitter im Gehirn, wodurch sie die Wachheitszustände und Bewusstseinserfahrungen des Konsumenten ändern.

IST EINE NAHTODERFAHRUNG EIN VERÄNDERTER BEWUSSTSEINSZUSTAND?

Es ist umstritten, aber Betroffene beschreiben Aspekte wie das Gefühl der Zeitlosigkeit, die veränderten Bewusstseinszuständen gemein sind.

Veränderte Bewusstseinszustände

In einem normalen Bewusstseinszustand ist man sich äußerer Reize (etwa der Umgebung) und innerer Ereignisse (etwa Gedanken) bewusst. Doch das Gehirn kann ein viel größeres Spektrum bewusster Erfahrungen produzieren. Dazu gehören veränderte Bewusstseinszustände, bei denen sich das Muster der Hirnaktivierung verändert. Dies kann verschiedene Ursachen haben, etwa Veränderungen der Durchblutung und der Sauerstoffversorgung des Gehirns oder eine Beeinträchtigung der Funktion von Neurotransmittern.

Merkmale veränderter Bewusstseinszustände

Das Bewusstsein ist ein Spektrum von höchster Bereitschaft bis zur Bewusstlosigkeit, der »normale« Zustand liegt irgendwo dazwischen. Veränderte Zustände können auf beiden Seiten des Spektrums liegen und als höheres oder gedämpftes Bewusstsein erscheinen. Sie haben einige typische Merkmale.

Kontrolle und automatische Prozesse
Die Art, in der man kontrollierte Aufgaben (die die volle Aufmerksamkeit erfordern, etwa ein Rätsel zu lösen) und automatische Prozesse (die wenig Aufmerksamkeit brauchen, etwa ein Buch zu lesen) ausführt, ist beeinträchtigt.

Selbstkontrolle
Man kann Probleme haben, Handlungen und Bewegungen zu kontrollieren, etwa wenn man betrunken eine gerade Linie entlanggehen soll. Auch die Kontrolle von Emotionen kann schwieriger sein, sodass es zu Weinkrämpfen oder Wutausbrüchen kommt.

Stufe der Bewusstheit
In einem veränderten Bewusstseinszustand ist die Stufe der Bewusstheit für die Ereignisse in der Umgebung, aber auch in einem selbst, verringert oder erhöht gegenüber dem normalen Wachbewusstsein. In den meisten Fällen ist die Bewusstheit geringer als im Normalzustand.

Emotionales Bewusstsein
Oft hat man im veränderten Bewusstseinszustand weniger emotionales Bewusstsein. Man erfährt Emotionen anders und hat Schwierigkeiten, sie zu kontrollieren. Dadurch wird man mehr oder weniger liebevoll, aggressiv oder ängstlich.

Wahrnehmungs- und Denkverzerrungen
Die Wahrnehmung kann verändert sein. Die normalen Prozesse zum Speichern und Abrufen von Erinnerungen können fragmentierter oder weniger genau sein. Die Denkvorgänge können zerfahren und weniger logisch sein.

Zeitliche Orientierung
Das Zeitgefühl (siehe S. 174–175) kann verzerrt sein, die Zeit scheint langsamer oder schneller zu vergehen. Dies liegt wohl daran, dass man sich der vergehenden Zeit weniger bewusst wird, ähnlich wie man sich im Schlaf der Zeit nicht bewusst ist.

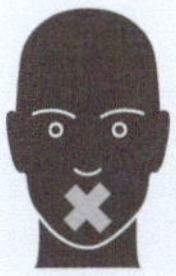

382 Tage
DAS LÄNGSTE FASTEN OHNE FESTE NAHRUNG

Veränderte Hirnfunktion

Veränderte Zustände führen zu einer Vielzahl von Erfahrungen, von der Seligkeit bis zur Panik. Sie beruhen auf einer entsprechenden Vielfalt neuronaler Aktivität in mehreren Hirnregionen. Dadurch verzerrt das Gehirn oft die einlaufenden Informationen, was zu visuellen oder auditiven Halluzinationen (»Stimmen hören«), Gedächtnisverzerrungen oder Wahnvorstellungen führt.

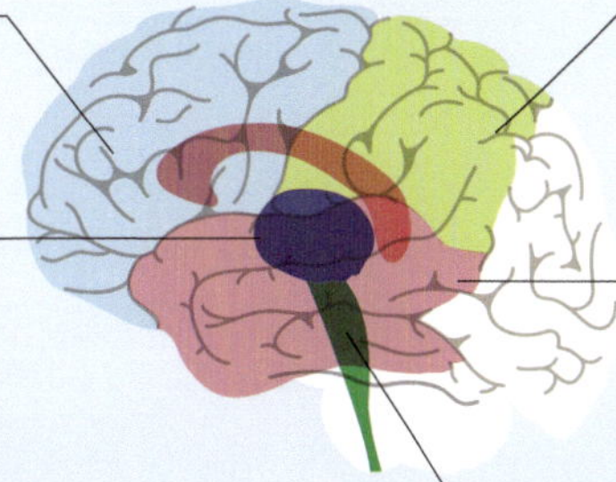

Relevante Hirnregionen
In einem veränderten Zustand kann die Aktivität verschiedener Hirnareale zu- oder abnehmen, was die Wahrnehmung verzerrt.

Schlaf und Träume

Im Schlaf scheint das Gehirn zu ruhen, aber es ist tatsächlich intensiv damit beschäftigt, all das, was man am Tag gelernt hat, zu verarbeiten und im Gedächtnis abzuspeichern.

Der Schlafzyklus

In der Nacht durchläuft man verschiedene Schlafphasen: leichter Schlaf, Tiefschlaf und REM-Schlaf (*rapid eye movement*). Die Gehirnwellen, die durch die elektrische Aktivität der Neuronen im Kortex entstehen (siehe S. 42), sind in jeder Phase anders. Je tiefer der Schlaf ist, desto gleichmäßiger und langsamer sind die Wellen (ihre Frequenz sinkt). Der Schlafzyklus wird alle paar Stunden durchlaufen, aber die Anteile der Phasen variieren: Man hat mehr langwelligen Schlaf zu Beginn der Nacht und mehr REM-Schlaf am frühen Morgen.

WIE VIELE STUNDEN SCHLAF BRAUCHT MAN JEDE NACHT?

Die meisten Erwachsenen brauchen 7–9 Stunden Schlaf pro Nacht, doch Jugendliche und Kinder (vor allem Babys) brauchen mehr.

Keine stille Nacht
Es gibt vier unterschiedliche Schlafphasen, und man durchläuft sie alle mehrere Male pro Nacht. Im leichten Schlaf wacht man leicht auf, aus dem Tiefschlaf viel schwerer.

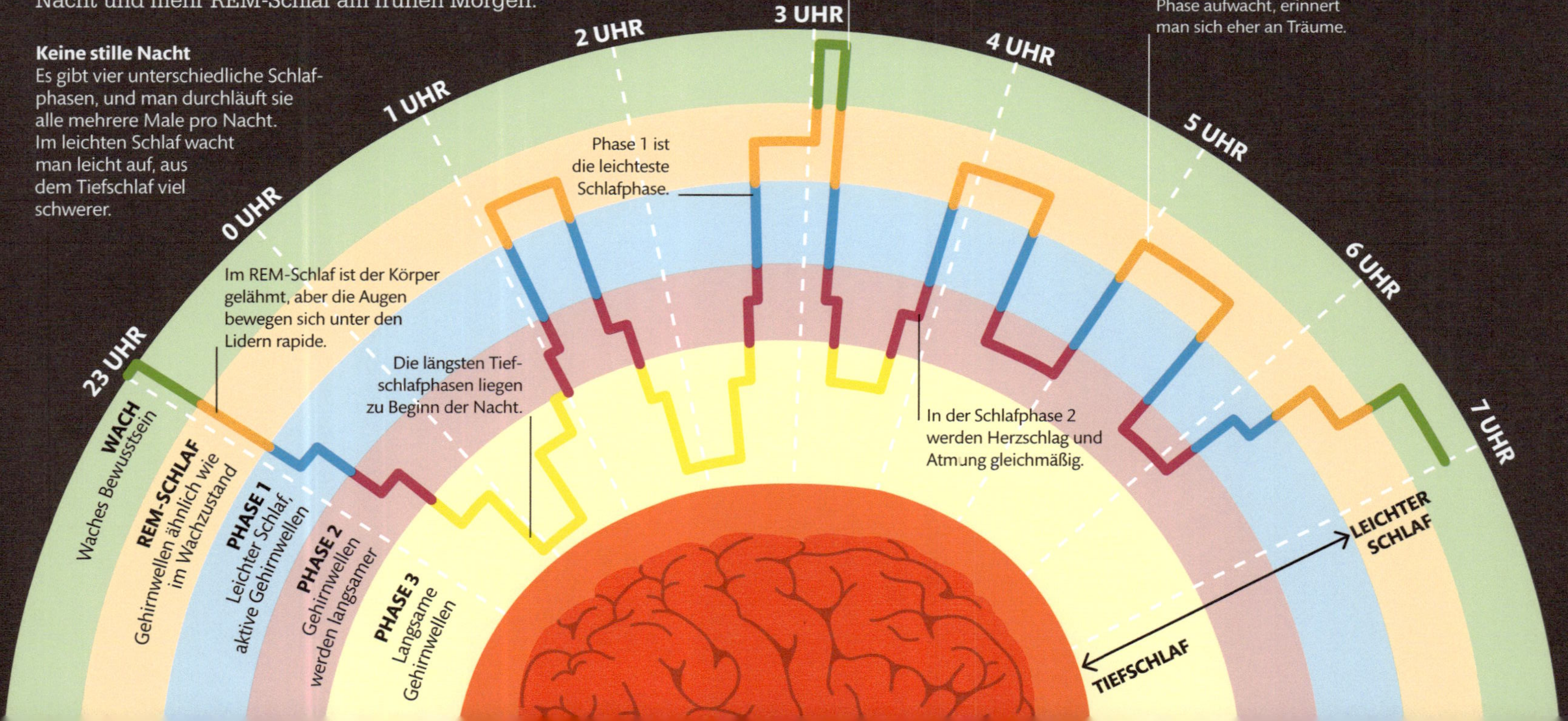

SCHLAFSTÖRUNGEN

Probleme wie Schlafwandeln, Somniloquie (im Schlaf sprechen) oder Schlafparalyse (man wacht zeitweise gelähmt auf) treten auf, wenn das Gehirn den Übergang zwischen den Schlafphasen nicht ganz schafft, sodass einige Hirnareale wach sind, doch andere tief schlafen. Beim Schlafwandeln sind motorische Areale wach, andere Areale schlafen jedoch. Dabei kann man sogar komplexe Dinge ausführen wie etwa Auto fahren.

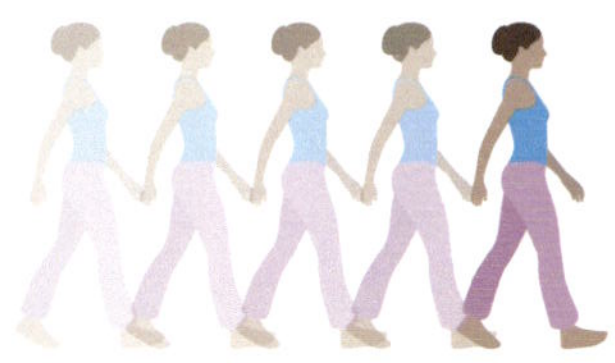

Gehirnreinigung

Am Tag produziert die Hirnaktivität Abfallstoffe, die das Gehirn vergiften können, wenn sie sich ansammeln. Aktuelle Studien an Mäusen zeigen, dass Schlaf dem Gehirn die Möglichkeit gibt, sie zu entfernen. Wahrscheinlich läuft bei Menschen etwas Ähnliches ab, was einige der Folgen von Schlafentzug für die Lernfähigkeit, das Gedächtnis und die Emotionskontrolle erklären könnte.

DER LÄNGSTE BELEGTE VERSUCH, WACH ZU BLEIBEN, IST 264 STUNDEN.

GLYMPHATISCHES SYSTEM

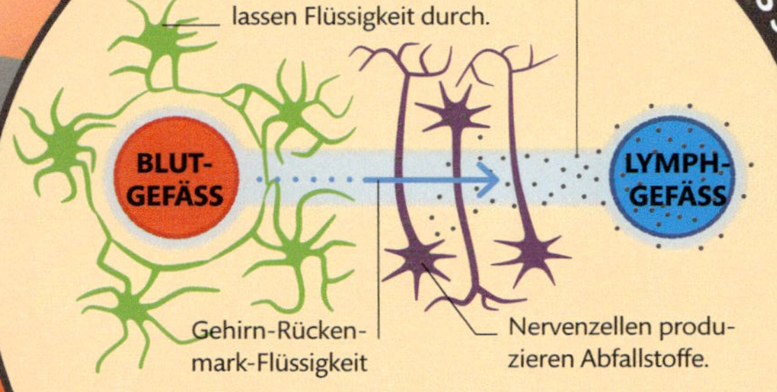

Anscheinend schrumpfen im Schlaf einige Gehirnzellen, sodass die Gehirn-Rückenmark-Flüssigkeit besser zwischen ihnen zirkulieren kann. Die Flüssigkeit transportiert Abfallstoffe, die sich angesammelt haben, zu den Lymphgefäßen, sodass sie aus dem Körper ausgeschieden werden können.

Das träumende Gehirn

Man weiß nicht genau, warum wir träumen, aber es gibt einige Theorien. Träume könnten dabei helfen, Informationen und Emotionen des Tages zu verarbeiten und sie im Langzeitgedächtnis (siehe S. 138–139) zu speichern. Sie könnten auch eine »Theaterprobe« sein: Das Hirn probiert im sicheren Schlaf verschiedene Reaktionen auf Extremereignisse aus, um im wirklichen Leben vorbereitet zu sein. Das könnte erklären, warum Träume oft negativ oder stressig sind. Aber vielleicht sind Träume auch nur »Bildschirmschoner« ohne Funktion.

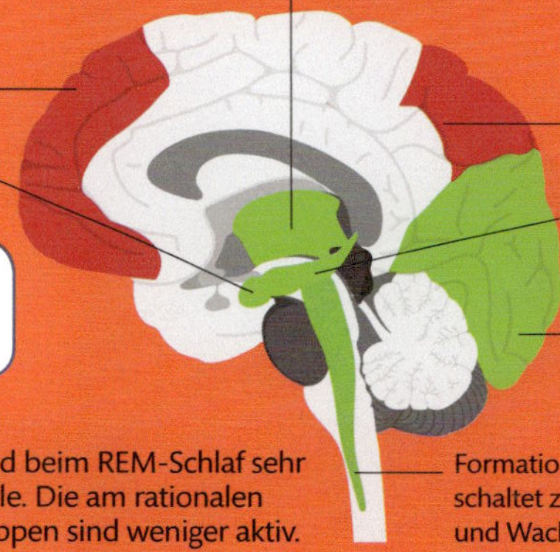

Aktivität im REM-Schlaf
Emotionale Hirnregionen sind beim REM-Schlaf sehr aktiv, ebenso große Kortexteile. Die am rationalen Denken beteiligten Frontallappen sind weniger aktiv.

Zeit

Wir messen Zeit objektiv in Stunden, Minuten und Sekunden mit Uhren, aber auch das Gehirn registriert die vergehende Zeit. Unsere inneren Uhren laufen alle verschieden schnell und ändern sich auch mit dem Alter.

Das Gehirn als Zeitmesser

Unser Zeitkonzept ist mit den neuronalen Netzen für das Gedächtnis und die Aufmerksamkeit verbunden, in denen Neuronen mit einer bestimmten Rate feuern. Mit diesen Oszillationen kann das Gehirn Zeit messen. Doch je mehr Oszillationen pro Sekunde stattfinden, desto länger erscheint uns ein Zeitraum. Ereignisse (etwa Nahtoderfahrungen), Zustände (wie Depressionen) oder Krankheiten (wie Parkinson) ändern die Feuerrate der Neuronen und verzerren die Zeitwahrnehmung.

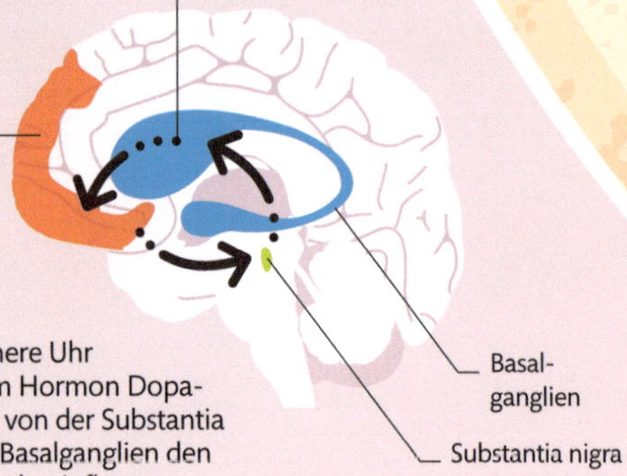

Die Dopaminuhr
Wie schnell die innere Uhr läuft, wird u.a. vom Hormon Dopamin gesteuert, das von der Substantia nigra aus über die Basalganglien den präfrontalen Kortex beeinflusst.

Zeitpakete
Ein Zyklus einer inneren Uhr ist eine Art »Zeitpaket«, in dem wir alles als ein Ereignis wahrnehmen. Ähnlich wie bei einer Kamera in Zeitlupe (die mit hoher Bildrate mehr Details aufnimmt) sind bei einer höheren Feuerrate der Neuronen die Zeitpakete kürzer, sodass wir mehr einzelne Ereignisse wahrnehmen.

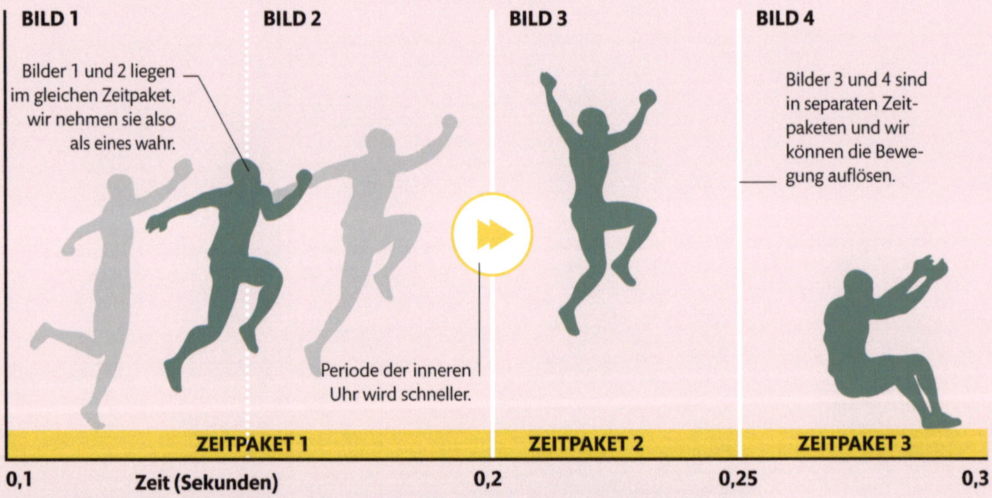

ZEITILLUSIONEN

Abstände können unsere Wahrnehmung der Zeit verzerren. Wenn drei Lichter in gleichen Zeitintervallen (beispielsweise 10 Sekunden) aufblitzen, aber der Abstand zwischen den Lichtern B und C größer als der zwischen A und B ist, dann erzeugt das die Sinnestäuschung, dass auch die Zeit zwischen den Blitzen B und C länger als zwischen A und B ist.

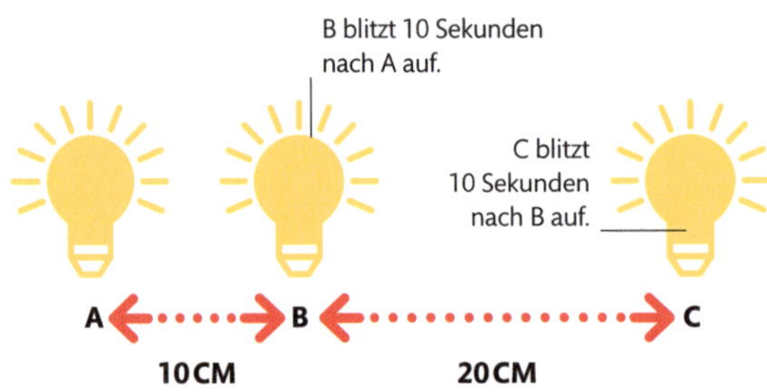

Alter und Zeitgefühl

Die Zeit scheint schneller zu vergehen, wenn wir älter werden – so erscheint etwa eine Reise, die uns als Kind ewig vorkam, viel kürzer. Ein Grund ist, dass sich die Zeitwahrnehmung mit dem Alter entwickelt. Als Neugeborene leben wir im Augenblick – wir schreien, wenn wir nicht rechtzeitig gefüttert werden, aber uns wird das Vergehen der Zeit nicht bewusst. Als Kleinkinder lehrt man uns, auf die Zeit zu achten, wie lange etwa das Zähneputzen dauert. Mit sechs Jahren können wir Zeiten schätzen und das Wissen darüber, wie lange etwas dauert, auf neue Situationen übertragen.

Einflussfaktoren auf die Zeitwahrnehmung

Als Erwachsene sind wir uns der Zeit stärker bewusst, weil wir mehr Verantwortlichkeiten und Termine haben. Die Routine, von einem Termin zum nächsten zu wechseln, kann das Zeitgefühl beschleunigen. Doch es gibt auch biologische und wahrnehmungspsychologische Theorien, warum die Zeit mit dem Alter schneller zu verlaufen scheint.

Stoffwechsel

In 24 Stunden hat das Herz eines Vierjährigen 125% der Schläge eines Erwachsenen ausgeführt. Auch andere biologische Rhythmen wie das Atmen sind schneller. Damit könnte auch die innere Uhr von Kindern einen höheren Takt haben, sodass ihnen die Zeit langsamer erscheint.

Proportionaltheorie

Wenn wir älter werden, macht das gleiche Zeitintervall einen immer kleineren Anteil der gesamten Lebenszeit aus. So ist etwa ein Jahr 10% der Lebenszeit eines 10-Jährigen, aber nur 2% der Lebenszeit eines 50-Jährigen.

Wahrnehmung

Je mehr Informationen wir aufnehmen und verarbeiten, desto langsamer erscheint uns die Zeit zu vergehen. Kinder, die viele Dinge zum ersten Mal erleben, achten stärker auf Details als Erwachsene, was das Zeitgefühl dehnen könnte.

Leitungsbahnen im Gehirn

Mit dem Alter werden die Leitungsbahnen im Gehirn komplexer, sodass Signale länger brauchen, um sie zu durchlaufen. Ältere Menschen sehen also weniger Bilder in der gleichen objektiven Zeit, sodass die Zeit schneller zu vergehen scheint.

WIE BEEINFLUSSEN DROGEN DAS ZEITGEFÜHL?

Dopamin ist der wichtigste Neurotransmitter, der die Zeitwahrnehmung steuert. Einige Drogen wie Methamphetamin aktivieren Dopaminrezeptoren. Das bremst die innere Uhr, sodass die Zeit schneller zu vergehen scheint.

DIE WAHRNEHMUNG DER ZEIT STOPPT IM SCHLAF.

ZZZ

Was ist Persönlichkeit?

Die Persönlichkeit macht uns zu dem, was wir sind. Sie setzt sich aus verschiedenen Merkmalen zusammen, die unser Verhalten, unsere Entscheidungen und Reaktionen formen. Es gibt mehrere Systeme, die Persönlichkeit zu klassifizieren.

Veränderliche Persönlichkeit

Mit dem Augenblick der Empfängnis beginnt die DNA, unsere Persönlichkeit zu formen. Sie führt etwa dazu, dass wir mehr oder weniger eines Neurotransmitters produzieren oder mehr oder weniger stark auf bestimmte Hormone reagieren. Dies beeinflusst das Temperament und auch zu gewissem Grad die Persönlichkeit. Doch neben den Genen formen uns auch unsere Lebenserfahrungen und die Umwelt.

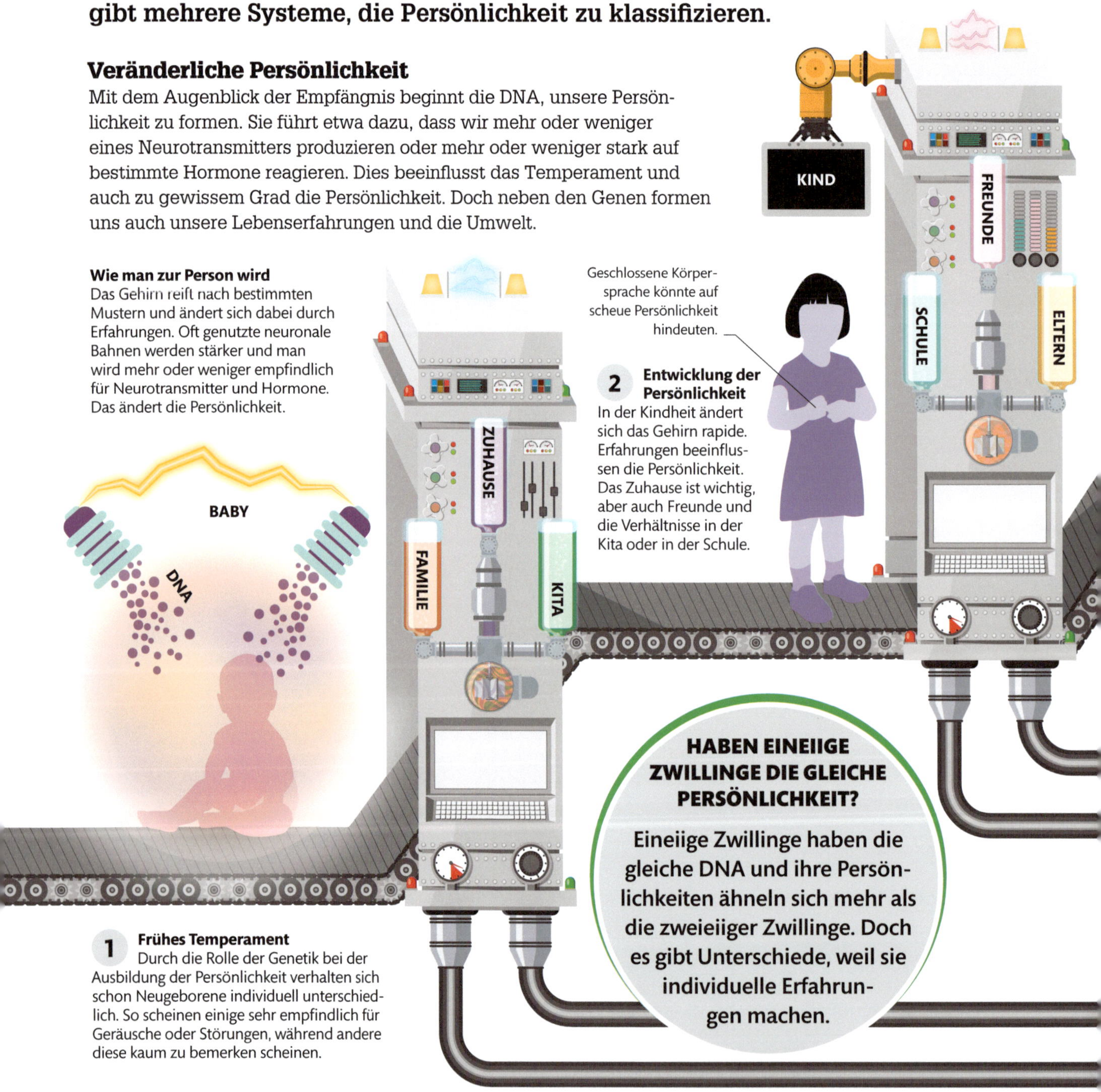

Wie man zur Person wird
Das Gehirn reift nach bestimmten Mustern und ändert sich dabei durch Erfahrungen. Oft genutzte neuronale Bahnen werden stärker und man wird mehr oder weniger empfindlich für Neurotransmitter und Hormone. Das ändert die Persönlichkeit.

Geschlossene Körpersprache könnte auf scheue Persönlichkeit hindeuten.

2 Entwicklung der Persönlichkeit
In der Kindheit ändert sich das Gehirn rapide. Erfahrungen beeinflussen die Persönlichkeit. Das Zuhause ist wichtig, aber auch Freunde und die Verhältnisse in der Kita oder in der Schule.

1 Frühes Temperament
Durch die Rolle der Genetik bei der Ausbildung der Persönlichkeit verhalten sich schon Neugeborene individuell unterschiedlich. So scheinen einige sehr empfindlich für Geräusche oder Störungen, während andere diese kaum zu bemerken scheinen.

HABEN EINEIIGE ZWILLINGE DIE GLEICHE PERSÖNLICHKEIT?

Eineiige Zwillinge haben die gleiche DNA und ihre Persönlichkeiten ähneln sich mehr als die zweieiiger Zwillinge. Doch es gibt Unterschiede, weil sie individuelle Erfahrungen machen.

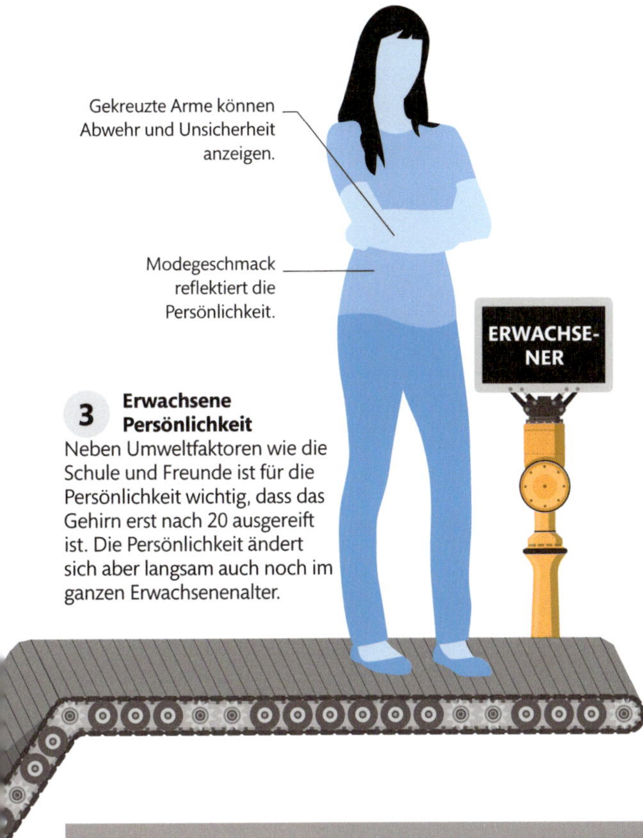

3 Erwachsene Persönlichkeit
Neben Umweltfaktoren wie die Schule und Freunde ist für die Persönlichkeit wichtig, dass das Gehirn erst nach 20 ausgereift ist. Die Persönlichkeit ändert sich aber langsam auch noch im ganzen Erwachsenenalter.

PERSÖNLICHKEIT IM GEHIRN

Forscher versuchen, Persönlichkeitstypen mit Gehirnstrukturen in Verbindung zu bringen, aber der Erfolg ist gemischt. Wir wissen, dass Hirnschäden, vor allem im frontalen Bereich, die Persönlichkeit verändern können, und einige Studien haben bestimmte Persönlichkeitsmerkmale mit Unterschieden der Hirnstruktur oder -funktion korreliert. Doch bisher macht die Komplexität sowohl des Gehirns als auch unseres Verhaltens es schwer, klare Zusammenhänge zu finden.

Einschätzung der Persönlichkeit

Die gängigste Beschreibung ist das Fünf-Faktoren-Modell (FFM), auch »Big Five« genannt, das fünf Hauptdimensionen definiert: Offenheit, Gewissenhaftigkeit, Extraversion, Verträglichkeit und Neurotizismus. Eine Person wird anhand standardisierter Tests auf einer kontinuierlichen Skala für jede Dimension eingeordnet, je nachdem, ob sie das Merkmal wenig oder stark zeigt.

NIEDRIGER WERT	Dimension		HOHER WERT
Praktisch, unflexibel, zieht Routine vor, konventionell, fokussiert	OFFENHEIT	Offenheit ist die Neigung, neue Ideen, Gefühle und Verhalten zu schätzen.	Neugierig, kreativ, abenteuerlustig, unberechenbar
Impulsiv, unorganisiert, hasst Regeln, flexibel, spontan	GEWISSENHAFTIGKEIT	Gewissenhaftigkeit beschreibt Merkmale wie das Einhalten von Regeln oder hartes Arbeiten.	Zuverlässig, hart arbeitend, organisiert, hartnäckig
Ruhig, zurückgezogen, reserviert, zieht Einsamkeit vor	EXTRAVERSION	Extraversion ist die Neigung, sozial, durchsetzungsfähig und ausdrucksstark zu sein.	Kontaktfreudig, ausdrucksfähig, dominant, freundlich, redet gerne
Kritisch, argwöhnisch, unkooperativ, beleidigend, manipulativ	VERTRÄGLICHKEIT	Verträglichkeit beschreibt, wie kooperativ, vertrauenswürdig und gütig jemand ist.	Hilfsbereit, einfühlsam, vertrauensselig, fürsorglich, höflich, liebenswert, bescheiden
Ruhig, sicher, emotional stabil, entspannt	NEUROTIZISMUS	Neurotizismus bezieht sich auf die emotionale Stabilität und die Neigung zu negativen Emotionen.	Besorgt, schnell erregt, unglücklich, gestresst, launisch

Das Selbst

Das Selbst ist eine Sammlung von Konzepten darüber, wer wir sind, waren und sein wollen. Wir leiten das Gefühl des Selbst auf viele Weise ab: durch das Bewusstsein von uns selbst als physische Wesen, als Handelnde und als Teil der Gesellschaft.

Was ist das Selbst?

Das Selbst ist unser inneres Konzept dessen, was wir sind. Es entwickelt sich durch die Beurteilung unserer Erfahrungen in der Welt. Es hat zwei Aspekte: das physische Selbst (was wir als greifbare Wesen sind) und das geistige Selbst (das man als das autobiografische Gedächtnis sehen kann). Mehrere verbundene Hirnstrukturen tragen zum Selbst bei. Das physische Selbst wird von Arealen erzeugt, die die Lage des Körpers im Raum registrieren. Die Areale, die uns ermöglichen, die eigenen geistigen Vorgänge zu reflektieren und Erinnerungen abzurufen, tragen zum geistigen Selbst bei.

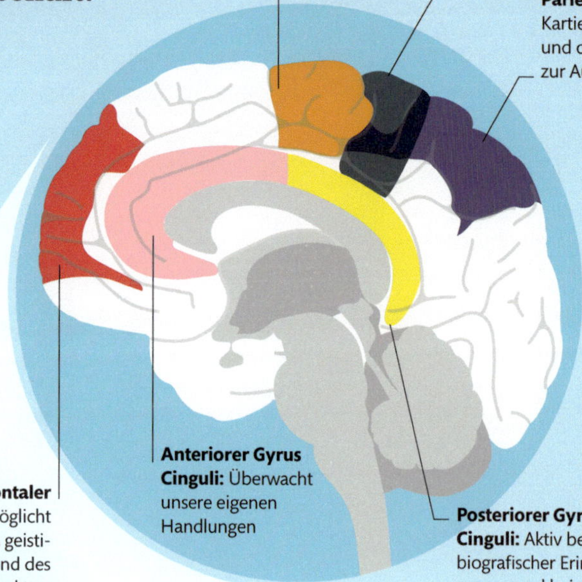

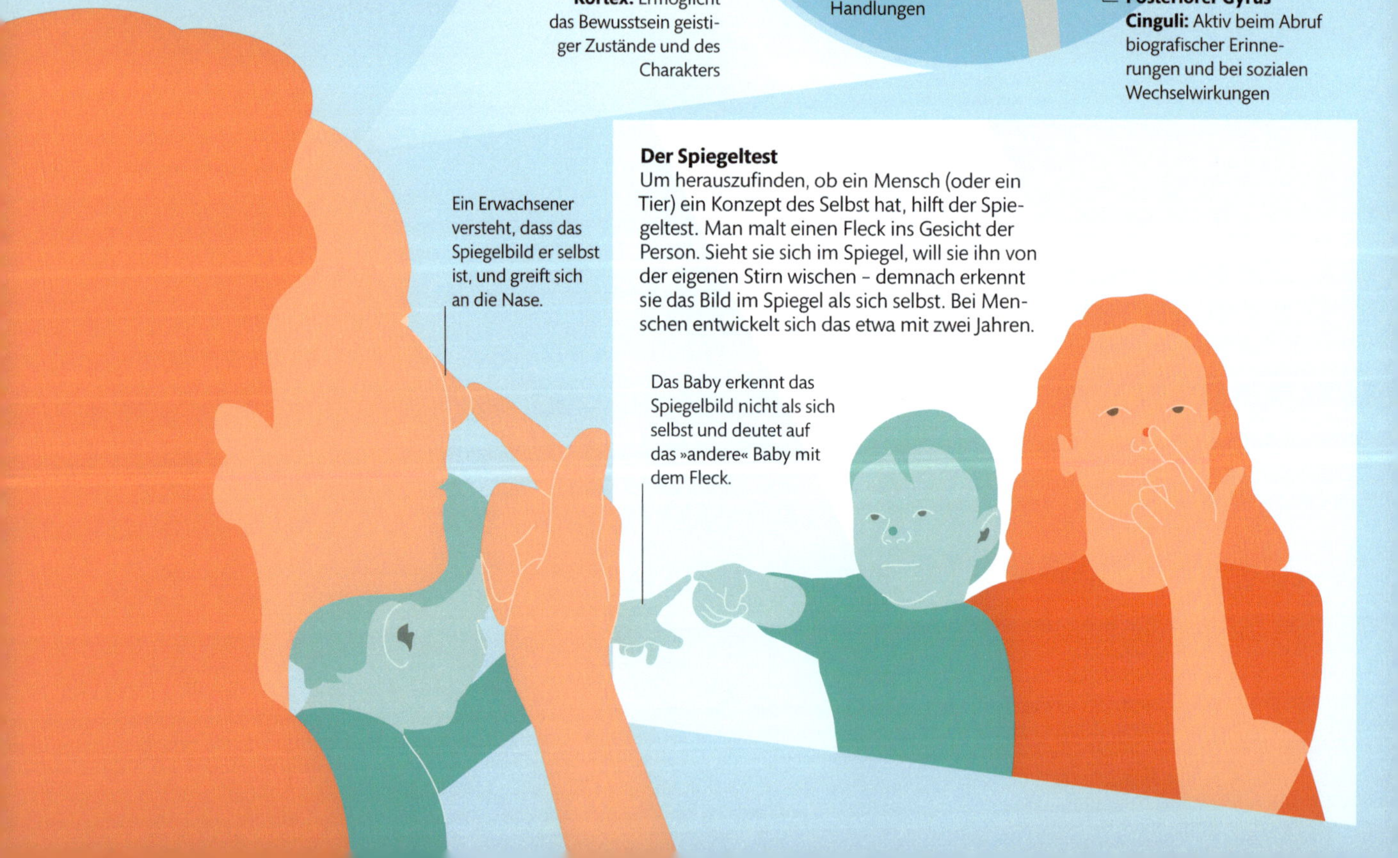

Ein Erwachsener versteht, dass das Spiegelbild er selbst ist, und greift sich an die Nase.
Das Baby erkennt das Spiegelbild nicht als sich selbst und deutet auf das »andere« Baby mit dem Fleck.

Der Spiegeltest

Um herauszufinden, ob ein Mensch (oder ein Tier) ein Konzept des Selbst hat, hilft der Spiegeltest. Man malt einen Fleck ins Gesicht der Person. Sieht sie sich im Spiegel, will sie ihn von der eigenen Stirn wischen – demnach erkennt sie das Bild im Spiegel als sich selbst. Bei Menschen entwickelt sich das etwa mit zwei Jahren.

Selbstdiskrepanz: Aktual-Selbst und Ideal-Selbst

Oft unterscheidet sich, wer man zu sein glaubt (Aktual-Selbst oder gegenwärtiges Selbst genannt) von dem, wer man zu sein anstrebt (Ideal-Selbst). Die Sicht des Aktual-Selbst ändert sich durch Rückmeldungen und Herausforderungen des sozialen Umfelds. Einige Psychologen meinen, wenn sich Aktual- und Ideal-Selbst ähneln, führt man eher ein glückliches Leben.

Diskrepanz und Kongruenz
Wenn die Diskrepanz zwischen dem Aktual-Selbst und dem Ideal-Selbst klein ist, liegt »Kongruenz« vor.

Die kleine Überlappung bedeutet, dass das Aktual-Selbst nicht so ist, wie man sein möchte.

Das Aktual-Selbst überlappt stark mit dem, wie man sein möchte.

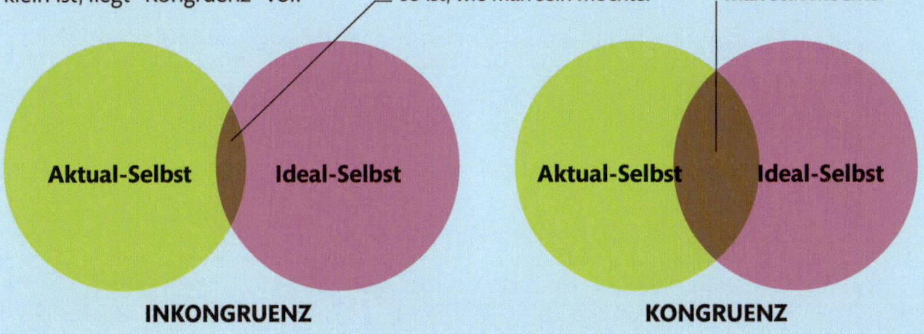

IDENTITÄT

Das Selbst ist die Erste-Person-Sicht dessen, wie man sich selbst wahrnimmt und beurteilt. Identität bezeichnet spezifische Haltungen und Merkmale, die eine Person definieren und von anderen unterscheiden.

Die Entwicklung des Selbst

Das Konzept des Selbst beginnt, sobald man fähig ist, sich als Individuum zu erkennen, das von anderen Objekten und Personen abgesetzt und verschieden ist. Das fundamentale Selbstkonzept entsteht kurz nach der Geburt, aber erst im zweiten Lebensjahr entwickelt man eine komplexere Sicht dessen, wer man ist.

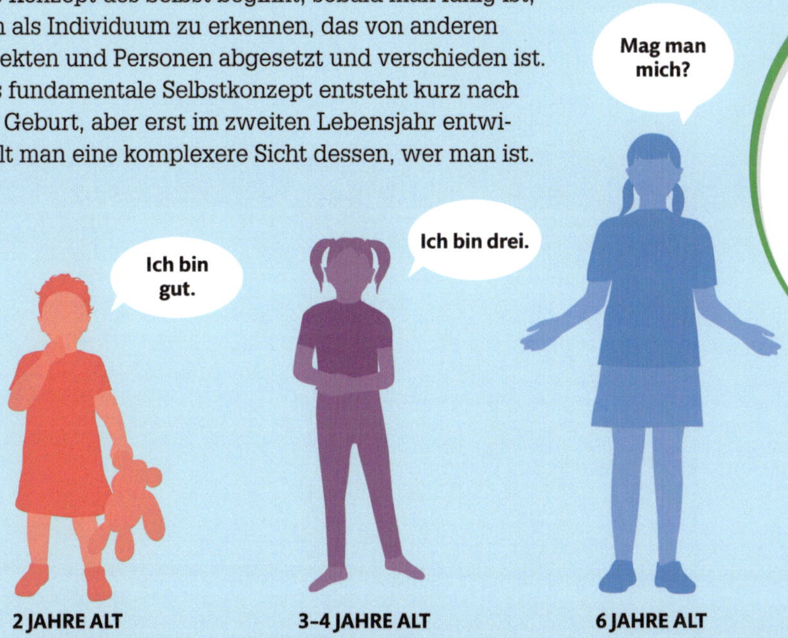
Ich bin gut.
Ich bin drei.
Mag man mich?
2 JAHRE ALT
3–4 JAHRE ALT
6 JAHRE ALT

Selbstbeschreibung
Mit etwa zwei Jahren beginnen Kinder, über sich selbst als »ich« zu sprechen. Oft beschreiben sie sich so, wie andere sie sehen würden.

Kategorisches Selbstkonzept
Junge Kinder definieren sich selbst über Merkmale und Kategorien. Diese sind gewöhnlich konkret wie das Alter oder die Haarfarbe.

Selbst gegenüber anderen
Im Schulalter beginnen Kinder, sich selbst mit Freunden zu vergleichen. Viele Ansichten über ihr Selbst beruhen auf den Reaktionen anderer.

ERKENNEN SICH HUNDE SELBST IM SPIEGEL?

Hunde fallen beim Spiegeltest durch, aber einige Forscher argumentieren, dass der Test für Tiere, deren primärer Sinn nicht das Sehen ist, nicht geeignet ist.

60% DER NUTZER SOZIALER MEDIEN SAGEN, DASS DIES NEGATIV BEEINFLUSST, WIE SIE ÜBER SICH SELBST DENKEN.

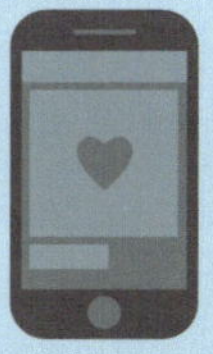

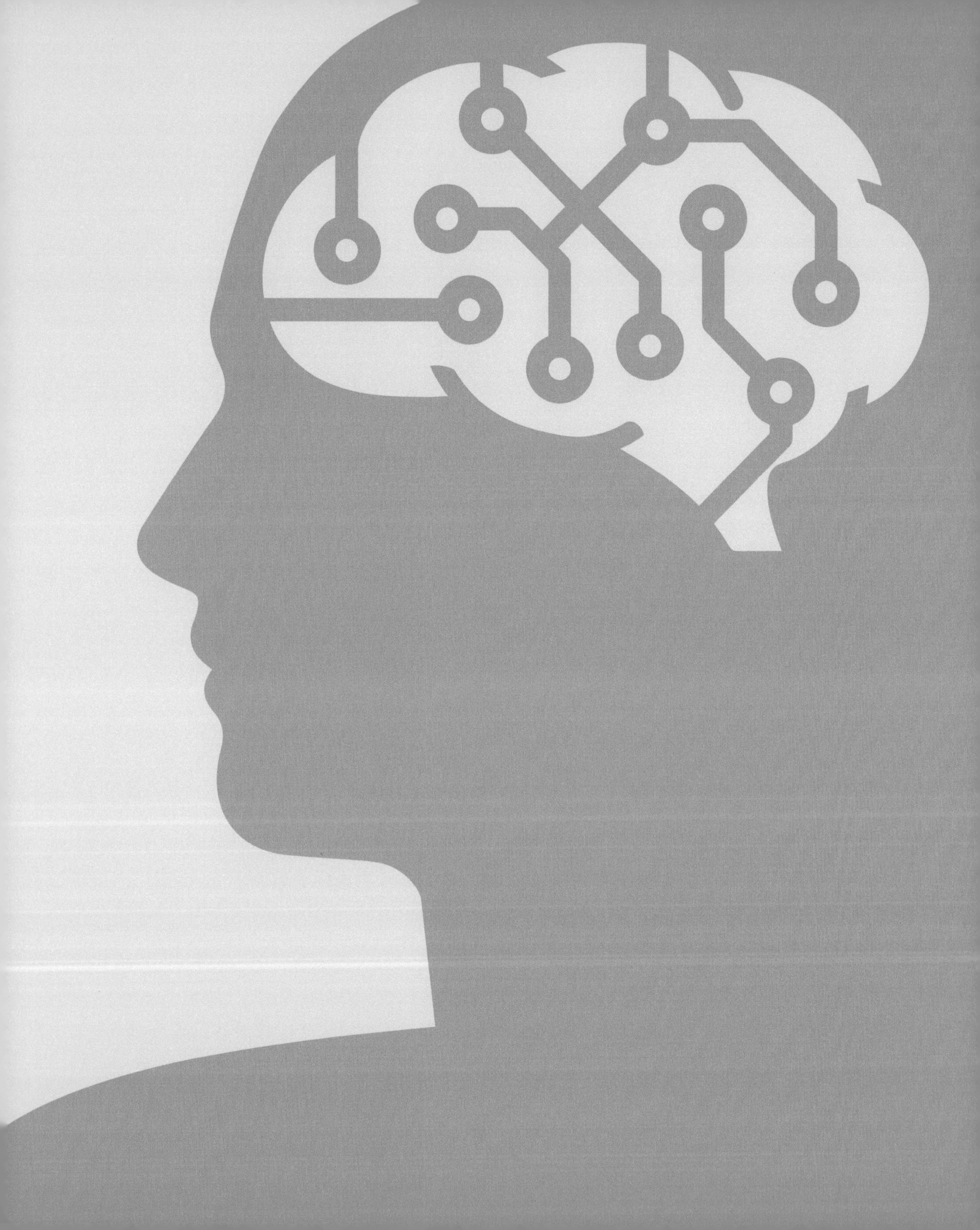

DAS GEHIRN DER ZUKUNFT

Künstliche Sinne

Elektronische Geräte sind heute praktisch so gut wie die Augen und andere Sinnesorgane. In Zukunft könnten sie nicht nur verlorene Sinne ersetzen, sondern sogar erweitern.

Hör- und Sehprothesen

Cochlea-Implantate wurden in den 1970er-Jahren entwickelt und Retina-Implantate erschienen 2011, um Menschen mit schweren Hör- bzw. Sehproblemen zu helfen. Mikrofone bzw. Kameras nehmen Schall bzw. Bilder auf, und eine Verarbeitungseinheit wandelt sie in elektrische Signale um, die drahtlos an die eigentlichen Implantate übertragen werden. Das Implantat reizt dann Sinnesnerven, die das Signal an den entsprechenden sensorischen Kortex weiterleiten.

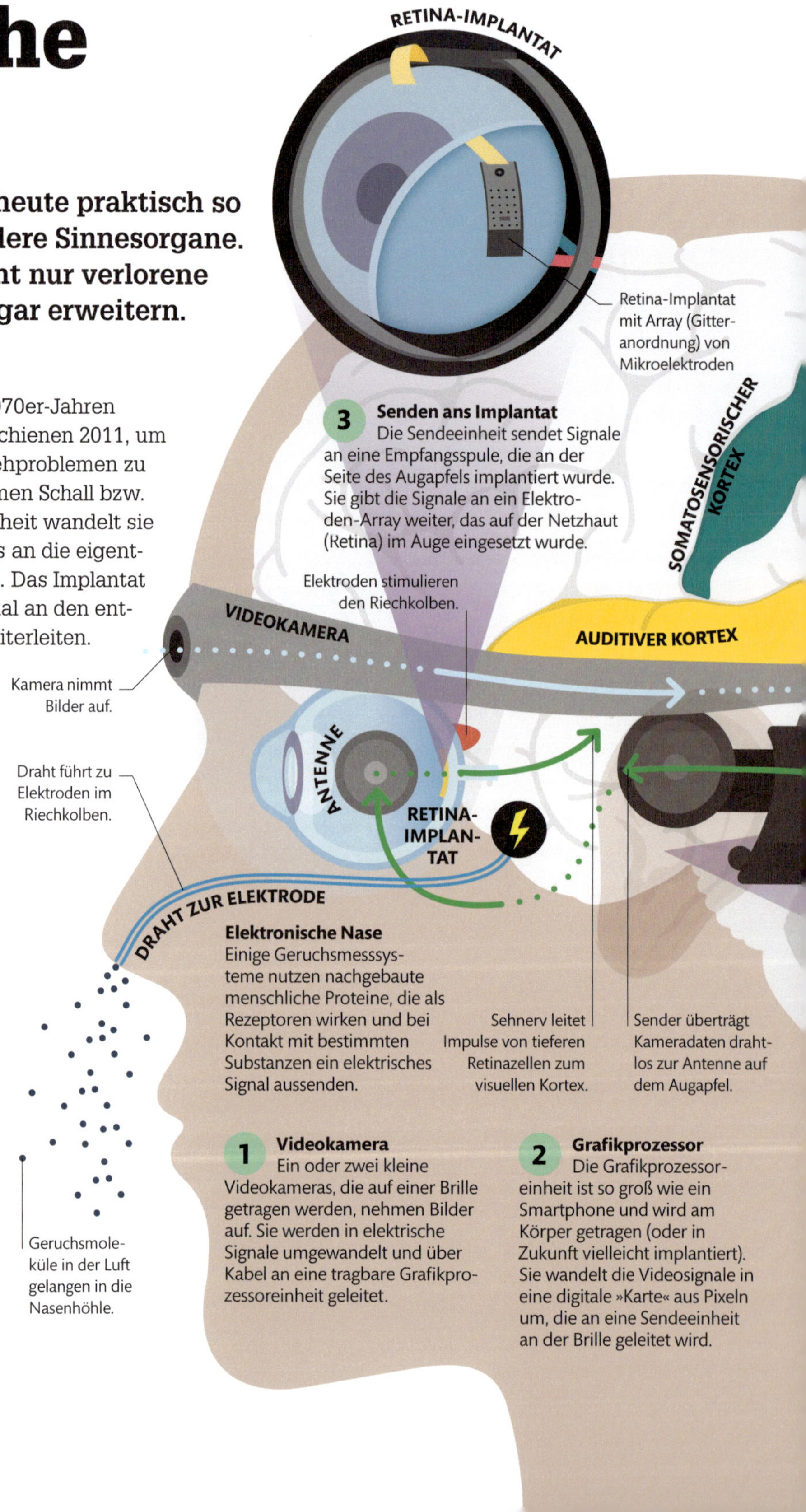

ASW

Einige Menschen berichten von sogenannten außersinnlichen Wahrnehmungen (ASW oder ESP), die nicht von den bekannten Sinnen stammen können. Diese Erfahrungen beruhen jedoch meist auf dem Abruf vergessener Ereignisse, unbewussten Reizen, Zufällen und anderen psychologischen Mechanismen. Doch künftige Forschungen finden vielleicht einen natürlichen Sinn für Magnetfelder oder andere Phänomene.

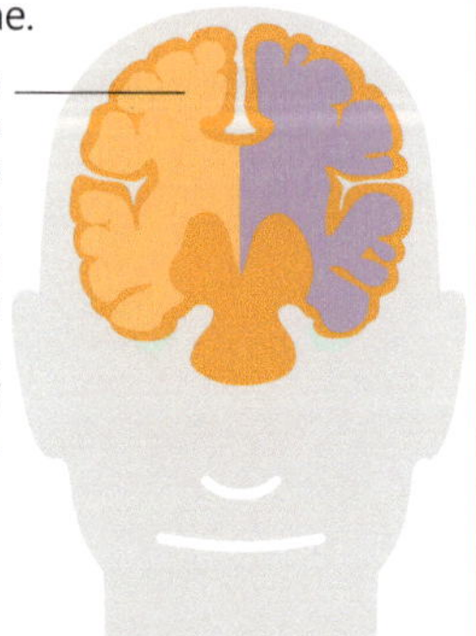

Hirnscans zeigen eine höhere Aktivität in der rechten Hirnhälfte bei Menschen, die von ASW berichten.

4 Implantat reizt Sehnerven Das Array ist ein Gitter von Elektroden, die Neuronen in tieferen Netzhautschichten stimulieren, um fehlerhafte Lichtsinneszellen zu umgehen. Diese Nerven senden dann Erregungen über den Sehnerv zum visuellen Kortex.

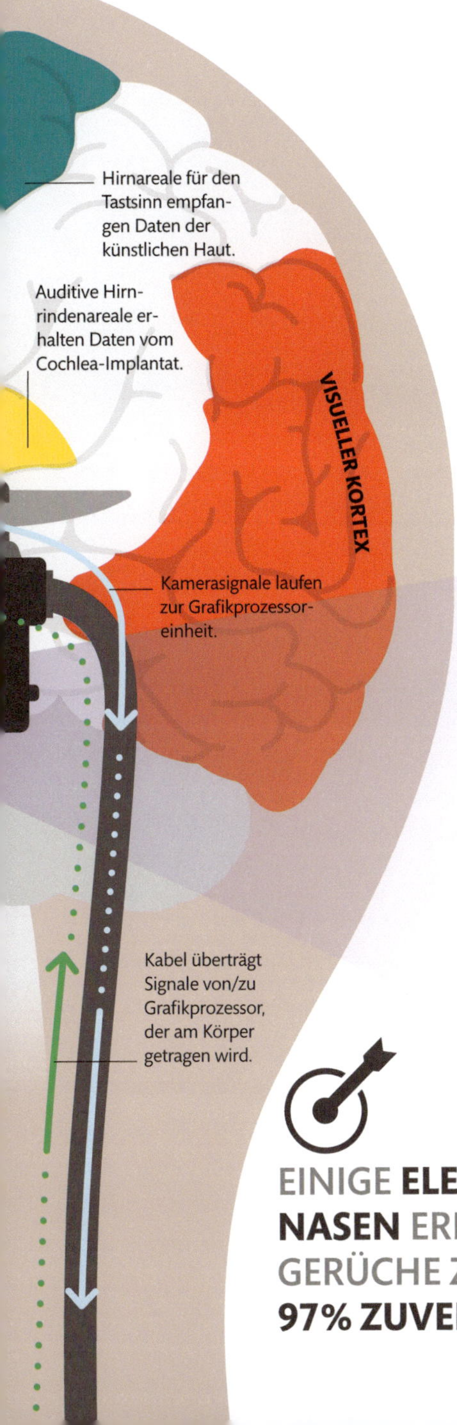

KÜNSTLICHE HAUT

Künstliche Haut besteht aus Schichten aus Graphen (wabenförmige Strukturen aus Kohlenstoffatomen), die kuppelförmige Sensoren enthalten. Physikalische Änderungen wie Temperatur oder Druck dehnen diese Sensoren, sodass elektrische Signale entstehen, die Nerven reizen können.

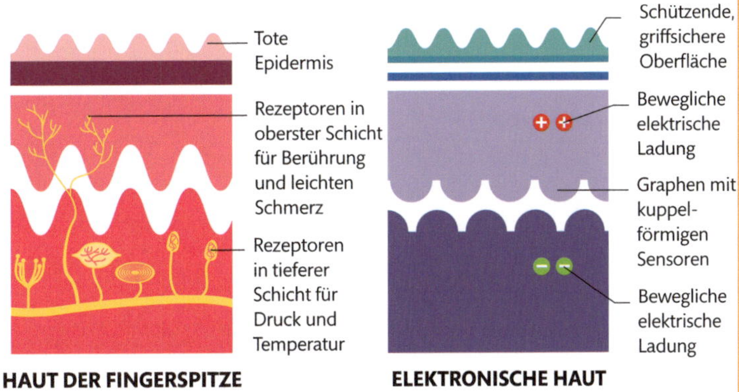

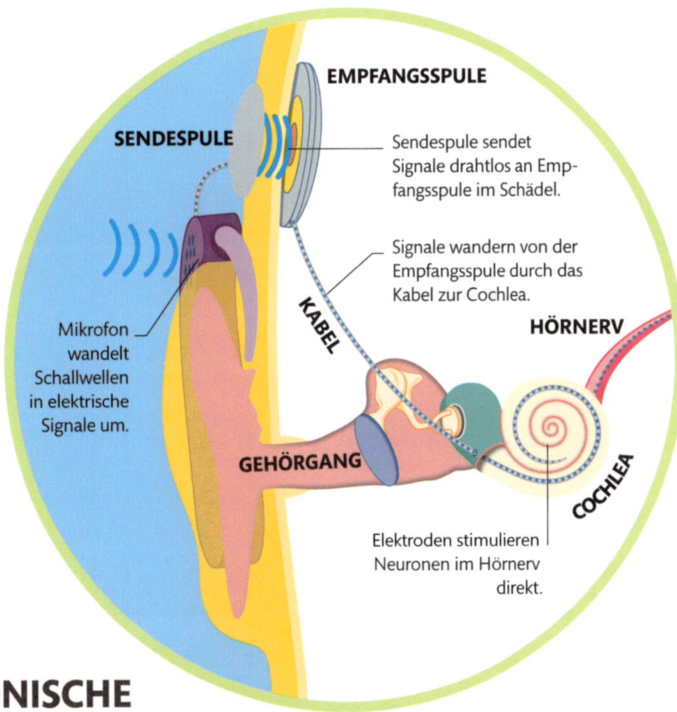

Cochlea-Implantat (CI)
Typische Cochlea-Implantate umgehen beschädigte Teile des Außen- und Mittelohrs und die Hörzellen der Cochlea (Hörschnecke) im Innenohr. Die Implantate leiten winzige elektrische Signale direkt zum Hörnerv.

EINIGE **ELEKTRONISCHE NASEN** ERKENNEN GERÜCHE ZU ETWA **97% ZUVERLÄSSIG.**

Kabel im Gehirn

Bislang konnte nur das Gehirn die Muskeln und Drüsen kontrollieren. Aber moderne elektromechanische, robotische Geräte – oft für amputierte Glieder entwickelt – erweitern die Möglichkeiten.

Bionische Gliedmaßen

Es gibt heute motorisierte bionische Gliedmaßen, die auf winzige elektrische Erregungen der motorischen Nerven reagieren, die von der Aktivität des Motorkortex im Gehirn ausgehen. Zunehmend leistungsfähigere Prothesen liefern sensorische Rückmeldungen, die den Kontrollsystemen im Gehirn die kontinuierliche Feinsteuerung ähnlich wie bei natürlichen Gliedern ermöglichen.

1 Motorkortex Bewegungszentren des Gehirns formulieren Erregungsmuster für motorische Nerven, die Dutzende von Muskeln in Arm und Hand koordinieren.

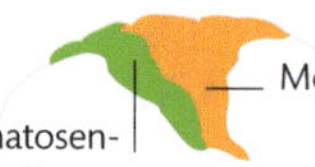

Motorkortex
Somatosensorischer Kortex

Rückenmark verbindet Hirn und Armnerven.

2 Impulse senden Motorische Nervenimpulse laufen vom Gehirn durch das Rückenmark und periphere Nerven zum Arm und zur Hand.

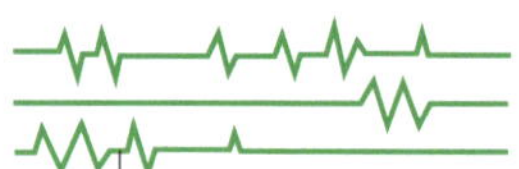

3 Mikroprozessor Mikrochips konvertieren Nervenimpulse in Digitalsignale für die Schaltkreise des bionischen Glieds.

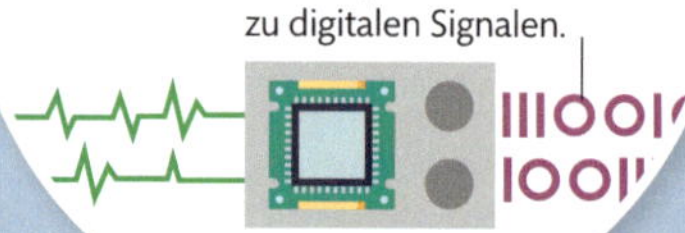

Nervenimpulse werden zu digitalen Signalen.

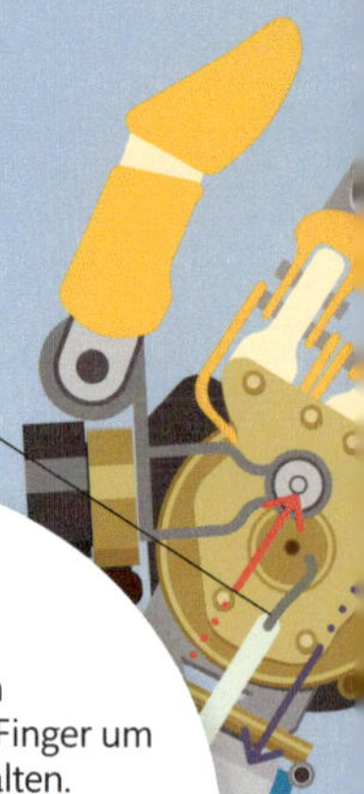

Kabel leiten Signale zu Motoren in der Hand.

4 Bionische Hand Bis zu zehn kleine Motoren bewegen die Hand und die Finger um Gelenke, die Sensoren enthalten.

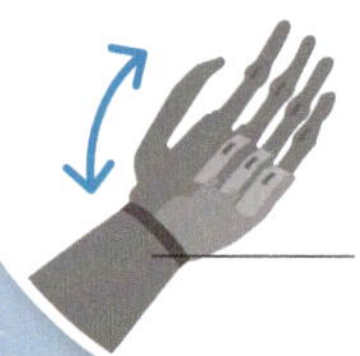

Nervus medianus, N. radialis und N. ulnaris

Zwei-Wege-Kommunikation
Der Motorkortex kontrolliert das bionische Glied. Wie bei natürlichen Gliedern modifiziert er die Signale kontinuierlich in Wechselwirkung mit dem somatosensorischen Kortex.

Motorimpulse zur bionischen Hand

Sensorsignale von bionischer Hand

5 Sensordaten Rezeptoren in den Motoren, Gelenken und künstlicher Haut geben Rückmeldung.

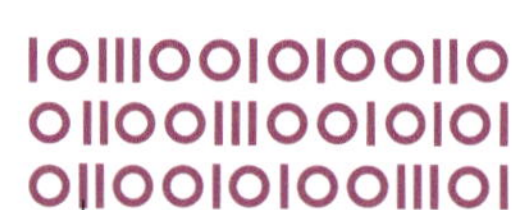

6 Wahrnehmung Weitere Prozessoren wandeln die Sensorsignale in natürlichere Nervenerregungen um, die der somatosensorische Kortex als Tastwahrnehmungen interpretieren kann.

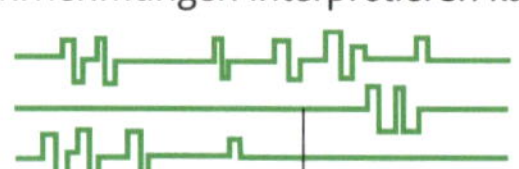

Tiefe Hirnstimulation (THS)

Bei der THS implantiert man Elektroden in Hirnstrukturen (siehe unten), um bestimmte Störungen zu behandeln. Sie erhalten elektrische Impulse von einem Neurostimulator (»Hirnschrittmacher«), der unter die Brusthaut implantiert und über ein externes Steuergerät eingestellt wird. Die adaptive THS hat zudem Sensorelektroden und reagiert auf die elektrische Hirnaktivität.

DIE BATTERIE DES STIMULATORS FÜR DIE TIEFE HIRNSTIMULATION KANN BIS ZU NEUN JAHRE HALTEN.

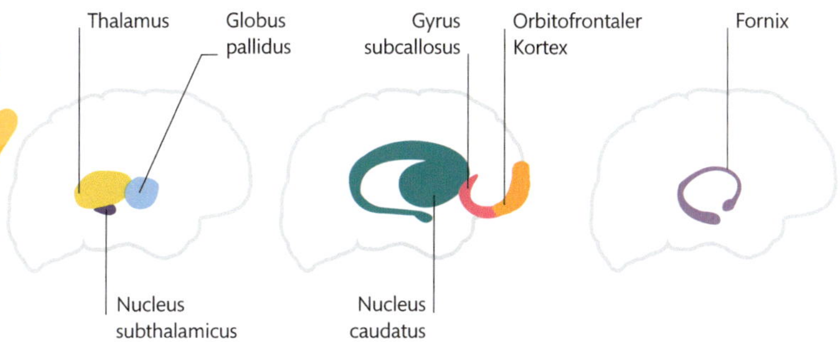

Bewegungsstörungen
Die THS ist eine etablierte Behandlungsmethode für Bewegungsprobleme wie Tremor (Zittern) und Rigor (Starre) bei der Parkinson-Krankheit oder Spasmen bei Dystonie.

Psychiatrische Störungen
THS kann bei schweren Angststörungen, Depressionen oder obsessiv-kompulsiven Störungen eingesetzt werden, wenn andere Therapien wie Medikamente nicht erfolgreich sind.

Kognitive Störungen
Noch in Erforschung ist THS für Störungen wie die Alzheimer-Krankheit, wobei man Strukturen für das Gedächtnis und die kognitiven neuronalen Netze stimuliert.

WANN WURDE DAS ERSTE BIONISCHE GLIED ENTWICKELT?

1993 baute ein Team Bioingenieure am Princess Margaret Rose Hospital in Edinburgh (Schottland) den ersten bionischen Arm für den Amputierten Robert Campbell Aird.

Vagusnervstimulation

Der Vagusnerv, einer der Hirnnerven (siehe S. 12), verbindet das Gehirn mit Organen im Brust- und Bauchraum. Bei der Vagusnervstimulation (VNS) wird ein kleiner Pulsgeber (ähnlich eines Herzschrittmachers) in der Brust unter die Haut implantiert. Er ist mit Elektroden am Vagusnerv im Hals verbunden, die die sensorischen Fasern des Vagusnervs reizen. Der Nerv leitet die Erregung ans Gehirn, wo sie über verschiedene neuronale Leitungsbahnen verteilt wird. Mit VNS behandelt man vor allem bestimmte Formen der Epilepsie und der Depression.

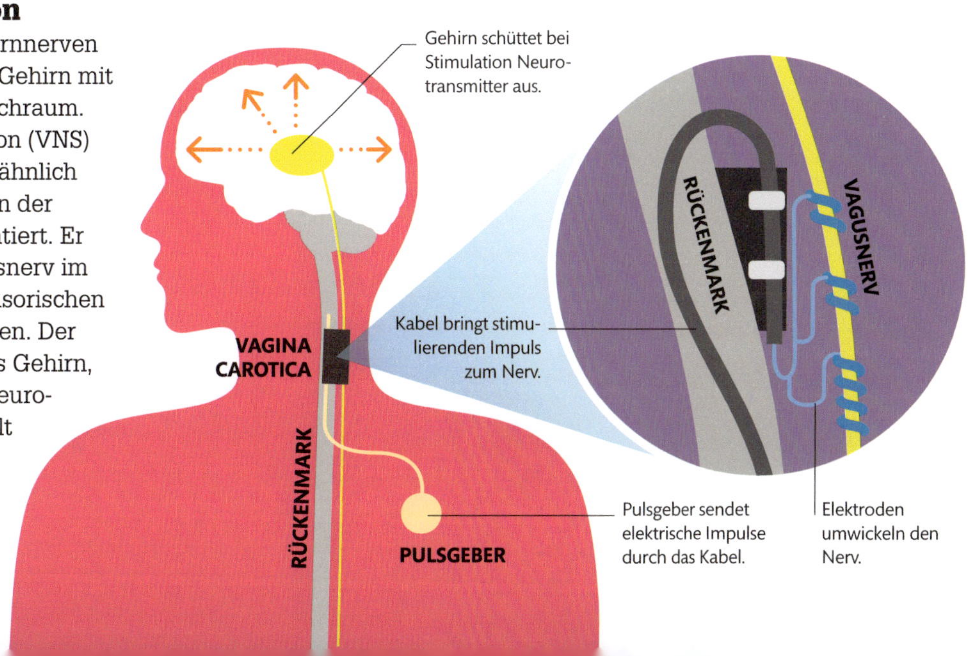

Das unerforschte Gehirn

Neue Forschungen zeigen, dass einige gut bekannte Hirnareale unerwartete Funktionen haben. Dies trifft insbesondere auf die »tieferen« Hirnstrukturen zu wie den Hirnstamm oder den Thalamus, die man früher für eher passiv mit automatisierten Funktionen hielt.

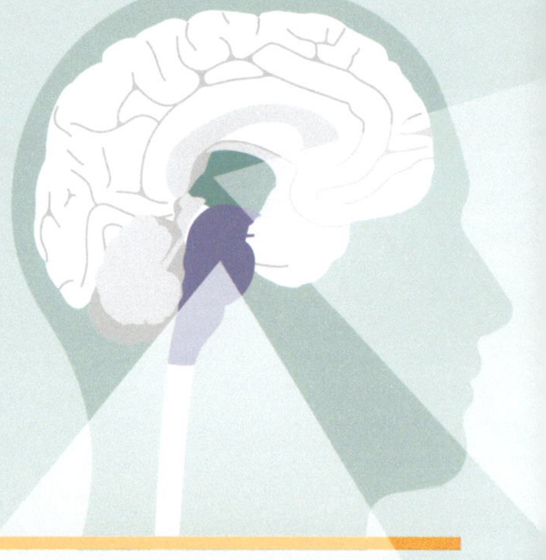

Neue Potenziale entdecken

Mit modernen Methoden kann man auch Regionen tief unter dem Kortex erforschen, um ihren Beitrag zum bewussten Denken und Verhalten zu verstehen. Zu diesen Verfahren gehören die Magnetenzephalografie (MEG), die die von Neuronen erzeugten Magnetfelder misst (siehe S. 43), die fMRT und die Nahinfrarotspektroskopie (NIRS), die die Hirnaktivität anhand von lokalen Variationen der Durchblutung und des Sauerstoffgehalts abbildet.

Der Hirnstamm und Emotionen

Der Hirnstamm (siehe S. 36–37) ist nicht nur ein automatisches Lebenserhaltungssystem, sondern ist auch aktiv bei unserem Verhalten, vor allem bei Emotionen. Stimmungen sind mit spezifischen Kernen verknüpft. Man kann sie mit Elektroden oder Medikamenten beeinflussen, um etwa Depressionen, Angststörungen und Panikattacken zu behandeln.

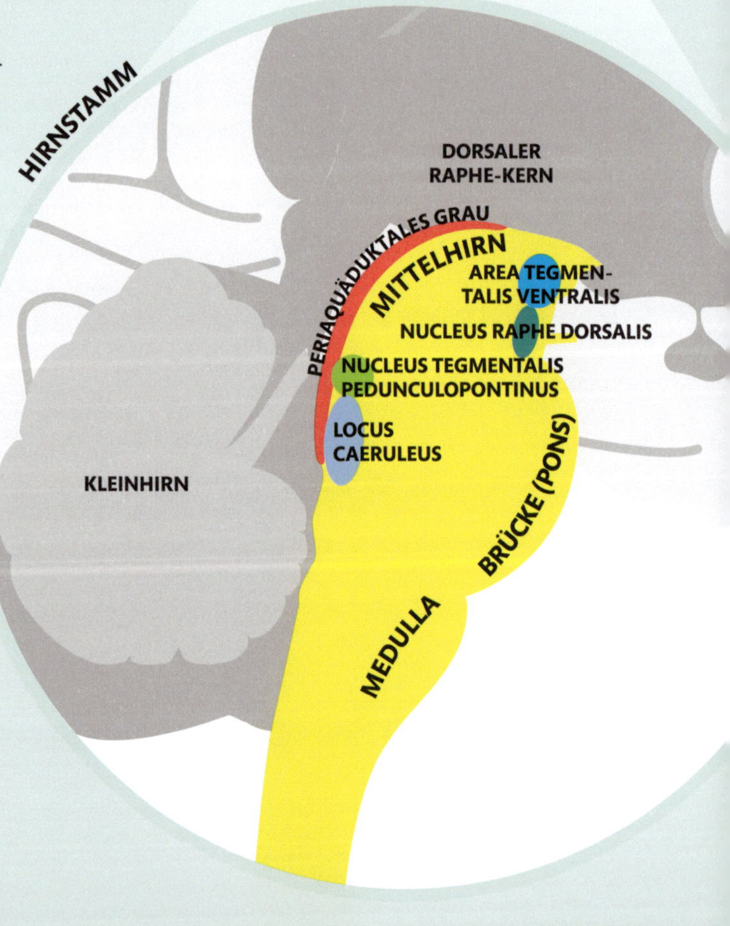

Dorsaler Raphe-Kern
Dieser Kern ist eine wichtige Quelle für Serotonin. Störungen können zu Sorgen, Angst und schlechter Stimmung führen.

Locus caeruleus
Störungen dieses wichtigen Noradrenalinproduzenten können intensive Emotionen, Stress und Gedächtnisprobleme auslösen.

Nucleus tegmentalis pedunculopontinus
Er ist für die fokussierte Aufmerksamkeit und Konzentration sowie physische Aufgaben (Bewegung von Gliedern) wichtig.

Periaquäduktales Grau
Der um den Aquaeductus mesencephali (Abflussleitung der Hirnflüssigkeit) liegende Kern ist wichtig für den Umgang mit Schmerzen.

Area tegmentalis ventralis (VTA)
Dieser Kern hat eine zentrale Rolle bei der Motivation, dem Belohnungssystem und beim Lernen. Er ist an Störungen wie ADHS beteiligt.

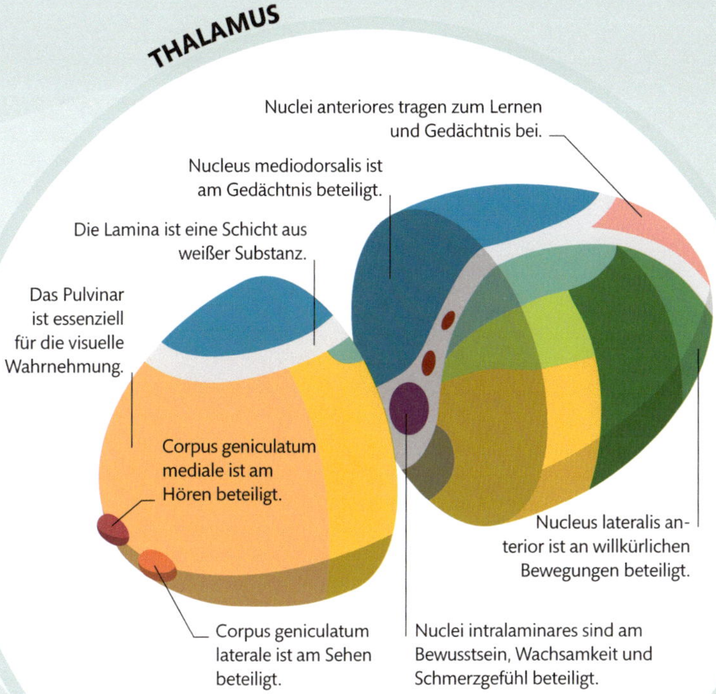

Kerne des Thalamus
Die Erforschung der weniger gut bekannten Kerne (Nuclei) bringt viele Überraschungen. So hilft das Pulvinar den Sehzentren, einen Ort zu kartieren und zu vermessen, und dabei, dort ein Objekt zu ergreifen.

Schaltstation des Gehirns

Die Rolle des Thalamus als Schaltstation für die einlaufenden Sinnesinformationen (mit Ausnahme des Geruchs) ist gut bekannt. Nun findet man aber mehr darüber heraus, wie er diese Informationen auf komplexe und selektive Weise vorverarbeitet, bevor er sie an die sensorischen Areale im Kortex weiterleitet. Der Thalamus ist auch für die Regulierung der Wachheit und der Reaktionsbereitschaft essenziell, und mit seinen engen Verbindungen zum Hippocampus auch für das Gedächtnis. Durch tiefe Hirnstimulation (siehe S. 185) im Thalamus hat man verschiedene Störungen wie Tremore (Muskelzittern) behandelt.

TROTZ DER **KÖRPERWEITEN FOLGEN** HAT DER **SCN** NUR **20 000 NEURONEN** UND IST KLEINER ALS DIESER BUCHSTABE **O.**

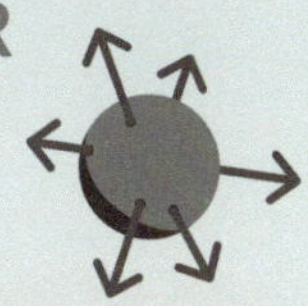

HAT MAN SCHON ALLE HIRNSTRUKTUREN ENTDECKT?

Wohl nicht. Erst 2018 zeigten neue Mikroskopiermethoden einen winzigen Kern zwischen Hirn und Rückenmark, den man endorestiformen Nucleus nannte.

DER NUCLEUS SUPRACHIASMATICUS (SCN)

Der winzige Nucleus suprachiasmaticus (SCN) im Hypothalamus steuert den circadianen Rhythmus – den 24-stündigen Schlaf-Wach-Zyklus. Diese innere Uhr bestimmt wichtige homöostatische Funktionen wie die Körpertemperatur, die Nahrungsaufnahme und den Hormonspiegel. Der SCN koordiniert die Aktivität vieler Organe. Mit Mikroelektroden oder Lasern kann man diese Muster vielleicht einmal beeinflussen.

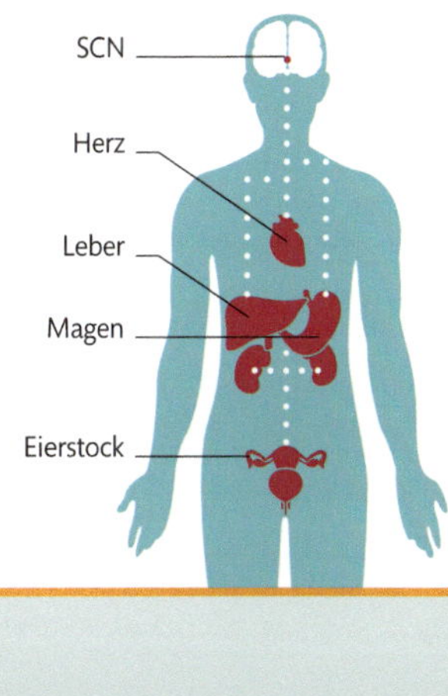

Künstliche Intelligenz

Computer werden immer leistungsfähiger. Ein Fernziel ist, eine Maschine zu bauen, die den Turing-Test besteht: Man kann nicht mehr erkennen, ob man mit einem Menschen kommuniziert oder mit der Maschine.

Besseres Erkennen durch Dropouts
Neuronale Netze müssen trainiert werden, um die Eingabe mit der richtigen Ausgabe zu verbinden. Beim Dropout werden schwach genutzte Bahnen abgeschaltet, um die nützlichen Bahnen zu fördern.

Das Gehirn imitieren

Spezielle Computerprogramme, die neuronalen Netze, imitieren die Art, wie das Gehirn funktioniert. Sie beruhen auf »künstlichen Neuronen«, angeordnet in Schichten. Ähnlich wie beim Lernen im Gehirn verändert sich die Stärke (»Gewichtung«) der Verbindungen im neuronalen Netz (siehe rechts), sodass es danach anders reagiert. Dies heißt Maschinenlernen. Um die allgemeine Intelligenz und Anpassungsfähigkeit des Gehirns besser zu imitieren, setzt man »adaptives Vergessen« ein. Dabei wird beim Lernen das Ergebnis immer wieder geprüft und das Feedback (Rückmeldung) hilft, diejenigen Verbindungen zu kappen, die wenig beitragen. Dies nennt man Dropout. Dadurch wird das Netz schneller und kompakter und reagiert besser.

NEURONALES NETZ

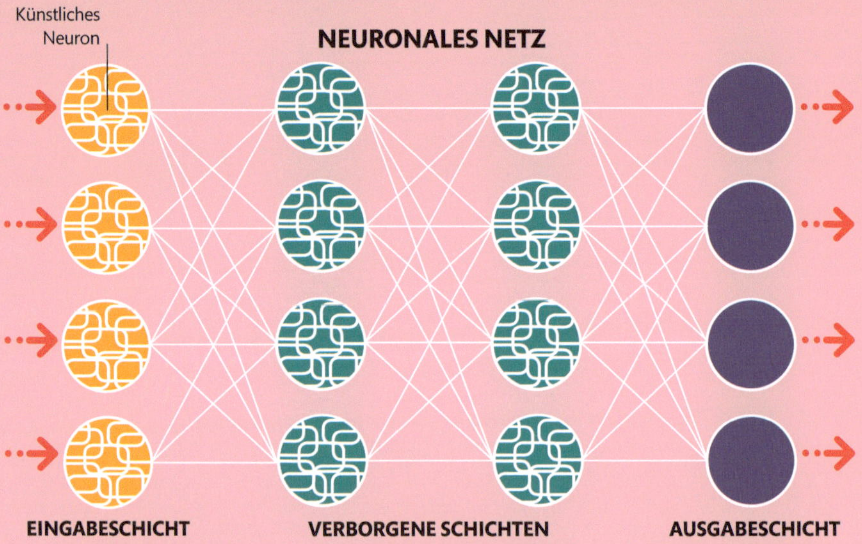

1 Eingabeschicht Das Netz erhält (Zahlen-)Werte für alle Eingabekanäle. Bei einem Bilderkennungssystem könnten dies beispielsweise die Helligkeiten aller einzelnen Pixel eines digitalen Bilds sein.

2 Verborgene Schichten Jedes Neuron der verborgenen Schichten kombiniert Daten vieler Neuronen der vorangehenden Schichten; jede Eingabe wird verschieden »gewichtet«. Die Gewichtung ändert sich beim Lernen.

3 Ausgabeschicht Jedes Ausgabeneuron repräsentiert ein mögliches Ergebnis, bei der Bilderkennung z. B. je ein bestimmtes Objekt. Aktivierte Neuronen geben an, was das Netz erkennt.

NETZ MIT DROPOUT

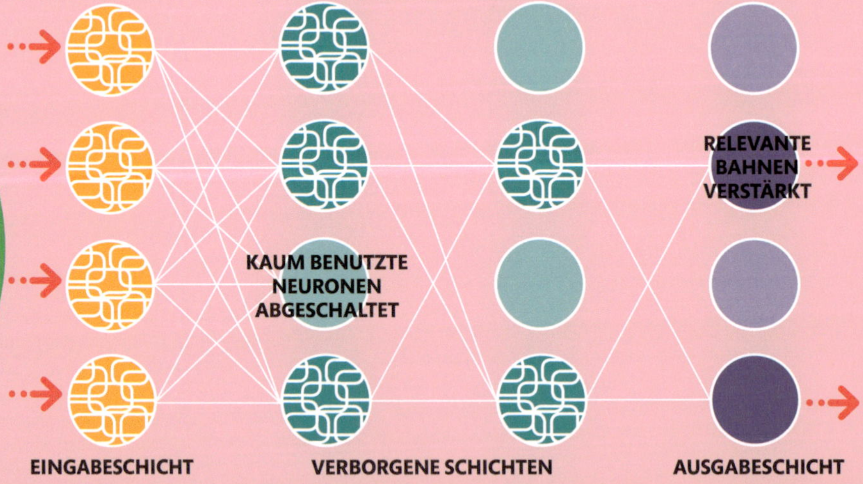

WERDEN ROBOTER DIE WELT BEHERRSCHEN?

»KI-Übernahme« klingt wie Science-Fiction, sie ist aber hypothetisch möglich. Es hängt davon ab, ob »freundliche« Computer verhindern, dass andere sich über den Menschen hinaus entwickeln.

Gedächtnisschaltkreise

Dem Gehirn nachmodellierte Digitalschaltkreise müssen auch Informationen speichern und abrufen können. Im Gehirn beruht Gedächtnis auf der wiederholten Aktivierung bestimmter Bahnen zwischen Neuronen, was ihre Synapsen stärkt. Man entwickelt ein elektronisches Bauteil, den Memristor (von *memory resistor*, »Gedächtniswiderstand«), mit ähnlicher Funktion.

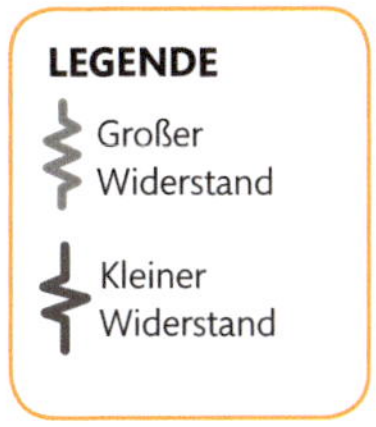

DAS KI-PROGRAMM PLURIBUS SCHLUG 2014 FÜNF MENSCHLICHE POKERPROFIS.

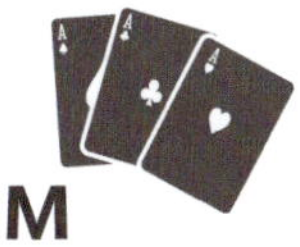

1 Ruhezustand Nervenimpulse werden zufällig in einer Gruppe Neuronen ausgetauscht (hier sind nur drei gezeigt, es können aber Tausende sein). Einige Synapsen (Kontaktstellen) übertragen sie leicht, andere weniger leicht. Es gibt kein Gesamtmuster.

2 Gedächtnisbahn Wiederkehrende, häufigere Impulse in bestimmten Mustern repräsentieren eine Bewegung oder ein Faktum, das im Gedächtnis abgelegt wird. Wiederholt genutzte Synapsen verändern sich so, dass die Übertragung mit der Zeit leichter wird. Dies nennt man Langzeitpotenzierung (siehe S. 136–137).

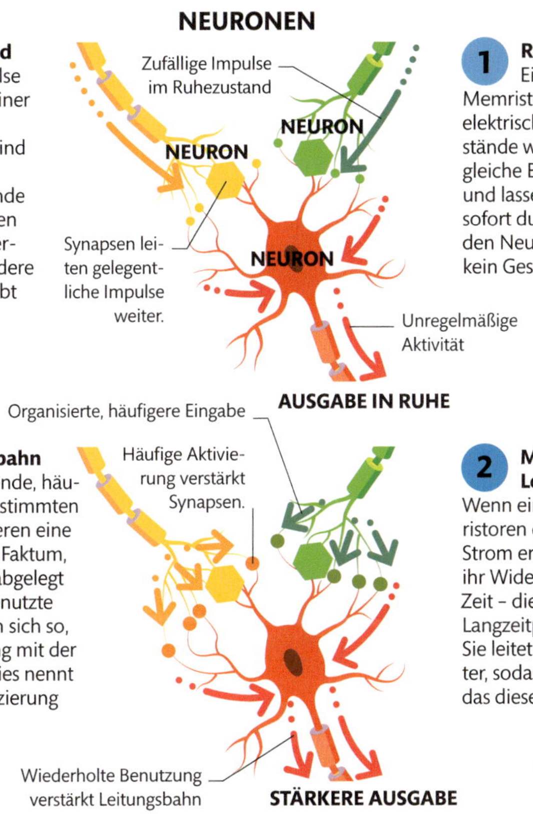

1 Ruhezustand Eine Reihe Memristoren (die als elektrische Widerstände wirken) erhalten gleiche Eingabeströme und lassen die Signale sofort durch. Wie bei den Neuronen gibt es kein Gesamtmuster.

2 Memristor-Leitungsbahnen Wenn einzelne Memristoren einen stärkeren Strom erhalten, sinkt ihr Widerstand mit der Zeit – dies entspricht der Langzeitpotenzierung. Sie leitet dann den Strom leichter, sodass ein Muster entsteht, das diese Leitungen bevorzugt.

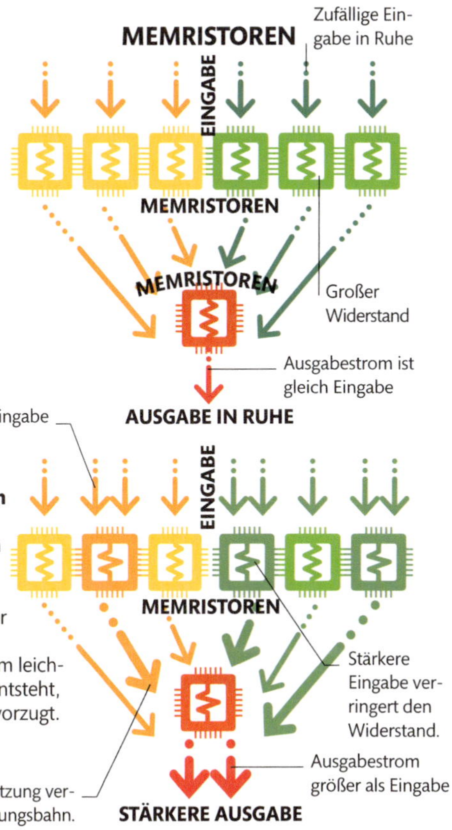

ELEKTRONISCHE TELEPATHIE

Telepathie ist die hypothetische direkte Kommunikation zwischen Gehirnen. In einem Experiment mit dem Computerspiel Tetris, bei dem man Blöcke drehen muss, wurden die Befehle zum Drehen aus EEG-Messungen von den Gehirnen zweier Spieler gesammelt und dann durch transkranielle Magnetstimulation (TMS) an einen dritten Spieler übertragen, der die Drehung ausführte.

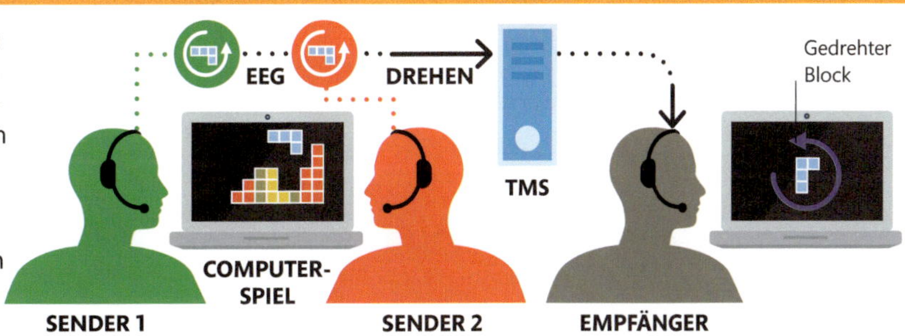

Gehirnerweiterungen

Die Medizin behandelt Störungen durch Elektrodenimplantate, Magnetfelder, Radiowellen und chemische Stoffe. Sie können potenziell auch die normalen Hirnfunktionen steigern.

Turbomodus fürs Gehirn

Übertakten *(overclocking)* nennt man bei Computern, die Taktrate über das vom Hersteller vorgegebene Maß zu erhöhen, sodass alle Schaltkreise schneller arbeiten. Auch das Gehirn arbeitet mit elektrischen Impulsen in Form von Nervenerregungen. Lässt es sich also ebenfalls übertakten? Je nach der stimulierten Region könnte dies die Aufmerksamkeit und Konzentration, das Verstehen oder das Gedächtnis verbessern.

IST ES SICHER, DAS GEHIRN ZU STIMULIEREN?

Bisher scheint es, dass tDCS sicher ist. Tausende gesunde Menschen haben an Studien mit tDCS teilgenommen und es wurden keine ernsthaften negativen Folgen gefunden.

NANO-NEUROBOTER

Forscher entwickeln fast molekülgroße, roboterartige Implantate, um Medikamente gezielt einzubringen. Neuroboter der nächsten Generation könnten mit vorprogrammierten elektrischen Signalen Neuronen beschleunigen und die Art beeinflussen, wie sie Nervenimpulse verarbeiten.

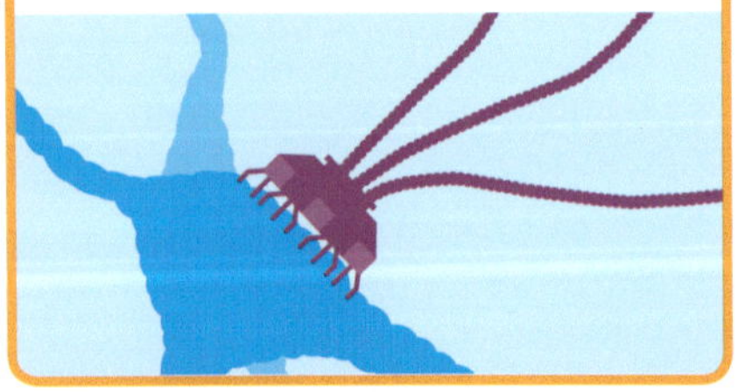

Transkranielle Gleichstromstimulation (tDCS)

Bei der transkraniellen Gleichstromstimulation (tDCS) wird ein schwacher Gleichstrom über Elektroden, die auf die Kopfhaut geklebt sind, durch das Gehirn geleitet. Mit tDCS-Therapiesitzungen wurden Depressionen und Schmerzen behandelt. Ob tDCS eine Reihe kognitiver Fähigkeiten von der Kreativität zum logischen Denken verbessert, wird noch erforscht. Die Abbildung zeigt sowohl tDCS als auch TMS, obwohl man tatsächlich beide Techniken nicht gleichzeitig einsetzt.

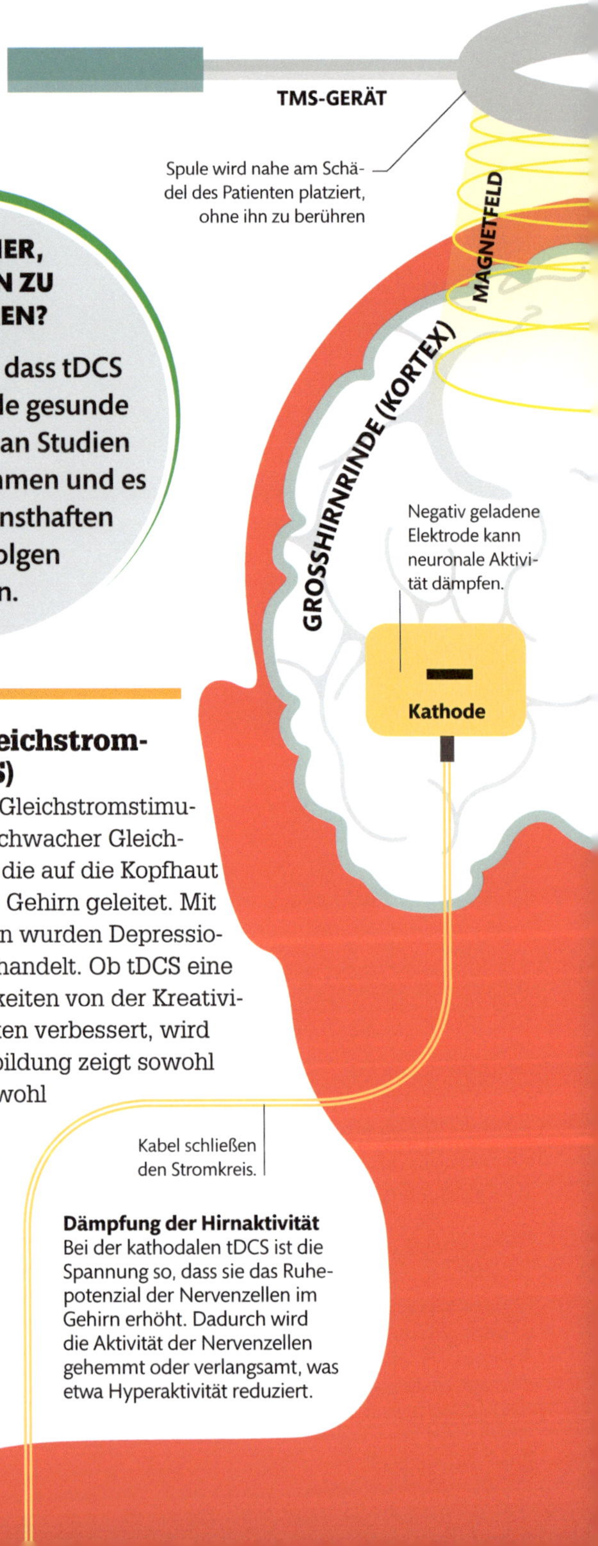

Dämpfung der Hirnaktivität
Bei der kathodalen tDCS ist die Spannung so, dass sie das Ruhepotenzial der Nervenzellen im Gehirn erhöht. Dadurch wird die Aktivität der Nervenzellen gehemmt oder verlangsamt, was etwa Hyperaktivität reduziert.

EINE **HIPPOCAMPUSPROTHESE** KANN DIE **GEDÄCHTNISLEISTUNG** UM BIS ZU **37%** STEIGERN.

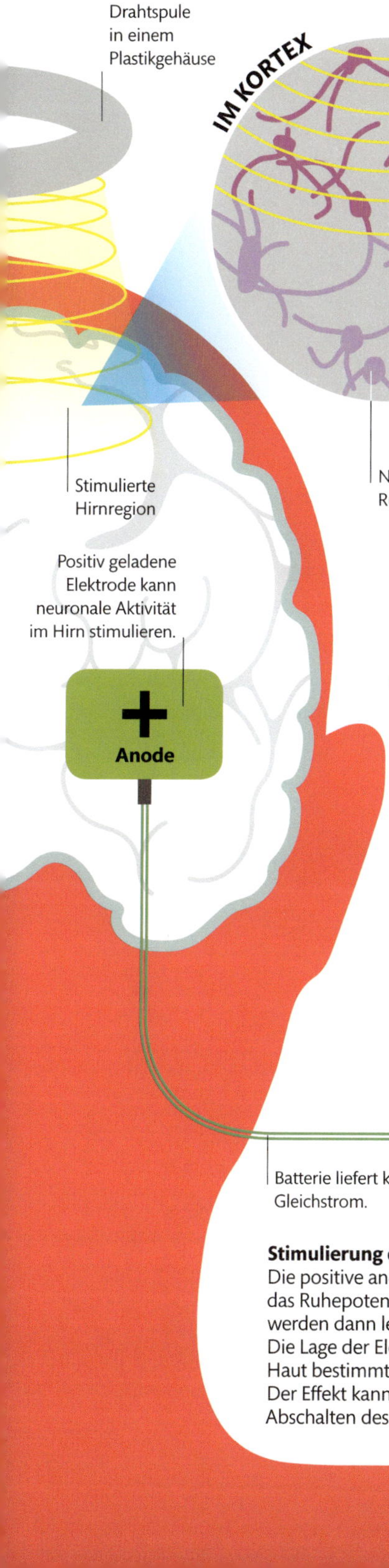

Transkranielle Magnetstimulation (TMS)

Bei der TMS erzeugt eine stromdurchflossene Drahtspule Magnetfelder, die den Schädel durchdringen und die elektrische Aktivität der Hirnzellen beeinflussen. Die Lage und Bewegung der Spule und die Stärke und Dauer der Magnetfeldpulse werden auf die zu stimulierenden Hirnregion eingestellt. TMS wird experimentell für verschiedene Hirn- bzw. Verhaltensstörungen eingesetzt, aber sie könnte eventuell auch das Denken oder andere geistige Fähigkeiten verbessern.

Magnetischer Puls
Beim Einschalten erzeugt die Spule Magnetpulse wechselnder Polarität, die den Schädel durchdringen. Dies induziert eine elektrische Aktivität der oberflächennahen Neuronen.

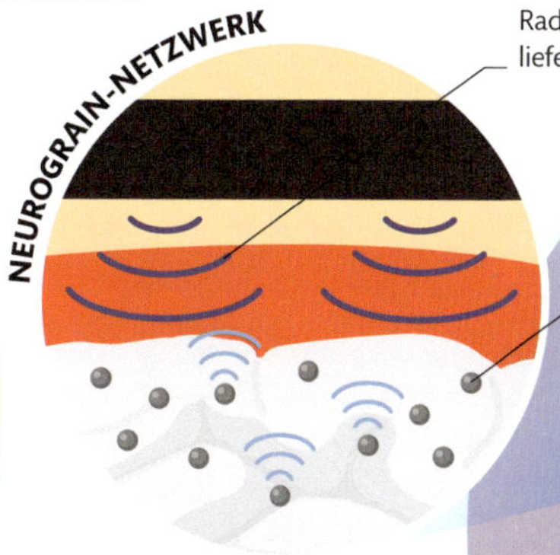

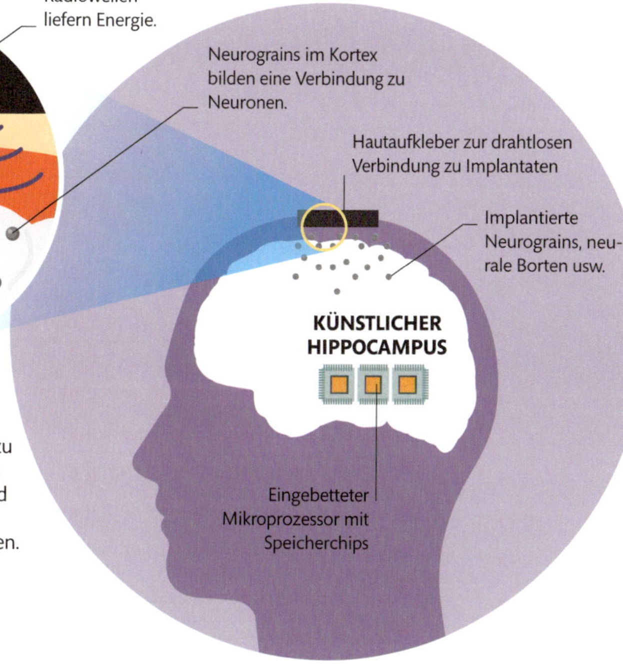

Neurograins
Forscher entwickeln Wege, Tausende von »Neurograins« (staubkorngroße Mikrogeräte) zu injizieren, die jeweils mit einem einzelnen Neuron verlinken und drahtlos mit einem Empfänger auf der Kopfhaut kommunizieren.

Stimulierung des Gehirns
Die positive anodale tDCS senkt das Ruhepotenzial, Neuronen werden dann leichter erregbar. Die Lage der Elektroden auf der Haut bestimmt die Hirnregion. Der Effekt kann auch nach Abschalten des Stroms anhalten.

Gedächtnischips

Elektronische Geräte rüstet man oft durch mehr Speicherchips auf. Könnte man so auch das Gehirn aufrüsten? Mikrogeräte werden entwickelt, die Daten senden, empfangen oder speichern und die sich als winzige Körner oder Gewebe (»Borte«, siehe S. 193) ins Hirn implantieren lassen. Im Kortex könnten sie mit einzelnen Nervenzellen kommunizieren und so beim Denken oder Gedächtnis helfen. Es gibt erste experimentelle Hippocampusimplantate, die das Langzeitgedächtnis unterstützen.

Das globale Gehirn

Das World Wide Web wurde 1991 öffentlich. Heute scheint es realistisch, Systeme zu entwickeln, mit denen das Gehirn direkt mit der Cloud kommuniziert.

Gehirn-Cloud-Interface

Die Technik macht Fortschritte darin, menschliche Gehirne über Gehirn-Computer-Schnittstellen (BCI, *brain computer interface*) mit Computern und mit dem Internet zu verbinden. Dann hätte man direkt Zugriff auf die »Cloud« und das enorme in ihr gespeicherte menschliche und digitale Wissen. Aber es gibt Herausforderungen. So muss die einlaufende Information codiert und die Datenrate kontrolliert werden, damit das Gehirn sie ohne Überlastung verarbeiten kann. Das Gehirn zu schützen, ist essenziell.

Designherausforderungen
Zur Entwicklung von Gehirn-Cloud-Verbindungen gehören viele Elemente: die Gehirn-Computer-Schnittstelle selbst, die drahtlose Übertragung der neuronalen Aktivität zu einem lokalen Computernetz sowie dessen Kommunikation mit der Cloud.

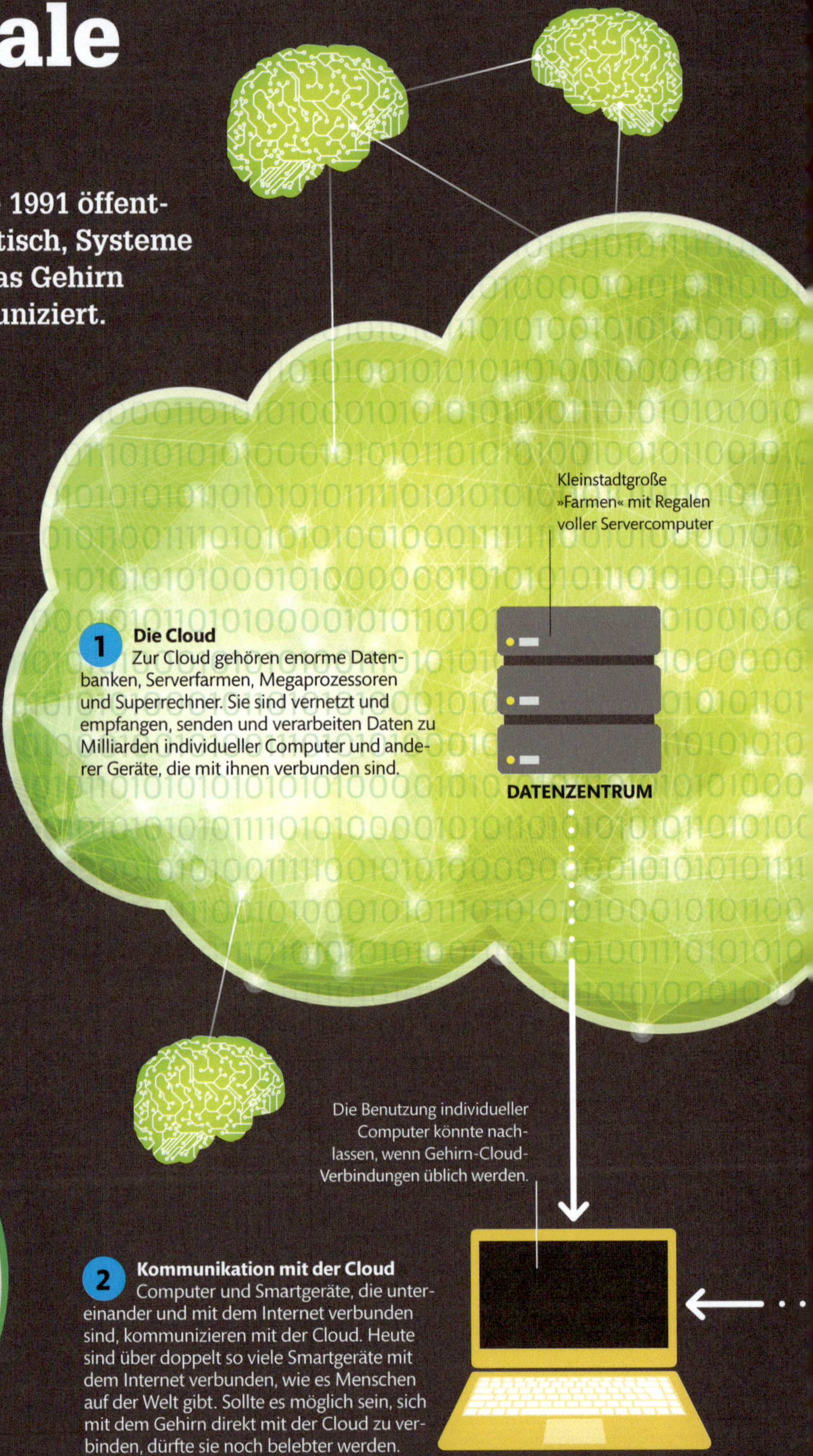

1 Die Cloud
Zur Cloud gehören enorme Datenbanken, Serverfarmen, Megaprozessoren und Superrechner. Sie sind vernetzt und empfangen, senden und verarbeiten Daten zu Milliarden individueller Computer und anderer Geräte, die mit ihnen verbunden sind.

2 Kommunikation mit der Cloud
Computer und Smartgeräte, die untereinander und mit dem Internet verbunden sind, kommunizieren mit der Cloud. Heute sind über doppelt so viele Smartgeräte mit dem Internet verbunden, wie es Menschen auf der Welt gibt. Sollte es möglich sein, sich mit dem Gehirn direkt mit der Cloud zu verbinden, dürfte sie noch belebter werden.

WAS IST DIE CLOUD?

Cloud (»Wolke«) nennt man Computerrechenzentren, die weltweit über das Internet verbunden sind und auf denen man (statt auf dem eigenen Computer) Software oder andere Dienste laufen lassen kann.

ZUGANG ZUR CLOUD

Die Entscheidung, welche menschlichen Gehirne mit der Cloud verbunden werden sollten, wirft viele gesellschaftliche und wirtschaftliche Fragen auf. Eine Anwendung könnten bessere medizinische Diagnosen sein. Aber wer kann die neue Technik nutzen? Die, die sie am meisten brauchen, die, die sie am intensivsten fortentwickeln, oder die, die am meisten zahlen können?

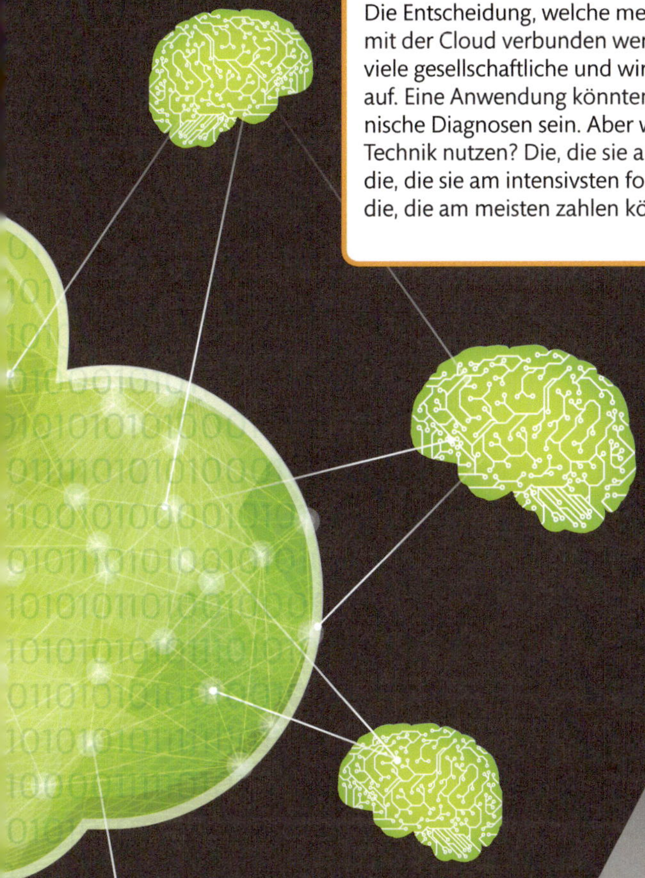

Implantate könnten Hirnareale mit Computerschnittstellen verbinden.

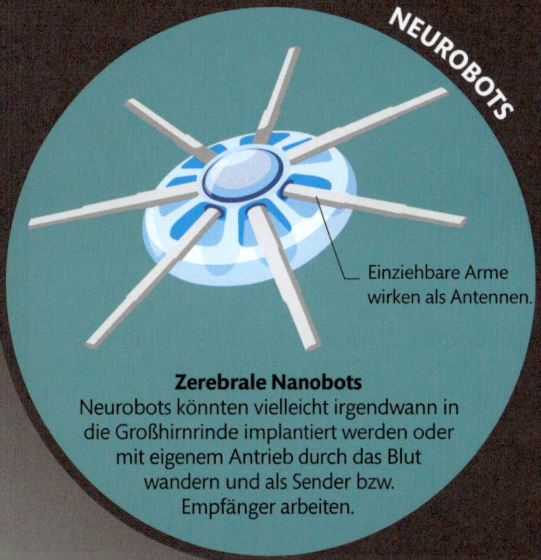

Zerebrale Nanobots
Neurobots könnten vielleicht irgendwann in die Großhirnrinde implantiert werden oder mit eigenem Antrieb durch das Blut wandern und als Sender bzw. Empfänger arbeiten.

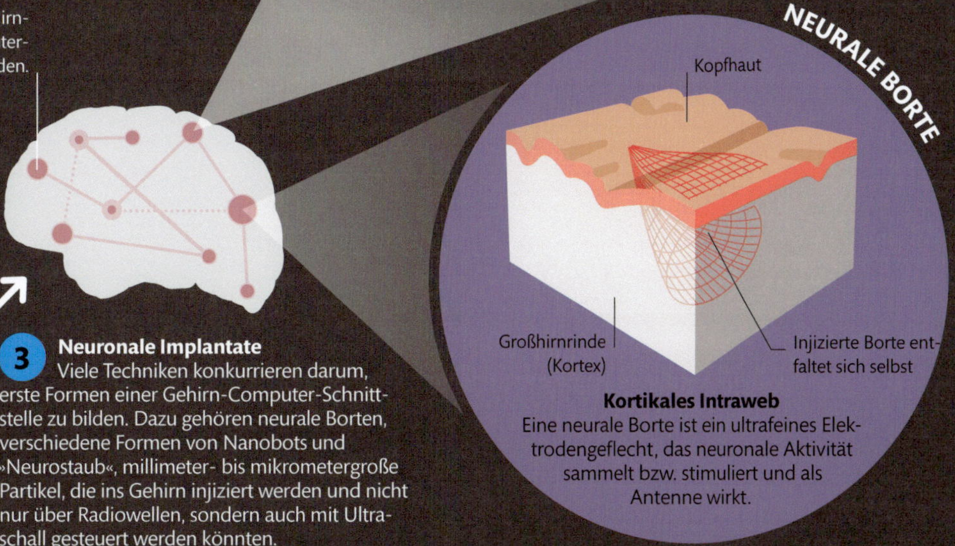

Kortikales Intraweb
Eine neurale Borte ist ein ultrafeines Elektrodengeflecht, das neuronale Aktivität sammelt bzw. stimuliert und als Antenne wirkt.

3 Neuronale Implantate
Viele Techniken konkurrieren darum, erste Formen einer Gehirn-Computer-Schnittstelle zu bilden. Dazu gehören neurale Borten, verschiedene Formen von Nanobots und »Neurostaub«, millimeter- bis mikrometergroße Partikel, die ins Gehirn injiziert werden und nicht nur über Radiowellen, sondern auch mit Ultraschall gesteuert werden könnten.

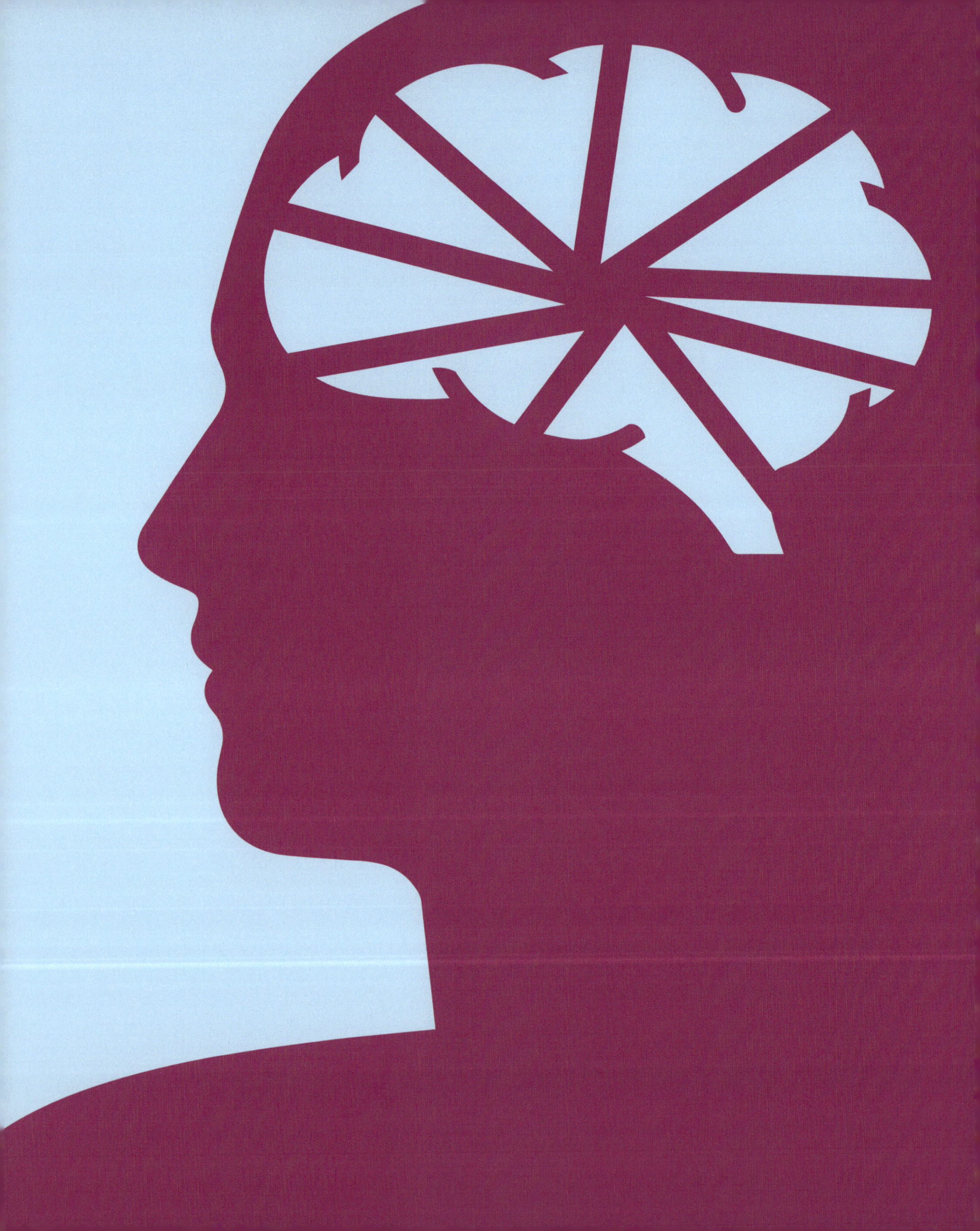

STÖRUNGEN

Kopfschmerzen und Migräne

Der dumpfe oder scharfe, pochende Kopfschmerz kann schleichend oder ganz plötzlich erscheinen und von wenigen Stunden bis zu mehreren Tagen anhalten. Migräneleidende haben Episoden starken Schmerzes, oft begleitet von Sinnesstörungen und Übelkeit.

Kopfschmerz ist ein Symptom mit vielen Ursachen. Die wohl häufigste Form ist der Spannungskopfschmerz, der meist kontinuierlich im Stirnbereich oder über den ganzen Kopf verteilt auftritt. Teils wird er von einem Druckgefühl hinter den Augen oder um den Kopf herum begleitet. Er entsteht typischerweise durch Stress, der zur Verspannung der Hals- und Kopfmuskeln führt. Dies dürfte an diesen Stellen Schmerzrezeptoren aktivieren, die Schmerzsignale an den sensorischen Kortex senden, wo der Schmerz wahrgenommen wird. Eine andere Form ist der Cluster-Kopfschmerz mit relativ kurzen Anfällen intensiven Schmerzes.

Migräne

Migränekopfschmerz tritt meist über einem Auge, in einer Schläfe oder einer Kopfseite auf, kann aber während des Anfalls wandern. Ein Anfall hat bis zu vier Phasen verschiedener Dauer und Intensität (siehe Kasten unten). Die zugrunde liegende Ursache ist unbekannt, aber es könnte mit einer Zunahme neuronaler Aktivität im Gehirn zu tun haben, die den somatosensorischen Kortex stimuliert und das Schmerzgefühl auslöst. Migräneauslöser sind etwa emotionale Schocks oder Stress, Übermüdung, verpasste Mahlzeiten, Dehydrierung, einige Lebensmittel wie Käse oder Schokolade, hormonelle Veränderungen (bei vielen Frauen treten sie im Kontext der Menstruation auf) sowie Wetterumschwünge oder stickige Räume.

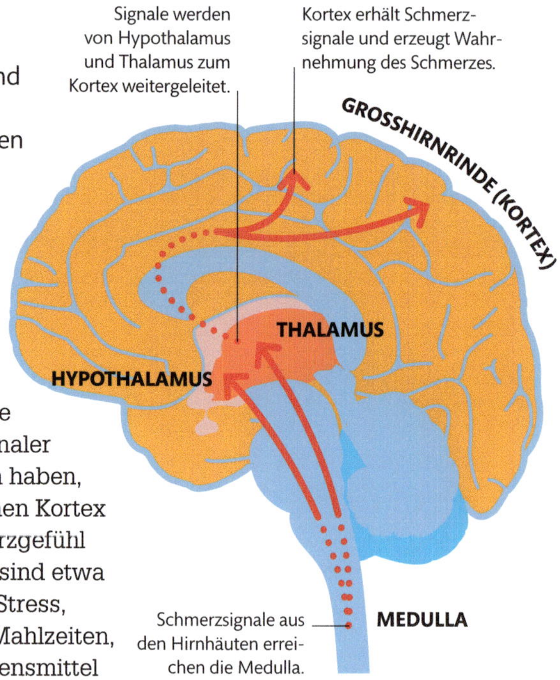

Migränebahnen
Beim Migräneanfall laufen Schmerzsignale, die in den Hirnhäuten entstehen, zu einem Nervenkern in den Hirnhäuten und werden über Hypothalamus und Thalamus zu verschiedenen Hirnregionen weitergeleitet.

IST MIGRÄNE EINE GENETISCHE STÖRUNG?

Migräne kommt oft familiär gehäuft vor. Bestimmte Gene erhöhen zusammen die Neigung zur Migräne, aber Umweltfaktoren wie Stress oder Hormone sind auch beteiligt.

MIGRÄNEANFÄLLE

Ein Migräneanfall kann mit einer Vorbotenphase mit Symptomen wie Angst, Stimmungsschwankungen und Müdigkeit oder übermäßiger Energie beginnen. Darauf folgt manchmal eine Auraphase, in der visuelle Störungen wie Lichtblitze oder verzerrte Formen sowie Steifheit, Kribbeln oder Taubheitsgefühle, Sprachschwierigkeiten und Ungeschicklichkeit auftreten können. In der Hauptphase leidet man an pochendem Kopfschmerz, der durch Bewegungen, helles Licht oder Geräusche zunimmt und von Übelkeit begleitet sein kann. Oft folgt dann eine Rückbildungsphase der Müdigkeit, Unkonzentriertheit und Empfindlichkeit.

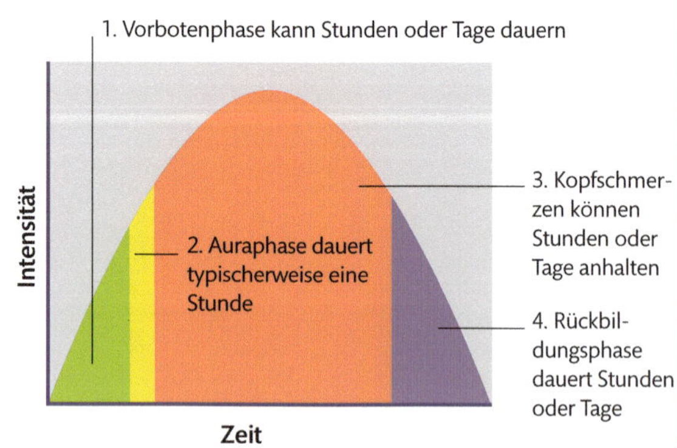

Kopfverletzungen

Kleinere Stöße am Kopf oder Verletzungen nur der Kopfhaut haben keine langfristigen Folgen. Doch Verletzungen des Gehirns sind potenziell extrem gefährlich oder sogar tödlich.

Direkte Hirnschäden treten auf, wenn etwas Kopfhaut und Schädel durchdringt (»offenes Schädel-Hirn-Trauma«). Ein »gedecktes Schädel-Hirn-Trauma« bedeutet, dass der Schädel nicht durchstoßen wird. In beiden Fällen können Blutgefäße reißen, was zu Hirnblutungen führt. Kleinere Stöße führen eher zu leichten, kurzzeitigen Symptomen wie einer Prellung. Teils kommt es zur Gehirnerschütterung mit Verwirrtheit, Schwindel und Sehstörungen, die mehrere Tage anhalten können. Auch Erinnerungslücken treten auf. Wiederholte Gehirnerschütterungen führen zu nachweisbaren Schäden wie kognitiven Einschränkungen, Zittern und Epilepsie.

Schwere Hirntraumata können zu Bewusstlosigkeit oder Koma führen und meist zu Hirnschäden. Sind sie nicht tödlich, können Schwäche, Lähmungen, Störungen des Gedächtnisses und/oder der Konzentration, intellektuelle Einschränkungen und Persönlichkeitsveränderungen folgen, die oft dauerhaft sind.

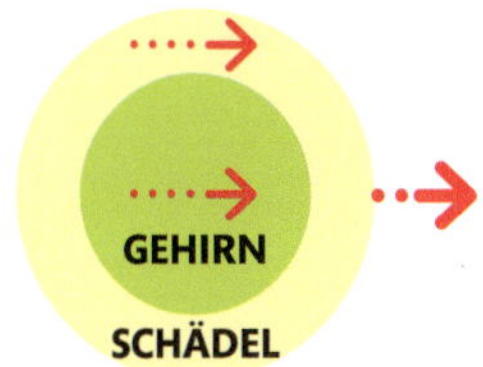

1 Schnelle Bewegung
Wenn sich ein Mensch schnell bewegt, etwa im Auto oder auf dem Fahrrad, bewegen sich Schädel und Hirn ebenso schnell.

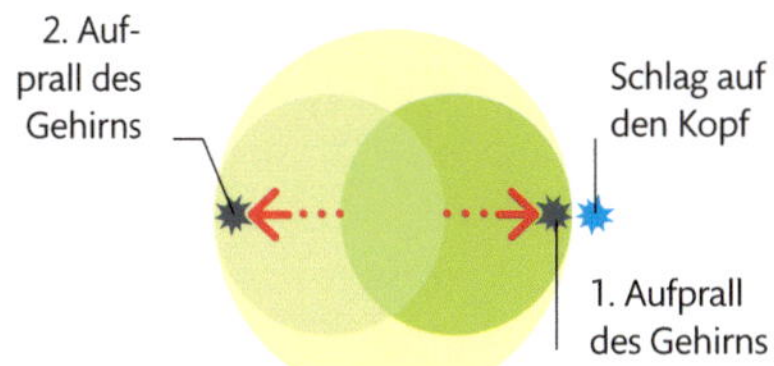

2 Plötzlicher Stopp
Beim Stoß prallt das Gehirn an der Vorderseite des Schädels ab und wird auf der Rückseite des Schädels erneut verletzt.

Epilepsie

Epilepsie, die mild bis lebensbedrohend sein kann, ist eine Hirnfunktionsstörung mit wiederholten Anfällen oder Zeiten veränderten Bewusstseins, ausgelöst von abnormaler elektrischer Hirnaktivität.

ES GIBT ETWA **60 TYPEN** EPILEPTISCHER ANFÄLLE.

Oft ist die Ursache einer Epilepsie unbekannt, aber manchmal beruht sie auf Hirnschäden wie Tumoren oder Abszessen, Hirnverletzungen, Schlaganfällen oder chemischen Ungleichgewichten. Anfälle können fokal oder generalisiert sein, je nachdem, wie groß der Hirnbereich mit abnormaler Aktivität ist. Es gibt mehrere Anfallsformen. Bei tonisch-klonischen Anfällen (»Grand Mal«) versteift der Körper, gefolgt von unkontrollierten Glied- und Körperbewegungen, die mehrere Minuten anhalten. Bei Absencen (»Petit Mal«) verliert man sekundenlang das Bewusstsein, doch Muskeln sind nicht betroffen.

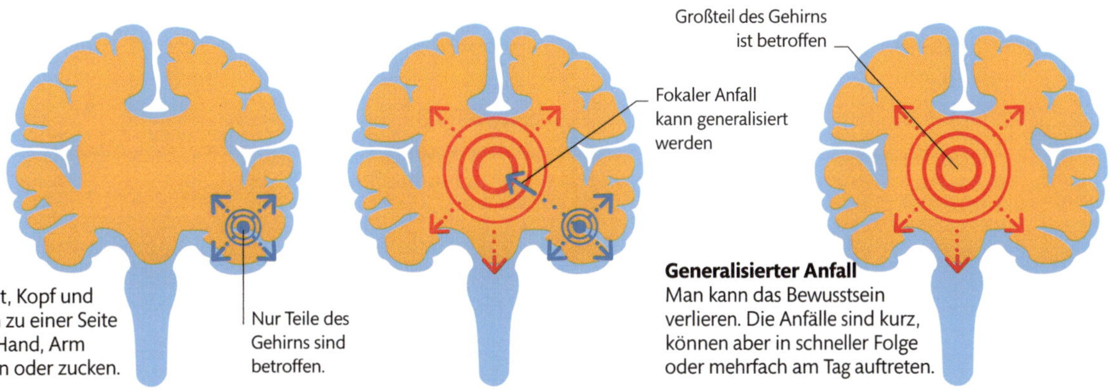

Fokaler Anfall
Man bleibt bewusst, Kopf und Augen können sich zu einer Seite wenden und eine Hand, Arm oder Backe kribbeln oder zucken.

Generalisierter Anfall
Man kann das Bewusstsein verlieren. Die Anfälle sind kurz, können aber in schneller Folge oder mehrfach am Tag auftreten.

Meningitis und Enzephalitis

Meningitis und Enzephalitis sind Entzündungen der Hirnhäute bzw. des Gehirns, meist durch Infektionen. Beide führen zu Symptomen wie plötzlichem Fieber, steifem Hals, Lichtempfindlichkeit, Kopfschmerz, Benommenheit, Übelkeit, Verwirrung und Krampfanfällen.

Meningitis ist eine Entzündung der Hirnhäute (Meningen), die Gehirn und Rückenmark schützen und umgeben und die die Gehirn-Rückenmark-Flüssigkeit enthalten, die durch das ganze Zentralnervensystem zirkuliert. Wenn die Meningen durch eine Infektion anschwellen, kann sich die Entzündung auf alle Körperteile auswirken. Junge Kinder, deren Immunsystem noch nicht voll entwickelt ist, sind am meisten gefährdet, aber man kann in jedem Alter betroffen sein.

Die Hauptursache für Meningitis sind Keime im Blut: Bakterien (die auch zur Blutvergiftung führen können), Viren oder Pilzinfektionen. Doch auch bestimmte Drogen und Medikamente wie Anästhetika können die Meningen reizen und zu Meningitis führen.

Enzephalitis

Enzephalitis ist eine Entzündung des Gehirns selbst, etwa durch eine Infektion oder Autoimmunreaktion (bei der das Immunsystem das Gehirn irrtümlich angreift). Sie kann in jedem Alter auftreten. Die Symptome sind oft schwer, etwa Muskelschwäche, Demenz, Bewusstlosigkeit, Anfälle oder sogar Tod.

1 MILLION

ANZAHL DER MENSCHEN WELTWEIT, DIE JEDES JAHR AN MENINGITIS ERKRANKEN

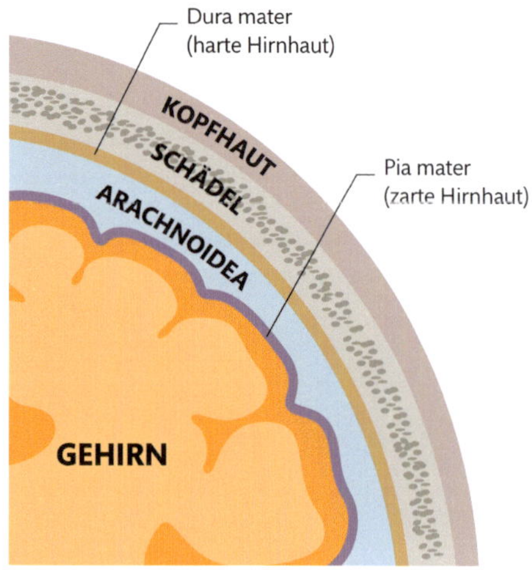

Infektionsorte
Die Hirnhäute sind, von außen nach innen, Dura mater, Arachnoidea und Pia mater. Bei jeder Meningitisform entzünden sie sich alle und stören die Hirnfunktion.

Herdenzephalitis

Die auch als Hirnabszess bekannte Herdenzephalitis ist eine eitergefüllte Schwellungen im Gehirn, die oft nach einer Infektion oder schweren Kopfverletzung auftreten, durch die Bakterien oder Pilze ins Hirngewebe gelangen.

Die Symptome einer Herdenzephalitis können sich langsam oder schnell entwickeln. Dazu gehören lokalisierte Kopfschmerzen, die auf Schmerzmittel nicht ansprechen, neurologische Probleme wie Muskelschwäche und verwaschene Sprache, geistige Veränderungen, Fieber, Anfälle, Übelkeit, steifer Hals und Sehstörungen.

Hirnabszesse sind meist die Folge von Infektionen an anderen Stellen des Kopfes, etwa einer Ohr- oder Nasennebenhöhlenentzündung, oder anderen Körperteilen, etwa einer Lungenentzündung, die sich über das Blut ausbreitet. Auch eine offene Schädelverletzung kann zum Hirnabszess führen.

Die Diagnose und Beurteilung einer Herdenzephalitis geschieht mit Bluttests und CT- oder MRT-Scans. Medikamente und Operationen sind die wichtigsten Therapien.

ANGEBORENE HERZFEHLER

Ein Hirnabszess kann auch eine seltene Komplikation bei sogenannten zyanotischen Herzfehlern sein, einer Gruppe angeborener Herzfehlbildungen, bei denen der Blutstrom durch Herz und Lunge so verändert ist, dass sauerstoffarmes Blut in den Körperkreislauf gepumpt wird. Das sauerstoffarme Blut lässt die Haut betroffener Kinder blau (zyanotisch) erscheinen und schränkt ihre physische Leistungsfähigkeit enorm ein.

Transitorische ischämische Attacke

Eine transitorische (oder transiente) ischämische Attacke (TIA) ähnelt einem Schlaganfall (siehe unten), der durch die Unterbrechung der Gehirndurchblutung entsteht. Doch im Gegensatz zum Schlaganfall hält eine TIA nur kurz an.

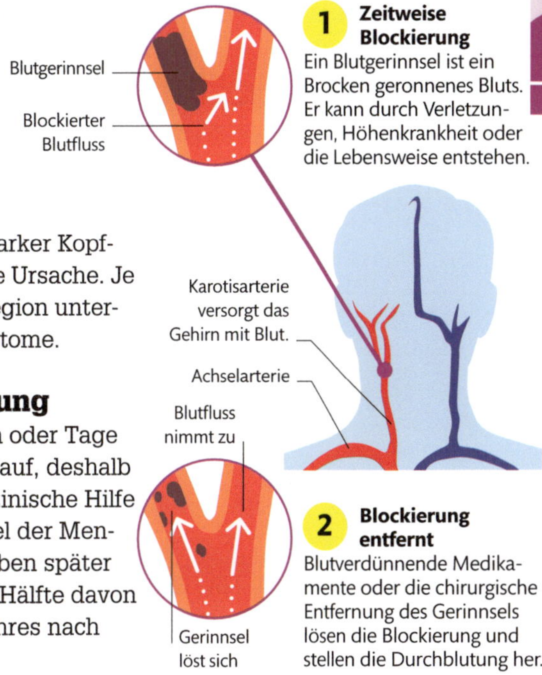

1 Zeitweise Blockierung Ein Blutgerinnsel ist ein Brocken geronnenes Bluts. Er kann durch Verletzungen, Höhenkrankheit oder die Lebensweise entstehen.

2 Blockierung entfernt Blutverdünnende Medikamente oder die chirurgische Entfernung des Gerinnsels lösen die Blockierung und stellen die Durchblutung her.

Eine TIA, auch oft »Mini-Schlaganfall« genannt, ist ein Warnzeichen. Die Symptome einer TIA ähneln denen zu Beginn des Schlaganfalls, verschwinden aber innerhalb einer Stunde wieder. Dazu gehören eine plötzliche Schwäche, Lähmung oder Taubheit im Gesicht, im Arm oder im Bein, typischerweise nur auf einer Körperseite, verwaschene Sprache und Verständnisschwierigkeiten, Blindheit oder Doppeltsehen, Schwindel oder Gleichgewichtsstörungen und Koordinationsprobleme sowie ein plötzlicher starker Kopfschmerz ohne bekannte Ursache. Je nach betroffener Hirnregion unterscheiden sich die Symptome.

Schnelle Behandlung

TIAs treten oft Stunden oder Tage vor einem Schlaganfall auf, deshalb sollte man sofort medizinische Hilfe suchen. Etwa ein Drittel der Menschen mit einer TIA haben später einen Schlaganfall, die Hälfte davon tritt innerhalb eines Jahres nach der ersten TIA ein.

Schlaganfall und Hirnblutung

Ein Schlaganfall ist eine lebensbedrohliche Erkrankung, bei der die Blutversorgung des Gehirns unterbrochen ist. Es gibt zwei Haupttypen: der ischämische Infarkt und der hämorrhagische Infarkt (akute Hirnblutung). Sie wirken sich unterschiedlich aus.

ALLE 2 MINUTEN TRITT IN DEUTSCHLAND EIN SCHLAGANFALL AUF.

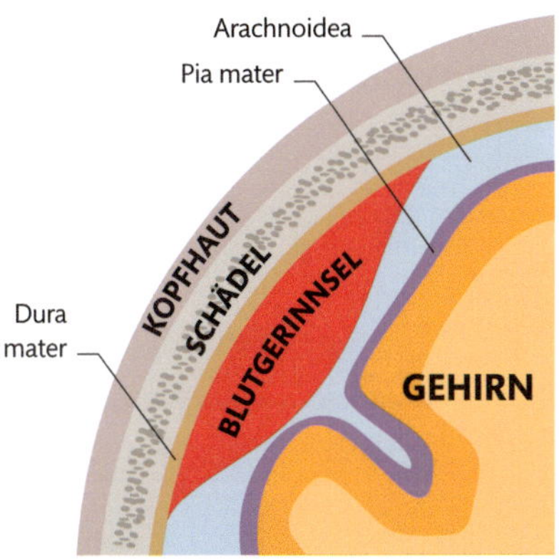

Subdurales Hämatom
Eine Einblutung zwischen die schützenden Hirnhäute bildet ein Gerinnsel, das Druck auf das Gehirn ausübt und zum Schlaganfall führt.

Wenn die Blutversorgung des Gehirns reduziert oder unterbrochen ist, erhält das Hirngewebe nicht genug Sauerstoff und Nährstoffe. Dann sterben Hirnzellen innerhalb von Minuten ab. Ein Schlaganfall kann auftreten, wenn Gefäße (meist durch ein Gerinnsel) blockiert sind (ischämisch) oder wenn Blut aus geplatzten Gefäßen ins Gehirn oder umgebende Gewebe eindringt (hämorrhagisch).

Symptome sind verwaschene Sprache, (oft einseitige) Lähmung oder Taubheit des Gesichts, eines Arms oder Beins, Sehstörungen in einem oder beiden Augen sowie plötzlicher starker Kopfschmerz, Schwindel und Koordinationsverlust.

Hämorrhagischer Infarkt

Hirnblutungen können durch eine Schwachstelle in Blutgefäßen entstehen, die ein Aneurysma (eine Wandausstülpung) bildet und platzt, oft durch Bluthochdruck. Geschieht dies zwischen den beiden inneren Hirnhäuten, nennt man dies Subarachnoidalblutung. Ursachen einer Blutung im Hirngewebe (intrazerebrale Blutung) können Verletzungen, Tumoren oder Drogen sein.

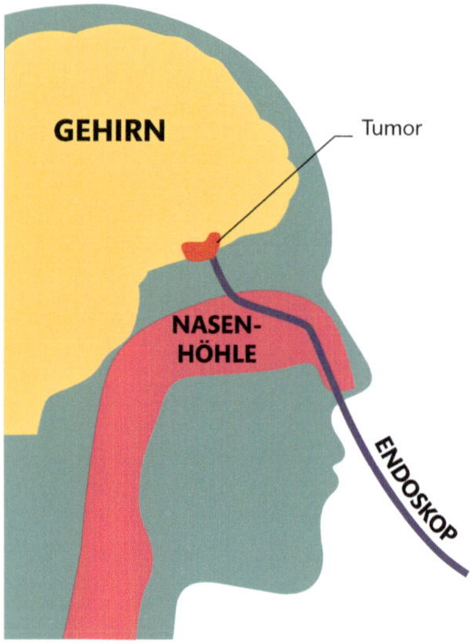

Transnasale Gehirnchirurgie
Man kann heute einige Tumoren durch die Nase operieren. Diese Operation ist weniger invasiv als eine Kraniotomie, bei der der Schädel geöffnet wird, um das Gehirn freizulegen.

Gehirntumoren

Ein Gehirntumor entsteht, wenn sich Zellen auf abnormale Weise vermehren. Er kann in jedem Bereich des Hirns auftreten, vom Hohlraum zwischen Schädelknochen und Gehirn bis tief im Gehirn selbst. Tumoren können gutartig oder bösartig sein, und die Behandlung variiert entsprechend.

Es gibt etwa 130 verschiedene Typen von Hirntumoren, die nach Art des Tumors sowie der Hirnregion klassifiziert werden. Einige brauchen Jahre zur Entwicklung, andere sind schnell wachsend und aggressiv. Gehirntumoren können bei Menschen in jedem Alter und Lebensstadium auftreten, und die Symptome variieren.

Lage und Typ

Die häufigsten Tumortypen bei Erwachsenen liegen im Großhirn (siehe S. 28–29). Etwa 24% starten in den Hirnhäuten, den Membranen, die Gehirn und Rückenmark umgeben und es schützen. Sie sind meist leichter zu behandeln, wenn man sie früh entdeckt. Etwa 10% der Hirntumoren liegen in der Hirnanhangdrüse oder Zirbeldrüse, die von Hirngewebe umgeben sind.

Bei Kindern sieht das etwas anders aus. Etwa 60% der Tumoren bei Kindern treten im Kleinhirn oder Hirnstamm auf, nur 40% entwickeln sich im Großhirn.

Demenz

Demenz ist der Name für eine Kombination von Symptomen, die mit einer Abnahme der kognitiven Fähigkeiten verbunden ist und vor allem Menschen über 65 Jahre betrifft. Es gibt viele Erkrankungen, die zu Demenz führen.

Ganz gleich, ob sie durch verringerte Durchblutung, Proteinablagerungen oder andere Hirnschädigungen entsteht, Demenz ist stets eine fortschreitende Störung. Die Symptome umfassen meist zunächst leichte Vergesslichkeit, aus der Apathie oder Depression entstehen kann, reduzierte Sozialkontakte und den Verlust der Gefühlskontrolle.

In späteren Stadien können Menschen mit Demenz unfähig werden, Mitgefühl oder Empathie zu spüren oder ihren Alltag zu organisieren. Sie werden oft sehr verwirrt, erkennen ihre Angehörigen nicht mehr und wissen nicht mehr, wo sie sind. Eventuell halluzinieren sie, haben Sprachstörungen und brauchen bei den einfachsten Tätigkeiten wie Essen und Anziehen Hilfe.

Diagnose

Zwar gibt es keine Heilung für Demenz, aber eine frühe Diagnose und Behandlung kann den geistigen Abbau verlangsamen. Hirnscans zeigen die am stärksten betroffenen Bereiche, sodass man die Behandlung anpassen kann. So ist bei der Alzheimer-Krankheit der Kortex am stärksten betroffen. Dazu gehört auch der Hippocampus, wo neue Erinnerungen geformt werden.

HÄUFIGE URSACHEN VON DEMENZ

Demenz kann die Folge vieler Krankheiten sein. Einige der häufigsten sind hier aufgeführt.

Alzheimer-Krankheit
Ein fortschreitender Gehirnabbau, der mit Proteinablagerungen (Plaques) verbunden ist.

Vaskuläre Demenz
Störungen der Hirndurchblutung, etwa nach einem Schlaganfall, schränken die Funktion ein.

Lewy-Körperchen-Demenz
Proteinablagerungen in Hirnneuronen stören das Denken, das Gedächtnis und die Motorik.

Frontotemporale Demenz
Eine Form, die sich im Stirn- und Schläfenlappen zeigt und Verhalten und Sprache betrifft.

Parkinson-Krankheit
Die meisten Parkinson-Kranken zeigen eine Demenz, die wohl mit Lewy-Körperchen zu tun hat.

Creutzfeldt-Jakob-Krankheit (CJD)
Eine seltene, schnelle und tödliche Erkrankung durch ein infektiöses Protein (ein Prion).

Parkinson-Krankheit

Die Parkinson-Krankheit, die zweithäufigste degenerative Erkrankung nach der Alzheimer-Krankheit (siehe S. 50), ist eine neurologische Störung vor allem der Motorik durch die Zerstörung von Dopamin produzierenden Zellen in der Substantia nigra im obersten Teil des Hirnstamms.

KANN MAN DIE PARKINSON-KRANKHEIT CHIRURGISCH BEHANDELN?

Bei der tiefen Hirnstimulation implantiert man Elektroden (»Hirnschrittmacher«) tief ins Gehirn, die die motorischen Symptome kontrollieren, aber nicht heilen.

Die Symptome treten graduell auf und beginnen etwa mit einem leichten Zittern einer Hand. Andere Zeichen sind steife Muskeln, verwaschene Sprache und generell langsame Motorik. Zunächst ist meist eine Körperseite betroffen, doch der Verlust von 80% der Substantia nigra führt zu schweren Behinderungen. Im Spätstadium ist Hilfe bei allen Alltagstätigkeiten nötig.

Die Parkinson-Krankheit trifft Erwachsene über 60 Jahren und mehr Männer als Frauen.

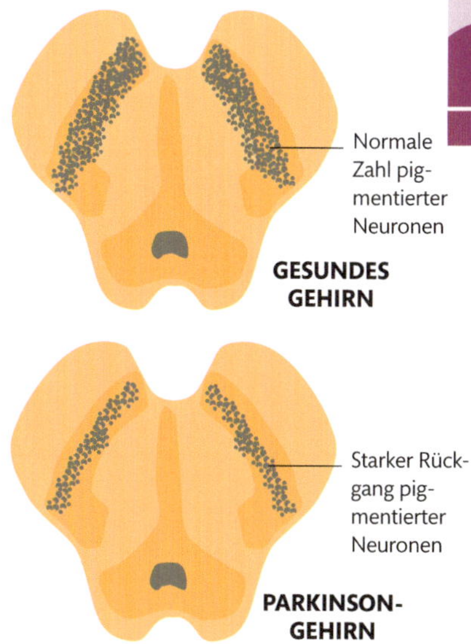

Veränderungen in der Substantia nigra
Die Parkinson-Krankheit schädigt Neuronen in der Substantia nigra, die den Neurotransmitter Dopamin produzieren. Der Dopaminspiegel sinkt, was die Bewegungskontrolle stört.

Huntington-Krankheit

Die Huntington-Krankheit ist eine progressive Hirnstörung, die durch eine genetische Mutation entsteht. Zu den frühen Symptomen gehören Reizbarkeit, Depression, unwillkürliche Bewegungen, schlechte Koordination und Probleme bei der Entscheidungsfindung oder beim Lernen.

Die Huntington-Krankheit tritt meist im Alter ab 30 bis um 40 Jahre herum auf. Etwa sieben von 100 000 Menschen europäischer Abstammung sind betroffen. Sie beginnt seltener schon in der Kindheit oder Jugend und führt dann zu Bewegungsstörungen sowie geistigen und emotionalen Änderungen.

Weitere Symptome der juvenilen Huntington-Krankheit sind langsame Motorik, Ungeschicktheit, häufige Stürze, Steifheit, verwaschene Sprache und Speichelfluss. Die Denkfähigkeit ist eingeschränkt, was die Schulleistungen beeinträchtigt. Etwa 30–50% der Kinder haben epileptische Anfälle. Die juvenile Huntington-Krankheit schreitet schnell fort.

Chorea Huntington

Viele Betroffene haben unwillkürliche Zuckbewegungen (»Chorea«, früher Veitstanz genannt), die mit dem Fortschreiten der Krankheit ausgeprägter werden. Sie haben Probleme beim Gehen, Sprechen und Schlucken und zeigen teils Persönlichkeitsänderungen und eine Abnahme der Denkfähigkeit. Die Prognose für Erwachsene ist eine Überlebenszeit von 15–20 Jahren nach Beginn der Symptome.

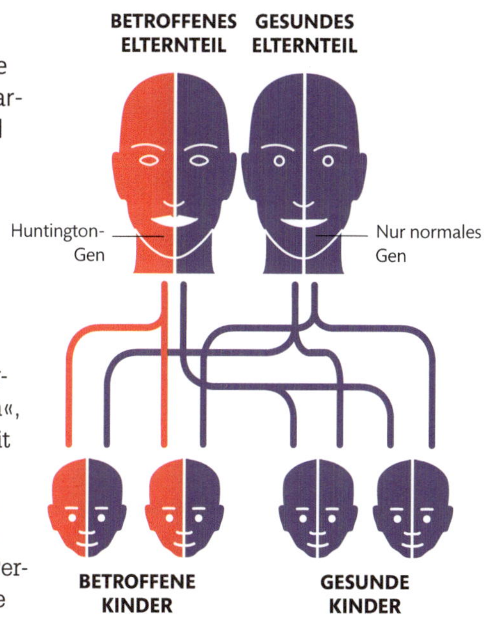

Vererbungsmuster
Die Huntington-Krankheit ist eine Erbkrankheit. Sie tritt auf, wenn ein einziges defektes Gen von einem Elternteil vererbt wird.

Multiple Sklerose

Multiple Sklerose (MS) ist eine Erkrankung, die Gehirn und Rückenmark befällt. Vermutlich ist ihre Ursache, dass das Immunsystem irrtümlich die schützende Fettscheiden der Nerven angreift.

Myelinscheiden aus Proteinen und Fett umwickeln die Axone von Neuronen im Zentralnervensystem. Sie isolieren sie und lassen Erregungen schneller und ungestörter laufen. Bei der MS scheint das Immunsystem, das normalerweise Infektionen bekämpft, das Myelin für einen körperfremden Stoff zu halten und bekämpft es mit Makrophagen (Fresszellen). Die Narben, Plaques genannt, stören die Impulse, die die Axone (Nervenfasern) entlanglaufen. Nervensignale werden langsamer, werden verzerrt oder kommen einfach gar nicht mehr an.

MS kann in jedem Alter einsetzen, wird aber meist im Alter zwischen 20 und 40 Jahren diagnostiziert. Frühe Symptome umfassen Schwindelgefühle, Sehstörungen und Muskelschwäche. In späteren Stadien können Sprache, Mobilität und Denken beeinträchtigt sein. Die progressive Form kann zu schwerer Behinderung führen.

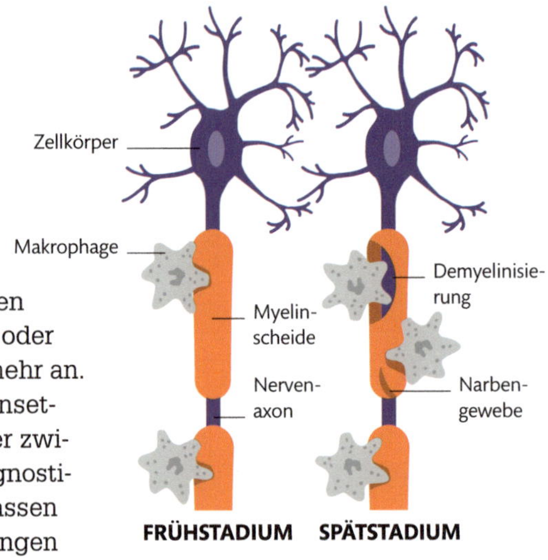

Makrophagenzahl und MS-Stadien
Im Frühstadium der MS entfernen Makrophagen geschädigtes Gewebe, dies hilft aber auch bei der Reparatur. In späteren Stadien ist ihre Zahl so hoch, dass der Myelinverlust schneller wird und die Symptome schwerer werden.

Motoneuron-Krankheit

Motoneuron-Krankheit (MND) ist ein Oberbegriff für eine Gruppe von Krankheiten der Motoneuronen, den Nervenzellen im Gehirn und Rückenmark, die Signale an die Muskeln übertragen.

STEPHEN HAWKING LEBTE NACH DER MND-DIAGNOSE NOCH WEITERE **55 JAHRE.**

Genetische Faktoren, Umwelteinflüsse und die Lebensweise gelten als Einflüsse in der Entwicklung von MND. Schwermetalle, Agrochemikalien, elektrische oder mechanische Traumata, Wehrdienst und übermäßiges Training wurden als mögliche Ursachen erforscht – mit widersprüchlichen Ergebnissen.

Einige Formen der MND haben jedoch sicher eine genetische Basis. Die spinobulbäre Muskelatrophie, auch Kennedy-Krankheit genannt, ist Folge mutierter Gene und betrifft vor allem Männer. Sie schädigt vor allem den birnenförmigen (»bulbären«) unteren Hirnstamm, in dem die Neuronen zur Kontrolle der Gesichts- und Kehlmuskeln liegen.

Unabhängig von der Ursache gehören zu den Symptomen der meisten MND-Formen allgemeine Muskelschwäche, Muskelabbau, Krämpfe, Schluckbeschwerden und fortschreitende Sprachbeschwerden. MND wird durch MRT-Scans, Muskelbiopsien sowie Blut- und Urintests diagnostiziert.

Es gibt noch keine Heilung für MND, doch man kann die Symptome für eine bessere Lebensqualität lindern.

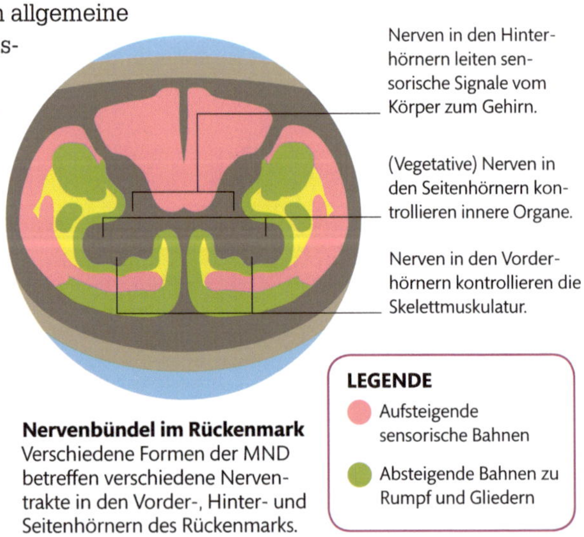

Nervenbündel im Rückenmark
Verschiedene Formen der MND betreffen verschiedene Nerventrakte in den Vorder-, Hinter- und Seitenhörnern des Rückenmarks.

Lähmung

Eine Lähmung (Paralyse) ist der Verlust der willkürlichen Kontrolle von Bewegungen in Teilen des Körpers. Sie wird nach den betroffenen Körperteilen klassifiziert. Manchmal ist nur ein Muskel oder eine kleine Muskelgruppe betroffen, aber die Lähmung kann auch zum völligen Verlust der Motorik führen. Sie kann zeitweise oder permanent sein.

Lähmungen können überall auftreten, auch im Gesicht. Oft betreffen sie eine Muskelgruppe wie einen Arm oder ein Bein (Monoplegie), eine Körperseite (Hemiplegie) oder den ganzen Körper unterhalb einer Stelle (Paraplegie oder Querschnittslähmung); eine Tetraplegie oder Quadriplegie betrifft alle vier Gliedmaßen. Lähmungen können spastisch (mit hoher Muskelspannung und Krämpfen) oder schlaff sein.

Hauptursachen

Lähmungen können Folge von Verletzungen oder vieler Krankheiten sein, daher ist eine Facharztdiagnose nötig. Ein Schlaganfall oder eine TIA (siehe S. 199) können zur Schwäche einer Gesichts- oder Körperseite und verwaschener Sprache führen. Die idiopathische periphere Fazialislähmung ist eine abrupte halbseitige Gesichtslähmung oft mit Schmerzen im Ohr und Gesicht.

Kopf- oder Wirbelsäulenverletzungen können zur Lähmung führen. Multiple Sklerose oder Myasthenia gravis (Erkrankung der Nerv-Muskel-Verbindung) bringen Muskelschwächen im Gesicht oder den Gliedern, die zu- und abnehmen.

WAS IST DIE HÄUFIGSTE URSACHE FÜR LÄHMUNGEN?

In den USA sind die häufigsten Ursachen Schlaganfälle, gefolgt von Rückenmarksverletzungen und multipler Sklerose.

Andere Ursachen sind Hirntumoren, Guillain-Barré-Syndrom, Zerebralparese und Spina bifida. Bei der Lyme-Krankheit können Wochen, Monate oder Jahre nach einem Zeckenbiss Lähmungen auftreten.

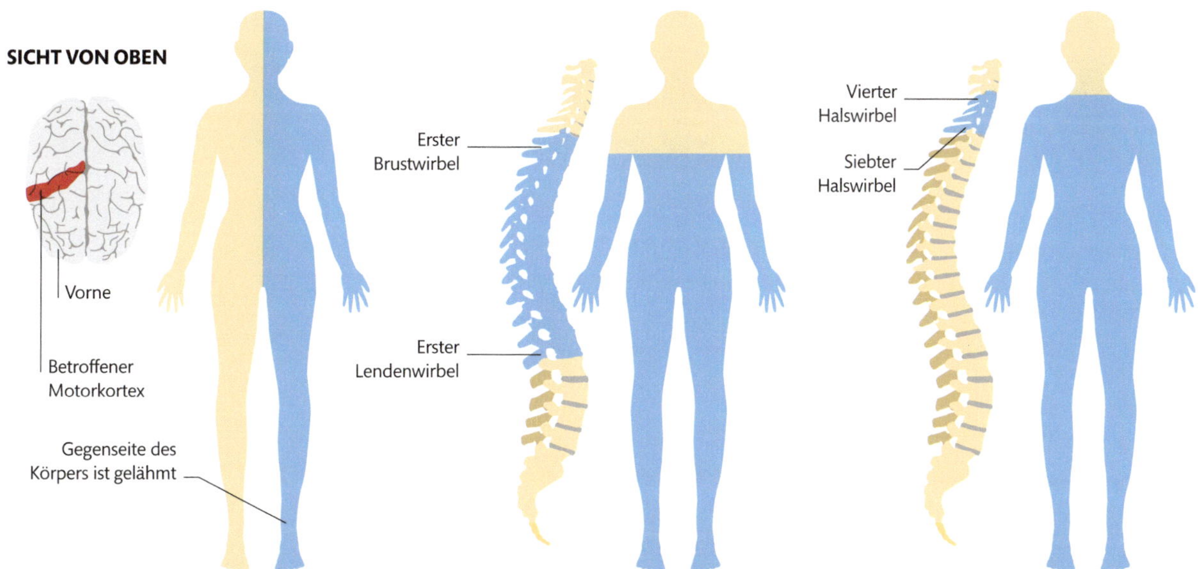

Hemiplegie
Eine halbseitige Lähmung ist oft die Folge eines Schlaganfalls oder eines Gehirntumors, der den motorischen Kortex betrifft. Sie kann auch durch Hirnverletzungen entstehen.

Paraplegie
Die Querschnittslähmung betrifft die Beine und oft einen Teil des Rumpfs, meist durch Wirbelsäulen-, aber auch Hirnverletzungen oder Hirn- oder Rückenmarkstumoren oder Spina bifida hervorgerufen.

Tetraplegie
Bei dieser auch Quadriplegie genannten Form der Querschnittslähmung sind Arme und Beine sowie der Körper vom Hals abwärts völlig oder teilweise gelähmt, oft infolge eines Wirbelbruchs im unteren Hals.

Downsyndrom

Das Downsyndrom beeinflusst die körperliche sowie die geistige Entwicklung. Es tritt auf, wenn eine Zelle bei einer abnormalen Teilung eine zusätzliche Kopie eines Chromosoms erhält. Menschen mit Downsyndrom zeigen schon als Kleinkinder typische Gesichtsmerkmale und Entwicklungsstörungen.

Das Downsyndrom heißt auch Trisomie 21, weil eine dritte Kopie des Chromosoms 21 vorliegt. Versuche mit Mäusen zeigen, dass dieses zusätzliche Chromosom die Funktion der Netzwerke im Gehirn stört, die mit dem Gedächtnis und Lernen zu tun haben, vor allem im Hippocampus.

Die Wahrscheinlichkeit für das Downsyndrom steigt mit dem Alter der Mutter bei der Schwangerschaft. Jeder Betroffene hat ein gewisses Maß an Lernbehinderungen. Auch bestimmte Körperbehinderungen wie Herzfehler und Seh- oder Hörbehinderungen treten häufiger auf.

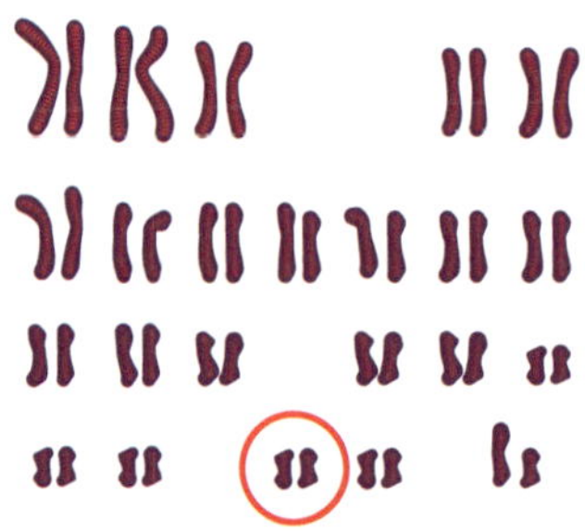

NORMALER CHROMOSOMENSATZ

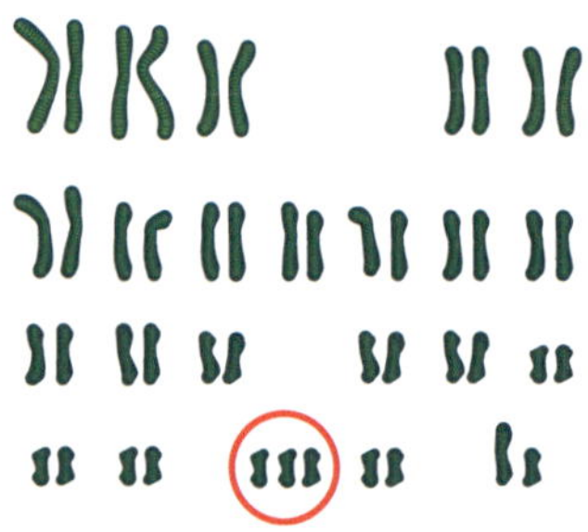

CHROMOSOMENSATZ BEI TRISOMIE 21

Normale Chromosomen und Trisomie 21
Die beiden Karyogramme (Fotos des Chromosomensatzes) zeigen zwei Kopien des Chromosoms 21 bei einem gesunden Mann und drei bei einem Mann mit Downsyndrom.

PRÄNATALDIAGNOSTIK

Vorsorgeuntersuchungen in der Schwangerschaft wie Bluttests und Ultraschall können zeigen, ob ein Kind ein hohes Risiko für das Downsyndrom hat. Ist das Risiko hoch, gibt es zwei diagnostische Tests: Chorionzottenbiopsie und Amniozentese (Fruchtwasserpunktion) zur Untersuchung der Chromosomen in Fötuszellen bzw. Zellen im Fruchtwasser.

Zerebralparese

Zerebralparese (CP) bezeichnet eine Gruppe von Störungen der Bewegungsfähigkeit, Koordination und Kognition. CP ist die häufigste kindliche Bewegungsstörung. Man teilt sie grob in angeborene und erworbene Formen ein.

CP wird meist bei Kindern als angeborene oder infantile CP diagnostiziert und geht auf Hirnschäden vor oder bei der Geburt zurück, etwa Komplikationen mit Sauerstoffmangel. Doch auch Infektionen oder Verletzungen können zur CP führen, die »erworben« heißt, wenn sie mehr als 28 Tage nach der Geburt auftritt.

Die Symptome hängen vom Ort der Hirnschädigung ab, doch sie betrifft typischerweise den Motorkortex, der Bewegungen steuert. Die Schwere und Form der Symptome unterscheiden sich enorm und werden oft deutlicher, wenn das Kind wächst. Bei Kleinkindern sind sie oft noch nicht erkennbar.

Einige Kinder mit CP haben eine eingeschränkte Mobilität, Sprache und kognitive Leistungen und brauchen etwa einen Rollstuhl oder Hilfe im Alltag, oder die Muskelschwäche macht das Gehen schwer. Die Lähmung kann schlaff oder spastisch (mit steifen Muskeln) sein. Je nach Form und Schwere ist die Lebenserwartung 30 bis 70 Jahre.

TYPEN DER ZEREBRALPARESE
CP wird nach der Art der Bewegungsstörung klassifiziert. Die Tabelle zeigt einige wichtige.
Spastische Diplegie Menschen mit spastischer Diplegie sind sehr steif und können die Muskeln nicht entspannen. Sie gehen oft mit nach innen gewandten Beinen.
Athetose Menschen mit diesen Formen können Körperteile nicht kontrollieren, was zu unwillkürlichen, windenden oder zuckenden Bewegungen führt.
Ataktische Zerebralparese (ATZ) Gleichgewicht und Koordination sind eingeschränkt. Häufig ist der Verlust der willkürlichen Kontrolle der Feinmotorik wie dem Schreiben.
Gemischte Zerebralparese Oft kommt es zu einer Mischung der Symptome verschiedener Paresetypen, wenn mehrere motorische Areale im Gehirn geschädigt sind.

Hydrozephalus

Hydrozephalus ist der Aufstau von Hirnflüssigkeit, der das Hirngewebe schädigen kann. Dabei wird zu viel Gehirn-Rückenmark-Flüssigkeit produziert oder nicht normal abgeleitet. Erworbener und Normaldruckhydrozephalus sind zwei Formen bei Erwachsenen, er tritt aber auch bei Kindern auf.

Erworbener Hydrozephalus (»Wasserkopf«) kann nach Schlaganfällen, Hirnblutungen, Hirntumoren oder Meningitis auftreten. Die übermäßige Gehirn-Rückenmark-Flüssigkeit (Zerebrospinalflüssigkeit, CSF) kann die Ventrikel (Hohlräume) ausdehnen und das Hirn einklemmen.

Andere Formen

Die Ursache des Normaldruckhydrozephalus ist oft unbekannt, es können aber etwa Herz-Kreislauf-Erkrankungen oder hoher Cholesterinspiegel sein. Die Hauptsymptome sind meist Kopfschmerz, Übelkeit, Sehtrübungen und Verwirrtheit.

Bei Kindern kann ein Hydrozephalus nach einer Frühgeburt, Hirnblutungen oder bei Spina bifida auftreten. Bei Babys und Kleinkindern kann der Kopf anschwellen, aber bei älteren Kindern kommt es zu starken Kopfschmerzen. Der hohe Druck kann die Entwicklung von Fähigkeiten wie Laufen und Sprechen einschränken.

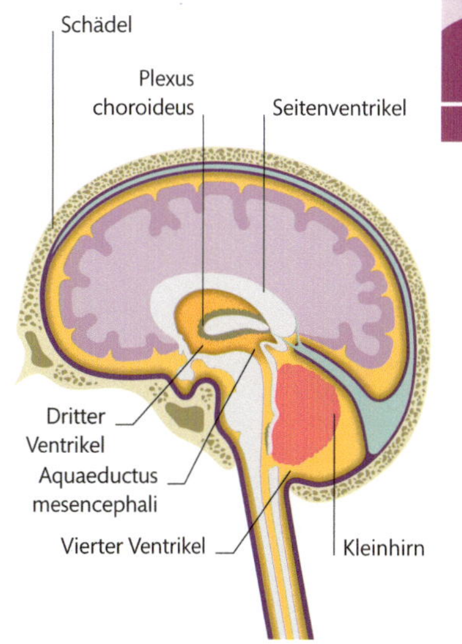

Gehirn-Rückenmark-Flüssigkeit (CSF)
CSF wird im Plexus choroideus gebildet, einer Membran um die Hirnventrikel (Flüssigkeitsräume). Wird sie nicht ausreichend reabsorbiert, steigt der Druck im Gehirn.

Narkolepsie

Narkolepsie ist eine seltene neurologische Langzeitstörung mit typischen plötzlichen Schlafanfällen. Betroffene können den Schlaf-Wach-Zyklus nicht normal regulieren.

Narkolepsie beginnt meist um die Pubertät und betrifft beide Geschlechter gleich. Symptome sind ungewöhnliche Schläfrigkeit am Tag, plötzliches Einschlafen und manchmal das Ausführen von Tätigkeiten, ohne sich daran zu erinnern.

Es kann zu Schlafparalysen kommen, der zeitweisen Bewegungs- und Sprechunfähigkeit, oft begleitet von schrecklichen Albträumen. Eine häufige Folge ist Schlafmangel.

Kataplexie

Etwa 60% der Betroffenen werden als Typ 1 klassifiziert, d.h., sie haben auch Kataplexie. Bei kataplektischen Personen lässt die Muskelkontrolle als Reaktion auf starke Emotionen wie Humor, Angst oder Schmerz nach. Betroffene bleiben bei Bewusstsein, brechen aber durch den Verlust des Muskeltonus oft zusammen und können dann oft nicht sprechen oder sich bewegen.

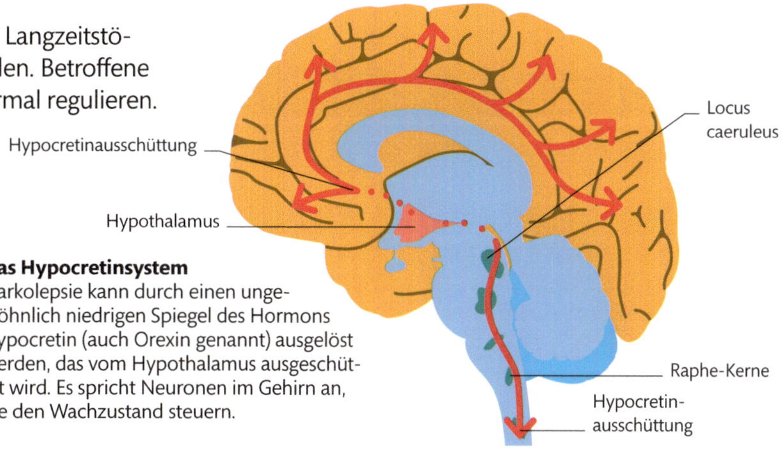

Das Hypocretinsystem
Narkolepsie kann durch einen ungewöhnlich niedrigen Spiegel des Hormons Hypocretin (auch Orexin genannt) ausgelöst werden, das vom Hypothalamus ausgeschüttet wird. Es spricht Neuronen im Gehirn an, die den Wachzustand steuern.

KATAPLEXIE KANN DURCH AFFEKTIVE REAKTIONEN WIE **LACHEN** AUSGELÖST WERDEN.

STÖRUNGEN MIT BEWUSSTLOSIGKEIT

Es gibt verschiedene Arten von Koma, einige sind hier beschrieben. Einige weitere Störungen ähneln einem Koma.

Anoxische Hirnschädigung
Anoxie bedeutet Sauerstoffmangel. Dies führt zur Verwirrung, Erregung oder Schläfrigkeit, Zyanose (bläuliche Haut durch niedrigen Blutsauerstoff) sowie Bewusstlosigkeit oder Koma.

Medizinisch induziertes Koma
Ein medikamentös induziertes Koma, ein Status tiefer Bewusstlosigkeit, dient dazu, dass sich das Gehirn von Schwellungen nach einem Schlaganfall oder Verletzungen erholen kann.

Locked-in-Syndrom
Ein Mensch mit Locked-in-Syndrom ist bei Bewusstsein, doch durch Hirnschäden fast völlig gelähmt und kann meist nur durch Augenbewegungen kommunizieren.

Vegetativer Zustand
Eine Person im vegetativen Zustand zeigt keine angemessene emotionale Reaktion, folgt Objekten nicht mit den Augen und reagiert nicht auf Stimmen. Erholung ist sehr unwahrscheinlich.

Koma

Koma ist ein anhaltender Zustand tiefer Bewusstlosigkeit, ob durch Verletzung oder künstlich für eine medizinische Behandlung herbeigeführt. Komapatienten scheinen zu schlafen, doch anders als beim Tiefschlaf kann man sie aus dem Koma auch durch stärkste Reize, selbst Schmerz, nicht erwecken.

Ein Koma ist meist die Folge von Kopfverletzungen, die das Gehirn schädigen. Es kommt oft zur Gehirnquetschung (Einklemmung des Gehirns durch Schwellungen, Blutungen oder Ödeme), die das retikuläre Aktivierungssystem schädigen, das den Wachheitszustand und die Bewusstheit reguliert.

Gehirnblutungen, Sauerstoffmangel, Infektionen, Drogenüberdosis, chemische Ungleichgewichte oder die Ansammlung von Toxinen können ebenfalls zum Koma führen. Es ist auch eine Komplikation verschiedener Krankheiten: Ein temporäres und reversibles Koma kann etwa bei Diabetes auftreten, wenn der Blutzuckerspiegel extrem hoch oder niedrig ist. Über 50% der Komafälle gehen auf Verletzungen oder Durchblutungsstörungen zurück.

Behandlung

Die Behandlung hängt von der konkreten Ursache ab, doch Komapatienten brauchen oft volle lebenserhaltende Maßnahmen auf einer Intensivstation, bis sich ihr Zustand bessert.

Depression

Depression ist nicht einfach Niedergeschlagenheit, sondern das anhaltende Gefühl der Traurigkeit, Hoffnungslosigkeit und Apathie, oft mit Schlafstörungen, Ermüdung und Appetitänderungen.

Depressionen äußern sich individuell auf unterschiedliche Weise und verschieden stark. Die Symptome können leicht oder schwer sein (dann spricht man auch von klinischer Depression) und reichen vom anhaltendem Unglücklichsein, Traurigkeit und geringem Interesse an normalen Aktivitäten bis hin zur Unfähigkeit, Alltagsdinge zu erledigen, und Selbstmordabsichten.

Körperliche Symptome

Depression und Angststörungen treten oft zusammen auf. Häufig sind körperliche Symptome wie chronische Müdigkeit oder Schlaflosigkeit, Gewichtsveränderungen, geringer Sexualtrieb und Schmerzen.

Trotz der vielfachen Ursachen ist Depression eine echte Krankheit, die alle Aspekte des Lebens betreffen kann. Etwa ein Zehntel der Menschen hat irgendwann im Leben eine Depression, sie kann auch bei Kindern und Jugendlichen eintreten. Je nach Schwere wird sie medikamentös oder mit Psychotherapie behandelt.

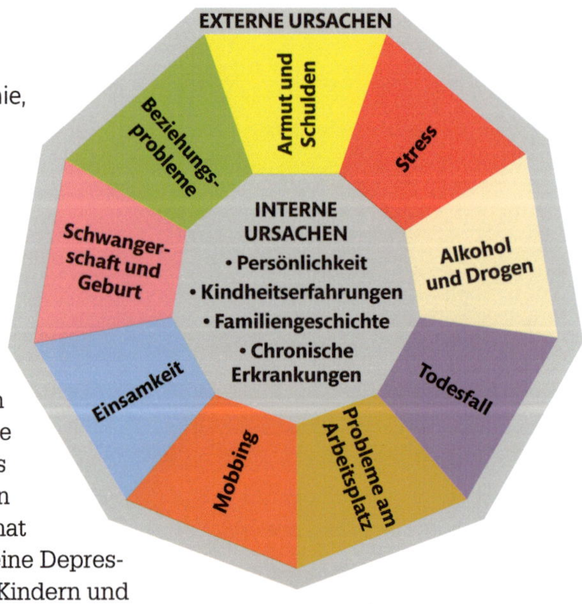
EXTERNE URSACHEN
Armut und Schulden
Stress
Alkohol und Drogen
Todesfall
Probleme am Arbeitsplatz
Mobbing
Einsamkeit
Schwangerschaft und Geburt
Beziehungsprobleme
INTERNE URSACHEN
• Persönlichkeit
• Kindheitserfahrungen
• Familiengeschichte
• Chronische Erkrankungen

Ursachen von Depressionen
Belastende Ereignisse können äußere Auslöser für Depressionen sein. Sie wechselwirken mit inneren Ursachen wie der Familiengeschichte.

Bipolare Störung

Die früher manisch-depressive Störung genannte bipolare Störung ist von einem Wechsel zwischen Phasen überhöhter Stimmung, Antrieb und Aktivität und Phasen der Depression geprägt, oft mit plötzlichem Umschwung zwischen den Extremen.

Bipolare Stimmungsschwankungen variieren und Betroffene haben auch Phasen »normaler« Stimmung. Auch das Muster ist nicht konstant; teils treten »gemischte Phasen« mit schnell wechselnden oder gleichzeitigen manischen und depressiven Symptomen auf.

Die Behandlung zielt darauf, die Schwere und Zahl der Episoden zu reduzieren, um Betroffenen ein möglichst normales Leben zu ermöglichen. Stimmungsstabilisierende Medikamente, das Erkennen von Auslösern und Warnzeichen, kognitive Verhaltenstherapie und Lebensberatung sind wichtige Methoden. Im Erfolgsfall werden die Phasen nach einigen Monaten milder.

Bipolare Phasen
Betroffene erleben oft eine manische oder hypomanische Phase mit einem Stimmungshoch, dann eine Normalphase der Ruhe, gefolgt von Episoden leichter bis extrem schwerer depressiver Stimmung.

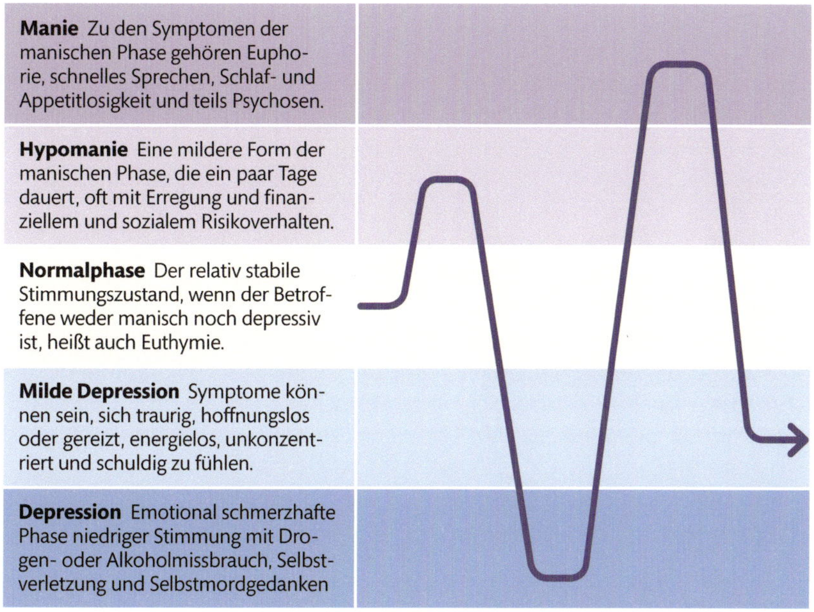

Saisonal affektive Störung

Die saisonal affektive Störung (SAD) ist eine Depression, die im jahreszeitlichen Zyklus auftritt. Sie wird auch Winterdepression genannt, weil die Symptome im Winter gewöhnlich intensiver sind.

Die genaue Ursache der SAD ist nicht völlig bekannt, doch die Winter-SAD (der Form, bei der die Symptome mit der kalten Witterung einsetzen) hängt oft mit dem Mangel an Sonnenlicht zusammen, der die Funktion des Hypothalamus ändert. Diese Hirnstruktur kontrolliert Stimmungen. Bei einigen Menschen aber beginnen die stärksten Symptome mit der warmen Witterung, sie haben Sommer-SAD.

Andere mögliche Ursachen sind Fehlfunktionen der inneren Uhr, die den Tagesrhythmus steuert, und ein hoher Melatoninspiegel.

Die Symptome umfassen Depression, wenig Befriedigung in täglichen Aktivitäten, Gefühle der Verzweiflung, Schuld oder Wertlosigkeit, Energielosigkeit. Ein Tagebuch der Symptome, Lichttherapie und Selbsthilfegruppen sind Methoden, die Betroffenen helfen.

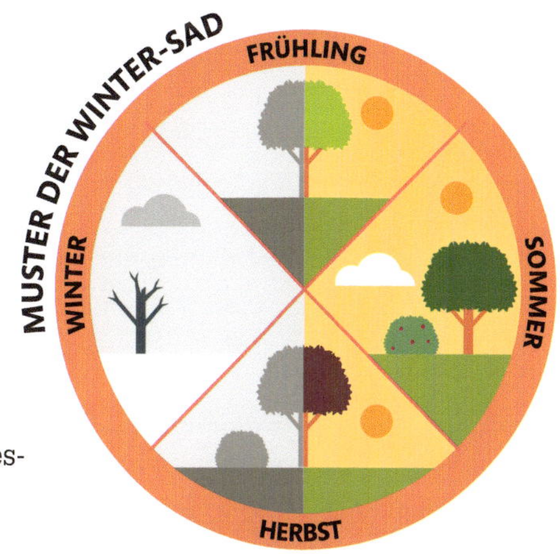

Wintersymptome Symptome beginnen beim Übergang zum Winter. Man ist energielos und schlechter Stimmung.

Sommersymptome Symptome werden im Frühjahr milder oder verschwinden. Die Energie und normaler Schlaf kehren zurück.

Angststörungen

Angststörungen sind eine Gruppe psychischer Erkrankungen, für die starke Bedrohungs- und Angstgefühle charakteristisch sind, auch Panikattacken und eine falsche Gefahreneinschätzung. Es gibt viele Typen, die aber einige Symptome gemein haben.

Häufige Angststörungen sind die generalisierte Angststörung, soziale Angststörung (soziale Phobie), Panikstörungen und posttraumatische Belastungsstörung (PTBS). Neben dem Angstgefühl treten körperliche Symptome durch einen erhöhten Spiegel von Stresshormonen wie Cortisol und Adrenalin auf, etwa Zittern, Schlafprobleme, kalte, schweißige, taube oder kribbelnde Hände oder Füße, Kurzatmigkeit, Herzrasen, Übelkeit und Schwindel.

Menschen mit generalisierter Angststörung neigen zu intensiver Sorge, während Panikstörungen eine extreme körperliche Reaktion auf Stress sind. Menschen mit sozialer Angststörung sind besorgt, haben ein übermäßig negatives Selbstbild und fühlen sich beobachtet und verurteilt. PTBS-Betroffene fühlen sich nach einem traumatischen Ereignis bedroht und nervös.

Beitragende Faktoren

Viele Faktoren beeinflussen Angststörungen, darunter äußerer Stress und genetische Veranlagungen. Wenn sie in der Familie auftreten, können sie auch gelernt werden. Einige haben mit Veränderungen in Hirnarealen der Angst- und Emotionskontrolle zu tun.

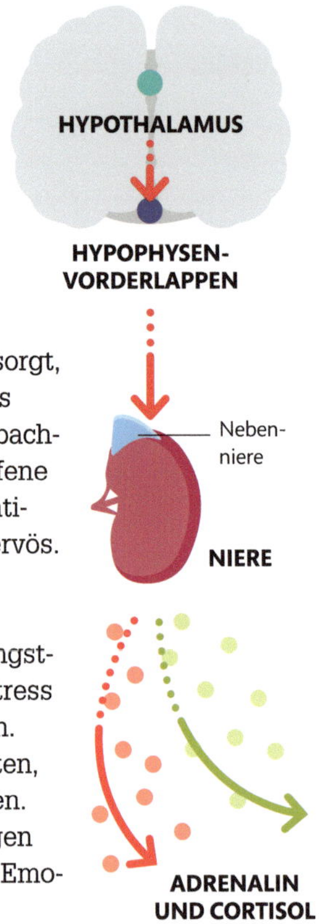

1 Bei Stress stimuliert der Hypothalamus die Hypophyse (Hirnanhangdrüse), die darauf Adrenocorticotropes Hormon (ACTH) produziert.

2 ACTH stimuliert die Ausschüttung von Adrenalin und Cortisol aus den Nebennieren.

3 Adrenalin und Cortisol führen zu verschiedenen physiologischen Reaktionen, etwa ein schneller Herzschlag und höhere Muskelspannung.

Phobien

Eine überwältigende, lähmende Angst vor Objekten, Orten, Situationen oder Tieren nennt man Phobie. Sie ruft extreme Reaktionen hervor und wird von einem unrealistischen, intensiven Bedrohungsgefühl begleitet.

HÄUFIGE PHOBIEN	
PHOBIE	**BESCHREIBUNG**
Arachnophobie	Angst vor Spinnen
Aviophobie	Angst vor dem Fliegen
Klaustrophobie	Angst vor geschlossenen Räumen
Coulrophobie	Angst vor Clowns
Mysophobie	Angst vor der Übertragung von Keimen
Nekrophobie	Angst vor dem Tod und assoziierten Dingen
Nosophobie	Angst davor, eine Krankheit zu bekommen
Trypanophobie	Angst vor medizinischen Spritzen und Injektionen

Eine Phobie ist eine Form der Angststörung mit einer übermäßigen Reaktion auf einen bestimmten Auslöser. In manchen Fällen kann schon der Gedanke an den Auslöser Angst auslösen (antizipatorische Angst). Zu den Symptomen gehören Schwindel, Übelkeit oder Erbrechen, Schweißausbrüche, Herzklopfen, Atemlosigkeit und Zittern.

Phobien gruppiert man generell in zwei Typen: spezifische (isolierte) und komplexe Phobien. Spezifische Phobien beziehen sich auf ein spezifisches Objekt, Tier, Situation oder Handlung, etwa Akrophobie (Höhenangst) und Haematophobie (Angst vor Blut). Typische Tiere sind Schlangen (Ophiophobie, Ophidiophobie oder Herpetophobie) und Spinnen (Arachnaphobie). Einfache Phobien beginnen oft in der Kindheit oder Jugend, nehmen aber mit der Zeit meist ab.

Komplexe Phobien schränken das Leben stärker ein, etwa die soziale Phobie oder soziale Angststörung, die Angst vor sozialen Situationen.

Zwangsstörung

Die Zwangsstörung oder obsessiv-kompulsive Störung ist eine häufige psychische Erkrankung, die Männer, Frauen und Kinder betrifft. Betroffene haben wiederholt Zwangsgedanken verbunden mit dem Drang, Zwangshandlungen auszuführen. Werden sie unterlassen, tritt massive Angst auf.

Eine Zwangsstörung kann in jedem Alter entstehen, meist aber im frühen Erwachsenenalter. Oft geht sie auf eine traumatische Situation in der Kindheit oder Jugend zurück und resultiert aus einem unmäßigem Gefühl der Angst, Schuld oder Verantwortung für ein Ereignis.

»Obsessiv« bezieht sich auf Zwangsgedanken, »kompulsiv« auf Zwangshandlungen. Zwangsgedanken sind intrusive (sich aufdrängende) Denkinhalte, Ideen, Bilder oder Sorgen, die zu Ängsten, Ekel oder Unwohlsein führen. Zwangshandlungen sind wiederholte Handlungen oder Rituale, die die enormen Ängste zeitweise lindern, etwa ein Waschzwang oder Ordnungszwang. Die Symptome lassen sich medikamentös oder durch kognitive Verhaltenstherapie behandeln.

Genetische Faktoren

Etwa ein Viertel der Betroffenen hat Familienmitglieder mit der Störung, und Zwillingsstudien legen eine genetische Ursache nahe. Die Zwangsstörung stört wohl bestimmte Hirnareale, etwa den orbitofrontalen Kortex, der mit Belohnungen zu tun hat, und den anterioren Gyrus cinguli, der an der Fehlererkennung beteiligt ist.

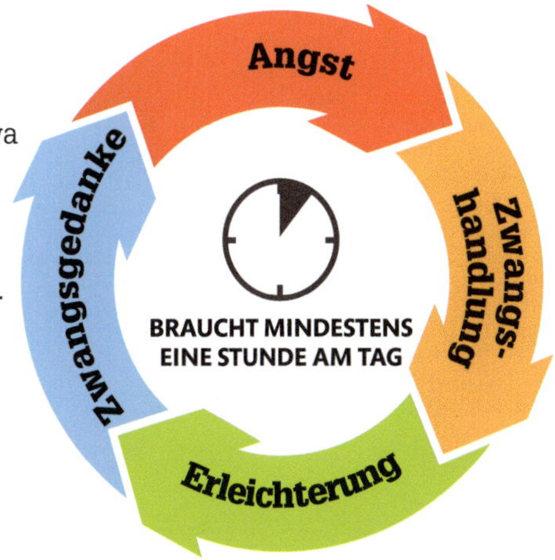

Zeitverlust durch eine Zwangsstörung
Der überwältigende Drang nach einem Ritual kommt von der Angst, die durch die Zwangsgedanken entsteht. Das Zählen von Objekten oder das Händewaschen bzw. die Gedanken können viele Stunden des Tages einnehmen.

Tourette-Syndrom

Das Tourette-Syndrom ist eine komplexe neurologische Störung, bei der der Betroffene unwillkürliche Laute, Äußerungen oder Bewegungen (sogenannte Tics) macht. Es entwickelt sich fast immer in der Kindheit, meist ab dem Alter von zwei Jahren.

Das Tourette-Syndrom erscheint allgemein in der frühen Kindheit, aber vor dem 15. Lebensjahr, und ist bei Männern häufiger als Frauen. Die motorischen Tics reichen von Augenblinzeln, Augenrollen, Grimassen und Schulterzucken zum Springen, sich Drehen oder Bücken.

Populär bekannte lautliche Tics sind unangemessene Flüche, doch tatsächlich ist das selten und tritt nur bei jedem zehnten Betroffenen auf. Die häufigsten lautlichen Tics sind Grunz-, Hust- oder Tierlaute.

Tics können durch die Muskelanstrengungen schmerzhaft sein. Sie nehmen oft zu, wenn man gestresst, besorgt oder müde ist. Die Symptome können sich mit der Zeit verändern oder sogar verschwinden.

Den Tics geht oft ein starker Reiz voran, etwa ein Jucken oder Niesreiz. Mit Übung gelingt es einigen Betroffenen, nach diesen Signalen die Symptome in sozialen Situationen zu kontrollieren. Tourette-Betroffene haben auch teils Zwangsstörungen und Lernprobleme.

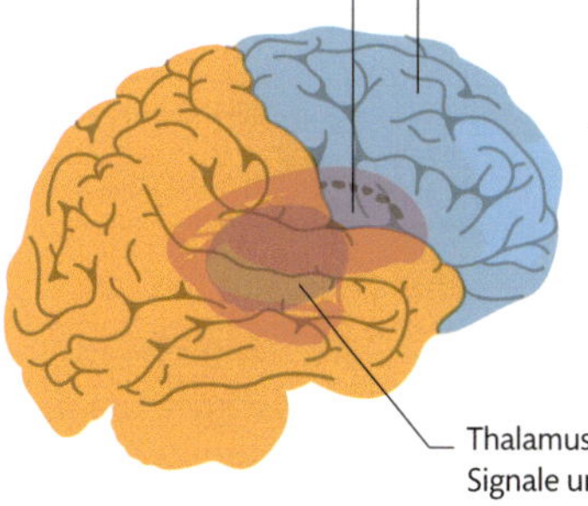

Beteiligte Hirnareale
Man vermutet, dass die Tourette-Tics durch eine Überproduktion des Neurotransmitters Dopamin sowie Fehlfunktionen in den mit der Bewegungssteuerung verbundenen Hirnregionen entstehen, etwa dem frontalen Kortex, den Basalganglien und dem Thalamus.

ÄHNLICHE STÖRUNGEN

Hypochondrische Störung
Menschen mit hypochondrischer Störung (auch Krankheitsangststörung genannt) sind besorgt, eine Krankheit zu haben oder sich zuzuziehen. Auch ohne echte Symptome sehen sie normale Erfahrungen als Zeichen ernster Erkrankungen, beobachten sich ständig selbst und suchen Bestätigung, um die Angst zu beruhigen.

Dissoziative Störungen
Unter die auch Konversionsstörungen genannte Gruppe fallen dissoziative Bewegungsstörungen wie Lähmungen und dissoziative Sensibilitätsstörungen wie Hör- oder Sehprobleme durch psychologischen Stress. Zugrunde liegt oft ein frühes oder lebenslanges Trauma. Therapien und Änderungen des Lebensstils helfen meist.

Somatoforme Störungen

Somatoforme Störungen sind durch eine extreme Fixierung auf körperliche Symptome charakterisiert, die teils, aber nicht unbedingt, zu tatsächlich diagnostizierten Krankheiten gehören. Betroffene sind aber fest überzeugt, krank zu sein, und erleben die Symptome als somatisch (körperlich).

Somatoforme Störungen sind eng mit Angst und Depression verbunden. Körperliche Zeichen sind oft Schmerz, Schwäche und Müdigkeit, Kurzatmigkeit ist ebenfalls häufig.

Betroffene machen sich übermäßig Sorgen über ihre Gesundheit und konzentrieren sich auf ein oder mehrere Symptome, selbst wenn man für die von ihnen beschriebenen Probleme keine medizinische Ursache findet. Falls es eine Diagnose gibt, sind Betroffene oft so stark darauf fixiert, dass sie nicht normal leben können.

Die Behandlung umfasst Antidepressiva und Psychotherapien wie die kognitive Verhaltenstherapie.

Münchhausen-Syndrom

Das Münchhausen-Syndrom entsteht durch starke emotionale Belastungen. Es ist eine artifizielle Störung, d. h., Betroffene verhalten sich psychisch oder körperlich krank und täuschen Symptome bewusst vor.

Das Münchhausen-Syndrom ist eine seltene psychische Erkrankung. Es tritt meist bei Menschen auf, die früh im Leben traumatische Ereignisse wie emotionalen Missbrauch oder Krankheiten erlebt haben, die eine Persönlichkeitsstörung haben oder einen Groll gegen Autoritäten hegen. Vermutlich ist es eine extreme Form der Suche nach Aufmerksamkeit. Betroffene erfinden Geschichten dramatischer Ereignisse, lügen über Symptome oder verstärken sie, indem sie bewusst Wunden reizen oder Giftstoffe einnehmen, oder fälschen sogar Testergebnisse oder Dokumente.

Eine neue Form ist das Internet-Münchhausen-Syndrom, bei dem Menschen Online-Selbsthilfeforen für eine Krankheit beitreten und vorgeben, selbst erkrankt zu sein.

HÄUFIGE SYMPTOME ARTIFIZIELLER STÖRUNGEN

Die Liste zeigt einige der Symptome, die bei artifiziellen Störungen wie dem Münchhausen-Syndrom häufig sind.

- Eine lange medizinische Vorgeschichte, oft mit häufigen Aufenthalten in verschiedenen Krankenhäusern und Besuchen verschiedener Ärzte.
- Ausgiebiges angelesenes Wissen über die spezifische Krankheit und über die medizinische Praxis im Allgemeinen.
- Große Bereitschaft, sich medizinischen Tests und sogar Operationen zu unterziehen.
- Keine Zustimmung dafür, dass medizinisches Personal Freunde oder Familie kontaktiert, und wenig Besuch beim Krankenhausaufenthalt.
- Viele Operationsnarben oder andere Hinweise auf vielfältige Eingriffe.
- Krankheit wird ohne ersichtlichen Grund schlimmer oder spricht nicht wie erwartet auf Standardbehandlungen an.

MÜNCHHAUSEN-STELLVERTRETERSYNDROM

Das Münchhausen-Stellvertretersyndrom ist eine artifizielle Störung, bei der Betreuer Symptome oder Krankheiten bei den Betreuten vortäuschen oder hervorrufen. Es stellt gleichzeitig eine Form des körperlichen und seelischen Missbrauchs dar, der meist von Eltern an kleinen Kindern begangen wird, manchmal aber auch an anderen schutzlosen Personen, etwa älteren Menschen, von betreuenden Verwandten oder Pflegern.

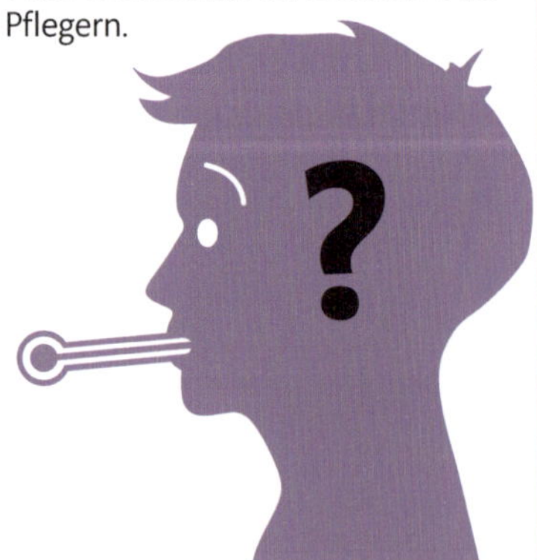

Schizophrenie

Zu den Symptomen der Schizophrenie gehören Wahnvorstellungen und visuelle oder auditive Halluzinationen. Sie ist eine Form der Psychose, d. h., Betroffene können nicht immer zwischen Fantasie und Realität trennen.

Schizophrenie kann schwierig zu beurteilen sein. Zur Diagnose wird das emotionale und kognitive Verhalten untersucht, zwei oder mehr Symptome müssen über mehr als 30 Tage hinweg auftreten. Zu den definierenden Symptomen gehören desorganisiertes Denken bzw. desorganisierte Sprache, Wahn oder Halluzinationen sowie »Negativsymptome« wie verminderter emotionaler Ausdruck oder Sprache.

Es gibt viele Typen mit verschiedenen Symptomen. Menschen mit paranoider Schizophrenie sind argwöhnisch gegenüber den Motiven anderer und sehen Verschwörungen. Bei der katatonischen Schizophrenie ziehen sich Betroffene emotional zurück und erscheinen sogar gelähmt. Bei der desorganisierten Schizophrenie sind die Reaktionen leer und unangemessen und man ist zu Alltagsaufgaben unfähig.

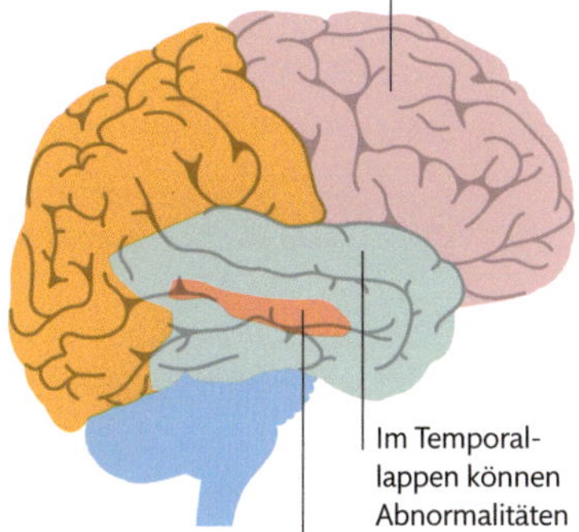

Strukturelle Abnormalitäten
Die Gehirne von Menschen mit Schizophrenie zeigen strukturelle Unterschiede, etwa im Frontallappen und im Temporallappen. Sie haben auch weniger graue Substanz, was die emotionale Regulierung, die motorische Kontrolle und die Wahrnehmung beeinflusst.

HABEN MENSCHEN MIT SCHIZOPHRENIE EINE GESPALTENE PERSÖNLICHKEIT?

Das Wort bedeutet »gespaltener Geist«, gemeint sind aber nicht mehrere Persönlichkeiten, sondern ein Abtrennen von der Realität.

1,1%

WELTWEIT DER UNGEFÄHRE ANTEIL VON **ERWACHSENEN** MIT **SCHIZOPHRENIE**

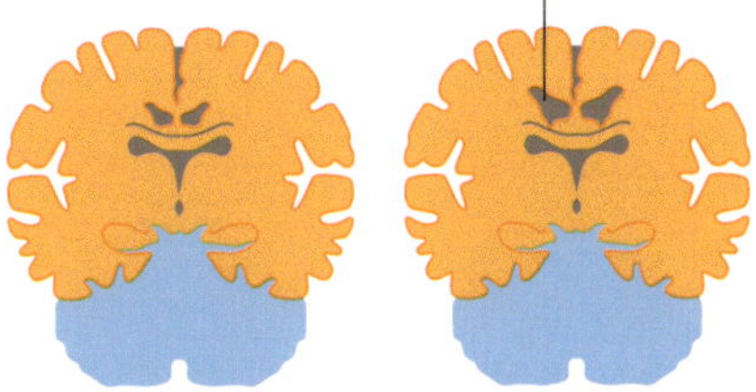

Gewebeverlust
Einige Patienten mit Schizophrenie haben vergrößerte Ventrikel (Flüssigkeitsgefüllte Hohlräume im Hirn) infolge der Reduktion des umgebenden Hirngewebes.

URSACHEN DER SCHIZOPHRENIE

Trotz intensiver Forschung sind die Ursachen der Schizophrenie unklar. Genetik, Gehirnchemie, Lebenserfahrungen, Drogennutzung, Komplikationen vor und während der Geburt könnten alle relevant sein.

Genetik
Etwa 80% der Menschen mit Schizophrenie zeigen eine erbliche Veranlagung. Doch die Gene sind nicht die einzige Ursache, denn Umweltfaktoren und die familiäre Vorgeschichte gelten ebenfalls als relevant.

Hirnabnormalitäten
MRT-Gehirnscans zeigen eine reduzierte graue Substanz in mehreren Regionen, u. a. dem präfrontalen Kortex. Er ist für die Emotionsregulierung, Entscheidungsfindung und komplexe kognitive Aufgaben wie das effiziente Planen wichtig.

Gehirnchemie
Zwei Botenstoffe, Dopamin und Glutamat, sind relevant. Ein erhöhter Dopaminspiegel könnte zu Halluzinationen führen. Ein niedriger Glutamatspiegel könnte psychotische Episoden auslösen, ein hoher die Hirnzellen schädigen.

Umweltfaktoren
Eine Veranlagung kann auch bei viralen Infekten in der Schwangerschaft, Geburtskomplikationen oder Mangelernährung entstehen. Weitere Umweltfaktoren sind extremer Stress, Familienbeziehungen und psychoaktive Drogen.

Suchterkrankungen

Eine Sucht beruht auf der chronischen Fehlfunktion des Gehirnsystems, das Belohnung, Motivation und Gedächtnis reguliert. Ein Süchtiger hat ein großes Verlangen nach der Droge bzw. dem Verhalten, oft ohne in dem Moment an die Konsequenzen zu denken.

Zu einer Sucht gehört die wiederholte Nutzung einer Substanz oder Ausführung einer Handlung für ein Befriedigungsgefühl. Die psychologischen und sozialen Symptome sind vielfältig, etwa fehlende Selbstkontrolle, Zwangsgedanken und Risikobereitschaft. Häufige körperliche Symptome sind Appetitstörungen, Veränderungen des Erscheinungsbilds, Schlaflosigkeit, Verletzungen oder Erkrankungen durch die jeweilige Droge sowie höhere Resistenz gegen die Substanz bzw. das Objekt der Sucht, sodass immer mehr nötig ist, um die gleiche Befriedigung zu erhalten. Der Entzug der Droge führt zu Reaktionen wie Schwitzen, Zittern, Übelkeit und Verhaltensänderungen.

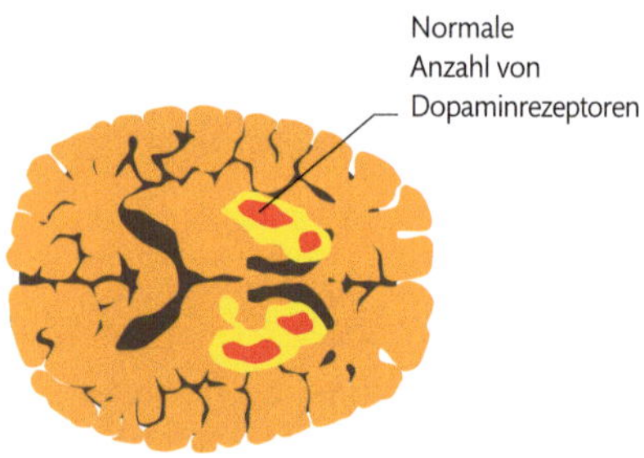

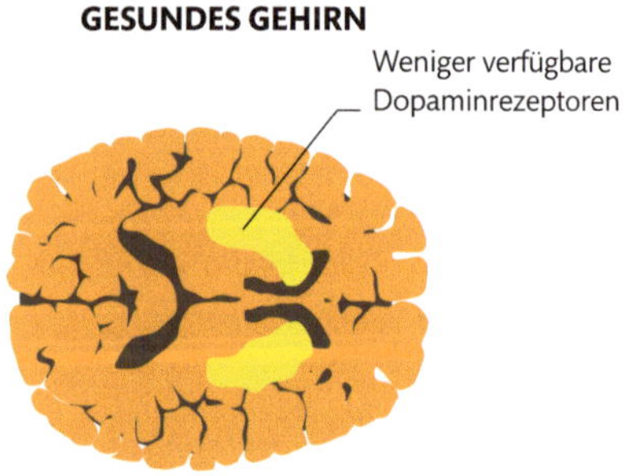

Kokaingebrauch und Dopamin
Kokain reduziert die Verfügbarkeit von Rezeptoren für den Neurotransmitter Dopamin. Daher muss der Süchtige mit der Zeit immer mehr der Droge einnehmen, um das gleiche Belohnungsgefühl zu spüren.

Chemische Befriedigung

Eine Sucht ändert nicht nur die Funktion des Gehirns, sondern auch seine Struktur. Man fühlt Glück und Begeisterung, wenn das Gehirn Neurotransmitter wie Dopamin ausschüttet, gefolgt von tiefer Befriedigung durch Hormone wie Endorphine. Endorphine lindern Stress und Schmerz ähnlich wie Kokain und andere Drogen.

Bei vielen Menschen setzen kreative oder körperliche Aktivitäten wie Musizieren oder Sport genug Neurotransmitter frei, um Glück und Befriedigung zu erlangen. Für andere führen Drogen, Alkohol und Risikoverhalten wie Glücksspiele zu schnelleren und viel extremeren Befriedigungen, bevor sie letztlich die normalen Neurotransmittermechanismen stören und zerstören.

Solche künstlichen Reize überschwemmen das Hirn mit Dopamin und erzeugen eine intensive Befriedigung, sobald Endorphine freigesetzt werden. Das resultierende »High« wird vom Hippocampus als Langzeiterinnerung abgespeichert, was zum Drang führt, es zu wiederholen. Wird dieses Verlangen stärker als das normale Verhalten, klassifiziert man es als Sucht.

ZU WELCHEM GRAD IST DIE NEIGUNG ZU SUCHT ERBLICH?

Studien mit Zwillingen und Adoptivkindern zeigen, dass etwa 40–60% der Varianz der Suchtgefährdung zwischen Individuen genetisch bedingt ist.

Warum einige Menschen anfälliger für Süchte sind, versteht man nicht genau, aber genetische Ursachen scheinen teils ein Faktor zu sein. Schließlich bestimmen die Gene nicht nur, wie man auf Substanzen reagiert, sondern auch, welche Reaktionen beim Entzug auftreten. Dies könnte erklären, warum manche Menschen leichter als andere z. B. alkoholabhängig werden.

Zur Diagnose einer vermuteten Suchterkrankung gehören medizinische Tests, aber auch eine psychologische Beurteilung. Suchtkranke werden dann an Spezialisten zur Behandlung überwiesen.

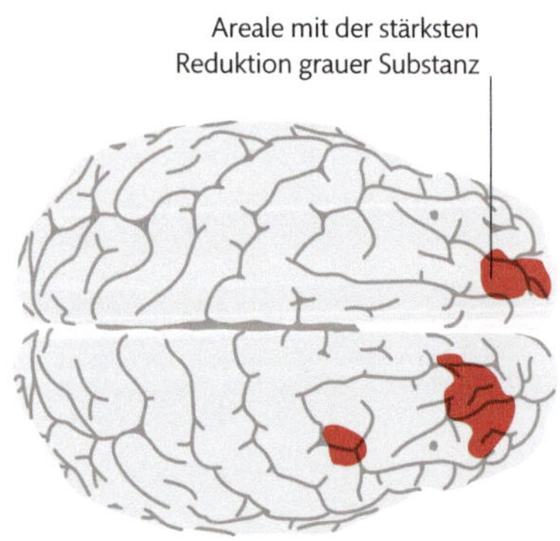

Graue Substanz und Methamphetamin
Die Einnahme von Methamphetamin lässt die Menge der grauen Substanz u. a. im frontalen Kortex schrumpfen, was zum Abbau von geistigen Funktionen führt.

Persönlichkeitsstörungen

Menschen, die über lange Zeit ein unangemessenes, unflexibles oder außergewöhnliches Verhalten zeigen oder denen es schwer fällt, Beziehungen zu anderen aufzubauen, können eine Persönlichkeitsstörung (PS) haben. Es gibt viele verschiedene Typen: von dissozial (z. B. Borderline-Persönlichkeitsstörung, BPS) bis schizotypisch. Einige Betroffene können ihr Leben ohne medizinische Hilfe meistern.

Zu einer Persönlichkeitsstörung (PS) gehört ein konsistentes Verhaltensmuster, das sich merklich von dem abhebt, das in der Gesellschaft als akzeptiert gilt. Symptome treten meist in der Jugend auf und können Langzeitprobleme in Bezug auf den Umgang mit Beziehungen und dem effektiven Funktionieren in gesellschaftlichen Situationen bringen.

Die vielen PS-Typen gruppiert man grob in drei »Cluster«: sonderbar-exzentrisch, dramatisch-emotional und ängstlich-vermeidend (siehe Kasten unten). Jeder Typ hat eine eigene Symptomatik. So ist ein Mensch mit einer PS im Cluster A (sonderbar/exzentrisch) typischerweise unsozial, schnell frustriert und kann Wut nicht gut kontrollieren. Die Borderline-PS, eine emotional-impulsive PS, ist mit gestörten Denkweisen, impulsivem Verhalten und Schwierigkeiten bei der emotionalen Kontrolle verbunden.

Zum ängstlich-vermeidenden Cluster gehört die vermeidende PS, die durch Gefühle der Unzulänglichkeit und extreme Empfindlichkeit für Kritik und Ablehnung geprägt ist. Es überrascht nicht, dass Menschen mit dieser PS auch eine schwere soziale Angststörung haben.

Das Gehirn bei PS

Manche Menschen mit PS haben eine ungewöhnliche Amygdala, die zum limbischen System (eine der evolutionär ältesten Hirnstrukturen, die Emotionen und Aggressionen steuert) gehört. Menschen mit einer PS, bei der übermäßige Angst auftritt, haben eine kleinere Amygdala als andere Menschen. Anscheinend ist die Amygdala umso überaktiver, je kleiner sie ist. Auch der Hippocampus, der an der Emotionskontrolle beteiligt ist, ist bei Menschen mit PS oft verkleinert.

75%

DER MIT **BPS** DIAGNOSTIZIERTEN MENSCHEN SIND **FRAUEN.**

Menschen mit PS hilft oft eine Gesprächstherapie, ihre Gedanken, ihre Gefühle und ihr Verhalten besser zu verstehen. Therapeutische Gemeinschaften (eine Form der Gruppentherapie) können ebenfalls helfen, erfordern aber hohes Engagement. In manchen Fällen ist es sinnvoll, Ängste und Depressionen medikamentös zu kontrollieren.

CLUSTER-EINTEILUNG DER PERSÖNLICHKEITSSTÖRUNG

CLUSTER A: SONDERBAR-EXZENTRISCH	CLUSTER B: DRAMATISCH-EMOTIONAL	CLUSTER C: ÄNGSTLICH-VERMEIDEND
Menschen mit diesen PS gelten als »sonderbar« oder »exzentrisch«. Sie fürchten soziale Situationen, bauen nur schwer Beziehungen zu anderen auf und sehen andere oft mit einigem Argwohn. Einige Betroffene scheinen abgehoben, andere introvertiert.	Diese Typen der PS sind durch einen Mangel an emotionaler Kontrolle charakterisiert. Menschen mit Cluster-B-PS mobben oder manipulieren andere oft, sind selbstzentriert und neigen zu dramatischen, überzogenen Darstellungen. Sie gehen intensive, aber kurze Beziehungen zu anderen ein.	Menschen in diesem PS-Cluster sind generell ängstlich und unterwürfig und haben Schwierigkeiten, alleine mit dem Leben zurechtzukommen. Sie neigen dazu, überempfindlich, gehemmt, sehr scheu oder perfektionistisch zu sein.
Paranoide PS	**Antisoziale PS**	**Vermeidende PS**
Schizoide PS	**Borderline-PS**	**Dependente PS**
Schizotypische PS	**Histrionische PS**	**Zwanghafte PS**
	Narzisstische PS	

Essstörungen

Essstörungen sind emotionale psychische Störungen mit extremer Beziehung zum Essen. Meist umfassen sie eine zwanghafte Fokussierung auf das Gewicht und die Figur, die die Gesundheit gefährdet und lebensbedrohlich sein kann.

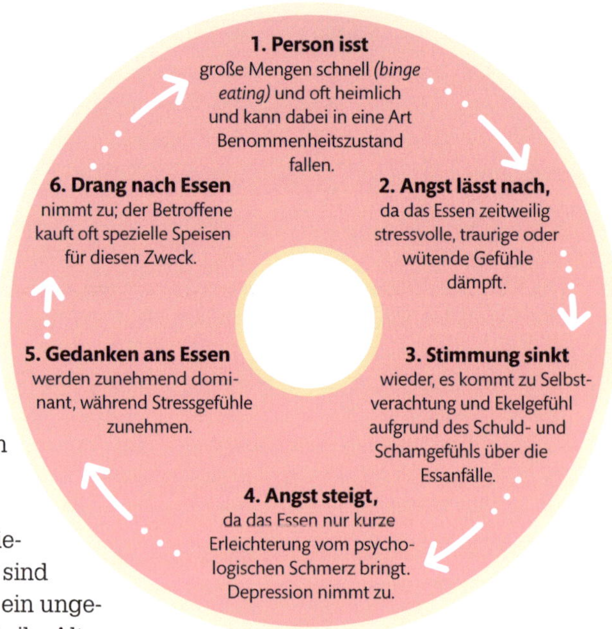

Der Zyklus der Binge-Eating-Störung
Menschen mit einer Binge-Eating-Störung versuchen, durch Essen emotionalen Schmerz zu dämpfen, statt die psychologischen Ursachen zu lösen. Es kommt zum Teufelskreis.

Essstörungen gibt es zwar in jedem Alter, sie entwickeln sich aber meist im Jugendlichen- und jungen Erwachsenenalter. Die drei häufigsten Typen (siehe Kasten unten) sind Anorexia nervosa (oder einfach Anorexie), Bulimia nervosa (Bulimie) und Binge-Eating-Störung (BED, von engl. *binge*, »Gelage«). Zur Diagnose gehört die psychologische Beurteilung ebenso wie eine körperliche Untersuchung, etwa Bluttests und der Body-Mass-Index (BMI).

Anorexie umfasst stets einen Gewichtsverlust, sodass ein sehr niedriger BMI zur Diagnose gehört. Menschen mit sowohl Bulimie als auch BED haben meist keinen niedrigen BMI und können sogar leicht übergewichtig sein. Zu den Symptomen von Essstörungen gehören die starke Beschäftigung mit dem Gewicht und der Figur. Betroffene vermeiden Aktivitäten, die mit dem Essen zu tun haben, essen zu wenig oder zu viel und führen dann das Erbrechen herbei, manche missbrauchen Abführmittel und trainieren übermäßig. Häufig sind auch Magenprobleme, ein ungewöhnliches Gewicht für ihr Alter und Größe, Menstruationsprobleme, Zahnschäden, Kälte- und Wärmeempfindlichkeit, Müdigkeit und Schwindel.

TYPEN VON ESSSTÖRUNGEN

STÖRUNG	BESCHREIBUNG
Anorexia nervosa (Anorexie)	Betrifft vor allem junge Frauen. Typisch ist der zwanghafte Wunsch nach niedrigem Körpergewicht. Betroffene essen kaum und trainieren viel.
Bulimia nervosa (Bulimie)	Typisch ist ein Zyklus von Essanfällen und Erbrechen. Das Körpergewicht ist oft normal, aber Betroffene haben ein extrem negatives Selbstbild.
Binge-Eating-Störung (BED)	Regelmäßiges übermäßiges Essen *(binge eating)*, meist geplant, schnell und heimlich eingenommen, gefolgt von intensiver Schuld und Scham.

Faktoren

Die Ursachen von Essstörungen versteht man noch nicht gut. Betroffene haben eher eine familiäre Vorgeschichte von Essstörungen, Depression und Suchtkrankheiten. Sozialer Druck und Kritik können dazu führen, Essgewohnheiten, Figur und Gewicht zu betonen. In einigen Berufen finden sich mehr Menschen mit Essstörungen, etwa Balletttänzer, Schauspieler, Sportler und Models, bei denen schlanke Figuren wichtig scheinen. Betroffene können an Ängsten, niedriger Selbstachtung und Perfektionismus leiden sowie sexuellen Missbrauch erfahren. Zur Behandlung gehören Ernährungsberatung und psychologische Gesprächs- und Gruppentherapien.

ÜBERWIEGEND FRAUEN

In den meisten Ländern werden bei mehr Frauen als Männern Essstörungen diagnostiziert. Doch eventuell wird die Häufigkeit bei Männern stark unterschätzt, weil sie weniger häufig Hilfe suchen.

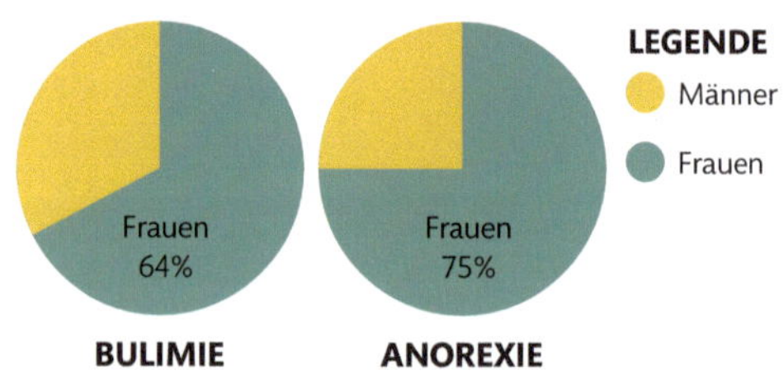

Lernbehinderung und Lernstörungen

Eine Lernbehinderung beruht auf verringerten kognitiven Fähigkeiten und spiegelt sich in der allgemeinen Intelligenz oder dem IQ nieder. Lernstörungen treten bei normalem IQ auf, betreffen aber die Informationsverarbeitung. Sie alle beeinflussen, wie Betroffene lernen und kommunizieren.

Eine Lernbehinderung liegt bei Gehirnentwicklungsstörungen vor, ob durch eine Verletzung oder aus genetischen Gründen. Lernbehinderungen reichen von leicht bis hin zu schwer und umfassend. Bei den stärksten Formen kann der Mensch erhebliche Schwierigkeiten haben, ein unabhängiges Leben zu führen.

Spezifische Gründe sind Mutationen wie beim Downsyndrom oder vorgeburtliche Hirnverletzungen, Krankheiten der Mutter in der Schwangerschaft, Komplikationen mit Sauerstoffmangel vor oder während der Geburt oder Hirnschäden in der Kindheit durch Krankheiten oder Verletzungen. Einige Behinderungen haben keine erkennbare Ursache. Jede Lernbehinderung ist unterschiedlich und es gibt ein weites Spektrum an Symptomen.

Einige Menschen mit Lernbehinderungen können gut sprechen und für sich sorgen, brauchen aber länger, um Neues zu lernen. Andere können gar nicht kommunizieren. Einige haben Mobilitätseinschränkungen, Herzfehler oder Epilepsie, die die Lebenserwartung verkürzen.

Menschen mit anderen Störungen können auch Lernstörungen haben. Jemand mit Zerebralparese (siehe S. 204) etwa kann kognitive Einschränkungen und Dyspraxie haben, und Menschen im autistischen Spektrum haben teils eine tiefgreifende Entwicklungsstörung.

WIE HÄUFIG SIND LERNBEHINDERUNGEN?

Geschätzte 1–3% der Weltbevölkerung hat eine Form der Lernbehinderung, wobei Menschen in wirtschaftlich schwachen Ländern am stärksten betroffen sind.

Lernstörungen

Der Unterschied zwischen Lernbehinderungen und Lernstörungen (Oberbegriff: Lernschwierigkeiten) ist fließend. Im Allgemeinen beeinträchtigen Lernstörungen nicht die generellen intellektuellen Fähigkeiten, sondern die Art der Informationsverarbeitung im Gehirn. Menschen mit Lese-Rechtschreibschwäche (Dyslexie) haben oft auch Dyspraxie, eine Störung der Motorik und der Koordination.

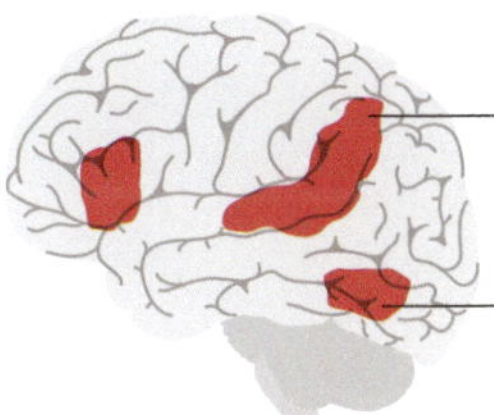

NORMALER LESER

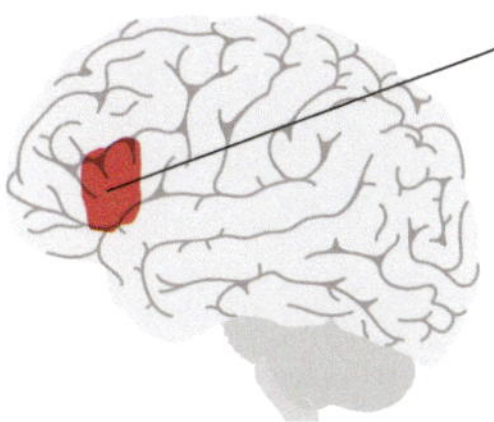

LESER MIT DYSLEXIE

Das dyslektische Gehirn
Die beim Lesen aktivierten Hirnareale unterscheiden sich zwischen Lesern ohne und mit Dyslexie. Nur der linke untere Gyrus frontalis wird bei Dyslektikern aktiviert, zudem ist dabei aber die rechte Hirnhälfte sehr aktiv, weshalb viele Dyslektiker sehr kreativ sind.

EINIGE HÄUFIGE LERNBEHINDERUNGEN UND LERNSTÖRUNGEN

NAME	BESCHREIBUNG
Dyslexie (Lese-Recht-schreib-Schwäche, Legasthenie)	Eingeschränkte Lese- und/oder Rechtschreibfähigkeit. Dyslektiker haben teils auch Probleme mit Folgen wie Kalenderdaten oder können Gedanken nicht gut ordnen. Legasthenie bezeichnet die kindliche Dyslexie.
Dyskalkulie	Schwierigkeiten bei der Verarbeitung von Zahlen und dem Erlernen arithmetischer Konzepte (Zählen, Rechenregeln). Eine Dyskalkulie tritt oft zusammen mit Dyslexie und anderen Lernstörungen auf.
Amusie	Amusie (wörtlich: »ohne Musik«) wird auch Musiktaubheit genannt. Sie liegt vor, wenn ein Mensch mit normalem Hörvermögen nicht fähig ist, Töne, Rhythmen oder Melodien zu erkennen oder zu reproduzieren.
Dyspraxie (Koordinations- und Entwicklungsstörung)	Die Unfähigkeit, komplexe Bewegungen präzise auszuführen. Dyspraxie wird oft in der Kindheit als »Ungeschicklichkeit« erkannt. Oft ist das Erkennen räumlicher Verhältnisse wie der Lage von Objekten erschwert.
Spezifische Sprach-entwicklungsstörung	Eine Verzögerung des Spracherwerbs, ohne dass sonstige Entwicklungsstörungen oder Hörprobleme vorliegen. Die spezifische Sprachentwicklungsstörung hat starke genetische Ursachen und häuft sich in Familien.

ADHS

Unaufmerksamkeit, Hyperaktivität und Impulsivität sind die Hauptsymptome der Aufmerksamkeitsdefizit-/Hyperaktivitätsstörung (ADHS). Sie tritt meist in der frühen Kindheit auf, aber die Symptome können im Alter von sechs bis zwölf Jahren zunehmen und bis ins Erwachsenenalter anhalten.

Die Hauptsymptome von ADHS sind Impulsivität, Konzentrationsschwierigkeiten, wenig Geduld, Unorganisiertheit, Probleme bei Prioritätensetzung und Multitasking sowie extreme Aktivität und Ruhelosigkeit. Die einfache Aufmerksamkeitsdefizitstörung (ADS) hat ähnliche Symptome, aber Betroffene sind weniger hyperaktiv, vielmehr ist das Hauptproblem die Unfähigkeit, sich zu konzentrieren.

Die ADHS-Symptome können mit dem Alter nachlassen, aber viele Erwachsene, die als Kind diagnostiziert wurden, haben ihr ganzes Leben lang Schwierigkeiten, die oft am Arbeitsplatz offensichtlich werden, wo sie sich Routinen und Regeln unterwerfen müssen. In solchen Situationen erbringt ein Mensch mit ADHS oft weniger Leistung, als man erwarten würde.

Zudem können Menschen mit ADHS unter weiteren Problemen leiden, etwa Schlafstörungen oder Angststörungen.

Wie kommt es zu ADHS?

Da ADHS eine Entwicklungsstörung ist, die familiär gehäuft aufzutreten scheint, vermutet man eine genetische Basis. Doch wenn Gene eine Rolle spielen, dürfte sie komplex sein und mehr als ein Gen betreffen. Die Störung wurde auch mit Schädigungen des Fötus in Verbindung gebracht, wenn die Mutter in der Schwangerschaft rauchte oder Alkohol trank. Frühgeburt und der Kontakt mit Giftstoffen wie Blei in der frühen Kindheit gelten ebenfalls als mögliche Auslöser von ADHS.

Menschen mit ADHS haben oft Lernstörungen (siehe S. 215), die aber nicht unbedingt mit verringerter Intelligenz einhergehen. Die Forschung hat funktionelle und strukturelle Unterschiede, etwa in der Größe und der Durchblutung, bei Gehirnstrukturen zwischen Menschen mit und ohne ADHS gefunden. Einige Studien zeigen auch, dass der Spiegel von Neurotransmittern wie Dopamin bei Menschen mit ADHS niedriger ist.

HILFT EINE ANDERE ERNÄHRUNG MENSCHEN MIT ADHS?

Einige Eltern berichten, dass nach bestimmten Lebensmitteln die Symptome zunehmen, aber es gibt keine klaren Belege, dass ADHS ernährungsbedingt ist.

MÄNNER WERDEN **DREIMAL SO HÄUFIG** MIT **ADHS** DIAGNOSTIZIERT WIE FRAUEN.

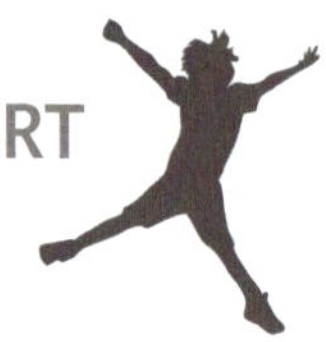

SYMPTOME DER AUFMERKSAMKEITSDEFIZIT-/HYPERAKTIVITÄTSSTÖRUNG		
HYPERAKTIVITÄT Hyperaktivität beschreibt eine Person, die ungewöhnlich oder extrem aktiv ist. Sie ist ruhelos, in der Schule oder Arbeit leicht abgelenkt und kann oft nicht länger als einige Sekunden oder Minuten am Stück still sitzen.	**UNAUFMERKSAMKEIT** Unaufmerksamkeit wird definiert über Verhaltensweisen wie Unkonzentriertheit, die Nichtbeachtung der Bedürfnisse anderer, Abgelenktheit und die Unfähigkeit, die Aufmerksamkeit länger anhaltend auf eine bestimmte Tätigkeit zu richten.	**IMPULSIVITÄT** Impulsivität ist durch Handeln ohne Vorausschau und ohne Bewusstsein für sofortige und zukünftige Folgen charakterisiert. Impulse können mit emotionalen Situationen oder körperlicher Aktivität verbunden sein und unwillkürlich erscheinen.
Schwierigkeiten, still zu sitzen	**Konzentrationsschwierigkeiten**	**Unterbricht häufig**
Ständiges Gezappel	**Ungelenkigkeit**	**Unfähig, zu warten, bis man dran ist**
Spricht lauter als andere	**Leicht abgelenkt**	**Übermäßig gesprächig**
Wenig oder kein Gefühl für Gefahren	**Geringes Organisationstalent**	**Handeln, ohne nachzudenken**
	Vergesslichkeit	

Autismus-Spektrum-Störungen

Autismus-Spektrum-Störungen (ASS) ist ein Begriff für eine Gruppe von Entwicklungsstörungen, die durch Kommunikations- und Verhaltensauffälligkeiten geprägt sind. »Spektrum« deutet an, dass es viele Arten und Schweregrade der Symptome gibt, die nicht scharf voneinander abgrenzbar sind.

Menschen mit ASS finden den Umgang und die Kommunikation mit anderen schwierig. Sie haben oft eingeschränkte Interessen, verhalten sich repetitiv und sind über- oder unterempfindlich für Licht, Geräusche oder Temperaturen. Deshalb ziehen sie sich oft zurück.

ASS kommt bei Menschen mit intellektuellen Fähigkeiten auf jedem Niveau vor. Sie wird meist in den ersten beiden Lebensjahren diagnostiziert. Körperliche Symptome können repetitive Körperbewegungen wie Umhergehen, Wippen des Oberkörpers oder Handwedeln sein.

SYMPTOME DER AUTISMUS-SPEKTRUM-STÖRUNG

SYMPTOM	BESCHREIBUNG
Defizite in der sozialen Kommunikation	ASS beeinflusst die Kommunikation und die Sprachentwicklung. Die verbalen und nonverbalen sozialen Kommunikationsprobleme umfassen Schwierigkeiten der Interpretation sozialer Situationen, beim Erkennen sozialer Zeichen und offene bzw. unangemessene Gesprächsbeiträge.
Repetitive Verhaltensmuster	Betroffene zeigen oft wiederholte (repetitive) Verhaltensmuster wie Handwedeln, Wippen oder Drehen des Körpers oder komplexe Körperbewegungen. Sie können sich durch dauerndes Beißen oder Kratzen auch selbst verletzen. Hinzu kommen Rituale wie das Anordnen von Gegenständen.
Fixierte Interessen	Menschen mit Autismus denken oft in klaren Schwarz-Weiß-Kategorien und konzentrieren sich intensiv auf spezifische Interessen oder Obsessionen. Sie können sehr unterschiedlich sein, vom Drang, Dinge zu drehen, bis hin zum Sammeln obskurer Daten wie Geburtstage oder Flugrouten.
Sensorische Empfindlichkeit	Manche sensorischen Probleme treten oft (aber nicht immer) bei ASS auf. Betroffene sind über- oder unterempfindlich für bestimmte Reize und haben Probleme mit Gerüchen, dem Geschmack, Lichtreizen, Geräuschen, Berührungen, Augenbewegungen und dem Gleichgewicht und Körpersinn.

Kommunikationsprobleme

Kinder mit ASS können Sprachstörungen haben, manche beginnen erst relativ spät zu sprechen. Die Sprache kann unbetont, sehr schnell oder singend sein. Etwa 40% der Kinder mit ASS sprechen überhaupt nicht und 25–30% entwickeln als Kleinkinder gewisse Sprachfähigkeiten, verlieren sie später aber wieder. Erwachsene mit hochfunktionaler ASS können akademisch erfolgreich sein, aber im praktischen und sozialen Bereich Probleme haben. Die meisten erscheinen unverblümt, können nicht lügen und fokussieren teils zwanghaft auf einen bestimmten Aspekt, etwa die Reinlichkeit. Die soziale Unbeholfenheit wird oft von sozialer Angst begleitet. Andere Symptome sind ein überhöhtes Bewusstsein für Geräusche, Gerüche, Berührungen oder Licht und extreme Essensvorlieben.

ASS-Betroffene mit intellektuellen Behinderungen zeigen teils hohe spezifische Begabungen, etwa ein fotografisches Gedächtnis oder Rechenfähigkeiten, doch teils ist die Behinderung so tiefgründig, dass Betroffene nicht sinnvoll sprechen können, sich selbst verletzen und Hilfe im Alltag brauchen.

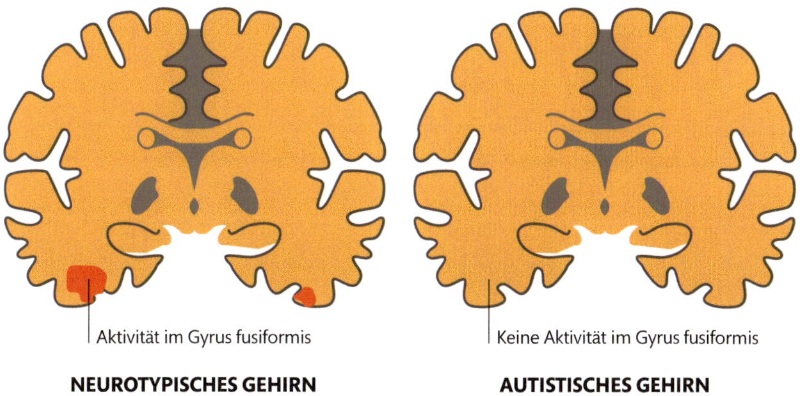

Hirnaktivität bei ASS
Menschen mit ASS finden es schwierig, Gesichter zu verarbeiten. Bei neurotypischen Menschen ist der Gyrus fusiformis im Temporallappen bei der Gesichtserkennung aktiv, bei Menschen mit Autismus fehlt diese Aktivität.

Register

Fett gedruckte Seitenzahlen beziehen sich auf Haupteinträge.

A

Abfallprodukte, Ausscheidung 173
Ablenkungen 146, **165,** 167, 169
Absicht **103**
Abstraktion 151
Achtsamkeit 88
CTH *siehe* Adrenocorticotropes Hormon
adaptives Vergessen 188
adaptives Verhalten 111
ADD *siehe* Aufmerksamkeitsdefizitstörung
Adenin 56
Aderhaut 66
ADH *siehe* antidiuretisches Hormon
ADHS *siehe* Aufmerksamkeitsdefizit-/Hyperaktivitätsstörung
Adoption 61
Adrenalin 93, 137, 208
Adrenocorticotropes Hormon (ACTH) 208
Aggression 38
Agnosie 39
Agonisten 24
Aktionspotenzial **22–23,** 136, 137
aktiver Efflux 19
Aktual-Selbst 179
Aldosteron 93
Alkohol 24, **25,** 52
  und Gedächtnis 146
  und Sprache **125**
Alpha-Gehirnwellen 42
alphabetisches Prinzip **131**
Altern
  alterndes Gehirn **40–41,** 61
  Folgen verlangsamen **52–53**
  und Zeit **175**
Altruismus **123**
Alzheimer-Krankheit 39, **50,** 51, 57, 185, 200
Aminosäuren 55
Amnesie 39, **146,** 197
Amputation 184
Amusie 215
Amygdala 32, 33, **38,** 39, 48, 59, 108, 213
  und Emotionen 107, 110, 111, 134
  und Sinne 77, 78
analytisches Denken 152
Anatomie **28–29**
Aneurysmen 199
Anfälle 147, **197,** 198, 201
angeborener Herzfehler **198**
Angiotensin 93, 95
Angst 38, 39, 106, **108–109,** 111, 116, 117, 147, 185, 186
  Angststörungen 47, 206, **208,** 213, 214
Anlage und Umwelt **60–61**
Anorexia nervosa 214
Antagonisten 24
anterograde Amnesie 146, 147
Antidepressiva 111, 210
antidiuretisches Hormon (ADH) 95
Antioxidantien 55, 61
Apathie 200, 206
Aphasie **127**
Appetit 38
Arachnoidea 16, 198
Arbeitsgedächtnis 52, **135**
Area tegmentalis ventralis (VTA) 112, 186
Arteria cerebri 19
Arterien 18, 19, 199
artifizielle Störungen **210**
Artikulierung 126, 128, 131
ASS *siehe* Autismus-Spektrum-Störung
Assoziationen 65, 127, 142
Astrozyten 17, 21, 173
Atemfrequenz 121
Atemübungen 88
Atmen 13, 90, 92, 108, 109, 162
auditiver Kortex 65, 74, 76, 127, 136
auditives Areal 119, 183
Aufmerksamkeit 24, 37, 51, 59, 100, **164–165**
  ADHS 47, 164, 186, **216**
  konzentrieren **166–167**
Aufmerksamkeitsdefizitstörung (ADD) 216
Aufmerksamkeitsdefizit-/Hyperaktivitätsstörung (ADHS) 47, 164, 186, 216
Aufmerksamkeitsspanne 164, 207
Augen
  Bewegung 36
  Gesichtsausdrücke 116, 117, 119
  Körpersprache 118
  Sehen 64, **66–73**
  und Aufmerksamkeit 164
  und Körperlage 84
Aura (Migräne) 196
außersinnliche Wahrnehmung **182**
Auslöser *siehe* Reize
Autismus-Spektrum-Störung (ASS) 148, 215, **217**
autonomes Nervensystem 12, **13,** 92, 107
Autosomen 56, 57
Außenohr 74
Axone **20,** 21, 22–23, 26–27, 86, 98–99, 136
Azetylcholin 24, 99

B

Babys
  Gefühl des Selbst 178, 179
  Gehirnentwicklung **44–45**
  Schmecken 81
  Sehen 70
  Sprechen lernen **124–125,** 130
Bakterien 198
Balken *siehe* Corpus callosum
Basalganglien **32–33,** 50, 51, 97, 174, 209
Basilarmembran 76
Bauchspeicheldrüse 93, 94
Belohnungszentren **39, 112–113,** 123, 186, 209, 212
Bereitschaftspotenzial **96**
Berührung 64, **82–83**
Beta-Gehirnwellen 42, 151, 163
Bewegung 10, 11, 29, **98–99**
  Hirnstörungen 185, 201, 203, 204
  Planung **86–87,** 168
  repetitive 217
  Spiegeln 102–103
  unbewusste **100–101**
  und Kleinhirn 37
  unwillkürliche 201, 209
  willkürliche 84
Bewegungsrezeptoren 84
Bewegungssensoren 84, 85
bewusste Handlung 101
bewusstes Sehen 70, 71
Bewusstlosigkeit 90, 169, 197, **206**
Bewusstsein 10, 29, 30, 35, 96, 107, **162–163,** 164, 178
  bewusste Emotionen **110–111**
  Bewusstlosigkeit 90, 169, 197, **206**
  Ebenen **169**
  Lokalisierung **162–163**
  veränderte Zustände **170–171,** 173
  Voraussetzungen **163**
Big Five (Persönlichkeit) 177
bildgebende Verfahren **40–41**
Bindung (Liebe) 114, 115
Binge-Eating-Störung (BED) 214
binokulares Gesichtsfeld 69
bionische Gliedmaßen **184,** 185
bipolare Neuronen 20, 67
bipolare Störung **207**
Blase 13, 109
Blickkontakt 121
blinde Zone 69
blinder Fleck **67**
Blitzlichterinnerung 148
Blut-Hirn-Schranke **17, 18–19**
Blutdruck 24, 36, 121, 199
Blutgefäße 17, 28, 61, 108
Blutgerinnsel 199
Blutvergiftung 198
Blutversorgung **18–19,** 109, 198, 199, 200
Blutzuckerspiegel 94, 109
BMI 214
Borderline-Persönlichkeitsstörung 213
Broca-Areal 31, 102, 119, 126, 127, 128, 131
Brodmann, Korbinian 31
Brodmann-Areale 31
Brücke *siehe* Pons
Bucy, Paul 39
Bulimia nervosa 214

C

CAT-Scans 41
chemische Kampfstoffe **23**
Chemorezeptoren 82
Chiasma opticum 68
Cholesterinspiegel 205
Chorea 201
Chromosomen 56, 58, 60, 204
Circulus arteriosus 19
Cloud **192–193**
Cochlea *siehe* Hörschnecke
Cochlea-Implantate 182, 183
Colliculus superior 164
Computer **188–189,** 190, **192–193**
Computertomografie (CT) 41
Cornea *siehe* Hornhaut
Corpus callosum 29, 48, 58, 77
Corti-Organ 75
Cortisol 93, 208
Creutzfeldt-Jacob-Krankheit 200
CSF (Zerebrospinalflüssigkeit) *siehe* Gehirn-Rückenmark-Flüssigkeit
CT-Scans **41,** 198
Cytosin 56

D

Default Mode Network (DMN) 154
Dehnungsrezeptoren 84, 85
Dehydrierung 54, 94, **95,** 196
deiktische Gesten 119
Déjà-vu-Erlebnisse 141
deklaratives (explizites) Gedächtnis 135, 147
Delta-Gehirnwellen 42
Demenz 50, 52, 127, **146, 200**
Dendriten **20,** 21, 22, 23, 26–27, 136
Denken 11
Denkgeschwindigkeit 52
Denkvorgänge 171
Depolarisierung 22, 23, 24
Depression 147, 185, **206,** 207
Diabetes 206
Diffusion (Blut-Hirn-Schranke) 18
Diffusions-Tensor-Bildgebung (DTI) 40, **43**

dissoziative Amnesie 146
dissoziative Störungen 210
DNA 56, 57, 60, 61, 176
DOI *(diffuse optical imaging)* 41
Dopamin 24, 112, 113, 114, 174, 175, 201, 211, 212
dorsale Bahn (Wo-Bahn) des Sehens 70, 71, 100
dorsaler Raphe-Kern 186
dorsolateraler präfrontaler Kortex 122
Downsyndrom **204,** 215
Drang 112, 113, 212
Drogen **24,** 25
  Sucht 113, 212
  und Gedächtnis 146
  verändertes Bewusstsein 170, 211
Drogenmissbrauch 24, 25, 47, 212, 214
Dropout (neuronale Netze) 188
Drucksensoren 84
Drüsen 93
DTI *siehe* Diffusions-Tensor-Bildgebung
Dualismus 162, **163**
Dura mater 16, 198
Durst 94, **95**
Dysgrafie **130**
Dyskalkulie 215
Dyslexie 130, **131,** 215
Dyspraxie 215

E

EEG *siehe* Elektroenzephalografie
Effluxtransporter 19
eidetisches Gedächtnis 149
Eierstöcke 93
eineiige Zwillinge 61, 176
Einsamkeit 61
Einstein, Albert 153
Ekel 39, 111, 116
elektrische Signale 20, **22–23,** 24, 74, 75, 136–137
Elektrodenimplantate 190
Elektroenzephalografie (EEG) **42**, 43, 168, 189
elektromagnetisches Feld 42, 49
Elektromyografie (EMG) 168
elektronische Nase 182
Elternschaft **48**, 114
emblematische Gesten 119
Embryos **44–45**, 58
EMG *siehe* Elektromyografie
Emotionen 11, 48, 77, **106–107**
  Affekte **111**
  bewusste **110–111**
  emotionale Reaktionen 32, 167, **111**
  emotionales Bewusstsein 171
  Gesichtsausdrücke 110, **116–117**
  Jugendliche 46, 47
  Kontrolle von 200, 211
  Körpersprache **118–119**
  Nachahmen 123
  Sex und Liebe **114–115**
  Stimmungen **111**
  und Gedächtnis 38, 107, 137, 140, 147
  und Glauben 158
  und Hirnstamm **186**
  und Kataplexie 205
  und Moral 122, 123
  und Schlaf 173
Empathie 123, 200
Endocannabinoide 113
endokrine Drüsen 93
endokrines System 34, **92–93**
endorestiformer Nucleus 187
Endorphine 87, 107, 212
Energieverbrauch 18–19
Enkephaline 87
Entscheidungsfindung 122, 123, 168, **169**
Entspannungstechniken 88
Entzündung 198
Enzephalitis **198**
Enzyme 137
Ependymzellen 21
Epidermis 82
Epigenetik 60, **61**
Epilepsie 147, 170, 185, **197**, 215
Epiphyse *siehe* Zirbeldrüse
episodisches Gedächtnis 135
Epithalamus **34**
Erbkrankheiten 57, 60, 201
Erbrechen 214
Erinnerungen *siehe* Gedächtnis
Erkennen 38, 70, 71, 141, 200
Ernährung 13, 52, **54–55,** 61, 92, 94, 95, 108, 113, 216
  Essstörungen **214**
  Geschmack 80–81
Erwachsene
  Gehirn **48–49**
  IQ 152
  männliches/weibliches Hirn **58–59**
  Persönlichkeit 177
  Zeitwahrnehmung 175
erweiterte Realität 162
Erweiterungen, technische **190–191**
Eselsbrücken 142
Essen *siehe* Ernährung
Essstörungen **214**
Eustachi-Röhre 74
Evolution 80, 123, 126, 150, 165
exekutives Kontrollnetzwerk 154, 155
Extraversion 177
exzitatorische Neurotransmitter 24

F

Fähigkeiten, neue 52, 100–101, 102, 147, 156, 215
Fakten, und Glauben 159
falsche Erinnerungen **141**
Farbassoziation 65
Farbsehen 70
Fasciculus arcuatus 151
Fasten 170, 171
Fazialislähmung 203
Feinmotorik 215
Fett
  Ernährung 52, 54
  im Gehirn 10, 55
Fettgewebe 94
Figur (Körper) 214
Fissura longitudinalis 29
Flynn-Effekt 153
fMRT *siehe* funktionelle MRT
Foramina 16
Formatio reticularis 36, 87, **90**
Formen **14–15**
fotografisches Gedächtnis 149
Fötus, Geschlecht 58
freie Radikale 55
freier Wille **168**
Fremdsprachen-Akzent-Syndrom 126
Frequenzen 76, **77**
Freud, Sigmund 169
Frontallappen 29, 30, 46, 48, 111, 117, 171, 211, 212
  Belohnungszentren 112
  und Aufmerksamkeit 100, 164
  und Bewegungen 96, 97, 209
  und Bewusstsein 163
  und Emotionen 110, 111
  und Gedächtnis 134
  und Intelligenz 150
  und Sinne 68, 77, 81, 87
frontotemporale Demenz 200
Fünf-Faktoren-Modell der Persönlichkeit 177
funktionelle MRT (fMRT) 40, **43,** 102, 103, 121, 154

G

GABA *siehe* Gamma-Aminobuttersäure
Gähnen **103**
Gamma-Aminobuttersäure (GABA) 24, 25
Gamma-Gehirnwellen 42, 151
Ganglien 13
Ganglienzellen 67
Gastrin 93
Gebärdensprache **119**
Geburt 34, 35, 206
Gedächtnis 10, 11, 26, 49, 77, 102, **134–135**
  Abruf 38, 139, **140–141,** 142, 144–145, 149, 167, 178
  Abspeichern **138–139,** 140, 142, 145
  emotionales 38, 107, 137, 140, 147
  Entstehen von Erinnerungen **136–137**
  falsche Erinnerungen **141**
  für Wörter und Gesichter 59
  Kurzzeitgedächtnis 29, 52, 134
  Langzeitgedächtnis 135, 136, 139, 167, 173
  Probleme 50, 51, **146–147,** 185, 200
  technische Erweiterungen 190
  Typen 134–135
  Umweltfaktoren 61
  und Altern 52, 146
  und Bewegungen 100
  und Ernährung 55
  und Gefühl des Selbst 178
  und Gerüche 79
  und künstliche Intelligenz **189**
  und limbisches System 38
  und Müdigkeit 100
  ungewöhnliche Typen **148–149**
  Verbessern **142–143**
  Vergessen **144–145**
  Verzerrungen 171
  visuelles 71
Gedächtnischips **191**
Gedächtnisverlust *siehe* Amnesie
Gefahr 101, 108, 109
Gefäßsystem 18
Gefügsamkeit 39
Gefühle *siehe* Emotionen
Gehirn- *siehe auch* Hirn-
Gehirn-Computer-Schnittstelle 192–193
Gehirn-Rückenmark-Flüssigkeit (CSF) **16–17,** 173, 198, 205
Gehirnblutleiter 18
Gehirnchemie **24–25**
Gehirnerschütterung 197
Gehirnhälften **10, 29,** 58, 59, 125
Gehirnscans **40–41**
Gehirnvolumen 10
Gehirnwellen 42, 103, 151, 163, 168, 172
Gehirnzellen *siehe* Neuronen
Gehörknöchelchen 74
Gehörgang 74
Geist, Gehirn und 162–163
geistiges Selbst 178
Gelenkrezeptoren 84, 85
Generalfaktor der Intelligenz (g) 153
Genetik
  Mutationen **57,** 201
  und Gedächtnis 148
  und Gehirnentwicklung/-funktion 44, 52, **56–57, 60–61**
  und Intelligenz 151
  und Kreativität 154
  und Lernbehinderungen/-Störungen 215

und Migräne 196
und Persönlichkeit 176
und Störungen 201, 202, 209, 211, 212, 216
und Sucht 113, 212
Gerüche 78–79, 81
siehe auch Riechen
Geschlecht 58, 148
Geschmack *siehe* Schmecken
Geschmacksknospe 80, 81
Gesichtsausdruck **116–117,** 118, 119
spontane und bewusste 110
und Gespräche 128, 129
Gesichtserkennung 71, 72, 149, 217
Gesichtserkennungsareal 44, 68
Gesichtsfeld **69**
Gesichtssymmetrie 115
Gespräche **128–129**
Gesprächstherapien 213
Gesten 118, **119**, 129
Gesundheit
Gehirngesundheit 52
Sorgen um 210
geteilte Aufmerksamkeit 165
Gewicht
des Gehirns 10
Essstörungen 214
Gewissenhaftigkeit 177
Ghrelin 93, 94
Glaube **158–159**
Gleichgewicht 50, 84, 98, 199
Glia 10, **21,** 28
Globus pallidus 32, 33, 97
Glück 39, 106, 107, 116, 117
und Altern 50
und das ideale Selbst 179
Glücksgefühl 39, 113, 212
Glukagon 93
Glukose 18, 19, 91, 93, 94
Glutamat 24, 25, 26, 27, 211
glymphatisches System 173
Golgi-Sehnenorgane 85
Google-Effekt 145
Grafikprozessor 182, 183
Granatschock 147
Grand Mal 197
Graphen 183
graue Substanz 10, **20,** 28, 32, 51, 60, 99, 211, 212
Großhirn 29, 44, 200
Großhirnrinde *siehe* Kortex
Grundannahmen 159
Gruppendruck 47
Guanin 56
Guillain-Barré-Syndrom 203
Gyri 30, 118, 127
Gyrus angularis 127
Gyrus cinguli 30, 39, 121, 134, 178, 209
Gyrus cinguli, hinterer 123
Gyrus frontalis inferior 103
Gyrus fusiformis 217
Gyrus frontalis 123
Gyrus parahippocampalis 38
Gyrus supramarginalis 127
Gyrus temporalis inferior 30
Gyrus temporalis superior 118

H

Haarfollikelrezeptoren 82
Habituation 134
Halluzinationen 171, 200, 211
Halsschlagader 18, 19
Halsvene 18
Haltung 37, 118, **119**
Handlung
bewusste Kontrolle 168–169
Spiegelneuronen 102–103
Handlungsselektion **33**
Haut 64, 82–83
künstliche **183**
Hemiplegie 203
Hemisphären *siehe* Gehirnhälften
Hemmung 48
Herdenzephalitis 197, **198**
Herz 18, 95, 198
Herzfehler 205, 215
Herzfrequenz 13, 24, 36, 90, 92, 107, 108, 109, 110
Hinterhauptlappen *siehe* Okzipitallappen
Hippocampus 31, 38, 39, 48, 49, 58, 60, 61, 102
und Emotionen 107
und Gedächtnis 32, 134, 135, 136, 137, 138, 139, 146, 147, 148, 149, 191
und Hirnstörungen 200, 203, 211, 212, 213
Hirn- *siehe auch* Gehirn-
Hirnabszess 197, **198**
Hirnanhangdrüse (Hypophyse) 34, **35,** 92, 93, 95, 114, 200, 208
Hirnblutungen 41, 197, **199,** 206
Hirnhäute 16, 196, 198, 200
Hirnnerven **12**, 13, 36, 81
Hirnrinde *siehe* Kortex
Hirnscans **40–41**
Hirnschädigung
Kopfverletzungen **197**
und Gedächtnis 139
und Lernen 215
und Moral 123
und Persönlichkeit 177
und Sprache **126**, **127**
vor und während der Geburt 204
Hirnstamm 28, 29, 32, 33, **36–37,** 44, 45, 200
und Bewegung 97, 98
und Emotionen **186**
und Sinne 74, 75, 81, 82, 84
Hirnstammtod **162**
Histamin 24
Histonmodifikation 61
hochfunktionaler ASS 217
Hoden 93
Holzwegsätze 128
Homöostase 34, 82, **90–91,** 92
Homosexualität 59
Hormone 19, 34, 35, 187, 196
Angst und Wut 108, 109
Hunger und Durst 94
Mutterschaft 49
neuroendokrines System **92–93**
Sex und Liebe 114–115
und Emotionen 106, 107
siehe auch endokrines System
Hörnerv 75, 77
Hornhaut 66
Hörschnecke 64, 75, 76
Hörsinn 36, 64, **74–77**, 182
Hunde 179
Hunger **94**, 95, 112
Huntington-Krankheit 57, **201**
Hydrierung **54**
Hydrozephalus 16, **205**
Hyperaktivität 164, 190, 216
Hyperoralität 39
Hypersexualität 39
hypnagogischer Zustand 170
Hypnose 170
hypochondrische Störung 210
Hypocretin 205
Hypomanie 207
Hypophyse *siehe* Hirnanhangdrüse
Hypothalamus 32, **34–35**, 38, 39, 59, 187
Hunger und Durst 94, 95
neuroendokrines System **92–93**
Regulationssystem 90, 91
Sex und Liebe 114, 115
und Emotionen 107
und Hirnstörung 196, 205, 207
Hypothesentest, und Intelligenz 150

IJ

Ideal-Selbst 179
Ideen, Kreativität 154–155, 156
Identität und Selbst 179
Ideologien 159
ikonische Gesten 119
Illusionen *siehe* Täuschungen
Immunsystem 109, 202
Implantate
Cochlea-Implantate 182, 183
Gehirn-Computer-Schnittstellen 193
Neurobots 190, 193
Sinnesorgane 182
tiefe Hirnstimulation 185
Improvisation (Musik) 155
Impulse 39, 46, 48, 184, 190, 191
Impulsivität 213, 216
infantile Amnesie 146
Infektionen 17, 18, 198, 206
Informationsverarbeitung 215
inhibitorische Neurotransmitter 24
Innenohr 75, 84
innere Uhren 174–175, 207
Insula 81, 158
Insulin 93, 94
Intelligenz **150–151**
Autismus-Spektrum-Störung 217
Generalfaktor (g) 153
künstliche Intelligenz **188–189**
Messung **152–153**
multiple Intelligenzen 150–151
Interferenz (Gedächtnis) **145**
Internet 145, 192
intrazerebrale Blutung 199
Introspektion 169
intrusive Gedanken 209
Ionengleichgewicht 90
IQ (Intelligenzquotient) 61, **152–153,** 215
Iris 66
ironische Prozesse **169**
Ischiasnerv 12
Jugendliche **46–47,** 172
Jugularvene 18
Junkfood 113

K

Kaliumionen 22
Kalzium/Kalziumionen 23, 26, 27
Kampf-oder-Flucht-Reaktion 13, 107, **108,** 109, 154
Kapillaren 17, 18, 35
Karotisarterie 18, 19
Kataplexie **205**
Katatonie 211
Kennedy-Krankheit 202
Kerne **32–33**, 36, 92, 186, 187
Kinder
Gefühl des Selbst 178–179
Hirnentwicklung, jüngere **44–45**
Hirnentwicklung, ältere **46–47**
IQ 152
Lesen und Schreiben **130–131**
Persönlichkeit 176
Schlaf 172
Zeitwahrnehmung 175
Überzeugungen 159
Kleinhirn 28, **36–37,** 44, 84, 97, 134, 200
Klüver, Heinrich 39
Klüver-Bucy-Syndrom **39**
Knochen
Ohr 74–75
Schädel 16
Skelett 98

Koffein 24, 174
kognitive Aufgaben 26, 211
kognitive Funktion 52, 58–59, 61, 215
kognitive Fähigkeiten 153
kognitive Störungen 185
kognitive Verhaltenstherapie 88, 207, 209, 210
kognitiver Verfall 51, 146
Kohlenhydrate 54
Kokain 24, 25, 212
Koma 170, 197, **206**
Kommunikation *siehe* Sprache
Konditionierung 38, 134
Kongruenz 179
Konnektom 59
Konsolidierung (Gedächtnis) 138–139
Kontrolle 10, 11
Konversionsstörungen 210
Konzentration 54, 55, 155, **166–167**, 186, 216
Koordination 201, 204, 215
  Motorik **100**
Kopfschmerzen **196**
Kopfverletzungen **197**, 198, 206
Körper, Gehirn im 11, **12–13**
Körpersprache **118–119,** 121, 176, 177
Kortex 28, 29, **30–31,** 38, 39, 49
  Monitoring 42–43
  neuronale Implantate 193
  sensorische Areale **64–65**
  und Gedächtnis 138, 139, 140, 144, 145, 191, 200
  und Gefahr 108
  und Schmerz 196
  Windungen und Furchen 30, 45
Kortexschichten **31**
kortikospinaler Trakt 98, 99
Kraniotomie 200
Kranium **16**
Krankheiten *siehe* Störungen
Kreativität **154–155**
  Steigerung **156–157**
Krebs
  Hirntumoren **200**
  MRT-Scans 40
Kreislaufsystem 17
künstliche Intelligenz 37, 163, **188–189**
Kurzzeitgedächtnis 29, 52, 134

L

Lächeln 110, **117**
Lachen 107, 205
Lage, Wahrnehmung der 84, 85
Lähmung 199, **203**
Lamina terminalis 95
längerfristige Aufmerksamkeit 165
Langzeitgedächtnis 135, 136, 139, 167, 173
Langzeitpotenzierung 136, 137, 138, 139, 189
Lappen, des Kortex 29, 30
lateraler kortikospinaler Trakt 98, 99
Lautstärke 76
Lederhaut 66
Legasthenie *siehe* Dyslexie
leichter Schlaf 172
Leidenschaft (Liebe) 114, 115
Leptin 94
Lernen 32, 49
  Behinderungen/Störungen 204, **215**
  Gedächtnisverbesserung **142–143**
  Lesen und Schreiben **130–131**
  linke Hirnhälfte 10, 29, 126
  neue Fähigkeiten 52, 100, 101, 102, 156, 215
  nichtassoziatives 134
  perzeptuelles Lernen 134
  Spiegelneuronen 102–103
  Sprache **124–125**
  Umweltfaktoren 61
  und Altern 51, 52
  und Belohnungszentren 112, 186
  und Gedächtnis 136–137, 138, 148
  und Hirnstörungen 201, 216
  und limbisches System 38, 39
  und Schlaf 142
  siehe auch Gedächtnis
Lerntechniken 138
Lesen 127, **130–131,** 215
Lewy-Körperchen-Demenz 200
Libet, Benjamin 168
Licht 66, 67
Lichtrezeptoren 67
Lichttherapie 207
Liebe 48, **114–115**
limbische Schleife 33
limbisches System **38–39,** 47, 78, 79, 87, 110, 171
Linsen 66
Loci-Methode 142
Locked-in-Syndrom 206
Locus caeruleus 137, 186
Lügen **120–121**
Lügendetektor 121
Lyme-Krankheit 203
Lymphgefäße 173

M

Magen 93
Magnesiumionen 26, 27
Magnetismus 40–41, 42–43, 186, 190, 191
Magnetresonanztomografie (MRT) **40–41,** 43, 155, 198, 202
Makrophagen 202
Mamillarkörper 38, 134
Manie 207
männliches Gehirn **58–59**
Maschinenlernen 36, 188
Mechanorezeptoren 82
Medikamente **24,** 25
  Schmerzmittel 88
Meditation 170
medizinisch induziertes Koma 206
Medulla 32, 36, 196
MEG (Magnetenzephalografie) **43,** 186
Meissner-Tastkörperchen 83
Melanocortin 94
Melatonin 46, 93
Memristoren 189
Meningen 16, 196, 198, 200
Meningitis **198**
menstrueller Zyklus 35, 196
Merkel-Tastscheiben 82
Methamphetamin 175, 212
Methylierung 61
Migräne **196**
Mikroexpressionen **116**
Mikrofone 182, 183
Mikroglia 21
Mikroprozessor 184
Mikrovilli 80
Mittelhirn **28**, 36, 98
Mittelohr 74
Monismus **162**
Monitoring **42–43**
Moral **122–123**
Motoneuronen 12, 98, 99, 101
Motoneuron-Krankheit (MND) **202**
motorische Schleife 33
motorischer Homunkulus 98
Motorkontrolle 32, 33, 201, 211
Motorkortex 47, 77, 178, 184
  Hirnstörungen 203, 204
  Propriozeption 65, 85
  und Bewegungen 96, 98, 101, 103
  und Emotionen 110, 111, 117, 119
  und Sprache 126, 128
MRT *siehe* Magnetresonanztomografie
Müdigkeit 100
multiple Sklerose (MS) **202**, 203
multipolare Neuronen 20
Multitasking 165
Münchhausen-Syndrom **210**
Mund
  Gesichtsausdrücke 117, 119
  Sprache 126
Musik **60,** 77, 103, 150, 155
Muskeln
  Bewegung **98–99,** 168
  Bewegungsgedächtnis 96
  Krämpfe 203
  Reflexe 101
  Schwäche 198, 199, 202, 203
  Spannung 108
  Steifheit 201
Muskelrezeptoren 85, 99
Muskelspindeln 85
Musterfolgen 153
Mutation, genetische **57,** 201
Myasthenia gravis 203
Myelinscheiden 21, 46, 48, 50, 202

N

Nahinfrarot-Spektroskopie (NIRS) 186
Nahtoderfahrung 170, 174
Nanoroboter **190**, 193
Narkolepsie **205**
Nase 78, 81
Natriumionen 22
Nebenniere 93
Nebenschilddrüse 93
Nervengift **23**
Nervensignale **22–23**
Nervenstränge 86, 87
Nervensystem **12–13**, 98
Nervenzellen *siehe* Neuronen
Netze von Neuronen **26–27,** 61, 138, 139, 140, 144, 150, 151
  siehe auch neuronale Netze
Netzhaut 66, 67, 68
Neuralrohr 44
Neuroboter 190, 193
neuroendokrines System **92–93**
Neurofeedback **43**
Neurogenese **49**
Neurohormone 92
Neuromodulatoren 244
neuromuskuläre Endplatte 99
neuronale Implantate 193
neuronale Bahnen 26, 33, 37, 59, 100–101, 136, 175, 176, 189
neuronale Netze 36, **188**
Neuronen 10, **20–21,** 28
  Degeneration 50
  Hirnentwicklung 44–45, 49
  im Kortex 30, 31
  künstliche 188
  Netze von **26–27**, 61, 138, 139, 140, 144, 145, 150, 151
  Produktion von 60
  Spiegelneuronen **102–103**
  Synchronizität von 163
  Tod von 199
  und Bewusstsein 163
  und Gedächtnis 136
Neuroplastizität **26,** 45
neuropsychiatrische Störungen 190
Neurotizismus 177
Neurotransmitter 20, **22–25,** 26–27, 55, 57
  und Aufmerksamkeit 154, 164
  und Bewegung 99
  und Emotionen 111, 112, 114

und Gedächtnis 136, 137
und Hirnstörungen 185, 212
und Persönlichkeit 176
und Zeit 175
Neurowissenschaft 10, 11
nichtassoziatives Lernen 134
nichtbinäre Gehirne **59**
nichtdeklaratives (implizites) Gedächtnis 135
nonverbale Kommunikation **118–119,** 129
Nieren 93, 95
Niesen 66
Nikotin 24, 52
NIRS *siehe* Nahinfrarot-Spektroskopie
Noradrenalin 24, 114, 137, 154, 186
Nozizeptoren 82
Nuclei *siehe* Kerne
Nucleus accumbens 112, 113
Nucleus caudatus 32, 33, 121, 134
Nucleus dentatus 97
Nucleus geniculatus laterale 68
Nucleus subthalamicus 33, 97
Nucleus suprachiasmaticus (SCN) **187**
Nucleus tegmentalis pedunculopontinus 186
numerische Fähigkeiten 51

O

Oberhaut 82
obsessiv-kompulsive Störungen *siehe* Zwangsstörungen
Offenheit 177
Ohren
Hören **74–77**
und Gleichgewicht 84
okzipital-temporales Areal 131
Okzipitallappen 29, 30
olfaktorischer Kortex 65, 78
Oligodendrozyten 21
Omega-3/-6-Fettsäuren 55, 61
Opioide 113
optische Täuschungen 73
orbitofrontaler Kortex 30, 78, 81, 118, 209
orbitofrontaler präfrontaler Kortex 123
Organellen 21
Organisationstalent 200
Organum vasculosum 95
Orientierung 102
Östrogen 93, 115
Oxytocin 48, 91, 107, **114,** 115

P

Pacini-Körperchen 83
Panikattacken **109,** 208
Papillen 80
Paraplegie 203
parasympathisches Nervensystem 13
parazellulärer Transport 18
Pareidolie 72
parietal-temporaler Kortex 131
Parietallappen 29, 30, 121, 171 173, 178
und Aufmerksamkeit 164
und Bewegung 96, 97, 98, 100, 102, 103, 111
und Gedächtnis 134
und Intelligenz 150, 151
und Moral 122
und Sinne 70, 71, 84
Parkinson-Krankheit 33, 130, 174, 185, 200, **201**
Pawlow, Iwan 134
Perfektionismus 214
periaquäduktales Grau 186
peripheres Nervensystem 12, 36
Persönlichkeit **176–177**
Klassifikation **177**
Störungen 200, 201, 210, **213**
perzeptuelles Lernen 134
PET *siehe* Positron-Emissions-Tomografie
Petit Mal 197
Phobien 109, **208**
phonetische Umschrift 131
Phosphate 137
Phrenologie 30
physikalische Illusionen 73
physiologische Illusionen 73
physisches Selbst 178
Pia mater 16, 198
Pica 39
Pilzinfektionen 198
Pinocchio-Illusion **85**
Placeboeffekt 158
Planung 101
Plaques 50, 202
Plasma 17
Plastizität 151
Polarisation 22–23
Pons 32, 36
Position, Wahrnehmung der 84, 85
Positron-Emissions-Tomografie (PET) 41
postsynaptische Neuronen 23, 113
posttraumatische Belastungsstörung (PTBS) **147,** 208
Präferenzen 159
präfrontale Schleife 33
präfrontaler Kortex 45, 47, 102, 173, 174, 178
und Emotionen 107, 114, 121, 167
und Gedächtnis 145, 167
prämotorisches Areal (PMA) 31, 96, 97, 102, 103
präsynaptische Neuronen 23, 113, 136
Priming 134
primärer auditiver Kortex 75, 76
primäres Geschmacksareal 65
primäres motorisches Areal 97, 98
Progesteron 93
Proportionalität (Zeitgefühl) 175
Propriozeption 64, 65, **84–85**
Propriozeptoren 82, 84, 85
Prosopagnosie 71
Prostaglandin 86
Prothesen 182, **184,** 190
Proteine 57, 200
Ernährung 54
Proteintransporter 19
Protonen 40–41
prozedurales Gedächtnis 135
psychische Gesundheit
Jugendliche 47
Störungen **196–217**
psychometrische Tests 153
Psychopathie **123**
psychotische Störungen 170, 211
PTBS *siehe* posttraumatische Belastungsstörung
Puls *siehe* Herzfrequenz
Pulvinar 187
Pupillen 66, 108, 118
Putamen 33, 96, 100, 134

R

Radialglia 21
Radiowellen 41, 190
Rationalität 122
Rauchen 24, 52
räumliche Information 68, 164
räumliches Bewusstsein 59, 70, 71, 148, 171, 215
Rauschen, Ausfiltern 75
Rautenhirn **28,** 37
Reaktionsbahnen **100**
rechte Gehirnhälfte 10, 29
Reflexe 86, 100, **101**, 108
Regulation **90–91**
Reize
Hautsensoren 82
Hypothalamus 34
Sinne 64–65
spontane Emotionen 110
und Altern 52
und Belohnungszentren 112, 212
und Bewusstsein 162, 163
REM-Schlaf 172, 173
Renin 93, 95
repetitives Verhalten 217
Repolarisierung 22
Resistenz, und Sucht 113, 212
retikulospinaler Trakt 98
Retina 66, 67, 68
Retina-Implantate 182–183
retrograde Amnesie 146
retronasales Riechen 81
Rezeptoren
Berührung 82, 83
bionische Gliedmaßen 184
Blut-Hirn-Schranke 19
Dehnung 91
Gedächtnis 136, 137
Geruch 65, 78
Geschmack 65, 80, 81
Nervensignale 22
olfaktorische 78
Sinne 64, 65
Thermorezeptoren 91
rhythmische Gesten 119
Rhythmus 76
Riechen 38, 39, 65, **78–79,** 182
und Geschmack 79, **81**
Riechepithel 78
Riechkolben 38, 78, 81, 134
Risikobereitschaft 46, 212
Rituale 209
Roboter 184, 188, 190
rote Blutkörperchen 93
rubrospinaler Trakt 98
Rückenmark 12, 13, 17, 28, 29, 36, 87
Bewegung 97, **98–99,** 101
Störungen 202, 203
Rückkopplungsschleifen 35, **91**
Ruffini-Körperchen 83
Ruhepotenzial 22, 23
»Ruhe-und-Verdauungs-Zustand« 13
Ruhezustand 156, 189

S

saisonal affektive Störung (SAD) **207**
Salienznetzwerk 154, 155
Salz 95
Sauerstoff 52, 199, 204, 206
Sauerstoffmangel 206
Säugetiere 15
Savant-Syndrom **148**
Scala vestibuli 75
Schädel 16–17, 197
Brüche 41
Schall, Wahrnehmung **76–77**
Schallwellen 64, 74
Scheitellappen *siehe* Parietallappen
Schilddrüse 93
Schizophrenie 47, 170, **211**
Schlaf 28, 35, 156, **172–173**
bei Jugendlichen 46, 172
Entzug 173, 205
Narkolepsie **205**
Störungen **173,** 206
und Gedächtnis 138, 142
Schlaf-Wach-Zyklus 36, 187

Schläfenlappen *siehe* Temporallappen
Schläfenpol 122
schlaffe Lähmung 203
Schlafwandeln 173
Schlaganfälle 41, 127, 197, **199,** 203, 205
Schleim 78
Schlucken 36, 202
Schmecken 65, 79, **80–81**
Schmerz
- Empfindung **86–87**
- Hirngewebe 10
- Kopfschmerz und Migräne **196**
- Umgang mit **88–89,** 186

Schmerzfasern 86
Schmerzlinderung, natürliche 87
Schmerzrezeptoren 86
Schnecke *siehe* Hörschnecke
Schreiben 127, **130–131,** 215
Schwangerschaft 44, 147, 204
Schwann-Zellen 21
Schwerkraft 84
Schwindel 197, 199, 202, 208, 214
Schwitzen 107, 108, 109, 110, 121
Schädel **16**
SCN *siehe* Nucleus suprachiasmaticus
Seattle-Langzeitstudie 51
Sehen 64, **66–73,** 182
- *siehe auch* visuell

Sehnerv 12, 66, 67, 68
Sehnervkreuzung 68
sekundärer auditiver Kortex 76
sekundäres Geschmacksareal 65
Selbst, Gefühl des 10, **178–179**
Selbstachtung 214
Selbstbeschreibung 179
Selbstbild 208
Selbstkontrolle 46, 61, 171, 209, 212
Selbstlosigkeit 123
Selbstmord 206
selbstverletzendes Verhalten 217
selektive Aufmerksamkeit 165
Semantik 128
semantisches Gedächtnis 135
sensorische Daten 184
sensorische Deprivation 170
sensorische Nerven 12, 101
sensorischer Kortex 107
Serotonin 24, 107, **111,** 114, 186
Sex 112, 113, **114–115**
sexuelle Erregung 13
sexueller Missbrauch 214
Sinne 10, **64–65**
- Berührungen **82–83**
- erweiterte **182–183**
- Hören **74–77**
- Propriozeption **84–85**
- Riechen **78–79**
- Schmecken **80–81**
- Sehen **66–73**
- und Aufmerksamkeit 164

Sinneswahrnehmung 26, 28, 111, 211
Sinus 16
Sinusitis 198
Skelett 98
somatisches Nervensystem 12, 13
somatoforme Störungen **210**
somatosensorischer Kortex 31, 65, 81, 82, **83,** 87, 178, 183, 184
Somatostatin 93
Sonnenlicht 207
soziale Angststörung 208
soziale Beziehungen 52
soziale Interaktion 52, 117, 118, 217
soziale Kommunikation 217
soziale Medien 179
soziale Netzwerke 61
soziale Normen 122
spastische Lähmung 203
Speichel 108
Speicherchips, elektronische **189**
spezifische Sprachentwicklungsstörung 215
Spiegelneuronen **102–103,** 118
Spiegeltest 178
Spina bifida 203, 205
Spinalnerven 12, **28**
Spinnwebenhaut 16, 198
spinobulbäre Muskelatrophie 202
Spinocerebellum 37
spontane Gesichtsausdrücke 110
Sport 100–101
Sprachareale **126–127,** 130
Sprache 29, 37, 61, 119, **124–125, 126–127,** 151, 217
- Gespräche **128–129**
- Lernbehinderungen/-störungen 215
- Lernen **124–125**
- Lesen und Schreiben **130–131**
- und Demenz/Alter 52, 200
- und Hirnschäden **126**
- und Lügen 121
- Verarbeitung 37
- Verlust der 202
- Verstehen 126
- verwaschene 198, 199, 201, 203

Sprachzentren 77, 136
Sprechen *siehe* Sprache
SQUIDS *(superconducting quantum interference devices)* 43
Stäbchen (Netzhaut) 67
Stammzellen 49
Steigbügel 75
stereoskopisches Sehen **69**
Stimmungen
- Störungen 47, 207
- und Emotionen 111
- und Ernährung 55
- und Hirnstamm 186

Stirnlappen *siehe* Frontallappen
Stoffwechsel 175
Störungen 170, 174, 185, 190, **196–217**
Stress 52, 61, 88, 147, 156, 196, 208, 209, 211
Striatum 32
Stuhlgang 13
Subarachnoidalblutung 199
Subarachnoidalraum 50, 51
subdurales Hämatom 199
Subfornikalorgan 95
Substantia nigra 28, 32, 33, 97, 201, 175
Sucht 24, 25, 112, **113**, **212**
Sulcus 30
Sulcus temporalis superior 122
supplementär-motorisches Areal (SMA) 96, 97
Symbole, und Lesen 130
sympathisches Nervensystem 13, 108
Synapsen 20, 22, **23**, 24, 25, 26
- Altern 51
- bei Babys 45
- und Gedächtnis 136, 138, 139, 145, 189

synaptische Ausdünnung **46**
synaptische Gewichtung 26
synaptischer Spalt 23, 26, 27, 99
Synästhesie **64**
Syntax 128, 129

T

Tagesrhythmus 46, 92, 93, 187
Tagträume 154, 170
Täuschungen **73,** 153, **174**
Taxifahrer 148–149
Tay-Sachs-Krankheit 57
tDCS *siehe* transkranielle Gleichstromstimulation
Techniksucht 24
technische Erweiterungen **190–191**
Telepathie, elektronische **189**
Temperatur, Körper 90, 91, 175, 187
Temporallappen 29, 30, 39, 171, 211
- und Bewegung 100
- und Gedächtnis 134, 147
- und Sinne 70, 71, 76, 127

tertiärer auditiver Kortex 76
Testosteron 93, 115
Tetraplegie 203
Thalamus 29, 32, 33, 34, **35,** 36, 37, 58
- als Schaltstation **187**
- und Bewegung 97, 100
- und Emotionen 107, 108, 121
- und Gedächtnis 134
- und Hirnstörungen 196, 209
- und Sinne 68, 74, 75, 84, 87, 90

Thermoregulation 28
Thermorezeptoren 82
Theta-Gehirnwellen 42
Thymin 56
Thymus 93
TIA *siehe* transitorische ischämische Attacke
Tics 209
tiefe Hirnstimulation (THS) **185,** 187, 201
Tiefschlaf 172
Tiere
- Gefühl des Selbst 179
- Gehirne **14–15**
- Hören 77
- Sehen 69
- Spiegelneuronen 102, 103

TMS *siehe* transkranielle Magnetstimulation
Tod **162**
Tourette-Syndrom **209**
Toxine 52, 173
Training 52, 111
Trance 170
Transgender-Personen 59
transiente globale Amnesie 146
transitorische ischämische Attacke (TIA) **199,** 203
transkranielle Gleichstromstimulation (tDCS) **190**
transkranielle Magnetstimulation (TMS) 189, **191**
transnasale Chirurgie 200
Transzytose 19
Trauer 106, 107, 111, 116, 206
Trauma 146, 206, 208, 209, 210, 211
Träume **172–173**
Trommelfell 74
Tumoren 127, 197, **200,** 203
Turing-Test 188

U

Üben und Gedächtnis 136, **139**, 142
Überleben 112
übernatürliche Erklärungen 159
Überraschung 111, 116, 117
Überzeugungen **158–159**
Ultraschall 41
Umwelt
- Aufmerksamkeit 165
- und Gehirnentwicklung 44, 52, **60–61**
- und Gehirnstörungen 202, 211
- und Glauben 158
- und Persönlichkeit 176
- und verändertes Bewusstsein 170

Unaufmerksamkeit 216
Unbewusste, das **168–169**
unbewusste Bewegungen **100–101**
unbewusste Emotionen **107**

unbewusstes Sehen 70, 71
unerwünschte Gedanken 169
Ungeschicklichkeit 47, 201, 215, 216
unipolare Neuronen 20
unwillkürliche Funktionen 12, 13
Urinieren 35, 95
Urteilen 48

V

Vagusnervstimulation (VNS) **185**
vaskuläre Demenz 200
Vasopressin 115
vegetativer Zustand 206
vegetatives Nervensystem 12, **13**, 92, 107
ventrale Bahn (Was-Bahn) des Sehens 70, 71, 100
Ventrikel 16, 17, 50, 51, 211
ventromedialer präfrontaler Kortex 122, 158
veränderte Bewusstseinszustände **170–171**
verbale Tics 209
Vergessen 49, **144–145,** 188
  Amnesie **146–147**
Vergesslichkeit 146, 200, 216
Verhaltenstherapie, kognitive 88, 207, 209, 210
Verlangen 113
Verletzungen, und Schmerz 86
Vermis 37
Vertebralarterie 18, 19
Verträglichkeit 177
Vesikel 19, 113, 136
vestibulospinaler Trakt 98
Videokameras 182
Viren 198
virtuelle Realität **162**
Visualisierung 88
visuell *siehe auch* Sehen
visuelle Reflexe 28
visuelle Verarbeitung 72–73, 100
visueller Kortex 31, 64, **68–71,** 77, 96, 100, 101, 131, 136, 173, 183
Vitamine 55, 61
Vollnarkose **90,** 163
Volumen des Gehirns 10
Vorbewusste, das 169
Vorderhirn 28, **29,** 32
Vorderhorn (Rückenmark) 99
Vorhoftreppe (Ohr) 75
Vorsorgetests **204**
Vorstellungskraft 10
VTA *siehe* Area tegmentalis ventralis

W

Wachheit 28, 35
Wachstum 35, 85
Wahnvorstellungen 171, 211
wahre Erinnerungen 141
Wahrnehmung **72–73,** 162–163, 171
  Zeit **175**
Wahrnehmungstäuschungen 73
Wahrnehmungsverzerrungen 171
Was-Bahn des Sehens 70, 71, 100
Wasser
  Durst 95
  Hydrierung **54,** 55
  im Gehirn 10
wechselnde Aufmerksamkeit 165
Wehen 91
weibliches Gehirn **58–59**
Weinen **106**
weiße Blutkörperchen 93
weiße Substanz 10, **20,** 21, 28, 29, 32, 43, 49, 50, 51, 99
Wellen 42
Wernicke-Areal 31, 119, 126, 127, 129
Wiederaufnahmehemmer 24, 25
Wiederholungen 136, 137
willkürliche Bewegung 12, 84, 98
Wirbel 99
Wirbellose 14
Wirbeltiere 14
Wissen
  und Glauben 158
  und Kreativität 154
Wo-Bahn des Sehens 70, 71, 100
World Wide Web **192–193**
Wortschatz 51, 124–125, 131
Wut 39, 106, **108–109,** 111, 116

Z

Zapfen (Netzhaut) 67
Zeigegesten 119
Zeit 171, **174–175**
Zeitpakete 174
Zellen
  Gehirn **20–21**
  Kortex 31
  Zellmembranen 22–23
zelluläre Barriere 18
Zentralnervensystem (ZNS) 12
Zerebralparese 203, **204,** 215
Zerebrospinalflüssigkeit *siehe* Gehirn-Rückenmark-Flüssigkeit
Zilien 78
Zirbeldrüse 93, 200
Zittern 187, 201
Zorn *siehe* Wut
Zuckbewegungen 201
Zuhören 128–129
Zuneigung (Liebe) **114,** 115
Zunge 80
Zwangsgedanken 209
Zwangsstörungen 185, **209**
Zweisprachigkeit **125**
Zwillinge **61,** 176, 212

Dank / Bildnachweis

DK dankt den folgenden Personen für ihre Unterstützung bei der Arbeit an diesem Buch: Janet Mohun und Claire Gell für die Unterstützung bei der Planung des Inhalts, Helen Peters für die Erstellung des Registers, Joy Evatt für das Lektorat und Katy Smith für die Designassistenz.

Der Verlag dankt den folgenden Personen und Institutionen für die freundliche Genehmigung für den Abdruck oder die Anpassung von Grafiken und Gehirnbildern:

(Abkürzungen: o = oben, u = unten, m = Mitte, l = links, r = rechts)

46 Daten von der American Academy of Sleep Medicine: (ul). **50 PNAS:** Nach Abb. 1 in »A snapshot of the age distribution of psychological well-being in the United States«, Arthur A. Stone at al., Proceedings of the National Academy of Sciences, Juni 2010, 107 (22) 9985-9990; DOI: 10.1073/pnas.1003744107 (ul). **51 APA:** (Ohne erklärende Anmerkungen): Nach Abb. 2 (»Longitudinal estimates of age changes in factor scores on six primary mental abilities at the latent construct level«) in »The Course of Adult Intellectual Development«, K. W. Schaie, 1994, American Psychologist, 49, S. 304-313 © 1994 American Psychological Association (ur). **59 PNAS:** Nach Abb. 2A in »Sex differences in structural connectome«, Madhura Ingalhalikar et al., Proceedings of the National Academy of Sciences, Januar 2014, 111 (2) 823-828; DOI: 10.1073/pnas.1316909110 (mru). **103 PLoS Biology:** Nach Abb. 4 in »Grasping the Intentions of Others with One's Own Mirror Neuron System«, Iacoboni M, Molnar-Szakacs I, Gallese V, Buccino G, Mazziotta JC, Rizzolatti G, Februar 2005 PLoS Biol 3(3):e79. doi:10.1371 / journal.pbio.0030079 (mru). **155 PLoS ONE:** Nach Abb. 3A in »Neural Substrates of Interactive Musical Improvisation: An fMRI Study of 'Trading Fours' in Jazz«, Gabriel F. Donnay, Summer K. Rankin, Monica Lopez-Gonzalez, Patpong Jiradejvong, Charles J. Limb, Februar 2014 PLoS ONE 9(2): e88665. https://doi.org/10.1371/journal.pone.0088665 (um).
Cover: vorne, hinten und Rücken: Dreamstime.com: Thecatdesign. Alle anderen Abbildungen © Dorling Kindersley

Weitere Informationen unter:
www.dkimages.com